보건학
개론

개정판
보건학개론

초판 1쇄 발행 1998년 7월 15일
개정판 1쇄 발행 2015년 2월 25일
개정판 5쇄 발행 2023년 2월 28일

엮은이 이승욱 · 백도명 · 조병희

펴낸곳 서울대학교출판문화원
주소 08826 서울 관악구 관악로 1
도서주문 02-889-4424, 02-880-7995
홈페이지 www.snupress.com
페이스북 @snupress1947
인스타그램 @snupress
이메일 snubook@snu.ac.kr
출판등록 제15-3호

ISBN 978-89-521-1712-0 93510

INTRODUCTION TO PUBLIC HEALTH

보건학 개론

개정판

이승욱 · 백도명 · 조병희 엮음

서울대학교출판문화원

Introduction to Public Health

Edited by
Seung Wook Lee, Domyung Paek, & Byong Hee Cho

Seoul National University Press

엮은이

이승욱(서울대학교 보건대학원 명예교수)
백도명(서울대학교 보건대학원 명예교수)
조병희(서울대학교 보건대학원 명예교수)

집필진

고광표(서울대학교 보건대학원 교수)
권순만(서울대학교 보건대학원 교수)
김성균(서울대학교 보건대학원 교수)
김창엽(서울대학교 보건대학원 교수)
김현수(명지병원 정신건강의학과 교수)
김　호(서울대학교 보건대학원 교수)
김홍수(서울대학교 보건대학원 교수)
성주헌(서울대학교 보건대학원 교수)
손현석(서울대학교 보건대학원 교수)
양봉민(서울대학교 보건대학원 명예교수)
유승현(서울대학교 보건대학원 교수)
윤충식(서울대학교 보건대학원 교수)
이기영(서울대학교 보건대학원 교수)
이승묵(서울대학교 보건대학원 교수)
이승욱(서울대학교 보건대학원 명예교수)
이태진(서울대학교 보건대학원 교수)
정해원(서울대학교 보건대학원 명예교수)
정효지(서울대학교 보건대학원 교수)
조경덕(서울대학교 보건대학원 교수)
조병희(서울대학교 보건대학원 명예교수)
조성일(서울대학교 보건대학원 교수)
조영태(서울대학교 보건대학원 교수)
최경호(서울대학교 보건대학원 교수)
홍종해(강원대학교 수의학과 명예교수)

개정판 머리말

보건학은 원래 공중(public)의 건강(health)에 관심을 갖는 학문이다. 여기서 공중이란 어원적으로 볼 때 공통의 이해관심을 갖는 일군의 사람들을 뜻한다. 보건학의 관심대상으로서의 건강문제는 사회적 · 환경적인 것이기 때문에 그 해결을 위해서 지역사회나 집단, 정부의 노력이 필요하게 된다. 과거에는 전염병 방역이나 예방접종 같은 문제가 주요한 집단적 보건문제였다. 최근에도 지구적 차원에서 유행하는 신종 감염병의 문제나 기후변화가 초래하는 새로운 건강문제도 있고, 우리의 거주환경이나 생활 주변에서 노출되는 여러 가지 독성물질로 인한 건강문제도 있다. 이러한 문제들은 어느 개인의 노력으로 해결될 수 있는 것이 아니고 지역사회나 국가 차원의 관심이 필요하다. 음주와 흡연 같은 건강습관들도 더 이상 개인적인 문제가 아니라 지역사회와 기업, 정부가 함께 해결해 나가야 할 과제로 인식되게 되었다. 담뱃세 인상 같은 제도적 해결책의 등장은 개인 차원을 넘어 건강문제를 사회적 과업으로 승화시켰다.

현대의 보건학은 크게 보아 역학-통계학, 건강행동과 지역사회보건, 환경보건, 보건정책 등의 분야로 구성된다. 이 책은 이 네 분야에 포함된 세부주제들을 포괄적으로 다루고 있다. 1부에서는 보건학의 개념과 가치, 그리고 보건학의 기본적인 대상인 질병의 사회적 분포를 다룬다. 2부에서는 보건학의 전통적인 연구방법들인 역학 및 통계학적 방법들, 사회조사방법과 함께 비교적 최근에 발전하고 있는 유전체역학과 분자역학, 생명정보학의 방법을 소개하였다. 3부에서는 지역사회접근법에 해당하는 주제들로 건강증진, 지역사회진단, 보건영양, 보건인구학, 노인보건, 보건의사소통 등을 다루었다. 4부에서는 보건정책 이슈들로서 보건의료체계, 건강보험제도, 보건의료산업, 보건정책결정, 경제성 평가, 의약품관리정책 등을 다루었다. 5부에서는 환경보건의 주제들인 대기오염, 환경미생물, 수질, 실내환경, 작업장 환경, 방사선, 바이오마커, 식품안전, 위해성 평가 등을 다루었다. 6부에서는 최근에 새로 등장한 보건문제인 신종 감염병, 정신보건 등의 이슈를 다루었다. 보건학의 관심사가 넓고 새로운 보건문제들이 계속해서 새롭게 만들어지기 때문에 이 책에서 미처 다루지 못한 주제들도 있을 것이다. 이에 대해서는 앞으로 보충하기로 한다.

이 책은 서울대 보건대학원 교수진이 주로 참여하였고, 일부 주제에 대해서는 외부 전문가들이 참여하였다. 이 책의 개정판 작업은 이승욱 교수께서 주도하여 추진했던 일인데 미처 완성하지 못하고 퇴임을 하셨고, 본인이 마무리 작업만 수행하였다. 집필자들은 모두 각 분야의 최고 전문가들이기 때문에 이 책은 보건학의 기초를 갖추는 데 도움이 되고, 보건문제의 길라잡이의 역할을 충분히 수행할 것으로 생각한다. 집필자들에게 감사드리고 편집에 수고해준 문혜은 씨에게 감사드린다.

2015. 2. 14.

집필자를 대표하여 조병희 씀

초판 머리말

광범위한 기초학문의 배경을 가지고 지역사회 내지 집단의 건강증진을 위해 새로운 이론으로 발전해온 보건학은 그 역사가 타 학문에 비해 그리 길지 않다. 이뿐만 아니라 보건학이 우리나라에서 정규 교육과정으로 소개된 시기도 오래되지 않은 1960년대 초부터이다.

그러나 보건학은 인류생존을 상징하는 기본권의 하나로서 건강에 대한 욕구가 학문적으로 강조되고, 이에 따른 이론이 여타 어느 분야에서 찾아볼 수 없을 만큼 빠른 속도로 발전해오면서 그 내용과 범위도 크게 변모해왔다. 특히 국민 보건문제와, 이와 관련된 사회경제 및 문화적 환경이 급진적으로 변화되고 있는 현실에서 보건학의 학문적 특성도 점진적으로 보완될 필요성이 대두되고 있다.

이러한 배경에서 이 책은 최신의 이론에 입각한 보건학의 내용과 범위를 원론적으로 소개하고 체계적으로 정리하여 새로운 보건학을 이해하는 데 길잡이가 될 수 있도록 하였다. 그래서 이 책에 담긴 원고를 써주신 선생님도, 우리나라 보건학 교육 전반에 걸쳐 각 해당 전공 분야에서 가장 권위있는 분으로서 가능한 한 광범위하게 그리고 많은 분을 참여시켜 당초의 이 책 발간의 목적에 충실하도록 노력하였다.

이 책은 보건학을 이해하는 기본도서로서 보건학의 개념에서부터 시작하여 보건학의 범위와 내용을 가능한 한 세부적으로 소개하도록 노력하였다. 따라서 이 책은 보건학을 처음 공부하는 개인이나 또는 보건학을 가르치는 학부, 대학원 그리고 전문교육 훈련기관에서 기본 교과서로 널리 이용할 수 있을 것이다.

방대하게 구성된 내용 때문에 편집과정에서 본의 아니게 일부 중요부분이 빠지고 내용정리가 다소 미흡한 점이 있으나 이에 대해서는 다음 개정판에 반드시 수정 · 보완할 것을 다짐한다.

끝으로 이 책의 내용에 담긴 각 분야별 원고를 써주신 선생님들의 노고와 원고 교정에 수고해준 이재현, 천희란, 김민규 등 대학원 학생 여러분에게 감사의 마음을 전하면서, 아울러 이 책을 읽는 모든 독자에게는 보건학을 이해하는 데 도움이 되어줄 것을 기대해 마지않는다.

1998. 6.

편찬위원회 대표 이시백

차례

| 제4부 |

보건정책과 보건관리

표 차례

그림 차례

| 제1부 |

공중보건과 보건학

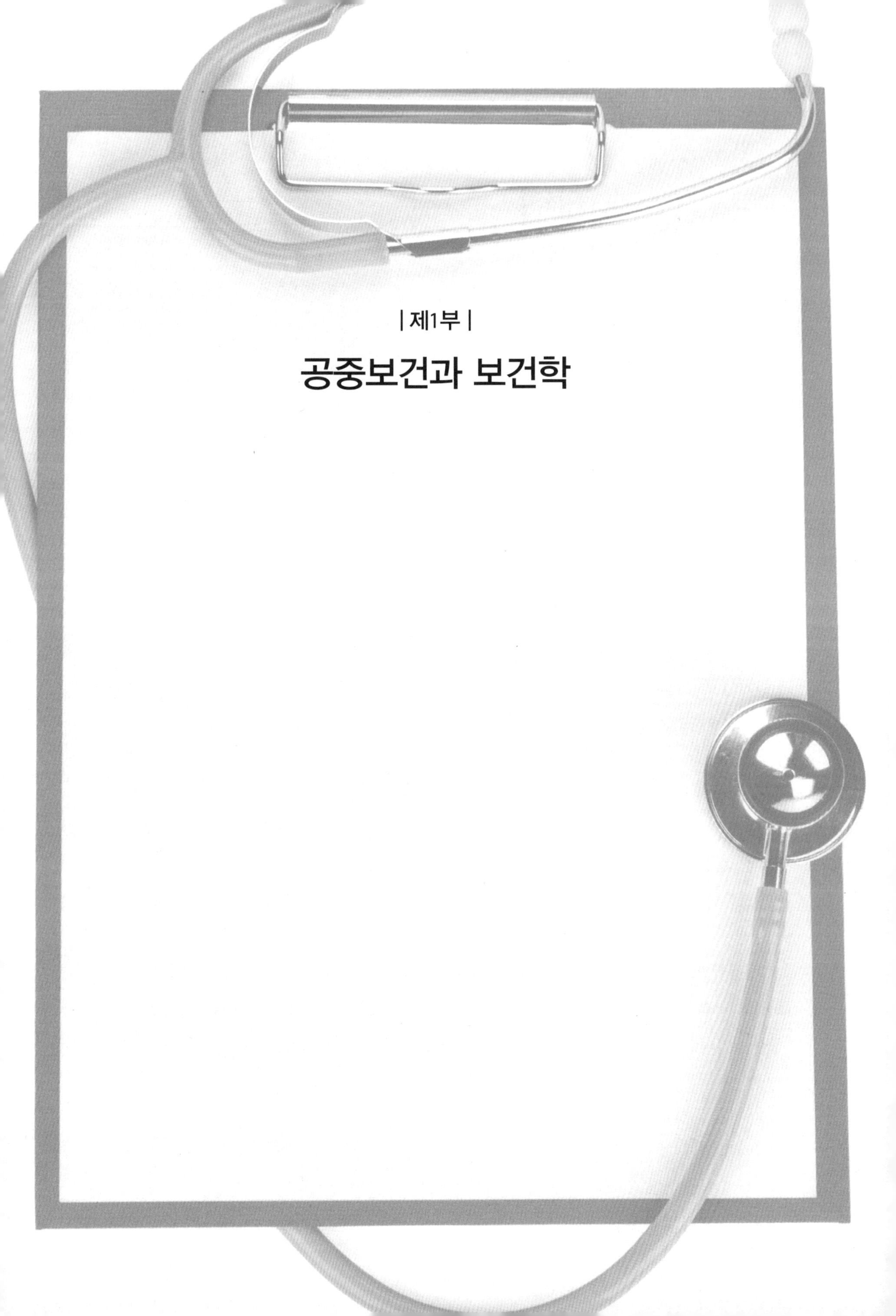

제1장

보건학의 개념

1. 건강과 보건학

1) 인간과 건강

생명체의 가장 중요한 특성은 그 생명력이 유한하다는 것이다. 인간도 예외는 아니어서 출생과 동시에 죽음이라는 숙명을 갖게 된다. 인간은 생명력이 오래가는 것을 원하고 그 기능을 최대한 활성화하려는 욕망이 있다. 즉 건강을 유지하고자 하는 것이며, 그러한 욕망을 저해하는 가장 큰 요소는 질병이다.

건강을 유지하기 위하여 모든 사람이 노력해왔다. 그 노력은 질병이 발생하면 치료를 하는 것이고, 다른 하나는 질병이 발생하지 않도록 사전에 예방하는 것이다. 질병의 치료에는 의사들을 중심으로 하는 의료인들의 역할이 매우 크다. 현재 눈부시게 발전하고 있는 의료기술은 대표적인 예라고 할 수 있다. 질병이 발생하지 않도록 사전에 방지하는 것을 예방이라고 하며, 예방은 치료보다 효과적이기 때문에 선호도가 높아지고 있다.

보건학(Public Health)이라는 학문은 건강을 유지하려는 노력을 학문적으로 접근하는 것이라고 할 수 있다. 여기서 핵심요소는 건강인데 건강에 대한 가장 대표적인 정의는 세계보건기구(World Health Organization, WHO)의 헌장에 나오는 것으로, 그 내용을 소개하면 다음과 같다.

"*Health is a state of complete physical, mental and social well-being and not merely the absence of disease or infirmity.*"

즉, '건강이란 단순히 질병이나 장애가 없는 것이 아니라 신체적으로, 정신적으로 또 사회적으로 완전한 안녕 상태'라는 것이다.

건강이란 질병의 예방으로만 가능하다고 여겨왔던 과거의 인식에서 벗어나 신체적인 질병은 물론 정신적인 것과 아울러 사회적인 측면까지 포함한 것의 안녕 상태를 완전한 것으로 보고 있는 것이다. 여기에서의 건강이라는 표현은 매우 추상적이라 할 수 있다. 그렇다면 우리에게 '완전한 안녕 상태'를 유지할 수 있는 바람직한 건강 수준은 무엇이며 그것은 어떻게 측정할 것인가 하는 의문이 생긴다. 이 경우 임상에서는 환자 개인적 차원에서의 치유를 목표로 하지만 보건학에서는 인구집단 전체의 건강수준 향상에 관심을 갖는다. 따라서 보건학적 관점으로서 집단적인 차원에서 접근하는 경우 생명력의 유지기간을 평균수명(life expectancy)이라고 하며, 그 생명력이 건강하게 지속될 수 있는 기간을 건강수명(healthy life expectancy)이라고 한다. 즉, 인구의 평균수명을 늘리되 건강 여명도 함께 늘리는 것이 보건학의 목표라 할 수 있다.

2) 건강과 보건학

건강은 어떻게 확보할 것인가? 건강을 결정짓는 일차적 소인(素因)은 개인에게 있다. 즉, 태어날 때부터 좋은 건강상태를 지니고 태어나는 것이다. 이는 당사자의 노력으로는 가능하지 않고 유전적으로 건강하여야 하며 임신 중 건강한 산전관리로부터 얻어진다. 태어난 후의 건강관리는 본인의 기본적인 관리에 따르는데, 금연이나 적절한 식생활, 절제된 음주행위와 운동 등 개인의 건강행위가 건강을 결정짓는다. 그러나 이러한 개인의 노력만으로는 건강의 유지에 충분하지 않고 좋은 환경에서 생활하여야 한다. 좋은 환경이라 함은 환경위생이나 대기관리와 같은 각종 물리적 환경과 경제, 주거, 교육, 범죄, 기아와 같은 사회적인 환경에 의하여 지배를 받게 된다. 그러나 생명체에게는 질병과 같은 건강의 역현상이 발생하게 되는데 이를 효율적으로 치료하기 위해서는 의료인이나 의료기관 같은 의료자원을 확보하여 모두가 의료의 접근성을 높여야 하고, 국가적인 차원에서 국민이 건강을 유지할 수 있도록 건강보험제도나 사회보장체계 등을 갖추고 적절한 보건정책을 수립하여 집행하여야 한다. 이러한 일들은 정부가 책임을 지고 해야 할 부분이다. 이러한 것들이 하나의 체계가 되어 건강을 유지할 수 있게 된다. 이러한 노력의 많은 부분이 보건학에서 다루어야 할 과제들이다.

보건학은 영어로 Public Health라 하는데, '공중보건학'이 정확한 표현이다. 대중을 대상으로 건강을 확보하기 위한 노력이라는 의미가 되나 근래에는 편의상 '공중'이라는 용어를 빼고 '보건학'이라 칭하고 있다. 보건학에 대해서는 많은 정의가 있지만 가장 설득력 있는 것은 미국의 윈슬로우(C. Winslow)의 정의이다. 공중보건이란 조직적인 지역사회의 노력을 통해서 질병을 예방하고 생명을 연장함과 동시에 신체적 · 정신적 효율을 증가시키는 기술과 과학이라고 하였다.

"The science and practice of protecting and improving the health of a community, as by preventive medicine, health education, control of communicable diseases, application of sanitary measures, and monitoring of environmental hazards."(Winslow, 1920)

3) 보건학의 목표

그러면 세계보건기구의 헌장에도 언급되었고 보건학의 정의에서도 추구하는 건강의 본질은 무엇인가? 개인적인 차원의 건강상태는 비교적 쉽게 기술할 수 있으나 보건학에서 추구하는 집단의 건강상태는 무엇인가? 이를 위해서는 집단 속에 생활하는 주민의 건강수준을 평가할 수 있는 지표가 있어야 한다. 이를 보건지표라 한다. 보건지표의 대표적인 것은 이환율(morbidity rate)과 사망률(mortality rate)이다. 이환율이라 함은 대상이 되는 전체인구 중에서 질병에 이환된 사람의 비율을 뜻하며, 사망률은 사망자의 비율을 뜻한다. 따라서 피할 수 없는 질병의 이환과 사망을 연기하기 위해서 지역주민을 대상으로 앞에서 언급한 각종 방법을 동원하여 건강을 증진시킬 수 있는 방안을 마련하는 것이 또한 보건학의 구체적인 내용이다.

국민의 건강을 확보하기 위한 대책으로 가장 대표적인 것은 정부의 보건정책이다. 정부는 국가적으로 국민 건강의 바람직한 목표를 정하고 각종 보건정책을 수립하여 달성하고자 노력하고 있다. 예를 들면 정부가 수립한 건강목표 중장기 계획이 바로 그것이다.

국민건강증진법은 1995년에 처음으로 제정된 후, 수차례에 걸쳐 개정되었다(법률 제18606호, 2021.12.21. 개정). 해당 법 제4조에 의하면 보건복지부장관은 5년마다 국민건강증진종합계획을 수립하여 국민건강증진의 기본목표 및 추진방향, 그리고 추진과제 및 추진방법을 제시해야 한다. 이에 따라 2002년부터 10년 단위로 계획을 수립하고 5년 단위로 보완계획을 마련하여 2000년을 향한 '건강목표 2000'이 처음으로 수립되었고, 이어 '국민건강증진종합계획 2010' 등 현재까지 총 4차례의 종합계획이 수립 및 시행되었다. 현재는 제5차 종합계획인 HP2030('21-'30)이 마련되어 추진 중이다(보건복지부 건강증진개발원, 제5차 국민건강증진종합계획, 2022. 8. 29).

국민건강증진종합계획은 건강정책의 총괄 목표를 달성하기 위해 각기 다른 법령에 따른 건강증진 관련 정책들을 체계적으로 연계하는 계획으로서 국가 차원의 비전과 목표를 설정하고 실천전략을 제시하며, 정부와 지방자치단체의 세부과제별 종합계획 및 연간 실행계획을 일관성 있게 수립하기 위한 지침이 된다.

인간은 누구나 건강하게 살아갈 자유와 권리가 있으며, 이는 법률로 정하고 있다. 우리나라 헌법에 따르면 인간으로서의 존엄과 가치, 행복을 추구할 권리(제10조)와 보건에 관하여 국가의 보호를 받도록(제36조) 하고 있다. 또한 건강하고 쾌적한 환경에서 생활할 권리, 국가와 국민은 환경보전을 위하여 노력(제35조), 인간다운 생활을 할 수 있도록 국가는 사회보장 · 사회복지의 증진에 노력할 의무를 지도록 하고 있다(제34조). 즉, 이는 국민의 건강을 보호하기 위하여 개인적인 노력을 보호하고 이를 위하여 사회보장 · 사회복지 등 각종 제도를 마련해야 하는 것은 물론 환경적으로 이를 뒷받침하기 위한 여건을 마련해야 한다는 것을 의미한다.

2. 우리나라 국민보건정책의 개관

우리나라에서 현대적인 의미의 보건정책은 일제강점기 이후 1948년 정부수립과 더불어 시작되었다. 1950년대 국민의 건강환경은 매우 열악하였다. 위생적인 급수가 쉽게 이루어지지 않았고, 화장실 등 환경시설이 열악하여 각종 전염병이 창궐하였다. 특히 1950년 발발한 6.25전쟁은 우리나라의 위생환경을 최악의 상황으로 몰아넣기에 충분했다. 이 시기에는 방역사업, 환경위생개선사업이 주축이 되었고, 식수보급, 변소개량 등 극히 기초적인 환경개선사업이 주축이 되었다.

그런데 보건 분야에서 활동할 수 있는 전문가의 태부족으로 의대와 간호대, 약대 등을 중심으로 한 의료인들이 큰 기여를 하게 되었다. 그러나 임상적인 측면뿐만 아니라 보건학적인 차원에서 인재를 양성할 필요가 있어 국립보건원을 중심으로 전문인을 양성하고 교육하여 배출하였다. 또한 1959년 서울대학교에 석사과정을 설치하게 된 것은 현대적 교육을 받은 전문가를 양성한다는 차원에서 인력양성의 중요한 계기가 되었다.

1960년대에 들어서면서 4.19혁명과 군사혁명 등의 과도기를 거치면서 국민들의 실정은 여전히 열악하였다. 식량난은 여전히 극심하였고, 소위 '보릿고개' 등으로 표현되던 현실을 개선하기 위하여 공업근대화와 더불어 등장한 정책은 인구억제정책이었다. 당시 인구는 2,500만 명 수준이었으나 6.25전쟁 이후 베이비 붐 시대와 더불어 출산력(Total Fertility Rate, TFR)은 6.3까지 이르러 인구폭발이 예견되고 있었기에 경제수준뿐만 아니라 식량문제를 해결하기 위해서도 인구억제사업은 필수적이었다. 국가가 중심이 되어 대대적으로 펼친 인구억제사업은 자연히 가족계획사업과 모자보건사업으로 연결되고 이것이 공중보건사업의 주축이 되었다. 가족계획연구원, 가족계획협회, 인구문제연구소 등이 설립되었고 Population Council, UNDP, UNFPA, UNICEF 등과 같은 국제기구의 적극적인 지원으로 인구억제사업이 시행되었다.

1970년대에 들어서면서는 의료인력의 해외로의 극심한 유출현상으로 의료인이 부족하게 되었고, 특히 농촌지역에는 의료인력이 없어 '무의촌'이라는 용어가 빈번하여 국민들의 의료수혜 확대가 큰 과제로 등장하게 되었다. 그리하여 보건진료원제도의 개발문제가 집중적으로 논의되었고, 1979년에는 의사, 치과의사 등이 병역을 대신하여 농어촌지역 근무의사로 활동할 수 있도록 공중보건의사를 배치하여 무의촌 문제를 해소하고자 하였다. 또한 이 시기에는 제4차 경제개발 5개년계획이 사회개발에 초점이 맞추어지면서 국가가 주축이 되는 의료보험제도가 도입되었고(1977), 1-2-3차로 이어지는 의료전달체계가 시행되었고 진료권의 구성문제도 활발하게 논의되었다.

1980년대에 들어서면서 간호사에게 제한적인 진료권을 주어 무의촌에 근무하게 하는 보건진료원제도가 실시되었고(1982), 그간 시행되어온 의료전달체계가 확고하게 자리를 잡고 1989년에는 전국민의료보험제도가 도입되었다. 한편 그동안 진행된 공업근대화와 도시오염에 따른 환경문제가 심각하게 되어 보건사회부의 환경위생국이 환경청으로 독립하게 되어 환경문제에 전념하게 된다. 후일 환경청은 환경처를 거쳐 환경부로 승격된다. 또한 민주화의 사회분위기에 따라 산업장에서 발생하는 직업병 문제와 환경오염 문제를 공공연히 논의하게 되면서 산업보건 문제가 활발하게 논의되기 시작하였다.

1990년대에 들어서면서부터는 전국민보험제도를 실시하게 되면서 국민의료보험공단이 출범하게 되며 의약분업제도 등의 실시, 국민연금제도 등 각종 사회보장정책이 추진되어 의료보장체계가 마련되었다. 산업화가 절정기에 이르게 되면서 산업장의 오염문제, 직업병 등 산업보건 문제는 여전히 관심사항이었다. 국민건강증진을 위하여 국가는 국민의 건강증진 의무의 선언적인 의미가 있는 건강증진법을 제정하고(1995), 국민건강증진기금을 설치하고 건강증진사업을 시작하였다. 지방자치제도의 실시와 함께 지역보건의료계획을 지역단위로 설정하는 지역보건법을 제정함에(1995) 따라 지역단위에서의 보건사업과 본격적인 건강증진사업의 계기가 된다. 한편 식품 문제와 의약품 문제를 전담하기 위하여 보건복지부 식품위생국이 확대·개편되어 식품의약품안전청이 설립되었고, 2013년에 식품의약품안전처로 승격되었다. 이와 더불어 사회복지에 많은 투자를 하게 되고, 2000년대에 들어서면서 각 직장조합을 통합·일원화한 건강보험제도로 발전됨에 따라 국민건강보험공단이 출범하였다. 특히 이 시기는 사회보장제도의 확충이 본격적으로 시행되기에 이른다. 주5일제 근무 시대를 맞아 건강보험제도를 비롯한 국민기초생활보장제도, 노인장기요양보험제도, 국민연금제도 등을 중심으로 하는 사회안전망 구축 등의 사회복지체계가 확충되고 있는 등, 소위 사회복지선진국으로 발돋움하고 있나. 한편 상병 및 사망 양상도 종래의 감염병형 질병구조에서 암이나 심장질환 같은 순환기질환 등의 형태로 바뀌어가면서 이에 대한 대책이 마련되고 있다.

또한 정부는 세계적으로 전염병이 다시금 대두되는 질병 유형의 변화추세에 따라 1999년 국립보건원에 전염병관리부를 신설했는데, 이후 SARS 등이 창궐하면서 2004년 국립보건원이 질병관리본부로 확대 개편되고 종래의 국립보건원이 그 소속기관으로 본연의 역할을 지속하는 등 정부 조직체계의 변화가 이루어졌다. 질병관리본부는 만성질환 관리와 더불어 감염병에 대한 위기대응관리시스템을 운영하는 등 시대에 적응하는 질병관리 체제를 유지해 왔다. 그러나 감염병의 위협은 가중되었고, 2015년에 MERS-CoV가 창궐하여 8개월 동안 발생한 186명의 환자 중 38명이 사망한(치명률 20.4%) 이후 질병관리본부는 차관급으로 강화되었다. 그 후 2019년 중국 우한 지역에서 처음으로 발생한 COVID-19로 인해 2023년까지 우리나라는 물론 전 세계적으로 확진자가 6억 8천만 명에 이르고 680만 명이 사망하는 사태가 벌어졌다(치명률 1%). 우리나라의 확진자 수는 세계 7위에 이르렀으나 정부의 대처와 국민들의 협조로 치명률은 0.1%로 유지되었다. 이는 1918년에 발생하여 1,700만 명에서 6,000만 명 정도가 사망했을 것으로 추정되는 소위 스페인독감의 유행 이후 100년 만의 대유행이다. 이에 급기야 질병관리본부는 2020년 질병관리청으로 확대 개편되었다.

이처럼 건강문제의 영역은 감염병에 대한 대처를 비롯한 질병관리 대책, 질병 양상의 변화에 따른 의료인력의 관리문제, 각종 건강보험의 관리를 통한 건강관리 재정문제, 미세먼지 관리를 비롯한 각종 환경정책 문제, 특히 COVID-19를 계기로 한 각종 백신의 개발 및 관리, 저출산 고령화에 따른 건강관리 문제 등으로 점차 다양해지고 있으며, 이는 기존의 건강정책에 추가하여 새롭고 다양한 국민들의 건강문제에 대처하기 위한 국가 보건정책에 대한 많은 고민을 안겨 주고 있다.

참고문헌

WHO (2006), *Constitution of the World Health Organization, Basic Document* (45th ed.), Supplement, October 2006.

Winslow, C.E.A. (1920), "The untilled fields of public health," *Science* 51(1306), 23-33.

제2장

건강의 가치와 책임

1. 건강관리의 공공적 책임

1) 공중보건의 의미

공중보건(public health)이란 질병을 예방하고 건강을 증진시키기 위한 "지역사회의 조직화된 노력(organized community effort)"을 의미한다. 질병은 인류가 존재한 이래로 계속되어온 현상이지만 이에 대처하기 위한 공중의 조직화된 노력은 근대 사회에 들어와서 시작되었다. 사회적으로 위생적인 환경을 구축하고 개인에게 위생관념을 교육하고 건강행동을 실천하도록 하는 방식으로 질병에 대처하게 되었다. 물론 과거에도 오늘날과 유사한 제도들이 있었다. 예를 들어 고대 로마시대의 도시에는 대규모 급수시설이 설치되어 있었다. 위생적인 상수도 시설과 급수는 지금도 공중보건의 중요한 요소가 된다. 그러나 로마시대의 급수시설은 '위생'이라는 관념을 인식하면서 설치된 것은 아니었다. 즉 '위생'이란 관념은 질병역학이 발전한 이후 만들어지고 이에 근거하여 개인, 지역사회, 국가가 체계적이고도 조직화된 방식으로 질병에 대처하기 위한 노력을 하게 되었다는 데 의미가 있다.

2) 건강의 책임과 공중(public)

건강에 대한 책임이 누구에게 있는가 하는 문제에서 우리는 흔히 개인 아니면 국가를 떠올린다. 개인의 책임을 주장하는 측에서는 개인의 나태함 또는 너무 많은 '자유'를 누리는 것이 불건강(ill-health)의 원인이라고 생각한다. 예를 들어 너무 많이 먹는 것, 운동을 게을리하는 것, 안전벨트 착용을 하지 않고 위험을 즐기는 것, 흡연이나 음주 등 개인의 자유와 방종 또는 게으름이 결국에는 불건강으로 귀결된다는 것이다. 반면 국가의 책임을 주장하는 측에서는 개인이 통제할 수 없는 사회경제적 · 환경적 조건들이 건강에 더 큰 영향을 미친다고 생각한다. 예를 들어 음주와 흡연 같은 개인행위들이 사회경제적 지위가 낮은 사람들에게서 더 많이 발견되는 것은 그들의 삶의 조건이나 상황이 열악한 것과 관계가 깊다는 것이다. 따라서 이러한 구조적 조건들을 개선하는 것은 국가의 몫이 된다는 것이다. 개인의 책임을 강조하게 되면 그 해결책은 개인을 각성시켜 건강지향적인 관념을 갖고 건강행위를 실천하도록 교육하고, 정책적으로도 술과 담배의 판매시간과 장소를 규제하는 등 행위를 규제하는 방향으로 전개된다. 반면 국가의 책임을 강조하게 되면 그 해결책은 저소득 빈곤층의 삶의 조건을 개선하는 사회정책과 함께 건강의 형평성을 제고할 수 있도록 의료서비스 접근에서의 경제적 요소에 의한 장애요인을 제거하는 등의 방법에 주력하게 된다.

그런데 건강의 책임을 국가와 개인으로 양분하여 단순화하면 적어도 개념적으로는 '공중보건'의 의미가 충분히 구현되기 어렵다. 공중(public)은 개념적으로 개인이나 국가와는 다른 것이기 때문이다. 우리는 개인 간의 거래가 이루어지는 사적 영역과 구분되는 공공 영역이란 개념에는 비교적 익숙하다. 그런데 공공 영역이 오로지 국가에 의하여 관할되는 영역은 아니다. 하버마스(Habermas, 1989)에 의하면 공공 영역(public sphere)이란 사람들이 모여서 사회적 문제를 토의하고 규정하며, 그럼으로써 정치적 행동에 영향을 미칠 수 있는 장소가 된다. 여기서 중요한 것은 누구나 신분적 지위와 관계없이 참여할 수 있어야 하고, 배제되지 않아야 하며, 특정 집단이나 세력의 이해가 아닌 사회구성원의 공통의 문제에 대한 토의가 이루어져야 한다는 것이다. 따라서 공중보건은 국가나 행정단위가 아닌 생활공동체 또는 지역사회(community)의 건강 문제를 다루는 것이 되고, 그 공동체 모두에 관련되는 건강 위해에 대한 예방이나 건강증진을 다루는 것이 과제가 된다.

그런데 현실에서 공중보건의 이상을 실현하고 제도화하는 것은 간단한 일이 아니다. 우선 공동체 구성원의 참여를 어떻게 규정할 것인가의 문제가 있다. 이 책 10장에서 다루고 있는 '건강증진'에서는 건강한 환경(healthy environment)의 조성과 함께 지역사회 주민의 능동적 참여를 건강증진을 달성하기 위한 핵심적인 요소로 다루고 있다. 여기서 '참여'라는 것은 단순히 보건당국이나 보건의료 전문가가 권유하는 대로 건강검진을 받고 의료서비스를 이용하는 것 이상을 의미한다. 우리를 불건강하게 만드는 원인이 무엇인지를 성찰하고 그것을 개선하려면 어떻게 해야 할지 의견을 내고 토의를 하고 해결책을 모색하는 적극적인 행동이 참여이다. 지역사회 자치 또는 주민사치의 전통이 약한 우리 사회에서는 이러한 차원의 주민참여가 취약할 수밖에 없다. 그러다 보니 우리 사회에서는 정부의 방역부서나 각 지역의 보건소가 수행하는 활동이 공중보건의 전부인 것처럼 인식하는 매우 협소한 개념을 갖게 되었다.

3) 건강 개념과 공중보건

공중보건의 경계 또는 영역은 건강 개념과 밀접한 관계를 갖는다. 우리는 질병예방과 직접 관련되는 방역, 예방접종, 금연과 절주 등에 한정된 공중보건 영역을 생각하는 경향이 있다. 그런데 건강을 신체적 · 정신적 · 사회적 안녕상태로 규정한 세계보건기구의 정의를 생각할 때 공중보건의 영역은 이보다 더 넓을 수 있다. 정신보건의 측면에서 직무 스트레스 관리나 아동학대 방지, 자살예방 같은 것도 공중보건의 영역이 될 수 있고, 사회적 건강의 차원에서 폭력과 범죄 예방, 빈곤과 문맹 퇴치 같은 것도 공중보건 영역이 될 수 있다. 그렇지만 우리나라에서는 건강을 주로 신체적 질병과 관련해서 파악하는 경향이 강하고, 그러다 보니 공중보건의 영역이 매우 협소하게 규정되고 있다.

최근에 사회역학 연구자들과 세계보건기구에서는 '건강의 사회적 결정인자(social determinants of health)'를 강조하고 있다(Marmot & Wilkinson, 2006; WHO, 2008). 건강문제가 생물학적 원인뿐만 아니라 개인적 · 사회적 · 문화적 · 정치적 · 경제적인 요인들의 영향을 받고 있다는 것이다. 예를 들어 인종주의나 낙인과 차별, 적대감과 실업 등과 같은 사회적 요인들로 특정한 사람들이 사회적으로 배제(social exclusion)되고 그 사람들은 이혼, 신체장애, 질병, 중독 등을 더 많이 경험하게 된다고 한다. 이러한 점을 고려할 때 질병을 예방하고 건강을 증진하려는 목적을 갖는 공중보건은 협소한 질환예방을 위한 활동만으로는 그 목적을 달성하기가 쉽지 않고 포괄적인 사회정책적 개입이 동반되어야 할 필요가 있게 된다. 물론 이러한 과업을 보건부처에서 모두 감당해야 한다는 것은 아니다. 정부 내에서도 여러 부처 간에 건강증진을 위한 협력체계가 필요할 것이지만 정부의 노력만으로 이루어질 수 있는 것도 아니다. 예를 들어 HIV 감염인에 대한 사회적 낙인과 차별은 감염인들로 하여금 HIV에 대한 공포보다 사회적 배제에 대한 두려움을 더 크게 느끼게 하고, 그로 인한 많은 자살을 유발하고 있다. 낙인과 차별은 우리의 일상생활 영역에서 일어나는 일이고 이를 개선하기 위해서는 지역사회 구성원 모두의 성찰과 참여가 필요하다. 지역사회의 능동적 참여가 없이는 HIV/AIDS로 인한 건강문제를 해결하기 어렵다.

4) 건강주의와 공중보건

세계보건기구는 1978년에 Health for All이라는 원대한 목표를 제시하였다. 이 개념에는 건강이 인류에게 중요한 가치이고 지구상의 모든 사람이 주체적으로 노력하여 건강을 달성하자는 의미가 담겨 있다. 또한 질병예방이란 차원을 넘어서 정신적으로나 사회적으로도 건강할 수 있도록 구체적인 실천지침을 만들고 사회 각 분야가 협력하고 지역사회가 적극 노력하면 충분히 달성할 수 있을 것이라는 신념도 담겨 있다. 이것은 매우 매력적인 개념이다. 질병예방의 차원을 넘어서 건강을 달성하자는 보다 높은 차원의 목표를 제시한 점이나 건강을 달성하기 위하여 보건의료인의 노력만이 아니라 정치 · 경제 · 사회 · 문화의 각 부문이 모두 참여해야 한다고 강조하고 있으며, 지역사회의 발전이 곧 건강의 달성과 다르지 않음을 천명했다는 점에서 공중보건의 이상과 같은 것으로 해석할 수 있기 때문이다.

그런데 이러한 이상과 달리 현실에서는 건강이 우리의 일상에서 최고의 가치가 될 수 있는가에 대한 의구심과 비판도 제기되고 있다. 건강을 최고의 가치로 삼는 경향을 '건강주의'라고 한다. 최근 들어 우리는 '건강한 생활', '건강한 사회'라는 식의 용어를 많이 사용하고 있다. 여기서 우리는 건강을 우리의 삶이나 사회를 좀 더 안정되고 평화롭고 바람직한 것으로 비유한다. 그런데 건강이 우리의 삶이나 사회를 개선해나가는 과정에서 얻어지는 결과가 아니라 목표 그 자체로 추구될 때 오히려 문제가 될 수도 있다.

Health for All의 개념에는 사회적 권력관계의 문제가 충분히 고려되고 있지 않다. 예를 들어 빈곤이나 사회적 배제가 건강악화의 원인이라고 할 때, 빈곤과 사회적 배제를 개선하기 위해서는 그 사회의 경제적 배분관계나 사회적 권위구조에 대한 변화가 불가피하다. 그렇지만 이러한 변화가 쉽지 않다는 것은 자명하다. 이러한 상황에서 건강을 지향하는 정책들이 추진될 때 건강은 기득권을 옹호하는 이데올로기가 될 수도 있다. 건강이 새로운 사회적 가치로 추구되는 상황에서 유한계층은 의식주를 건강지향적이게 바꿀 수도 있고 그들의 문화적 인식이나 행위까지도 건강중심 가치로 어렵지 않게 바꿀 수 있다. 건강이란 가치를 실현하는 도구나 방법들이 상업적으로 실현되면 이러한 경향은 더욱 가속화될 수도 있다. 그러나 하위계층은 경제적으로나 문화적으로 결핍된 상태이기 때문에 건강이란 새로운 생활방식에 적응이 어렵게 되고 건강 격차는 오히려 커질 수도 있다. 한 지역사회에서 건강생활을 위하여 그들의 취락지에서 가구 수를 줄이고 공원을 만들고 환경친화적인 개울을 조성하고 자전거 산책길을 만들게 되면, 그 지역 주민들은 건강생활을 즐길 수 있게 되지만 그럼으로써 그 지역의 주택가격은 더 높아지고 다른 지역 사람들이 그 지역에 진입하기는 더욱 어려워지면서 건강이 오히려 새로운 불평등을 초래하게 된다.

건강의 내재적 가치를 발견하고 이를 적극 실현하려는 것이 공중보건의 목표라고 할 수 있다. 그러나 앞서 살펴본 것처럼 이를 현실에서 실현하기 쉽지 않은 것은 우리의 삶의 구조와 사회구조를 바꾸는 것이기 때문이다. 이러한 과정적인 측면을 간과한 채 건강이 단지 목표로만 추구될 경우 건강주의는 기존의 모순을 오히려 심화시킬 수도 있다.

2. 건강문제의 사회적 변천과 대응

1) 중상주의와 의료행정

역사적으로 보면 시대마다 무엇을 건강문제로 생각하는가가 다르고 그에 대한 대응책도 다르다. 17세기 말엽부터 18세기에 걸쳐 유럽에서는 인구증가를 찬양하는 사상이 퍼졌다. 당시는 자본주의가 발전하던 초기 단계로서 산업생산이 고도화되기 이전이었고 교역에 의한 이윤추구와 초기 자본축적이 이루어지고 있었다. 여기서 인구는 노동력을 의미했고 동시에 더 많은 소비를 하게 됨으로써 궁극적으로 부를 창출하게 하는 원동력으로 인식되었다. 즉 부국강병의 원동력은 곧 많은 인구를 바탕으로 이루어질 수 있다고 보았다. 따라서 각국은 앞장서서 인구증가정책을 실시하였다. 프랑스 루이 14세 때의 장관이었던 콜버트(Colbert)는 조기 결혼을 할 경우 세금을 면제하는 정책을 폈고, 딸은 16세, 아들은 20세가 될 때까지 혼인을 시키지 않으면 그 아버지에게 벌금을 부과하기도 하였다(Rosen, 1974).

그런데 중요한 점은 인구정책이 국가기구의 확대와 밀접히 관련되어 있었고 국가는 인구증가를 위하여 국민의 보건을 감시하고 관리해야 하는 것으로 그 역할을 설정했다는 사실이다. 즉 국가는 출산을 담당할 산파들을 양성하였고, 고아를 돌보고, 의사들을 임명했으며, 전염병을 예방하고, 음식과 식수를 검사하고, 도시를 청소하고, 병원을 유지하며, 빈민을 구제하는 등의 업무를 수행하였다. 흥미로운 것은 이러한 업무들이 의료행정(medical police) 업무로 인식되었다는 것이다. 부국강병의 국가목표를 실현하기 위하여 국가는 국민의 건강상태를 감시하고 관리해야 하며 산파나 의사들도 이러한 국가목표에 부응하여 개별 환자 진료와 함께 공중보건 업무를 수행해야 할 책임을 갖게 된 것이다. 국가가 치안질서 유지를 위하여 감시하듯이, 국민건강을 관리하고 건강 질서를 해치는 질병이 나타나면 이를 엄격하게 규제하여 퇴치한다는 식의 개념이다.

국가가 국민의 건강을 주요 정책 과제로 설정하였다는 점에서는 역사적으로 획기적인 사건이었지만 그 목표가 국민 개개인의 복리를 위한 것이기보다는 국가의 부를 창출하기 위한 목적에서 추진되었다는 점에서 전근대적이라 할 수 있다. 또한 국가의 건강관리 방식이 질서 교란에 대한 사찰처럼 강압적이었다는 점도 특기할 만하다. 이러한 공공정책을 '의료행정(medical police)'이라고 한다. 독일의 의료행정 개념을 도입한 일본이 일제강점기 실제 경찰조직을 활용하여 공중보건 업무를 수행하였고, 방역업무를 경찰력을 동원하여 강제로 집행하기도 하였다. 해방 이후 공중보건 업무는 보건부서로 이관되었다. 의료행정 개념의 대두는 종교권력을 대신하여 국가권력이 강화되던 시기에 의료인들이 국가와 일종의 동맹관계를 맺게 되었음을 의미하며, 건강관리와 의료가 국가의 영역으로 자리매김하는 데 기여하였다.

2) 산업자본주의와 사회의학

19세기 유럽은 공장제 산업생산이 경제의 중심으로 자리 잡던 시기였다. 산업화된 도시가 발전하면서 이에 따른 보건문제도 심화되었다. 노동자들은 저임금으로 장시간 노동을 해야 했고, 비위생적인 주거환경에서 생활해야 했다. 이러한 상황을 조사했던 채드윅(Chadwick)은 1842년에 「영국노동자들의 위생상태 보고서」를 발표하였는데 노동자들의 주거시설에 화장실과 상수도가 없었고, 이들이 일하는 공장의 작업환경도 비위생적이며, 이들의 낮은 기대여명 수준과 비위생적 환경이 초래하는 경제적 부담 등에 대하여 언급하였다. 보고서 발간 이후 주거와 공장의 환경개선과 전문가가 관리감독을 하는 방향으로 입법조치들이 이루어졌다.

당시까지 위력적이었던 전염병 발생과 관련하여 이론적으로는 독기설(miasmatism)과 감염설(contagionism)이 제시되었다. 독기설은 나쁜 환경위생 상태가 전염병을 유발한다는 견해고, 감염설은 특정한 접촉, 예를 들어 세균감염 같은 것이 전염병을 유발한다는 견해다. 19세기 후반까지는 독기설이 더 우세했다. 그 배경에는 당시까지 세균학이 뚜렷한 성과를 내지 못한 점도 있지만, 동시에 감염설에 입각하여 진행되던 검역이 커져만 가는 국가 관료조직에 대한 거부감을 가진 자유주의자나 진보주의자들의 저항도 작용하였다(로젠, 2009). 채드윅은 물론 피르호(Virchow) 등 당대의 유명한 의사들이 독기설을 지지했고 이들은 '나쁜 환경'을 개선하기 위한 여러 정책을 추진하였다. 하수도, 상수도, 도로정비, 통풍장치 등 많은 환경개선 조치들이 이루어졌다. 이들은 질병이 순전히 생물학적 기원을 갖는 것이 아니라 사회적으로 파생된다고 보았고, 이에 대응하려면 정치적 · 정책적 수단이 필요하다는 점을 강조하고 또 실천하려 하였다. 이들의 학문적 성향을 '사회의학(social medicine)'이라고 한다.

3) 생의학 모형과 공중보건학 정립

19세기 말부터 세균학을 비롯해 면역학, 기생충학 등이 발전하면서 의학의 과학화가 이루어졌고, 위생(sanitation)의 과학적 근거가 확립되었으며 백신의 개발로 전염병의 예방이 가능해졌다. 생의학의 괄목할 만한 발전으로 독기설은 위축되고 감염설이 득세하면서 공중보건의 성격에도 영향을 미쳤다. 즉 이전 시기에 사회환경의 개선에 주력하던 경향에서 개인의 위생관념과 실천에 주력하는 방향으로 공중보건은 방향을 선회하였다. 유럽에서 시작된 모자보건이 20세기 초 미국에도 도입되면서 산모와 영유아에 대한 영양공급, 산전진찰 같은 의료서비스 제공, 학령기 아동에 대한 학교 건강검진 등의 프로그램이 도입되었다. 이 과정에서 멸균한 우유 공급과 함께 임산부들에 대한 보건교육 실시가 시도되었다. 즉 생의학적 모형에 기초한 공중보건의 방법론들이 구체화되기 시작한 것이다. 감염 위험원을 찾아내고 이를 지속적이고 체계적으로 감시(monitoring and surveillance)하는 공중보건의 개념과 방법이 정립되면서, 이후 치아에 대한 정기적 검사, 작업환경에 대한 검사, 식품위생에 대한 검사 등으로 확대되었다. 이와 같이 공중보건의 여러 영역에서 위험원을 밝히고 그에 따라 규제의 기준을 제정하고 이를 체계적으로 관리하는 것이 공중보건의 기본 방침으로 정립되었다. 예를 들어 식품의 성분이나 제조공정상의 위해성을 밝히고 새로운 위생기준을 정하여 이를 준수토록 하는 것이 공중보건의 실천방식이 되었다.

전염병의 위력이 점차 감소하면서 전통적인 방역의 역할은 감소하였으나 공중보건은 모자보건, 학교보건, 산업보건, 식품위생, 영양과 운동, 보건교육 등을 주요 내용으로 하면서 체제화되었다. 특히 보건교육의 등장이 중요한데 과거 의사경찰적인 공중보건에서는 국가에 의한 일방적인 서비스 제공이 이루어지는 데 반하여 이제는 서비스 수혜자들이 교육에 의하여 각성하고 동기화되어 양육과 건강행동을 실천하도록 요구하였다. 즉 보건과 위생이라는 새로운 규율(discipline)을 마치 수신(修身)이나 도덕처럼 체득하고 순종해야 했다. 보건은 의학처럼 전문가들에 의하여 관리되는 영역이 되었고, 의사에게 순응하듯이 보건규범에의 순응도 요구되었다. 예를 들어 외출에서 돌아와 손을 씻는 것은 시민의 도덕적 의무로 여겨졌다.

공중보건이 체제화되면서 영국에서는 1905년에 런던대학교에 보건대학원(School of Tropical Medicine)이 설립되었고, 미국에서는 1916년에 존스홉킨스대학교에 보건대학원(School of Public Health)이 설립되었다. 보건학은 한편으로는 세균학 등 생의학적 성과에 기초하여 발전하였으나 접근방법에는 개별 환자보다는 인구집단 전체를 대상으로 하고, 질병 발생 이후의 치료보다는 사전 예방에 초점을 둔다는 점에서 차이가 있다. 의료행정 개념부터 사회의학에 이르기까지 공중보건은 국부의 창출이나 사회의 질적 개선에 부수되는 역할을 갖고 있었지만, 생의학 시대에 들어서면서 공중보건은 '국민건강' 그 자체를 중시하는 체제로 성격이 변화하였다.

4) 만성질환과 신공중보건학

20세기 후반이 되면서 전염병의 위력은 분명하게 약화되었고 대신 만성질환이 주요 건강문제로 등장하였다. 만성질환의 생물학적 근거가 분명하게 밝혀지지 않는 상황에서 흡연과 음주 같은 개인의 생활습관이 새로운 건강위험 요소로 인식되었다. 흡연이 암의 원인이라는 명제는 이제 거의 상식처럼 되었다. 그리고 금연과 절주를 위한 보건교육이 강조되었다. 위험한 생활습관의 범주는 계속 확대되어 영양과 식이, 운동과 신체활동, 비만, 수면 등 일상생활의 여러 측면으로 확장되었다. 이러한 생활습관을 주기적으로 관찰 · 조사하고 분석하고 건강과의 관련성을 파악해내는 것은 보건학자들의 일상처럼 되었다.

이 시기에 공중보건은 관심영역을 더욱 확대시킨다. 20세기 전반기에 주로 생물학적 요인에 관심을 두었다면, 20세기 중반부터는 생활습관 요인에 관심을 두게 되었고, 20세기 말부터는 직업, 계급적 지위 등과 같은 사회적 요인이 더 중요하다는 '건강의 사회적 결정인자론(social determinants of health)'이 득세하게 되었다. 이것은 일견 '사회의학'의 시대로 돌아간 것처럼 보이기도 한다. 그러나 접근방식에서 현재의 공중보건은 과거의 사회의학과는 분명히 다르다. 사회의학 시대에는 상하수도 시설 같은 건강의 환경적 물적 토대를 구축하는 데 많은 관심을 보였다. 그러나 현재의 공중보건은 지역사회 중심의 사회적 토대 구축에 더욱 많은 관심을 쏟는다.

건강증진 담론은 이러한 시대적 변화를 담고 있다. 지역사회 주민 스스로 각성하고 참여하고 조직화하여 지역사회의 발전역량을 축적하고 이를 바탕으로 건강을 달성하자는 '지역사회중심 건강증진' 담론이 현재 세를 얻어가고 있다. 1980년대 확립된 건강증진 담론에는 개인의 동기화에 의한 건강습관 실천이라는 전통적인 방법론과 건강지향적 환경 구축을 위한 지역사회의 조직적 참여라는 새로운 방법론이 결합되어 만들어진 것이다. 건강지향적 환경이란 개념에는 공원이나 운동시설 같은 물리적 환경도 포함되지만, 그보다는 사회적 자본(social capital)과 개념적으로 거의 유사한 지역사회 역량 구축에 의한 조직화된 참여라는 사회관계적 측면이 더 중요하게 작용한다. '건강도시'나 '건강마을'이라는 슬로건은 바로 건강지향적인 지역사회 역량의 총체를 의미한다고 볼 수 있다.

현재 공중보건은 이 외에도 국내적인 폭력이나 인종 분쟁, 해방전쟁(civil war)이나 국제분쟁 및 인권문제에도 관심을 두고 있다. 반기문 유엔사무총장은 2008년 세계에이즈학회에서 사회적 소수자들의 인권을 보호하는 것이 에이즈를 퇴치하는 길이라는 연설을 하기도 하였다. 즉 공중보건의 개념 자체가 협소한 생의학적 보건의 틀에서 벗어나 '사회적 건강'을 달성하는 방향으로 확대되고 있는 것이다. 그러다 보니 국가 간 및 국내적인 건강불평등을 개선하는 것이 공중보건의 새로운 화두가 되고 있다. 물론 다른 한편에서는 기후변화와 지구온난화, 마약퇴치, 신종전염병 같은 새로운 보건문제에 대한 국제협력이 추진되고 있다. 즉 공중보건은 관점의 측면에서는 생물학적 · 환경학적 측면은 물론 사회과학적 측면까지 포괄한다. 관심의 대상은 질병예방은 물론 집과 일터 및 사회 전반의 안전과 위험의 관리를 망라하며, 가치의 측면에서는 단순한 건강주의를 벗어나 인권과 정의의 차원에서 건강을 보장하는 것을 지향하고 있다.

3. 사회정의와 통제감시

1) 사회정의로서의 공중보건

'사회정의'의 개념은 다양하게 규정될 수 있지만 간략하게 규정하자면 "불평등을 줄이는 것"이라고 할 수 있다. 사람들 사이에는 인종과 피부색, 젠더, 소득과 부, 건강, 권력 등에서 불평등이 있고 이를 줄여나가는 것이 사회정의라고 할 수 있다. 보건 분야에서 볼 때 사회계급에 따라 건강상태가 다른데 상위계급과 하위계급 간 건강 격차는 최근 수십년 동안 확대되는 경향이 있었다. 이러한 건강 격차를 축소하는 것이 사회정의에 부합된다는 것이다.

공중보건에서는 건강위해요인을 환경적이나 구조적 차원에서 밝히려 하고 그러한 위해요인에 의하여 손상을 입은 개인의 행동적 결함을 탓하지 않는다. 물론 생의학 패러다임의 영향을 받은 일부 보건전문가들이 개인의 행동습관을 불건강의 원인으로 돌리기도 하지만, 공중보건의 근본 철학은 "희생자 탓하기(blame the victim)"가 아니라 구조의 모순을 건강위해요인으로 파악하는 것이다. 저소득층이 불건강한 것은 빈곤이란 상황이 초래하는 물질적 결핍이나 통제력의 결핍에서 초래되는 구조적 문제의 결과이기 때문에 이를 개인적 습관의 탓으로 돌려 행동개선만으로 건강을 회복하는 데에는 분명한 한계가 있다. 집단수준의 구조적 요인에 맞추어 건강을 증진시키려는 공중보건의 접근은 사회정의에 부합한다.

건강이 개인이 아닌 공동체의 문제로 인식될 때 이를 해결하는 방법은 지역사회의 집합적 참여에 의해서만 달성될 수 있다. 참여는 누군가를 배제하지 않는 평등한 참여여야 하고, 건강 위험의 가능성이 높은 사회적 소수자들은 역능화(empowerment)를 통하여 역량을 배양시킬 수 있는 실질적인 기회가 제공되어야 하며, 지역사회 수준에서 건강을 향상시키는 부담은 공평하게 나누어져야 한다. 이것이 공중보건의 철학이며, 지역사회중심 건강증진 운동의 담론이기도 하다. 건강증진 운동에서는 부와 권력의 차이에도 불구하고 동일하게 발언할 수 있고 서로 신뢰하고 연대할 수 있어야 함을 강조한다. 그러다 보니 건강증진은 사실상 기득권의 절대적 영향력과 싸우는 정치운동과 다르지 않게 된다. 시장적 정의가 지배하는 곳에서는 개인의 선택과 능력에 따른 기회의 향유를 강조하게 되고 그러다 보면 부의 격차뿐만 아니라 건강의 격차도 확대되는 경향이 있다. 반면 사회정의가 강조되는 곳에서는 연대와 협력, 신뢰와 참여가 증대되면서 지역사회 건강 수준의 향상과 건강불평등의 감소로 귀결되는 경향이 있다. Health for All이라는 공중보건의 이상은 인구집단의 건강불평등을 감소시키려는 조직화된 노력에 의해서 달성될 수 있고, 그 자체로 사회정의에 부합되는 것이라고 할 수 있다.

2) 통제감시로서의 공중보건

오스트레일리아의 사회학자 루프턴(Lupton, 1995)은 『건강의 의무: 공중보건과 순치된 몸(*The Imperative of Health: Public Health and the Regulated Body*)』이란 저서에서 근대 사회에서 공중보건은 우리 몸을 체계적으로 감시하고 통제하며 순치시켜왔다고 주장하였다. 근대 사회에서 건강이란 새로운 가치가 등장하면서 공중보건이란 새로운 지식권력이 탄생하였고, 크게는 과학문명, 작게는 건강이라는 새로운 가치에 부합되게 우리가 스스로 몸을 다스리고 건강규율에 따르도록 만들어왔다는 것이다. 손 씻기가 일상화된 것처럼, 우리는 금연과 절주의 규범을 따라야 하고, 일 년에 한 번씩 건강검진을 받아야 하고, 위험한 물질이나 상황에 노출되지 않도록 주의해야 하며, 안전벨트를 매고, 과속을 하지 말아야 한다. 의학권력 또는 공중보건 권력의 입장에서 보면 모든 사회구성원을 건강이란 새로운 가치에 입각하여 몸을 다스리고 행동을 순응하도록 만듦으로써 새로운 '건강국가'의 질서를 확보할 수 있다.

공중보건 권력은 이전의 권력처럼 강압적으로 따르도록 하는 것이 아니라 그것이 건강이라는 이득을 제공해주기 때문에 '자발적으로' 순응한다는 특성이 있다. 이것은 동시에 자신의 몸과 건강위해 요소에 대한 자발적 감시체계의 확립이기도 한다. 임신부터 출산, 그리고 이후 성장과정과 학업, 노동은 물론, 은퇴 이후 삶과 죽음까지도 일거수일투족이 모두 기록되고 감시되고 평가되고 새로운 행동준거기준이 설정되어 행동변화가 요구되는 상황에서 우리는 살고 있다. 건강국가는 결국 기대한 감시체계와도 같다. 그래서 루프턴은 박테리아와 바이러스를 감시하던 구공중보건과 구분하여 현재에는 우리의 행동을 감시하는 신공중보건학(new public health)이 구축되었다고 주장한다. 건강국가에서는 자녀의 충치를 미리 파악하여 예방하지 못한 어머니나 유독물질에 대한 주의력을 갖지 못한 공장근로자는 건강의 도덕적 의무를 다하지 못한 게으른 사람이 된다. 매스미디어는 우리에게 지속해서 건강위험을 상기시키고 건강의무를 다하게 하는 주요 통로가 된다. 건강국가의 가장 큰 질곡은 저항이 어렵다는 점이다. 건강이 우리 삶의 핵심 요소로 인식되면 될수록 우리는 지배적인 건강담론을 수용하지 않을 수 없고 스스로 건강감시에 노출되고 스스로 자신의 몸을 감시하고 주어진 건강규범대로 자신의 몸을 순치시켜야만 한다.

공중보건은 그 자체로 권력일 수도 있고 권력에 대한 도전일 수도 있다. 현재는 이 두 모습의 공중보건이 모두 존재하고 있다. 어떤 모습의 공중보건을 만들어갈 것인지는 우리의 성찰에 달려 있다.

참고문헌

로젠, G.(2009), 『보건과 문명』, 이종찬 · 김관욱 옮김, 몸과마음.

Habermas, J. (German, 1962, English Translation, 1989), *The Structural Transformation of the Public Sphere: An Inquiry into a Category of Bourgeois Society*, The MIT Press.

Hofrichter, R.(2003), *Health and Social Justice: Politics, Ideology and Inequity in the Distribution of Disease*, San Francisco: Jossey-Bass.

Lupton, D.(1995), *The Imperative of Health: Public Health and the Regulated Body*, Sage.

Marmot, M. & Wilkinson, R.(2006), *Social Determinants of Health* (2nd ed.), Oxford University Press.

Rosen, G. (1974), *From Medical Police to Social Medicine: Essays on the History of Health Care*, Science History Publications.

WHO (2008), *Commission on the Social Determinants of Health*, Retrieved March 15, 2008, from http://www.who.int/social_determinants/en/

제3장

우리나라에서 질병의 분포와 구조

1. 한국인의 질병과 사망 양상

1) 보건학과 질병부담의 이해

한 사회나 국가의 질병발생과 사망원인 구조를 이해하는 것은 보건학의 출발점이다. 즉, 질병발생의 빈도와 사망원인의 빈도를 정확한 통계와 역학적인 방법을 통하여 파악함으로써, 보건학이 다루어야 할 중요 질환과 건강증진의 목표, 관리방안 등이 자연스럽게 도출될 수 있다. 예를 들어, 보건사업을 위한 재원과 인력 시간은 항상 제한되어 있는데, 가장 효과적으로 국민의 건강수준을 높이는 방안을 찾아야 한다고 가정해보자. 당연히, 가장 중요한 건강문제는 무엇인지가 먼저 고려되어야 하고, 그다음에 적절한 중재노력으로 문제가 해결될 수 있는지를 생각해야 할 것이다. 나아가, 이러한 중재노력이 얼마나 효과가 있었는지를 정확하게 평가하기 위해서는 보건정책이나 보건사업이 수행되기 전후의 질병발생 양상의 차이가 올바르게 분석되어야 한다. 이렇듯, 보건학의 출발점은 물론, 그 과정과 사후의 평가과정 전반에서 우리 사회가 당면하고 있는 건강문제에 대한 정확한 이해는 필수 불가결한 것이다.

한 나라 혹은 지역사회의 건강문제와 건강수준을 정확히 파악하기 위한 첫걸음은 해당 인구집단의 질병과 사망의 구조를 파악하는 것이다. 질병-사망구조를 나타내는 데는 다양한 지표들이 사용되고 있다. 상병의 지표로서 발생률, 유병률, 치사율 등과 사망의 지표로서 전체 사망률과 연령별-성별, 사망원인별의 특수사망률 등의 1차적인 역학지표가 있고, 나아가 손실연수(Years of Life Lost), 질보정수명(Quality Adjusted Life Year, QALY) 등의 공중보건학적 종합질병지표(Summary Measures of Public Health, SMPH)들이 있다. 질병의 구조를 종합적으로 표현하는 용어로는 질병부담(burden of disease)이 있다. 질병부담은 개별적인 질병지표들, 즉 발생률, 사망률 등으로 표현되기도 하고, SMPH로 표현되기도 한다. 이 장에서도 우리나라의 질병구조를 주로 질병부담이라는 표현과 지표를 통해서, 가능한 한 개별 지표가 가지고 있는 한계를 벗어난 종합적인 규모와 내용을 제시하고자 한다.

물론, 한 사회의 건강문제의 규모와 크기를 이해하기 위해서는 '결과물(outcome)'이라고 할 수 있는 상병과 사망의 문제만을 가지고 평가하기보다는, 그 원인 혹은 과정이라고 할 수 있는 각종 건강관련 위험요인의 분포를 동시에 평가하는 것이 필요하다. 예를 들어, 우리나라에서도 1998년부터 '국민영양조사'(1969년부터 시행)와 '국민건강 및 보건의식행태조사'(1971년부터 조사 시행)의 통합으로 수행되기 시작한 '국민건강영양조사'에서는 흡연, 음주, 식이습관, 육체활동량, 의료행태, 과거력 등은 물론, 비만도, 혈당, 혈중 지단백 농도 등 중요한 건강위험요인들에 대한 조사가 병행되고 있다(보건복지부 및 한국보건사회연구원, 2006). 예를 들어, 우리나라 질병구조의 분석결과 제2형 당뇨병이 최근 큰 문제로 대두되고 있다면, 그 직접적인 원인이 되는 비만문제의 조절이 중요한 건강사업이 될 것이다. 이처럼, 질병부담과 그 위험요인들에 대한 종합적인 평가는 보건학의 첫 번째 단계와 그 이후 전반에 걸친 가장 기초적인 자료가 된다고 할 수 있다. 이 장에서는 주로 결과물에 해당되는 질병부담의 개별적인 지표와 종합적인 지표들에 대한 개념을 설명하고, 실제로 우리나라에서 이러한 지표들이 어떠한지 기술하고자 한다.

2) 상병과 사망의 지표

(1) 상병의 지표와 자료원

상병의 지표는 주로 상병의 빈도로 표현된다. 즉, 특정 관찰 기간의 인구집단을 분모로 해서, 그 기간, 해당 인구에서 새로 발생된 질병의 빈도를 표현하거나(=발생률), 발생 시기와 무관하게 이환되어 있는 모든 사람의 빈도를 표현한다(=유병률). 발생률(incidence)은 새로 발생하는 환례만을 포함하기 때문에, 질병발생의 원인과의 관련성을 평가하기 위한 지표이다. 한편, 유병률(prevalence)은 질병발생률 이외에도 관해율, 치사율, 이환기간 등의 복합적인 요인이 작용하는 지표로서, 인과적 관련성의 평가보다는 문제의 규모 평가에서 더욱 유용하다. 발생률, 유병률 등의 상세한 측정방법과 세부 유형별의 차이 등은 제4장 "보건학 연구의 역학적 방법"과

『역학원론』(김정순, 2005) 등을 참조하기 바란다.

상병의 지표에 대한 정확한 통계를 위해서는 질병의 발생이나 이환상태를 정확하게 평가할 수 있는 국가 통계 혹은 모니터링 체계가 있어야 한다. 우리나라에서 가장 대표적인 상병통계 시스템은 국가암등록 통계라고 할 수 있다(보건복지부, 2008). 암에 관한 발생률, 사망률 지표를 전국적인 암등록 체계를 통한 확인 및 보완 과정을 통해 발표하기 때문에, 정확성(accuracy)과 포괄성(completenes 혹은 comprehensivenes)의 측면에서 높은 수준에 있다고 판단된다. 반면, 심혈관계 질환 혹은 당뇨 등의 주요 질환은 암등록과 같은 전국적인 질환 평가체계가 없기 때문에, 발생률 혹은 유병률 지표를 지역사회 단위의 조사연구 등의 결과에 주로 의존하고 있다(Choi et al., 2007; Rhee et al., 2007; Jae et al., 2009). 이러한 개별 연구에서 산출되는 질병지표들은 정확성은 비교적 높지만, 전 국민에 대한 대표성의 평가가 필요하다. 한편 전염성 질환의 경우는 중요한 법정전염병은 별도의 감시체계를 질병관리본부가 운영하고 있으며, 발생에 대한 보고수집과 함께, 별도의 조사를 병행하고 있다. 법정전염병을 중심으로 수행되고 있는 전염성 질환 감시체계는 최근 낮은 보고율 등의 문제가 많이 개선되어 앞으로 그 중요성이 더욱 강조될 것으로 보인다.

한편, 우리나라에서 잠재적인 유용성을 가진 국가 자료원으로는 국민건강보험의 의료이용자료가 있다. 특히, 보험급여 범위에 해당되는 질환들은 이론상 거의 완전하게 건강보험자료가 포괄할 수 있는 장점이 있다. 하지만, 진단명의 정확성 문제, 보험업무를 위한 정보체계(의료이용 건별의 자료)를 보건학적인 연구를 위한 정보로 변형해야 할 필요성(사람단위로 재구성), 자료의 활용과 개인정보 보호의 사회적 합의 등, 그 활용방안을 확대하기 위한 다양한 노력이 필요할 것이다.

(2) 사망의 지표와 자료원

우리나라는 통계청에서 발행하는 사망원인통계가 가장 기본적인 사망통계의 자료라고 할 수 있다. 사망은 상병과는 구분되는 별도의 건강지표로서, 빈도뿐 아니라 위중도를 반영하고 있는 점이 다르다. 또한, 사망은 최종적인 건강-질병현상의 결과이기 때문에, 상병과는 다른 독자적인 의미를 지닌다.

사망원인 자료(death certificate)를 토대로 한 연구는 건강-질병현상에 대한 가설수립과 1차 검증, 불가피한 경우의 유일한 자료원 등으로 의학연구에서 중요한 의의를 지닌다(Moolgavkar et al., 2007). 장기간 세계 거의 모든 지역에서 법에 의해 보고, 집계되고 있어서 경시적 · 지역적인 비교성을 갖추고 있으며, 궁극적인 사망률의 증감은 그 자체로서 중요한 결과물이다. 사망원인자료는 전 세계적으로 비교적 높은 포괄성을 가지고 있으나 타당도, 즉 사망원인 진단의 정확성이 문제가 된다. 또한, 장기간 얼마나 자료와 정확성의 일관성이 있는가도 고려해야 할 사항이라고 할 수 있다. 우리나라의 사망원인 자료를 분석해보면, 1993년에는 약 58.8%만 의사에 의해서 사망원인이 진단되었던 데 반하여, 2000년 이후에는 80% 이상이 의사에 의한 사망진단서가 첨부되는 등 자료의 질적인 향상이 있었다.

조사망률에는 전체 사망률과 성별-연령별 그리고 사망원인별의 특수사망률이 있고, 인구집단 간의 사망수준을 비교하기 위해서는 연령과 성별을 보정한 표준화 사망률이 사용된다.

3) 종합적인 질병부담 지표의 개념

공중보건학적인 종합질병지표(SMPH)는 개별 질병지표인 발생률, 사망률과는 달리, 삶의 질의 개념, 기대여명의 개념이 포함되며, 여명(life expectance) 혹은 손실연수의 단위로 표현함으로써, 일부 지표는 상병과 사망이라는 상이한 건강결과를 시간이라는 단위로 통합할 수 있는 종합지표이다. 대표적인 SMPH인 질보정수명(Quality Adjusted Life Year, QALY)은 장애 정도만 반영되어 있다면, 장애보정손실년수(Disability Adjusted Life Year, DALY)는 장애 정도에 기대여명이 반영된 지표라고 할 수 있다(Arnesen & Nord, 1999). 질보정수명(Quality-Adjusted Life Expectancy, QALY)은 인간의 생존기간을 건강상태에 따라 서로 다른 가중치를 적용하여 평균여명을 산출하는 것이다. 즉, QALY는 조사를 통해 표준화한 주관적 건강상태의 가중치를 생명표에 적용하여 산출한다. 한편, 공중보건학적인 종합질병지표(SMPS) 중 질병 부담의 지표는 사망에 의한 손실년수를 표시하는 조기사망에 의한 손실연수(years life of lost due to premature death, YLL)와 장애로 인한 손실연수(years of life lost due to disability, YLD)가 있다. YLL과 YLD를 같은 시간이라는 단위로 합한 것이 장애보정손실년수이다. 즉, DALY는 사망에 의한 YLL과 상병의 장애에 의한 YLD의 종합이다(Murray et al., 1994).

SMPH는 산출과정이 더 복잡하고, 특히 DALY와 같은 지표는 발생률, 유병률, 사망률 등의 정보뿐만 아니라, 장애율 산정, 감가상각률 등 다양한 지표를 요구하지만, 단일 지표가 가진 한계를 벗어나서, 단일한 지표로서 건강현상을 보여주는 장점이 있다.

4) 우리나라 사망원인 양상

우리나라의 주요한 사망원인은 통계청의 『2013년 사망원인통계』(통계청, 2014)에 따르면 〈표 3-1〉과 같다.

〈표 3-1〉 한국인의 2013년도 전체 10대 사망원인 순위

순 위	전체 인구	사망률*
1	악성신생물(암)	149.0
2	뇌혈관질환	50.3
3	심장질환	50.2
4	자살	28.5
5	당뇨병	21.5
6	폐렴	21.4
7	만성하기도질환	14.0
8	간질환	13.2
9	운수사고	11.9
10	고혈압성질환	9.4

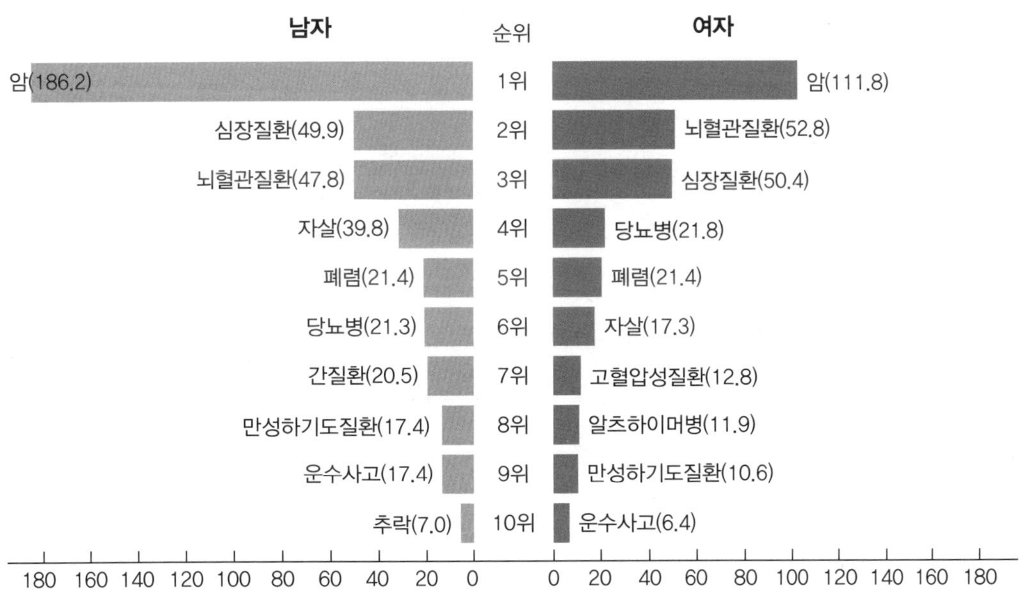

〈그림 3-1〉 한국인의 2013년도 남녀별 10대 사망원인 순위
주: 통계청, 2014.

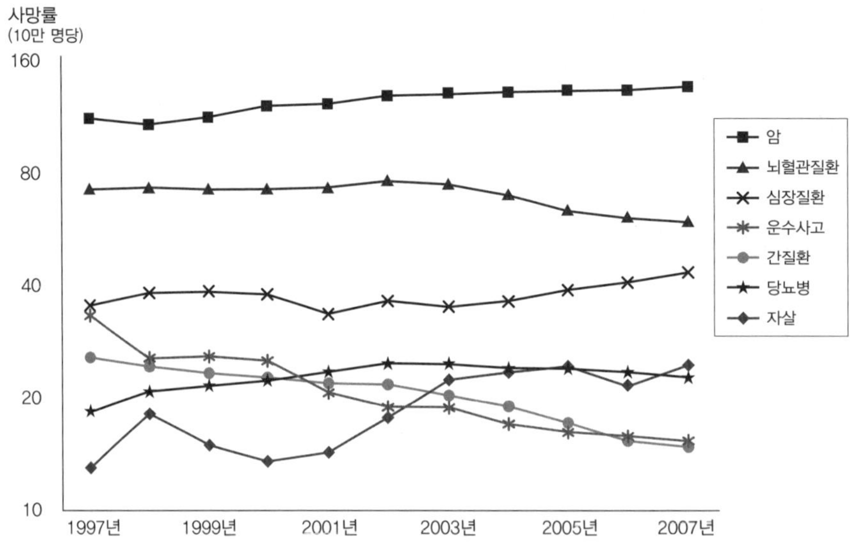

〈그림 3-2〉 1997~2007년의 7대 주요 사망원인의 변동추이
주: 사망률은 인구 10만 명당의 사망률이며, 지수가 2인 log로 표시됨.

〈표 3-1〉에서 볼 수 있듯이, 암은 사망률 1위를 차지하고 있으며, 뇌혈관질환과 심장질환이 그다음으로 중요한 사망원인을 구성하고 있으며, 자살, 폐렴 등의 사망이 그 뒤를 잇고 있다. 즉, 한국인의 3대 사망원인은 암과 심혈관질환 및 관련 질환(당뇨 및 고혈압 등), 사고사망이라고 할 수 있다. 특히 두드러진 것은 자살이나 운수사고와 같이 이론상으로는 충분히 예방 가능한 사망들이 매우 중요한 사망원인이 되고 있다는 점이다. 또한 암을 전체로 묶게 되면 단연 가장 중요한 사망원인이 된다는 점도 두드러진다.

〈그림 3-2〉는 사망원인 중 가장 중요한 비중을 차지하는 7대 사인의 시간에 따른 변동양상을 1997~2007년 기간 동안 도시한 것이다(사망률이 로그 값으로 표현된 것에 유의). 7대 사인에 해당되는 악성신생물(암), 뇌혈관질환, 심장질환, 운수사고, 간질환, 당뇨병, 자살의 추이를 살펴보면, 암과 심장질환 및 자살은 지속해서 증가하고 있는 반면, 뇌혈관질환, 간질환, 운수사고의 사망률은 지속해서 감소하고 있음을 알 수 있다. 당뇨에 의한 사망은 증가하다가 최근 약간 감소하는 경향을 보이며, 자살에 의한 사망은 전반적으로 증가하고 있지만, 전반적인 경향성만큼이나 연도별 변이를 보이고 있다.

우리나라의 사망원인 양상을 다른 나라의 사망원인 양상과 비교해보면, 개발도상국들 및 서구의 국가들과 몇 가지 다른 점을 발견할 수 있다. 우선, 우리나라는 1960년대 후반부터 이미 전염성질환과 모성-영유아 사망으로 대표되는 개발도상국형의 질병-사망구조에서 벗어나서 만성질환 중심의 선진국형 사망원인구조로 바뀌어왔다. 서구의 사망원인과 가장 큰 차이점은 심혈관계 질환 중에서 뇌졸중의 비중이 심장질환보다 남녀에서 모두 훨씬 크다는 점이고, 심장질환, 특히 사망원인에서 허혈성심장질환의 비중이 서구보다 훨씬 작다는 점이다. 또한, 서양에서는 거의 나타나지 않는 만성 간질환에 의한 사망과 비중이 큰 것도 선진국과는 다른 특징이라고 할 수 있다.

5) 우리나라의 질환발생 양상

우리나라의 질환발생 양상은 사망원인에 비해서 아직 매우 제한된 자료원에 의존하고 있다. 앞에서 언급한 바와 같이 가장 중요한 자료원은 암등록자료라고 할 수 있으며, 일부의 연구대상에서 보고된 개별적인 연구결과와 직접 질병의 발생률-유병률로 해석되기는 어렵지만, 참고자료가 될 수 있는 의료이용자료 등이 있다.

우선, 가장 대표적인 암을 예로 들면, 암등록 통계에서 보고된 원발부위별 암발생률을 들 수 있다. 우리나라의 가장 중요한 질병부담인 악성신생물(암)의 원발부위별 발생률 통계를 보면, 남자는 위, 대장, 폐, 간, 전립선암 순이며, 여자는 갑상선, 유방, 대장, 위, 폐의 순으로 발생률이 높은 것을 알 수 있다(그림 3-3 참조). 암이 아닌 다른 질환의 경우는 전국적인 대표성을 갖는 발생률이나 유병률을 파악하는 것이 쉽지는 않다. 하지만, 개별적인 연구결과를 토대로 일부 중요질환의 유병률이나 발생률을 평가해보면 〈표 3-2〉와 같다. 〈표 3-2〉에서 볼 수 있

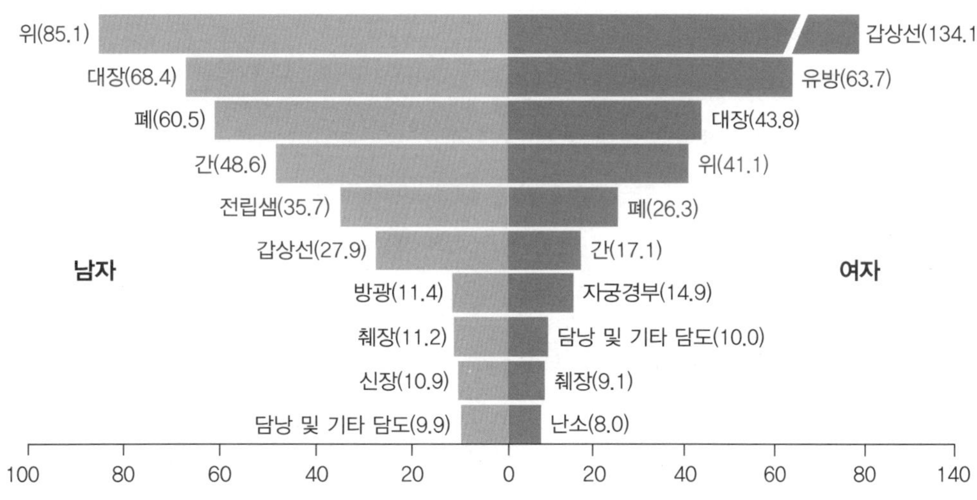

〈그림 3-3〉 한국인의 2011년도 남녀별 원발부위별 10대 암의 인구 10만 명당 조발생률
자료: 국립암센터, 2012.

〈표 3-2〉 우리나라 주요 질환의 발생률(발) 및 유병률(유) 보고 현황

주요 질환	발생률(발), 유병률(유)	비고	참고문헌
뇌졸중	10만 명당 190 (발)	30~65세 이상 남자	Sung J 2009
허혈성심질환	10만 명당 65.6 (발)	30~65세 이상 남자	Sung J 2009
고혈압	5.8% (유)	20세 이상, 연령 보정	Kim JA 2007
당뇨	7.6% (유)	성인	Kim SM 2006
치매	1,000명당 21 (발) 7~8% (유)	65세 이상 농촌 60세 이상 도시	Lee JY 2008 Kim J 2003
파킨슨씨병	1.47% (유, 60세 이상) 0.37% 전체인구		Seo WK 2007
우울증	9.5% (유): 남, 11.4%: 여 3.6% (주우울증)	CES-D scale 사용 DSM-IV 기준	Kim MD 2007 Ohayon 2006
만성 신장질환	5.0% (유)	stage 3 이상	Kim S 2009
천식	1.9% (유)	대학신입생	Yoo Y 2007
아토피성 피부염	6.6~7.8% (유)	대학신입생	Kim CW 2000
만성폐쇄성폐질환	7.7%(유) -BDR *사용 전 / 3.7% (유)-BDR 사용 후		Kim SJ 2006
염증성 장질환	10만 명당 2.0 (발)	UC*와 CD* 합한 것	Yang SK 2008
사고 및 손상	10만 인년*당 17,606 (발)		Park K 2008
대퇴부골절	10만 명당 133 (발)	전남지역 2001년 조사	Rowe SM 2005

주: UC: ulcerative colitis(염증성대장염), CD: 크론씨 병, BDR: 기도확장반응
인년: person-year

는 것처럼 연구대상, 지역, 성별로 편차는 있으나 고혈압, 당뇨 등의 심혈관계 위험요인 관련 질환과 뇌졸중 등은 발생률이 암보다 훨씬 높은 것으로 평가되며, 사망에 이르는 원인으로 직접 나타나지는 않지만 치매, 우울증 등의 만성 신경정신계질환들의 유병률과 기타 손상, 천식 등의 발생률, 유병률이 상당히 높은 질환인 것으로 평가된다.

6) 종합보건지표를 통해 본 질병부담

앞에서 언급한 바와 같이, SMPH는 종합보건지표로서의 장점이 있다. 측정 과정에 장애율, 감가상각, 개별 역학지표 산출의 편차 같은 불확실성이 포함되기도 하지만, 중요 질환과 한국인의 전반적인 질환의 구조를 이해하는 데에는 장점이 있다. 우리나라에서는 특히 SMPH 중

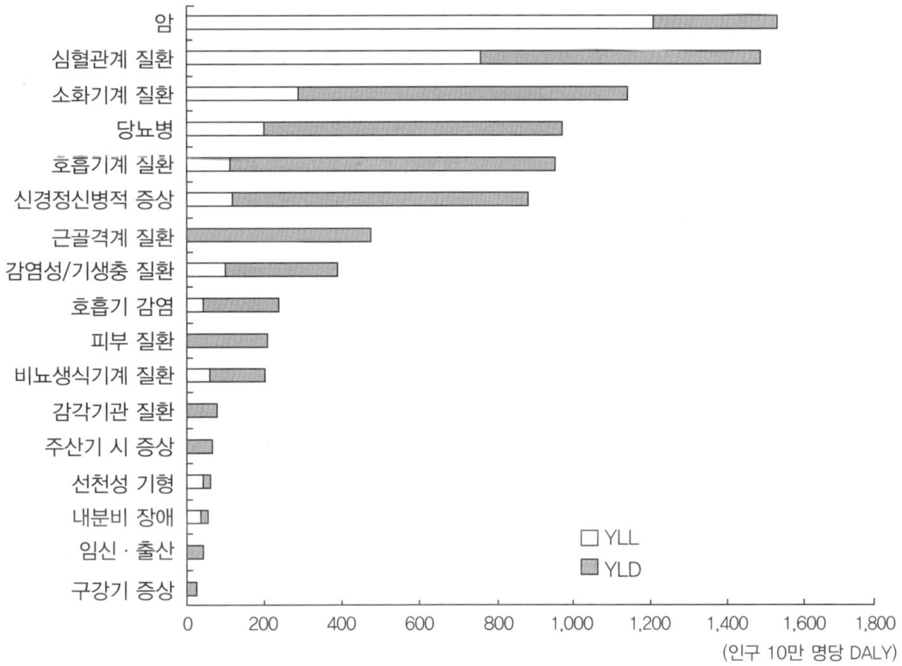

〈그림 3-4〉 DALY(YLL 및 YLD의 합)로 나타낸 우리나라의 종합질병 부담(2002년)

주: 손상 및 사고에 의한 DALY는 제외.

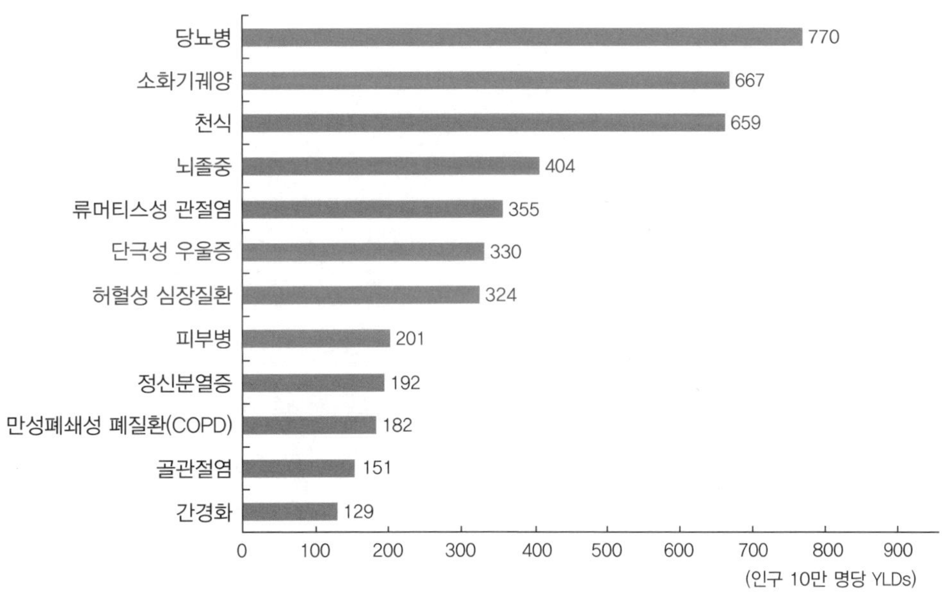

〈그림 3-5〉 YLD에 의한 우리나라의 질병부담 순위(2002년)

주: 손상 및 사고로 인한 부담은 제외.

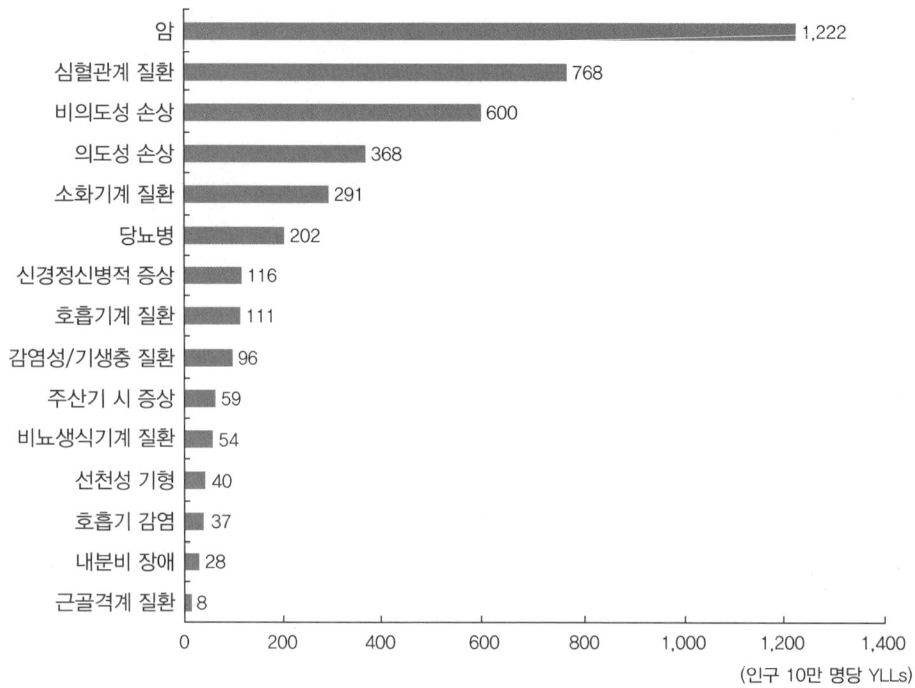

〈그림 3-6〉 YLL로 인한 우리나라의 질병부담 순위(2002년)

DALY의 산출이 2005년에 시도되었으며, 이 결과를 DALY와 YLL, YLD별로 제시해보고자 한다. 〈그림 3-4〉, 〈그림 3-5〉와 〈그림 3-6〉은 우리나라에서 2002년도를 기준으로 한 DALY, YLD, YLL에 의한 질병부담의 순위를 보여준다.

2. 우리나라의 질병 양상에 따른 우선순위와 관리방향

앞에서 언급한 질병부담의 우선순위로 본 우리나라의 3대 중요 건강문제는 악성신생물(암), 심혈관계 질환, 그리고 사고라고 할 수 있다. 또한, 소화기, 호흡기 및 신경정신계 질환이 그다음의 질병부담을 구성하고 있다. 즉, 이미 우리나라는 개발도상국형의 질환인 전염성질환-모성질환 및 영양결핍성 질환 등의 부담이 중요한 질환이었던 시기를 벗어나서 매우 작은 비중을 차지하는 데에 불과하다.

가장 큰 질병부담을 구성하고 있는 건강문제 중에서, 암과 심혈관계 질환은 그 위험요인이 대부분 생활습관(흡연, 음주, 식이, 육체활동 등)과 체격(비만 등) 그리고 유전요인과 환경 등의 복합요인이 작용하는 만성질환으로 이루어지고 있다. 또한, 질환의 특성상 암에서 완치율이 조금씩 증가하는 것을 제외하고는 치료가 아닌 관리와 악화 방지가 목표가 되는 질환들이 중심을 이루고 있다.

요약하면, 우리나라는 인구구조의 노령화와 함께, 생활양식의 서구화가 가장 급격하게 이루어진 나라 중 하나이며, 이에 따라서, 질환의 구조도 암과 심혈관질환의 비중이 점점 더 커지고 있다. 이러한 건강문제의 우선순위와 구조를 고려할 때, 포괄적인 건강증진을 통한 질환의 예방에 더 많은 노력을 기울여야 할 것이다. 이는 유일한 예방의 방안이며, 만성퇴행성 질환의 관리에 따른 막대한 사회적 비용의 절감을 이룰 수 있는 방안이기도 하다.

참고문헌

국립암센터및보건복지가족부(2012), 『국가암등록통계연례보고서』.

김정순(2005), 『역학원론』, 신광출판사.

보건복지부및한국보건사회연구원(2006), 『국민건강영양조사 3기(2005) 총괄 기본보고서』.

통계청(2014), 『2007사망원인통계연보(전국편)』.

Arnesen, T. & Nord, E. (1999), "The value of DALY life: problems with ethics and validity of disability adjusted life years," *BMJ* 319, 1423-1425.

Choi, K.M., Kim, S.M., Kim, Y.E., Choi, D.S., Baik, S.H., & Lee, J.; International Diabetes Federation (2007), "Prevalence and cardiovascular disease risk of the metabolic syndrome using National Cholesterol Education Program and International Diabetes Federation definitions in the Korean population," *Metabolism* 56(4), 552-558.

Jae, S.Y., Carnethon, M.R., Heffernan, K.S., Fernhall, B., Lee, M.K., & Park, W.H. (2009), "Heart rate recovery after exercise and incidence of type 2 diabetes in men," *Clin Auton Res*(ePub).

Kim, C.W., Park, C.J., Kim, J.W., Koo, D.W., Kim, K.W., & Kim, T.Y. (2000), "Prevalence of atopic dermatitis in Korea," *Acta Derm Venereol* 80(5), 353-356.

Kim, J., Jeong, I., Chun, J.H., & Lee, S. (2003), "The prevalence of dementia in a metropolitan city of South Korea," *Int J Geriatr Psychiatry* 18(7), 617-622.

Kim, J.A., Kim, S.M., Choi, Y.S., Yoon, D., Lee, J.S., Park, H.S., Kim, H.A., Lee, J., Oh, H.J., & Choi, K.M. (2007), "The prevalence and risk factors associated with isolated untreated systolic hypertension in Korea: The Korean National Health and Nutrition Survey 2001," *J Hum Hypertens* 21(2), 107-113.

Kim, M.D., Hong, S.C., Lee, C.I., Kwak, Y.S., Shin, T.K., Jang, Y.H., Oh, E.H., Lee, J.W., Jeon, B.H., & Hwang, S.E. (2007), "Prevalence of depression and correlates of depressive symptoms for residents in the urban part of Jeju Island, Korea," *Int J Soc Psychiatry* 53(2), 123-134.

Kim, S., Lee, C.S., Han, D.C., Kim, G.S., Chin, H.J., Kim, S.J., Cho, W.Y., Kim, Y.H., & Kim, Y.S. (2009), "The prevalence of chronic kidney disease(CKD) and the associated factors to CKD in urban Korea: a population-based cross-sectional epidemiologic study," *J Korean Med Sci* 24, S11-S21.

Kim, S.J., Suk, M.H., Choi, H.M., Kim, K.C., Jung, K.H., Lee, S.Y., Lee, S.Y., Kim, J.H., Shin, C., Shim, J.J., In, K.H., Kang, K.H., & Yoo, S.H. (2006), "The local prevalence of COPD by post-bronchodilator GOLD criteria in Korea," *Int J Tuberc Lung Dis* 10(12), 1393-1398.

Kim, S.M., Lee. J.S., Lee, J., Na, J.K., Han, J.H., Yoon, D.K., Baik, S.H., Choi, D.S., & Choi, K.M. (2006), "Prevalence of diabetes and impaired fasting glucose in Korea: Korean National Health and Nutrition

Survey 2001," *Diabetes Care* 29(2), 226-231.

Lee, J.Y., Chang, S.M., Jang, H.S., Chang, J.S., Suh, G.H., Jung, H.Y., Jeon, H.J., & Cho, M.J. (2008), "Illiteracy and the incidence of Alzheimer's disease in the Yonchon County survey, Korea," *Int Psychogeriatr* 20(5), 976-985.

Moolgavkar, S.H., Lee, J.A., & Stevens, R.G. (2007), "Analysis of Vital Statistics Data," in Rothman, K.J., Greenland, S., & Lash, T.L., *Modern Epidemiology*, Wolters Kluwer Health.

Murray, C.J.L., Lopez, A.D., & Jamison, D.T. (1994), "The Global Burden of Disease in 1990: Summary Results, Sensitivity Analysis and Future Directions," Geneva: World Health Organization.

Ohayon, M.M., & Hong, S.C. (2006), "Prevalence of major depressive disorder in the general population of South Korea," *J Psychiatr Res* 40(1), 30-36.

Park, K., Eun, S.J., Lee, E.J., Lee, C.E., Park, D.Y., Han, K., Kim, Y., & Lee, J.S. (2008), "The incidence and patterns of unintentional injuries in daily life in Korea: a nationwide study," *J Prev Med Public Health* 41(4), 265-271.

Rhee, S.Y., Guan, H., Liu, Z.M., Cheng, S.W., Waspadji, S., Palmes, P., Tai, T.Y., Suwanwalaikorn, S., & Kim, Y.S.; PAD-SEARCH Study Group (2007), "Multi-country study on the prevalence and clinical features of peripheral arterial disease in Asian type 2 diabetes patients at high risk of atherosclerosis," *Diabetes Res Clin Pract* 76(1), 82-92.

Rowe, S.M., Song, E.K., Kim, J.S., Lee, J.Y., Park, Y.B., Bae, B.H., & Hur, C.I. (2005), "Rising incidence of hip fracture in Gwangju City and Chonnam Province, Korea," *J Korean Med Sci* 20(4), 655-658.

Seo, W.K., Koh, S.B., Kim, B.J., Yu, S.W., Park, M.H., Park, K.W., & Lee, D.H. (2007), "Prevalence of Parkinson's disease in Korea," *Clin Neurosci* 14(12), 1155-1157.

Sung, J., Song, Y.M., Ebrahim, S., Lawlor, D.A. (2009), "Fasting blood glucose and the risk of stroke and myocardial infarction," *Circulation* 119(6), 812-819.

Yang, S.K., Kim, J.H., Park, J.Y., Kim, H.Y., Kim, Y.H., Chang, D.K., Kim, J.S., Song, I.S., Park, J.B., Park, E.R., Kim, K.J., Moon, G., & Yang, S.H. (2008), "Epidemiology of inflammatory bowel disease in the Songpa-Kangdong district, Seoul, Korea, 1986-2005: a KASID study," *Inflamm Bowel Dis* 14(4), 542-549.

Yoo, Y., Ko, H.K., Han, J.J., Lee, Y., Seo, K.J., Choung, J.T., Tockgo, Y.C., & Choe, J.G. (2007), "The prevalence of atopy and asthma among university freshmen in Seoul, Korea: association with obesity," *J Asthma* 44(1), 45-49.

| 제2부 |

보건학적 연구방법

제4장

보건학 연구의 역학적 방법

1. 역학의 대상과 내용

역학(epidemiology)은 유행병(epidemic)을 연구하는 학문(-ology)으로서 발전해왔다. 유행병을 연구하기 시작한 것은 히포크라테스의 저작 *Epidemics*부터라고 할 수 있다. 히포크라테스의 저작에서 쓰인 epidemic의 뜻은 epi-(on)과 demos(people, population)의 합성어에서 유래되었다고 한다(Martin & Matin-Granel, 2006). 학문 분야의 이름으로서 epidemiology라는 용어를 공식적으로 쓰기 시작한 것은 1598년 안젤레리오(Angelerio)의 저술 *Epidemiology or treatise on plague*에서부터라고 한다(Bianucci et al., 2013).

역학의 가장 현대적인 정의는 국제역학회(International Epidemiological Association)에서 발간한 역학사전에 제시되어 있다(Porta, 2014). 여기에서는 역학을 "특정 인구집단에서의 건강관련 사건, 상태, 과정의 발생과 분포에 대한 학문으로서, 그러한 과정에 영향을 주는 결정요인을 연구하고 그 지식을 적용하여 해당 건강문제를 통제하는 것을 포함한다"라고 정의하고 있다. 이 정의는 역학의 대상과 내용을 포함하고 있다고 볼 수 있다. 즉, 역학은 "건강관련 사건, 상태와 과정"을 탐구 대상으로 하며, "발생빈도의 측정", "분포의 기술", "결정요인의 규명", 그리고 이러한 지식을 "건강문제 통제에 적용"하는 것을 학문적 내용으로 한다. 이 장에서는 이와 같은 범위에서 역학의 일반적인 내용과 방법을 서술하고자 한다.

* 이 장은 대한직업환경의학회 편저, 『직업환경의학』(계축문화사, 2014, 24-39)에 실렸던 내용을 저작권자 양해 아래 재수록하였다.

2. 건강관련 사건, 상태, 과정

건강과 관련된 상태(state)와 사건(event)은 시간의 흐름에 따라 어떤 유기체에 일련의 변화가 이루어지는 과정(process)을 구성하는 요소들이다(그림 4-1). 일반적으로 사건이라 함은 상태의 변화를 의미한다. 사람의 전 생애에 걸치는 건강관련 상태의 변화과정은 일련의 사건들이 연결된 사슬로 나타낼 수 있다. 예를 들어, 출생, 사춘기, 결혼, 임신, 출산, 폐경, 사망 등의 사회인구학적 사건들, 흡연 시작, 금연, 흡연 재발 등과 같은 건강행태의 사건들, 또한 손상, 감염, 질병, 합병증, 장애 등의 건강사건들은 그 앞뒤에 걸쳐 건강관련 상태의 변화가 일어나는 경험을 의미한다. 따라서 이러한 각 단계의 사건과 상태는 건강과 관련된 경험이 이어지는 과정에서 나타나는 연관된 현상들로 이해할 수 있다.

건강관련 상태를 분류하기 위한 도구로서 흔히 쓰이는 것은 세계보건기구(WHO)가 제공하는 국제질병분류(International Classification of Diseases, ICD)가 있다. 이는 역학, 보건관리 및 임상적 목적으로 쓰이는 표준 진단체계이며, 인구집단에서 질병과 그 밖의 건강문제를 모니터링하기 위하여 사용된다. 나아가 이는 여러 나라의 사망통계와 상병통계를 비교하는 데에도 쓰인다. 현재 11차 개정판인 ICD-11에 따라 코드(code)를 부여하고 있다. 예를 들어, 악성종양은 C00-C97 범위로 분류되고, 순환기 계통의 질병은 I00-I99 범위로 분류된다. 질병분류 이외에도 여러 가지의 측정지표를 이용하여 더욱 넓은 범위에서 건강관련 상태를 정의하고 분류할 수 있으며, 이러한 모든 건강관련 상태와 사건을 포함하는 과정이 역학 연구의 대상이 된다.

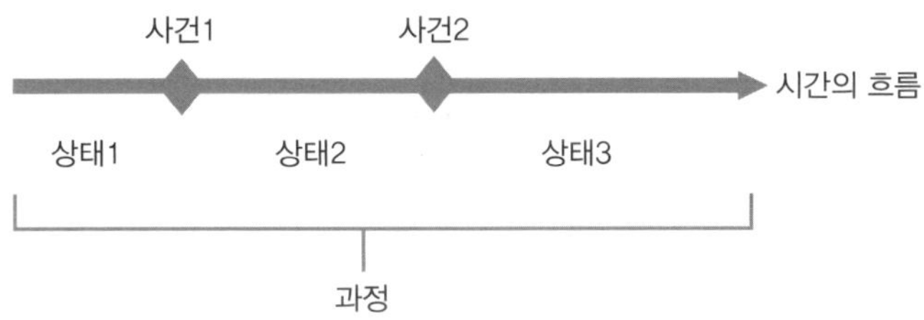

〈그림 4-1〉 시간의 흐름에 따른 사건, 상태와 과정의 관계

3. 발생빈도의 측정

역학에서 건강관련 상태와 사건의 발생빈도(frequency of occurrence)를 측정하는 것은 무엇보다

도 특정한 인구집단의 범위를 정하고 그 안에서 일정 기간 사이에 관찰되는 상태와 사건의 빈도를 집계하는 것에서부터 시작한다. 집단규모가 클수록 건강사건의 발생 건수 자체는 커지므로, 이러한 빈도의 수가 관찰대상 인구집단의 특성을 나타내는 역학적 지표가 되려면 인구집단의 분모를 이용한 분율(proportion)이나 비율(rate)로 나타내어야 한다. 분율이란 백분율(%)과 같이 분모에 포함된 일부를 분자로 표시하는 것이며, 비율이란 속도와 같이 단위시간당의 평균변화율을 나타내는 것이다. 인구집단의 크기를 분모로 하여 산출하는 지표는 단위인구당 발생빈도를 나타내므로 집단크기에 무관하게 특성을 비교할 수 있다.

연구대상 인구집단에서 건강관련 상태의 빈도는 유병률(prevalence)로써 측정된다. 유병률은 어느 한 시점에 존재하는 특정 상태의 분율(proportion)이다. 예를 들어, 고혈압 유병률이 30%라 함은 어느 시점에서 그 인구집단의 30%가 고혈압이 있는 상태라고 하는 것이다.

사건의 빈도를 측정하기 위해서는 최소한 두 시점 이상의 정보가 필요하다. 사건이란 상태의 변화를 의미하므로, 이러한 변화 앞뒤의 정보가 있어야 한다. 예를 들어, 방광암의 발생률을 계산하기 위해서는, 어느 두 시점 사이의 기간에 방광암이 없던 사람들 중에서 새로 발생한 사람들의 수를 파악해야 한다. 즉, 관찰대상인 모든 사람에 있어서 각각 관찰기간 또는 추적기간이 필요하고, 그 기간에 상태의 변화가 있었는지에 대한 정보가 필요하다. 방광암 발생률이 연간 10만 명당 10명이라고 한다면, 이는 방광암에 걸린 적이 없는 10만 명의 인구집단에서 1년의 관찰기간 동안 10명이 새로 방광암에 걸렸다는 것을 뜻한다.

유병률이 항상 분율로 제시되는 데 비해, 발생률은 분율(proportion)과 비율(rate) 두 가지로 계산할 수 있다. 분율로 나타내는 것은 단위인구당 발생률, 비율로 나타내는 것은 단위시간당 발생률이라고 볼 수 있으며, 일반적으로 발생률이라 함은 대개 후자로서 발생비율을 뜻한다.

〈그림 4-2〉에서는 가상적으로 5인의 집단에서 관찰된 같은 정보에 근거하여 특정 질병의 발생분율(incidence proportion)과 발생률(incidence rate)을 각각 계산한 결과를 비교하였다. 이 사례에서는 12년의 추적기간 동안 5명 중 2명의 발생사례가 있으므로 이 정보만을 이용하여 0.4의 발생분율을 얻을 수 있으며, 이는 12년간 40%의 발생확률로 해석할 수 있다. 연간 평균발생률을 구하는 것은 더 이상의 정보가 없다면 발생분율을 관찰기간으로 나누어 0.4/12년=0.033/년으로 추산해야겠지만, 여기서는 추가 정보가 있으므로 모든 관찰대상자의 추적기간을 합산하여 발생률을 직접 계산하는 것이 더 정확하다. 이때 추적기간의 단위는 보통 인년(person-year)으로 한다. 인년 단위는 한 사람을 1년간 관찰하는 단위이며, 10만 명을 1년간 관찰한 것이든 5만 명을 2년간 관찰한 것이든 합산하면 같은 10만 인년으로 간주하는 것이다.

발생분율과 발생률은 활용상의 장단점이 있으며, 해석상에 약간의 차이가 있다. 발생분율

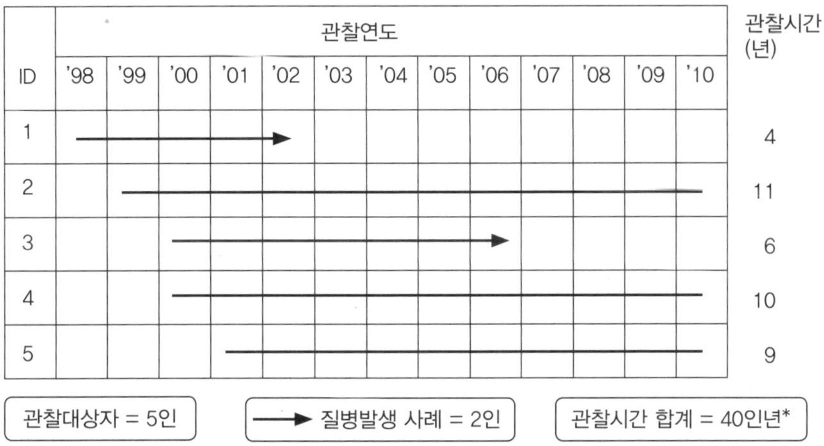

발생분율 = (2인) / (5인) = 0.4, 발생률 = (2인) / (40인년) = 0.05 / 년
* 1인년(person-year)은 1인을 1년간 관찰하는 시간단위.

〈그림 4-2〉 사건발생의 관찰을 통한 발생분율과 발생률 계산과정

은 일정 기간의 발생확률 개념이므로 위험도(risk)라고도 한다. 이와 대비하여 율(rate, 비율)이라는 용어를 사용할 때는 단위시간당 발생률을 의미한다. 발생분율은 확률과 같이 단위가 없는 [0, 1] 범위의 수이며, 발생률은 0 이상으로 상한이 없고 인년 또는 보다 일반적으로 인시간(person-time) 단위를 가진다. 인시간 단위에서 시간 기준은 연, 월, 일, 시 등 편의에 따라 정할 수 있으나 구체적으로 명시되어야 한다.

질병의 발생뿐만 아니라, 모든 종류의 사건에 대하여 그 빈도를 발생률로 나타낼 수 있다. 사망률은 사망이라는 사건의 발생률을 의미하며, 출생률은 출생 사건의 발생률을 의미한다. 사망률의 분모는 생존자 전체인 데 비해, 환자를 분모로 하여 그 질병으로 인한 사망의 발생률을 계산하는 것은 치명률이라고 한다. 치명률은 질병의 중증도를 비교하는 데 쓰인다. 각각의 발생률은 어떤 분모를 기준으로 나타낸 것인지가 명시되어야 하며, 분율인지 비율인지 구별할 수 있어야 한다.

유병률과 발생률은 하나의 과정에서 다른 측면을 나타내는 지표로 볼 수 있으므로 수리적인 관계를 가진다. 안정된 인구집단에서 유병률(P)은 발생률(I)에 비례하여 높아질 뿐만 아니라 유병기간(D)이 길수록 높아진다. 이는 $P \fallingdotseq I \times D$로 표시할 수 있다. 이러한 관계를 고려하면, 두 집단 간에 유병률을 비교할 때, 그 차이는 발생률의 차이일 수도 있고 유병기간의 차이일 수도 있다. 아울러, 발생률을 낮추지 않으면서 치명률을 낮추는 중재활동에 의해 유병기간이 길어진다면 그 인구집단에서 유병률은 오히려 높아질 수도 있다.

4. 분포의 기술

건강관련 사건과 상태의 빈도를 측정하는 발생률과 유병률은 여러 가지로 다른 특성을 가진 인구집단을 대상으로 이루어질 수 있다. 이러한 인구집단의 특성에 따른 발생률과 유병률 분포를 탐구함으로써 연구대상 건강문제에 대한 이해를 추구하는 분야를 기술역학(descriptive epidemiology)이라고 한다.

기술역학에서는 주로 장소(place), 사람(person), 시간(time)의 세 가지 측면에서 인구집단의 특성에 따른 발생률과 유병률의 분포를 기술한다. 장소 또는 공간(space) 특성에는 지역, 국가, 사회물리적 환경 등의 특성들이 포함될 수 있다. 사람 특성에는 개인 수준의 성별, 나이, 결혼상태 등의 인구학적 특성, 교육수준, 직업, 소득 등의 사회경제적 특성, 흡연, 음주, 운동 등의 건강행태 특성, 그리고 키, 몸무게, 유전형 등의 생리학적 · 신체적 특성들이 광범위하게 포함될 수 있다. 시간 특성에는 연도와 계절 등 긴 기간으로부터 주간, 일간의 시간적 변화까지 연구목적에 따라 해상도를 달리할 수 있다.

기술역학은 인구집단의 전반적인 건강상태를 나타내는 지역사회 진단에 활용되며, 그 집단의 질병부담과 서비스 필요량을 추산하여 보건정책의 근거를 제공한다. 아울러, 집단 특성에 따른 분포를 비교하여 향후 원인규명을 위한 가설을 도출하는 데 기여한다.

5. 측정의 정밀도와 정확도

건강관련 상태와 사건에 대한 실증적 연구를 위해서는 이들에 대한 측정이 필요하다. 측정에 사용하는 도구는 설문에서부터 생물학적 지표까지 여러 가지가 있지만, 어느 것이나 완벽하기는 어려우므로 측정오류(measurement error)에 대한 이해가 필요하다. 역학에서는 노출과 결과변수가 범주형인 때가 잦으므로, 이런 경우의 측정오류는 오분류(misclassification)라고 부르기도 한다. 측정오류는 다시 체계적 오류(systematic error)와 확률적 오류(random error)로 나눌 수 있다. 체계적 오류는 비뚤림(bias, 편향)이라고도 하며, 측정값이 참값에서 항상 일정한 정도 편향되어 나타나는 것이다. 확률적 오류는 측정할 때마다 다른 값의 오류가 무작위로 일어나는 것을 말하고, 무한히 측정을 반복하면 서로 다른 방향에서 상쇄되어 평균적으로 0이 되는 것으로 본다.

측정을 통하여 얻고자 하는 참값을 T라 하고, 체계적 오류를 b, 확률적 오류를 e, 실제 측정된 값을 X라고 하면, 비교적 간단하게 X = T + b + e로 일반적인 측정모형을 세울 수 있다. 여기서, 측정의 정밀도(precision, reliability, 신뢰도)가 높다는 것은 확률적 오류(e)가 작은 것을 뜻한다. 측정의 정확도(accuracy, validity, 타당도)가 높다는 것은 비뚤림(b)이 작은 것을 뜻한다. 측정 수를 무한히 늘리면서 평균값을 구하면 e는 점차 줄어들지만 b는 줄어들지 않는다.

6. 결정요인의 탐구

일반적으로 결정요인(determinant)이란 여러 값을 가질 수 있는 대상에 대하여 그 값을 정하게 하는 요인을 의미한다. 역학의 맥락에서 결정요인은 건강관련 상태, 사건, 과정에 영향을 주는 요인들을 말하며, 건강결정요인(determinants of health)이라는 용어로 흔히 쓰인다. 건강결정요인에 대한 지식은 건강문제를 통제하는 데 활용될 수 있기 때문에 중요한 관심 대상이 된다. 특히, 건강결정요인 중에서도 질병 발생의 원인을 규명하는 것은 질병의 예방과 치료에 근본적인 실마리를 제공할 수 있으므로, 역학의 주요 관심사가 된다. 이처럼, 원인규명을 궁극적 목적으로 하는 역학의 분야를 분석역학(analytic epidemiology)이라고 한다. 앞에서 서술한 기술역학의 결과가 원인에 대한 가설을 도출하는 근거를 제공한다면, 분석역학은 엄밀한 실증과학의 방법론에 따라 가설을 검증하여 원인에 대한 결론을 내리는 역할을 하므로, 이러한 연구들은 원인연구(etiological study)라고 부르기도 한다.

1) 원인의 개념과 인과관계의 판단 과정

그동안의 연구를 통하여 제시된 바에 따르면 질병발생은 여러 가지 원인이 복합적으로 작용하는 다중원인성(multi-causality)에 따른다. 여러 원인이 거미줄과 같이 연결된 상호관계 속에서 질병이 발생하는 기전을 원인그물망(web of causation)이라고도 하였다. 로스만(Rothman)은 원인파이 모형(causal pie model)을 제시하여 여러 원인의 상호작용을 설명하였다(Rothman, 2012). 원인파이 모형은 여러 가지의 작은 원인들이 파이조각처럼 합쳐져서 하나의 완성된 원인파이를 만들 때 비로소 충분조건이 이루어져서 질병이 발생한다고 설명한다. 또한, 같은 질병이라고 해도 여러 가지 다른 종류의 원인파이들에 의해 발생할 수 있다고 본다. 여기서 하나의 원인파이는 질병이 발생하는 하나의 경로를 뜻하며, 같은 질병도 여러 다른 경로를 통하여 발생할 수 있다는 뜻이다. 이 모형에서 하나의 완성된 원인파이는 충분원인(sufficient cause)이라고

하고, 이를 구성하는 파이 조각들은 성분원인(component cause)이라고 부른다. 원인파이 모형에 따르면, 모든 건강결정요인 또는 건강위험요인으로 알려진 많은 요인은 성분원인의 하나라고 이해할 수 있으며, 이들이 각각 독자적으로 질병을 일으키는 것이 아니라 일련의 다른 요인들과 함께 작용하여 질병을 일으키는 것이다. 따라서 이 모형은 다중원인성의 기전을 설명함으로써 원인의 개념을 제시한다.

역학 연구에서 인과관계를 판단하는 과정은 크게 세 단계를 거친다. 첫째, 원인으로 의심하는 요인에 대한 노출(exposure)과 그로 인해 발생하는 것으로 의심하는 결과(outcome)의 통계적 연관성(statistical association)을 평가한다. 둘째, 통계적 연관성에 대하여 인과관계 이외에 이를 설명할 수 있는 비원인적 연관성(non-causal association)을 배제한다. 셋째, 비원인적 연관성을 충분히 배제한 뒤에 남는 연관성을 노출에 의해 설명할 수 있는지 판단한다.

연구대상 노출과 결과의 통계적 연관성을 평가하는 방법은 노출군과 비노출군에서 결과의 발생빈도를 비교하는 것이다. 노출군과 비노출군 사이에 결과의 유병률이나 발생률이 통계적으로 유의한 차이가 있는지를 검증함으로써 연관성에 대한 판단을 할 수 있다. 그러나 이러한 연관성이 인과관계가 아닌 다른 이유로 나타날 수 있는 가능성을 배제하는 것이 더욱 중요하다. 특정 인구집단에 존재하는 원인적 연관성의 참값을 얻기 위하여 하나의 연구를 수행한 결과를 측정값으로 본다면, 여기서 비원인적 연관성의 이유로서는 다시 확률적 오류와 체계적 오류로 나누어볼 수 있다. 확률적 오류는 표본수를 늘리거나 연구를 반복함으로써 줄일 수 있으나, 체계적 오류는 어디서 생겨나는지 기원을 파악하여 대처하여야 줄일 수 있다. 이러한 비원인적 연관성의 기원으로는 연구의 설계와 수행과정에서 나타나는 선택비뚤림(selection bias, 선택편향), 정보비뚤림(information bias, 정보편향), 혼란비뚤림(confounding bias, 혼란편향)이 있으며, 각각에 대해서는 아래에 기술한다.

2) 원인효과(causal effect)의 측정지표

어떤 노출이 특정한 건강문제를 일으키는 원인이 되는지를 판단하는 것도 중요하지만, 그 영향의 크기가 얼마나 되는지를 측정하는 것도 매우 중요하다. 예를 들어, 근로환경의 유해 노출로 인한 건강문제의 크기가 얼마나 되는지, 보호대책에 의한 감소효과는 얼마나 되는지를 평가하는 것이 우선순위 설정과 개선방법을 선택하는 데 중요한 근거가 될 것이다.

원인이 주는 영향의 크기를 제시하기 위해서는 원인효과의 측정지표(measure of causal effect)가 정의되어야 한다. 이러한 측정지표는 원인적 연관성의 크기를 나타내기 위한 것이나,

비원인적 연관성을 충분히 배제하지 못하여 전반적인 통계적 연관성만을 나타낼 때에는 통계적 연관성의 측정지표(measure of statistical association)에 그치는 것으로 본다.

원인효과를 개념화하는 좋은 방법은 반사실적 논리(counterfactual logic)에 따르는 것이다. 즉, 노출집단의 실제 발생률을 노출이 없었다는 가정 아래 예상되는 발생률에 비교하는 것이다. 이러한 반사실적 논리는 만약(What if...)의 물음 형식으로 일상생활의 추론에서도 흔히 이용되고 있을 뿐만 아니라, 이에 대한 상당히 깊은 철학적 연구가 이루어져 있고, 수학적인 분석방법도 개발되어 있다(Pearl, 2009).

반사실적 논리는 노출군과 비노출군을 대조하는 연구결과를 해석하기 위한 핵심적인 원리다. 원인추론을 위하여서는 노출군의 관찰결과에 대한 반사실적 결과(counterfactual outcome), 즉 노출군에서 사실과 반대로 노출이 없었다고 가정할 때 예상되는 결과를 알아야 하며, 비노출군은 바로 이 정보를 제공한다. 무작위배정 임상시험과 같은 실험연구에서는 노출군과 비노출군을 확률배정을 통하여 평균적으로 동등하게 만들 수 있다. 따라서, 노출군의 반사실적 결과를 정확히 얻을 수 있다. 이것은 실험연구가 원인추론에 대하여 가지는 장점이다. 관찰연구에서도 노출군과 비노출군이 노출 이외에 모든 점에서 동등하다면 실험연구에 가까울 만큼 인과관계 판단의 정확도가 높아질 수 있으므로, 이러한 목표를 향하여 관찰연구 설계가 이루어져야 한다.

일반적으로 원인효과의 크기는 노출집단의 결과를 그 반사실적 결과, 즉 비노출 대조군에서 추정하는 결과에 비교함으로써 측정된다. 노출집단과 비노출집단의 발생률을 각각 I1, I0라고 할 때, 비교결과는 흔히 발생률비(I1/I0)로 나타내어 이를 원인효과의 크기로 간주한다. 두 집단의 건강결과(health outcome)는 발생률 이외에도 발생분율, 유병률 등 여러 가지로 나타낼 수 있으며, 이러한 지표들을 두 집단 간에 비교하여 각각 발생분율비, 유병률비 등으로 나타낼 수 있다. 이러한 모든 원인효과의 측정지표를 통틀어 비교위험도(상대위험도, Relative Risk, RR)라고 부르기도 한다. RR=1은 노출이 효과를 나타내지 않는 것을 뜻하며, RR>1은 위험도를 높이는 유해효과, RR<1은 위험도를 낮추는 보호효과를 나타내는 것이다. 원인효과를 제시하는 다른 종류의 측정지표로서 귀속분율(attributable fraction)이 사용될 수 있다. 귀속분율은 증가된 위험 중에서 특정 노출에 의해 증가된 분율을 의미하며, 비교위험도 RR에 의해 (RR-1)/RR로 계산할 수 있다.

실제 연구에서 얻는 비교위험도는 비노출군이 노출군의 반사실적 결과를 정확히 제공한다는 전제 아래 인과관계의 강도를 나타내는 것으로 해석할 수 있으나, 이를 위해서는 비원인적 연관성이 완전히 배제되어야 한다. 흔히 비원인적 연관성을 일으키는 요인으로 성별과 연령이 있는데, 이는 성과 연령이 여러 질병의 발생률에 영향을 주기 때문이다. 예를 들어, 노출군이 비노출군보다 고령의 남성이 많다면 그로 인하여 노출군에서 여러 가지 질병의 발생률이 높게 나타날 수 있으므로, 이는 노출에 의한 차이보다는 성, 연령에 의한 차이를 먼저 생각해야 할 것이다. 이러한 성, 연령의 영향을 없애기 위한 하나의 방법은 발생률을 표준화(standardization)하여 비교위험도를 계산하는 것이며, 이를 표준화발생률비(standardized incidence rate ratio)라고 한다. 발생률 이외의 다른 지표들도 표준화비(standardized ratio)로서 사용할 수 있으며, 직업역학에서 흔히 사용되는 것으로서 표준화사망률비(Standardized Mortality Ratio, SMR)가 있다.

3) 비뚤림의 유형과 대처방법

일반적으로 비뚤림(bias, 편향)이라 함은 연구결과로 얻은 값이 참값에서 체계적으로 벗어나는 것을 뜻하며, 체계적 오류와 같은 의미다. 원인효과 측정의 맥락에서는 비교위험도의 추정값이 비원인적 연관성으로 인하여 참값에서 벗어나는 경우가 될 것이다. 이러한 비뚤림이 생기는 이유는 앞에서 기술한 대로 선택비뚤림, 정보비뚤림, 그리고 혼란비뚤림의 세 가지로 구분한다. 혼란비뚤림은 보통 간단히 혼란(confounding, 교란)이라고 한다.

선택비뚤림이 일어나는 이유는 비교하는 집단 사이에서 선택확률의 불균형 때문이다. 예를 들어, 모집단에서 연구대상자를 모집할 때 노출군에서는 환자의 참여율이 높고, 비노출군에서는 비환자의 참여율이 높다면 선택확률의 불균형으로 인해 비교위험도가 과장되어 나타날 것이다. 선택비뚤림을 최소화하기 위해서는 연구대상자의 참여율을 전체적으로 높이는 노력이 중요하다. 그러나 참여율이 아주 높은 편이 아니라도, 노출과 결과에 따른 집단들 사이에 참여율의 균형이 이루어지도록 하면 선택비뚤림은 줄어들 수 있다.

정보비뚤림이 일어나는 이유는 측정오류(measurement error) 때문이다. 노출군과 비노출군을 비교하는 연구에서는 두 집단 사이의 측정오류의 차이에 따라 비교위험도 추정치의 정보비뚤림이 결정된다. 이런 관점에서 측정오류는 차별적(differential) 측정오류와 비차별적(non-differential) 측정오류로 구분할 수 있다. 비차별적 측정오류는 비교하는 집단 사이에 측정오류의 크기와 방향이 같은 것이며, 차별적 측정오류는 비교집단 사이에 측정오류의 크기나 방향이 다른 것이다. 비차별적 측정오류에 의해서는 비교위험도가 대체로 노출효과가 없는 쪽으로 비뚤림이 일어난다. 즉, 유해노출의 경우 위험도가 작은 쪽으로, 예방적인 노출의 경우 예방효과가 작은 쪽으로 비뚤림이 일어난다. 이러한 현상을 '귀무편향(bias toward the null)'이라고 한다. 여기서 null은 RR의 경우 1을 의미하며, 효과가 없다는 귀무가설의 방향으로 이해할 수 있다. 차별적 측정오류가 있을 경우에는 여러 가지 조합이 가능하므로, 비교위험도(RR)가 어떻게 편향될지를 파악하려면 노출집단과 비노출집단에서 측정이 이루어진 연구절차를 개별적으로 검토해야 한다.

정보비뚤림을 최소화하기 위하여서는 측정오류를 최소화하는 것이 중요하다. 특히, 차별적 측정오류를 최소화하는 것이 더욱 중요하다. 나아가, 어느 정도의 측정오류가 불가피하다고 하더라도, 차별적 오류를 최대한 피해야 한다. 정도가 크지 않은 비차별적 확률적 오류만 존재하는 경우에는 귀무편향에 의해 연구결과는 노출에 의한 원인효과를 약간 과소평가했을 것으로 추론할 수 있다.

혼란(confounding, 교란)이란 노출집단과 비노출집단의 교환성(exchangeability)이 충분하지 않아서 생기는 비뚤림을 말한다. 무작위배정 임상시험에서처럼 비노출집단이 모든 점에서 노출집단과 동일하고 다만 노출이 없는 것만 다를 때 교환성은 가장 좋을 것이다. 교환성이 떨어지는 이유는 노출집단과 비노출집단의 속성이 다르기 때문이고, 이러한 차이를 가져오는 변수를 혼란변수(confounder)라고 한다. 혼란변수의 조건을 다음과 같이 요약할 수 있다. 혼란변수는 1) 건강결과에 영향을 주며, 2) 노출과 연관성이 있고, 3) 노출의 영향을 받거나 결과의 영향을 받지 않는다. 혼란변수의 특성을 설명하기 위하여 흔히 〈그림 4-3〉과 같은 모형을 이용한다. 그림에서 (a), (b)는 세 특성에 맞는 경우이고, (c)는 노출의 영향을 받는 변수, (d)는 결과의 영향을 받는 변수의 예로서, 이런 경우 M, S는 원인사슬(causal chain)의 한 부분이며 혼란변수에는 해당하지 않는다.

혼란을 최소화하려면 연구설계 단계에서 문헌고찰에 의해 잠재적 혼란변수(potential confounder)들을 충분히 파악하고 이들에 대하여 측정이 이루어져야 한다. 혼란변수가 적절히 측정되었다면 설계상에서 혼란변수의 값이 같은 범위로 연구대상을 제한하거나, 자료분석 과정에서 혼란변수를 통계적으로 보정함으로써 비뚤림을 줄일 수 있다. 그러나 중요한 혼란변수가 연구설계에서 미처 고려되지 않는다면 이에 대처할 수 없기 때문에 혼란이 발생할 수 있으며, 이는 비원인적 연관성이 나타나는 흔한 이유로서 매우 주의해야 할 사항이다.

근로자 인구집단에 적용되는 직업역학 연구에서 자주 나타나는 중요한 혼란으로서 건강근로자효과(healthy worker effect)가 있다. 이것은 일반적으로 위험요인에 노출되는 근로자들이 비노출 근로자에 비해 오히려 건강이 더 좋은 것을 말한다. 건강근로자효과는 혼란의 측면과 선택비뚤림의 측면이 있다. 기초체력 등 좋은 건강요인이 있는 사람들은 그로 인해 질병발생 위험이 낮고, 고위험직종에 보다 적극 지원할 수 있으므로 혼란이 나타날 수 있다. 또한 채용

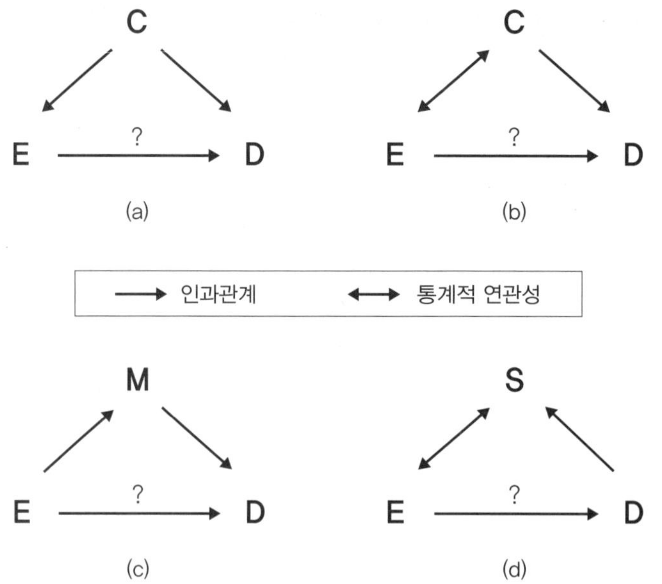

〈그림 4-3〉 혼란변수인 예(a, b)와 아닌 예(c, d)
주: E: 노출변수, D: 결과변수, C: 혼란변수. 통계적 연관성은 인과관계를 알 수 없는 경우를 뜻함.

시에 고위험 사업장에는 대체로 건강이 좋은 사람들이 선발되며, 그 후에도 건강이 나빠진 근로자는 먼저 퇴사하거나 이직하는 경향이 있으므로 선택비뚤림에 의해 건강근로자효과가 일어난다. 이와 같이, 건강근로자효과로 나타나는 비뚤림 때문에 자칫 유해요인 노출의 위험도를 과소평가하지 않도록 주의해야 한다.

7. 대표적인 역학 연구 설계

역학 연구의 종류는 크게 기술적 연구와 원인연구로 나누어지고, 원인연구는 다시 실험연구와 관찰연구로 나눌 수 있다. 실험연구는 설계상에서 의도적으로 연구대상자들이 노출을 경험하도록 하는 연구이며, 흔히 치료의 효과를 평가하기 위한 임상시험이나 공중보건 사업의 효과를 평가하기 위한 지역사회실험의 형태로 적용되며, 산업장에서 유해요인의 노출 예방 또는 완화를 위한 중재의 효과를 평가하기 위해서도 활용될 수 있다. 실험연구가 적용될 수 있는 연구범위에는 제한이 있기 때문에, 원인추론을 위한 대부분의 역학 연구는 관찰연구로 이루어진다. 관찰연구에서 자료수집의 시간적 차원에 따라 경시적 연구(longitudinal study)와 단면연구

(cross-sectional study)로 나눌 수 있다. 경시적 연구는 연구대상자들의 관찰시점이 적어도 두 시점 이상을 포함하여 그 기간 중의 변화에 대한 정보를 수집할 수 있는 연구이다. 단면연구는 시간 경과에 따른 변화에 대한 정보수집은 하지 않고 어느 한 시점의 상태를 조사하는 연구이다.

전통적으로, 관찰연구에 해당하는 역학 연구 설계로서 가장 많이 사용되는 대표적인 유형은 코호트 연구(cohort study), 환자-대조군 연구(case-control study), 그리고 단면연구이다. 이 중에서, 코호트 연구는 전형적인 경시적 연구설계이다. 환자-대조군 연구의 경우 코호트 연구를 기반으로 한 경시적 연구로서 수행되는 경우가 많으나, 단면연구로서 수행될 수도 있다. 이 세 가지 연구설계는 아래에서 서술한다. 아울러, 개인 수준을 넘어 집단 수준의 정보를 활용하는 다수준 연구와, 다양한 연구설계를 적용한 연구결과를 다시 종합하는 메타분석에 대하여 각각 서술한다.

1) 코호트 연구

코호트(cohort)의 어원은 로마 군대의 단위를 일컫는 용어로서 약 480명의 병사로 이루어졌었다고 한다. 역학에서 코호트는 일정한 기간 건강관련 사건의 발생 여부에 대한 추적(follow-up)이 이루어지는 인구집단을 의미한다. 직업역학에서 코호트 연구는 근로자의 집단으로 구성되는 직업코호트(occupational cohort)를 대상으로 하여, 일정 기간 건강관련 사건의 발생률을 측정할 수 있는 연구설계이다. 코호트 연구의 출발은 연구대상 코호트를 정의하는 것이다. 직업코호트는 특정한 사업장으로 제한될 수도 있고 더욱 넓은 범위에서 비슷한 작업과정에 노출되는 여러 사업장의 근로자 집단으로 정의할 수도 있다. 연구대상 코호트가 정의되면 이들에 대한 추적기간, 즉 건강관련 사건의 발생 여부를 조사하는 기간이 설정되어야 한다. 다음으로 이 기간에 대한 연구대상 노출과 건강결과를 포함하여 정보수집이 이루어진다.

코호트 연구는 전향적(prospective) 코호트 연구와 후향적(retrospective) 코호트 연구로 나눌 수 있으며, 후향적 코호트 연구는 역사적(historical) 코호트 연구로 부르기도 한다. 전향적 코호트 연구는 대상 코호트에서 관찰대상 사건이 실제 일어나는 순서대로 측정이 이루어지는 것으로서, 노출이 측정된 후에 건강결과가 측정되는 것이다. 이러한 연구는 노출 이후 건강결과가 발생할 때까지 비교적 긴 기간의 추적 관찰이 필요할 수도 있다. 직업성 암이나 진폐증, 또는 사망을 결과변수로 연구하는 경우 적어도 수년 이상의 관찰이 필요할 것이다. 후향적 코호트 연구는 추적 기간의 사건을 역사적으로 재구성함으로써 정보수집을 효율적으로 수행하고자 하는 연구설계이다. 이 경우 대체로 건강결과가 발생한 이후에 연구가 시작되어 대상 코호트를 정의하고 과거 일정 기간을 추적기간으로 재구성하여 발생률을 산출한다. 이러한 코호트에서는 결과발생 여부에 따라 연구대상 포함 여부가 영향을 받거나 과거 노출상태를 평가하는 데 영향을 받을 수가 있어서 비뚤림이 생길 가능성이 있다. 아울러, 후향적 코호트를 구성하는 경우에는 대상집단의 흡연 등 혼란변수에 대한 정보가 없는 경우가 많다. 따라서, 후향적 코호트 연구는 시간과 노력이 덜 드는 대신 연구결과의 정확도에 한계가 있을 수 있는 설계이다.

전향적이든 후향적이든, 코호트 연구에서 얻어진 노출, 건강결과, 그리고 잠재적 혼란변수들에 대한 정보는 같은 원리에 따라 분석이 이루어진다. 즉, 연구대상 노출에 대하여 노출군과 비노출군을 구성하고, 각 군의 건강관련 사건에 대한 발생률을 비교하여 원인효과를 추정한다. 혼란변수에 대한 정보가 있다면 이를 활용하여 비뚤림을 배제하기 위한 설계를 하거나 통계분석에 의하여 혼란변수를 보정한다.

2) 환자-대조군 연구

환자-대조군 연구(case-control study, 사례-대조군 연구)는 특정 건강문제를 가진 환자들에게서 노출정보를 수집하고 이를 대조군의 노출정보와 비교하여 노출과 건강문제의 연관성을 탐구하는 연구설계이다. 환자-대조군 연구의 가장 중요한 절차는 대조군의 선정이므로, 적절한 대조군의 선정 방안을 중심으로 연구설계를 검토한다.

모든 환자-대조군 연구는 환자가 발생한 기반인구(base population) 안에서 이루어진다. 이러한 기반인구에는 구체적으로 누가 속해 있는지가 명확할 수도 있고 그러한 경계가 분명하지 않을 수도 있다. 예를 들어, 특정한 산업체에서 발생한 환자들을 대상으로 연구할 때 그 기반코호트는 명확히 정의될 수 있으나, 특정 병원에 입원한 직업병 환자들을 대상으로 연구할 때는 기반코호트에 속하는 사람들을 구체적으로 확인하기는 어렵다. 어느 쪽이든 기반인구는 분명히 존재하며, 이는 일종의 코호트라고 볼 수 있다. 경계가 명확한 코호트를 기반으로 하여 그로부터 발생한 환자들을 대상으로 하는 환자-대조군 연구는 내포(nested) 환자-대조군 연구라고 부른다. 그러나 개념적으로는 모든 환자-대조군 연구는 기반인구 코호트를 가지고 있으며 그런 의미에서 내포 환자-대조군 연구라고 볼 수 있다.

환자가 발생하는 기반인구 코호트의 전수를 다 추적한다면 코호트 연구가 될 것이다. 이러한 코호트 연구에서 포함될 환자들은 이 코호트에 내포된 환자-대조군 연구에도 모두 포함되어야 한다. 코호트 연구에서나 환자-대조군 연구에서나, 환자군에 속하는 사람들에 대하여 연구목적에 따른 노출정보를 수집한다. 환자군에서 연구대상 유해요인에 노출된 사람 수를 a,

노출되지 않은 사람 수를 b라고 하면, 이 정보가 코호트 연구에서 비교위험도를 산출하는 데 쓰인다. 기반인구 코호트에서 노출된 사람들의 추적기간(follow-up time) 총합을 T_1, 노출되지 않은 사람들의 추적기간 총합을 T_0이라고 하면, 발생률을 이용한 비교위험도는 $(a/T_1)/(b/T_0)$가 된다. 이 값은 $(a/b)/(T_1/T_0)$와 같으므로, 여기서 (a/b)는 환자-대조군 연구의 환자군에서도 얻을 수 있는 정보로서, 환자군의 노출 오즈(exposure odds)라고 한다. 만약 환자-대조군 연구에서 적절한 대조군 선정을 통하여 (T_1/T_0)를 얻을 수 있다면, 그러한 환자-대조군 연구는 코호트 연구를 수행한 것과 같은 비교위험도 값을 산출할 수 있으며, 이것이 대조군 선정의 가장 좋은 원칙이 된다.

환자-대조군 연구에 포함되는 대조군에서는 환자군과 같은 방법으로 노출에 대한 정보를 수집하여야 한다. 대조군에서 연구대상 유해요인에 노출된 사람 수를 c, 노출되지 않은 사람 수를 d라고 하면, (a/b)/(c/d)를 오즈비(odds ratio)라고 한다. 여기서 (c/d)는 대조군의 노출 오즈이다. 환자-대조군 연구에서는 대조군 선정의 목표를 $c/d = T_1/T_0$가 되도록 하는 것이 원칙이다. 즉, 대조군의 노출 오즈에 의하여 기반인구 코호트의 노출군과 비노출군 간 추적기간 비를 구하는 것이 환자-대조군 연구의 핵심이라고 할 수 있다. 따라서, 환자-대조군 연구에서 얻는 (a/b)/(c/d)는 기반인구의 코호트 연구에서 얻을 수 있는 발생률의 비교위험도에 대한 추정치가 된다. 이러한 환자-대조군의 대조군 선정 원리가 〈그림 4-4〉에 가상적인 사례를 통하여 제시되어 있다. 여기서 OR = (a/b)/(c/d) = (a/c)/(b/d) = ad/bc이므로, 이 중 어느 방법으로 계산해도 같은 값을 얻을 수 있다.

코호트 연구에 비하여 환자-대조군 연구는 비교적 적은 노력으로 원인추론을 할 수 있는 효율적인 연구설계이다. 특히, 노출 측정에 비용이 많이 들어 코호트 전체에 대한 자료수집이 현실적으로 어려울 경우에는 환자-대조군 연구가 좋은 대안이 된다. 그러나 대조군 선정이 적절히 이루어지지 않는다면 실제 노출의 효과를 추정하지 못하고 편향된 오즈비를 얻게 되는 선택비뚤림이 나타날 수 있다. 특히, 기반인구를 명확하게 정의하기 어려운 경우 선택비뚤림의 가능성을 완전히 배제하기 어렵다. 코호트 연구에서는 노출군과 비노출군에서 연구대상 질병의 발생률을 측정할 수 있으나, 환자-대조군 연구에서는 실제 발생률을 측정하지는 못하고 오즈비에 의한 비교위험도만을 추정할 수 있다는 점도 코호트 연구의 단점이다.

특정 인구집단에서 같은 질병의 환자들을 대상으로 하는 기술적 연구로서 대조군이 없는 설계는 사례군 연구(case-series study)라고 한다. 기존에 알려지지 않은 새로운 질병의 사례들이 나타났을 때 이와 같은 형식으로 연구를 시작할 수 있다. 사례군 연구에서는 환자들 간의 공통 노출 특성을 찾아낼 수 있으나, 대조군이 없으므로 기반인구보다 그러한 노출이 더 많은 것인

코호트 연구

노출 여부	N	평균추적기간	추적인년 합계	환자	발생률	발생률 비
노출	20,000	5	100,000(T_1)	300(a)	300/100,000	1.5
비노출	20,000	5	100,000(T_0)	200(b)	200/100,000	1 (기준)
						RR = 1.5

대조군 선정 ↓ **RR 추정** ↑

환자-대조군 연구

노출 여부	대조군	환자	환자 : 대조군 비	오즈비
노출	250(c)	300(a)	300/250	1.5
비노출	250(d)	200(b)	200/250	1 (기준)
노출 : 비노출 비	250/250	300/200		OR = 1.5

〈그림 4-4〉 코호트에 내포된 환자-대조군 연구에서 비교위험도(RR) 추정의 가상적인 예

지는 알 수 없다. 다만, 일반 인구에서 노출의 유병률이 잘 알려진 경우에는 그에 비교하여 새로운 가설을 설정하는 데 참고가 될 수 있다.

3) 단면연구

단면연구(cross-sectional study)는 건강관련 사건의 발생에 대한 경시적 관찰이 없이 특정 시점에서의 상태에 대한 정보만을 활용하는 연구설계이다. 건강관련 상태의 측정은 유병률에 의하여 이루어지므로, 단면연구는 유병률 연구(prevalence study)라고 할 수도 있다. 유병률 연구는 대체로 인구집단의 유병률을 조사하는 기술적 연구를 말하나, 일반적으로 단면연구는 원인추론을 위한 분석연구의 한 종류에 속하기도 한다. 단면연구에서는 노출군과 비노출군의 유병률을 비교하는 유병률비(prevalence ratio)가 원인추론에 사용될 수 있다.

단면연구는 연구참여자들에 대하여 어느 한 시점에서 노출과 유병 상태에 대한 정보를 수집하기 때문에, 노출과 질병의 시간적 선후관계를 명확히 파악하기 어렵다는 중요한 단점이 있다. 특히, 단면연구에서 얻어진 노출과 결과의 통계적 연관성은 인과관계가 반대방향인 역원인작용(reverse causation)에 의한 것이 아닌지를 충분히 검토하여야 한다. 예를 들어, 천식유발물질에 노출되는 근로자들에게서 천식 유병률이 더 낮다는 단면연구 결과를 얻었을 때에, 이는 노출이 천식발생을 예방해서가 아니고 천식소인이 있는 근로자들이 해당 노출을 피하기

때문일 것이므로 천식소인에 의해 노출이 감소하는 역원인작용에 따른 결과라고 해석하여야 할 것이다. 그러나 단면연구에서도 노출 특성에 따라 질병에 선행하는 것이 분명한 경우, 예를 들어 유전자형에 따른 당뇨병 유병률을 비교하는 단면연구의 경우에는 노출과 결과의 선후관계를 판단하기는 어렵지 않다.

유병률(p)이 낮을 때에는 유병상태의 오즈, 즉 p/(1-p)와 비슷한 값을 가진다. 따라서 단면연구에서 유병률비를 구하는 대신 오즈비(odds ratio)를 구하여도 비슷한 해석을 할 수 있다. 실제 통계분석에 이용하는 소프트웨어에서는 유병률비보다는 오즈비가 쉽게 구해지기 때문에 단면연구는 오즈비를 제시하는 경우가 많다. 그러나 일반적으로 유병률비가 1보다 클 때 오즈비는 약간 더 큰 값을 나타낼 수 있다는 점을 유의해야 한다. 단면연구에서 흔히 환자-대조군 연구와 마찬가지로 오즈비를 제시하기 때문에, 때로 연구설계가 단면연구인지 환자-대조군 연구인지 혼란스러울 수도 있다. 측정된 건강결과가 사건발생인지 유병상태인지, 그리고 노출 측정이 유병상태의 측정보다 먼저 이루어졌는지 동시에 이루어졌는지 등에 의해 구별할 수 있으나, 때로는 중간 성격을 띤 연구설계도 있을 수 있다.

4) 생태학적 연구와 다수준 연구

원인추론을 위한 역학 연구에서는 개인 수준의 정보를 활용하는 것이 기본이다. 이에 비해, 연구단위가 개인이 아니고 인구집단, 즉 사업장, 지역사회, 국가 등인 연구설계를 생태학적 연구(ecological study)라고 한다. 생태학적 연구는 기술적 연구에 가까우며 가설 도출을 위한 탐색적 분석을 위해 활용될 수 있다. 예를 들면 사업장별 특성에 따른 재해발생률, 지역사회단위의 환경노출 수준에 따른 관련질환 유병률, 또는 국가별 국민소득에 따른 사망률 등을 연구하는 사례를 들 수 있다.

생태학적 연구에서 노출과 건강결과는 인구집단을 단위로 하는 통계량이므로, 개인 수준의 혼란변수에 대한 정보가 없는 경우가 많다. 따라서, 생태학적 연관성을 바로 개인 수준의 연관성으로 해석하는 것은 흔히 오류가 되며, 이를 생태학적 오류(ecological fallacy)라고 한다.

생태학적 오류는 일종의 혼란비뚤림으로서, 개인 수준의 혼란변수를 보정하지 못하여 생긴다. 예를 들어, 유흥업소 종사자의 호흡기질환 유병률과 실내 담배연기 농도에 대한 생태학적 연구를 할 때, 사업장별 통계만 있고 근로자 개인들에 대한 정보가 없으면 그로 인한 혼란을 배제하기 어렵다. 예컨대, 담배연기 농도가 높은 사업장의 근로자 중에 흡연자가 많다면 호흡기질환 유병률이 높은 것은 실내 담배연기의 영향과 본인 흡연의 영향이 혼란되어 실제보다 연관성이 과대평가되어 나타날 것이다. 반면, 담배연기 농도가 낮은 사업장의 종사자들이 더 나이가 많다면 나이에 따라 호흡기질환 유병률이 증가하므로 반대방향으로 비뚤림이 생길 것이다.

생태학적 오류를 교정하는 방법은 일반적인 혼란변수의 보정방법과 마찬가지로, 개인 수준 혼란변수를 측정하여 보정하는 것이다. 이를 위해서는 집단 수준의 정보와 개인 수준의 정보를 함께 조사해야 한다. 이러한 연구설계를 다수준 연구(multilevel study)라고 한다. 다수준 연구설계는 기존의 개인 수준 연구와 생태학적 연구가 통합된 연구설계이며, 통계분석 방법으로서 개인변수와 집단변수를 함께 분석하는 다수준 분석(multilevel analysis)을 사용한다. 일반적인 통계분석과 다른 점은, 같은 집단에 속하는 개인들 간의 상관관계를 보정하는 분석을 하는 것이다. 기존의 단일수준 통계분석은 각 개인이 서로 독립적이라는 가정 아래 이루어지므로, 이를 보완한 것이 다수준 분석방법이다.

다수준 연구의 장점은 개인 수준 변수와 집단 수준 변수의 독립적인 영향을 평가할 수 있다는 점이다. 예컨대, 금연 사업장에 비해 흡연이 허용되는 사업장에는 흡연자가 더 많이 종사할 가능성이 크다. 생태학적 연구결과, 흡연허용 사업장에서 근로자의 호흡기질환 유병률이 높게 나타난다면 이는 사업장 실내환경의 영향일 수도 있고 흡연자가 많이 근무하기 때문일 수도 있다. 앞의 경우는 집단 특성의 영향으로서 맥락효과(contextual effect)라고 하고, 뒤의 경우는 개인 특성의 영향으로서 구성효과(compositional effect)라고 한다. 다수준 연구에서는 맥락효과와 구성효과가 서로 혼란을 일으키지 않도록 보정하여 각각의 독립적 영향을 산출할 수 있다. 역학적 연구설계를 생태학적 연구, 개인 수준 연구, 그리고 다수준 연구의 기준으로 분류해본다면, 기존의 코호트 연구, 환자-대조군 연구, 단면연구는 주로 개인 수준 연구로 수행되고 있으나, 근래 이들 연구에서 사업장이나 지역 등 집단수준 특성의 영향을 고려하기 위한 다수준 연구로 수행되는 경우도 늘어나고 있다.

5) 체계적 문헌고찰과 메타분석

체계적 문헌고찰(systematic review)이란 특정한 주제에 대해 모든 적합한 연구들을 비뚤림 없이 수집, 평가, 종합하는 방법으로서, 주로 상호심사가 이루어진 학술논문에 대하여 엄격하고 표준화된 방법으로 선정과 평가를 거쳐 이루어진다. 체계적 문헌고찰의 과정에서 메타분석(meta-analysis)이 포함될 수도 있다. 메타분석은 독립적인 연구의 결과들을 통계적으로 분석하여 노출의 효과에 대해 하나의 합성된 추정치를 산출하는 방법이다. 메타분석은 대부분 체계적 문헌고찰이 이루어진 기반에서 수행된다. 그러나 메타분석은 계량적으로 종합이 가능한 범위에서만 이루어질 수 있으며, 이를 넘어 무리하게 통계적인 합성을 하면 오히려 잘못된 결론에 다다를 수도 있다.

메타분석은 크게 두 단계로 결과를 산출한다. 첫째 단계에서는 개별 연구결과를 요약하는 추정치를 계산하며, 각 연구에 가중치를 준다. 가중치는 각 연구에서 얻을 수 있는 정보량을 반영하기 위한 것으로서, 일반적으로 표본크기를 이용하며 분산의 역수, 연구의 질 등도 활용될 수 있다. 둘째 단계에서는 개별 연구결과와 가중치를 이용한 가중평균을 계산하여 통합 추정치(pooled estimate)를 산출한다.

메타분석의 적용대상이 무작위배정 임상시험과 같은 실험연구일 경우와 일반적인 노출에 대한 관찰연구일 경우에 상당히 다른 접근이 필요하다. 무작위배정이 이루어진 실험연구들은 각각 치료효과에 대해 비뚤림 없이 추정을 하는 것으로 보기 때문에, 여러 연구들 간의 차이는 확률적인 오류로 간주하며 이들을 종합하는 메타분석은 정확도를 유지하면서 정밀도를 높이는 방법이 된다. 그러나 임상시험이라고 해도 방법론적으로 수준이 떨어지는 경우 비뚤림이 일어날 수 있다. 아울러, 유의한 효과가 있는 경우에만 출판이 되는 출판비뚤림(publication bias)이 나타날 수 있다. 출판비뚤림의 가능성을 검토하는 도구로서 깔때기그림(funnel plot)이 이용된다.

관찰연구에 대한 메타분석을 수행할 때에는, 각 연구결과 자체에 여러 가지 비뚤림이 있을 수 있기 때문에, 종합하면 정밀도는 높더라도 편향된 결과로 나타날 수 있다. 따라서, 각 연구의 이질성과 아울러, 비뚤림의 가능성을 충분히 검토하여 결론을 내리는 것이 기계적으로 합성된 추정치를 산출하는 것보다 훨씬 중요하다. 이런 과정에서 자료의 탐색과 기술적 분석이 중요하며, 이를 위해 개별연구들의 결과 비교와 이질성 검토를 위한 숲그림(forest plot) 등 시각적 도구를 활용한다.

8. 역학의 적용

역학적 방법으로 만들어진 지식은 궁극적으로 건강증진과 질병예방을 위하여 활용된다. 역학적 조사와 연구의 결과는 인구집단의 건강문제에 대한 현황 진단, 문제의 발견, 원인규명과 기전의 이해에 기여한다. 이러한 지식은 개인 수준과 집단 수준에서 건강증진과 질병예방을 위한 중재방안을 개발하는 방향을 제시한다. 여러 가지 중재방안의 효과성을 평가하고 비교하는 것 역시 역학적 연구에 의해 이루어질 수 있다. 효과가 있는 중재방법에 의해 보건사업과 정책을 수행한 후에는 건강수준이 개선되는 것을 확인하여야 한다. 새로운 단계에서 다시 현황 진단과 문제의 발견으로 나아감으로써 지속적인 인구집단 보건(population health)의 순환고리가 이어진다. 이러한 전 과정에서 역학은 인구집단 수준에서 지식을 생산하고 적용하는 기초과학의 역할을 담당한다.

참고문헌

Bianucci, R., Benedictow, O.J., Fornaciari, G., & Giuffra, V. (2013), "Quinto Tiberio Angelerio and new measure for controlling plague in 16-th century Alghero, Sardinia," *Emerging Infectious Disease* 19(9), 1478-1483.

Martin, P.M.V. & Martin-Granel, E. (2006), "2,500-year evolution of the term epidemic," *Emerging Infectious Diesease* 12(6), 976-980.

Pearl, J. (2009), *Causality* (2nd ed.), Cambridge University Press.

Porta, M. ed. (2014), *A Dictionary of Epidemiology*, International Epidemiological Association.

Rothman, K.J. (2012), *Epidemiology: An Introduction* (2nd ed.), Oxford University Press.

제5장

보건조사방법

1. 설문조사법

1) 설문조사의 원리

설문조사는 사회현상을 양적으로 요약해준다. 예를 들어 '건강상태'는 상당히 추상적이고 복잡한 현상이지만 이것을 "당신은 얼마나 건강하다고 생각하는가?"라는 질문을 던지고 그에 대한 답을 '건강하다'(1), '보통이다'(2), '건강하지 못하다'(3)라는 세 범주에 응답하게 함으로써 최종적으로는 "연구대상 집단 중 건강한 사람은 55.0%였다"고 간결하게 말할 수 있다. 이러한 장점 때문에 설문조사는 광범위하게 사용되고 있고 보건 분야에서도 '청소년건강행태조사'나 '국민건강영양조사'와 같은 국가 수준의 조사에서는 물론 소규모의 건강행태조사나 의식조사에서도 활용되고 있다.

설문조사가 제대로 수행되기 위해서는 표본, 조사원과 응답자, 설문지의 세 요소가 잘 어우러져야 한다. 설문조사는 수많은 대상자를 모두 조사하지 않고 그 일부만을 조사해도 대상자 전체의 특성을 추론할 수 있기 때문에 유용하다. 다만 조사 표본이 대상자 전체 또는 모집단의 기본속성(성, 연령 분포 등)과 유사하게 표집되어야만 한다. 또한 설문지를 잘 만들어야 한다. 우리 속담에 "아 다르고 어 다르다"라는 말처럼 설문지에 사용되는 문장들은 작은 표현의 차이에도 상당히 큰 결과의 차이를 유발할 수도 있다. 아울러 조사과정을 엄격하게 관리하면서 불필요한 요소들이 작용하여 응답을 왜곡시키지 않도록 해야 한다. 설문조사는 보통 조사원들이 전화 또는 가구방문을 통하여 응답자에게 질문하는 방식으로 진행된다. 그런데 조사원의 말투나 행동이 응답을 왜곡시킬 수 있기 때문에 조사원 교육을 철저히 하고 행동을 표준화해야 한다. 조사원과 응답자들 간에는 단순히 기계적인 질문과 응답이 이루어지는 것이 아니라 주변 상황적 요인들이 개입되어 '사회적 상호작용'이 일어남으로써 응답을 왜곡할 수도 있기 때문에 이에 대한 면밀한 대처가 필요하다.

2) 설문조사의 과정

설문조사는 일반적으로 주제선정, 가설설정, 조사설계, 질문지 작성, 조사실시, 자료수정, 분석, 보고서 작성의 순으로 이루어진다. 설문조사에 적합한 주제는 보건의료에 대한 지식, 태도, 행동 등이다. 권력관계나 정책결정 과정 같은 주제는 설문조사에 적합하지 않다. 또한 조사대상자의 관심이나 일상사와 관계가 먼 정책적 내용도 설문조사하기 어렵다. 조사 주제는 흔히 그 내용이 복잡하고 다면적일 수 있다. 따라서 충분한 관련 문헌의 검토 및 이전 연구의 결과를 분석하여 구체적으로 조사해야 할 세부 영역을 구성하고 영역별 문항을 정리할 필요가 있다. 조사의 목적이 단순히 현황 파악에 있다면 문항 리스트를 작성한 후에 문항별로 설문을 만들면 된다. 그러나 조사 목적이 학술적인 인과관계 검증에 있다면 독립변수와 종속변수 간의 인과관계를 구상하고 이를 가설의 형태로 정리해야 한다. 예를 들어 "학력이 높으면 건강 수준이 높다"는 식이다. 이후 설문작성은 학력을 측정할 수 있는 문항들과 건강 수준을 측정하는 문항들을 구성하여 진행하게 된다.

설문조사에 필요한 사항들을 사전에 정해놓은 과정을 조사 설계라고 한다. 여기에서는 조사대상 집단의 성격이나 규모, 조사방법(전화조사, 우편조사, 면접조사, 인터넷 조사 등)의 결정, 설문의 구성과 문항 수, 조사원 수, 조사지역, 예산 등의 모든 필요한 사항들을 정한다. 전화조사는 비교적 저렴한 비용으로 광범위한 지역을 대상으로 조사할 수 있지만, 시간의 제한으로 많은 문항을 묻기는 어렵다. 반면 가구방문 면접조사는 비교적 많은 문항을 조사할 수 있지만 응답자를 확보하기가 쉽지 않고 비용도 많이 든다. 최근에는 인터넷 조사도 활용되고 있는데 많은 응답자를 비교적 용이하게 확보할 수 있지만 확률표집이 아니라는 문제점이 있다. 우편조사는 저렴하게 광범위한 지역을 대상으로 조사할 수 있고 많은 문항을 질문할 수 있지만 응답률이 매우 저조하다는 단점이 있다. 따라서 조사의 내용과 표본의 특성 및 예산 등을 고려하여 조사방법을 선정해야 한다.

설문작성은 '간결성'이나 '명확성' 같은 원칙이 제시되어 있고 이 기준에 따라서 작성해야 한다. 아울러 문항의 배열이나 외형 디자인에도 관심을 써야 한다. 보통 일반적인 질문을 앞에 배치하고, 구체적이고 세부적인 질문을 뒤에 배치한다. 앞의 질문이 뒤에 나오는 질문에 영향을 미칠 수 있다는 점을 고려하면서 문항을 배치해야 한다. 또한 너무 많은 질문을 한쪽에 담지 말아야 하며 충분한 여백을 두는 것이 좋다. 설문지 개발이 완료되면 일부 대상자들에게 사전조사(pretest)를 실시하여 설문문항의 타당성을 검토하고 수정해야 한다.

이후 표본 추출, 설문인쇄, 조사원 모집과 훈련의 과정이 있고 조사를 실시하게 된다. 조사의 응답률이 낮을 경우 사전 추출된 표본 대상자에 대한 추가 방문이나 새로 추가 표본을 구성하여 응답률을 일정 수준 이상으로 높이는 것이 좋다. 조사된 자료의 오류를 찾기 위한 수정(data cleaning)을 거쳐 자료구성을 완료하고 분석을 하고 보고서를 작성한다.

3) 설문지 작성법

(1) 언어의 간결성

설문지에 사용되는 언어는 간결하고 명확하며 오해나 잘못 해석될 여지가 없는 단어나 문장이어야 한다. 문장이 길어지면 그만큼 '어려운' 질문이 될 수 있다. 성인 대상의 설문지일 경우에도 설문지 언어는 중학생 수준이면 충분히 이해할 수 있는 수준이어야 한다. 보건 분야 설문지는 흔히 보건의료 전문가들이 작성하기 때문에 '전문용어'가 많이 사용된다. 보건전문가들은 의료기관을 종합병원, 병원, 의원으로 구분하지만, 일반인들은 모든 의료기관을 병원으로 통칭한다. 따라서 무심코 사용하는 병원이란 단어가 응답에 오류를 만들 수 있다. 또한 동일한 단어도 세대나 집단에 따라 해석이 달라지는 경우도 있다. '인턴'은 법적으로 의사이지만 어떤 사람들에게는 '의사'로 해석되지 않기도 한다. 선입견을 유발할 수 있는 단어는 사용하지 말아야 한다.

(2) 질문의 중립성

질문은 중립적인 형태로 구성되어야 한다. 흔히 어떤 의견에 대하여 찬반이나 동의 반대 여부를 묻는 경우에 "~에 대하여 찬성하십니까?" 하고 묻게 되면 찬성 의견이 원래보다 많이 나오게 된다고 한다. 따라서 질문의 방향은 "~에 대하여 찬성하십니까? 반대하십니까?"와 같이 양방향으로 질문하는 것이 좋다.

(3) 응답선택지

대부분의 설문지는 질문과 함께 가능한 응답을 미리 만들어서 제시하고 응답자가 선택하도록 하는 방식을 사용한다. 응답선택지는 '충분히' 제시하여 응답자가 자신의 의견을 밝히는 데 어려움이 없게 해야 하지만, 동시에 너무 많은 선택지를 제시하면 오히려 선택을 어렵게 만들 수 있다. 따라서 응답자의 다양한 의견을 잘 요약하고 범주의 수가 5~6개 이상 되지 않게 선택지를 만들어야 한다. 또한 선택지들 간에 서로 내용이 달라 응답이 중복되지 않도록 상호배타적이어야 한다.

(4) 필터의 사용

설문조사에서 어려운 점의 하나는 응답자들이 정말로 의견이나 정보를 갖고서 응답했는지를 파악하기가 쉽지 않다는 점이다. 응답자가 악의적인 경우는 드물다. 응답자들은 질문의도를 이해하지 못했을 때도 무엇인가 대답을 해야 할 것으로 생각하는 경향이 있다. 이러한 경향을 방지하기 위해서는 응답선택지에 '모르겠다' 또는 '의견이 없다'와 같은 필터(filter)를 첨가하여 가려내는 것이 필요하다.

(5) 기억이 필요한 문항

'의료이용 빈도'와 같이 과거의 행동을 기억해서 답을 해야 하는 경우에 기억의 한계가 있음을 고려해야 한다. 회상기간이 길수록 오차가 커지기 마련이다. 아주 오래된 과거의 일을 최근의 일로 착각하여 대답하는 '망원경 효과'도 있고, 기억하기 싫은 사건은 빨리 잊기 때문에 대답을 못하는 경우도 있다. 따라서 회상기간은 짧게 주는 것이 좋다. 회상기간이 길 경우에는 기억을 돕기 위하여 관련되는 사건들을 부수적으로 묻는 것이 도움이 되기도 한다. 병원에 입원했다면 가족의 뒷바라지나 수입결손을 어떻게 해결했는지 등을 물어서 사건을 회상시킬 수 있다.

(6) 어렵고 난처한 질문

응답자가 대답하기 어려운 질문들이 있다. 사적으로 민감한 내용이나 사회적 규범에 위배되는 행동의 경우가 그렇다. 어려운 질문의 경우에는 돌려서 묻거나 문장을 길게 만들어서 묻는 것이 해결책이 될 수 있다. "아내를 구타한 적이 있습니까?"라는 직설적 질문은 응답을 얻기 어렵다. "주변에서 아내를 구타하는 사람이 있다는 얘기를 들은 적이 있습니까?"로 돌려서 물으면 응답이 쉬워진다. 이렇게 민감한 내용일 경우에 서로 드러내어 얘기하지 않기 때문에 자신의 일을 대답할 가능성이 크다. 음주운전의 경우에도 이를 다른 사람도 어쩌다 할 수 있는 일이라는 점을 먼저 설명하고 당신도 그런 경험이 있을지도 모르는데 혹시 그런 적이 있는가 하는 식으로 "충분히 길게 설득하는 식으로" 물을 경우 응답을 끌어내기에 유리하다.

(7) 응답자 배려

설문지가 어렵게 느껴지는 것은 응답자에게 과도한 정보를 요구하기 때문인 경우가 많다. 연구자들은 흔히 자신에게 필요한 최종적인 정보를 응답자에게 그대로 묻는 경향이 있다. 여러 정보를 종합하여 최종적인 판단을 해야 하는데 이를 하나씩 순서대로 묻지 않고 최종적인 것을 요구하면 응답자들은 대답하기 어려워진다. 예를 들어 "수돗물 불소화에 찬성하십니까?" 하고 질문하면 응답자들은 대답하기가 어렵다. 이 질문을 하기 전에 "불소화라는 말을 들은 적이 있는가?", "불소화가 필요하다고 생각하는가?", "불소화된 물을 먹은 적이 있는가?" 등등 여러 사전적 질문들을 해서 생각을 정리할 수 있게 한 이후에 찬반을 물어야 제대로 된 의견을 진술할 수 있을 것이다.

(8) 척도의 빈도 구성

보건 분야 설문지의 특징 중 하나는 숫자를 묻는 경우가 많다는 점이다. 음주 횟수, 흡연량, 병원 방문 횟수 등 아주 흔하게 볼 수 있는 현상이다. 원칙적으로 질문은 너무 상세한 정보를 요구하면 안 된다. 예를 들어 월소득을 묻는데 백만 원 단위로 질문해도 충분한 것을 만 원 단위로 쓰게 하면 정확한 답을 얻기도 어렵고 응답자의 저항도 커진다. 또한 행위의 빈도를 척도화할 때는 일상적 관행이 무엇인지 고려해야 한다. 예를 들어 음주량에 대하여 대개의 한국인은 술을 병 단위로 먹고 기억한다. 이를 잔 단위로 질문하게 되면 응답자들은 정확한 답을 하기 어려워진다.

(9) 질문의 배열과 디자인

질문 문항 개발이 완료되면 이를 적절하게 배열해야 한다. 주로 일반적인 질문은 앞에 배치하고 세부적 질문은 뒤에 배치하며, 인적 사항은 제일 뒤에 배치한다. 주의할 것은 앞선 질문 문항이 뒷 질문에 영향을 주는가를 따져보아야 한다는 점이다. 또한 종이 설문지의 경우에는 너무 많은 문항을 한쪽에 담지 말아야 하고 여백을 충분히 주어야 한다.

(10) 사전조사와 설문지 수정

설문지 개발이 완료되면 10~20명의 표본을 대상으로 사전조사를 실시하여 설문지의 오류나 타당성을 검토해야 한다. 응답자들이 어렵게 느끼는 문항, 반복하여 응답오류가 발생하는 문항, 응답이 잘 안 나오는 문항 등을 체크해야 한다. 이 과정은 응답자가 직접 어려운 문항 등을 보고하도록 할 수도 있고 조사원이 관찰을 통하여 밝혀낼 수도 있다.

2. 표본선정

인구집단을 대상으로 한 보건학 연구에서 표본의 선정은 매우 중요한 문제이고 표본의 선정이 잘못되었다면 연구결과에 심각한 문제가 발생하게 된다. 연구의 계획단계에서 고려해야 할 사항들이 매우 많지만 표본선정에 대한 원칙과 구체적 계획을 세우는 것이 가장 중요한 요소임은 아무리 강조해도 지나치지 않을 것이다. 일반적으로 모집단 전체를 대상으로 자료를 얻는 것은 비용이 많이 소요되기 때문에 차선책으로 표본연구를 하는 것으로 이해하는 사람들이 많다. 하지만 실제에서는 모집단 전체를 대상으로 연구를 진행한다면 그 과정에서 일어나는 측정오차를 비롯한 자료의 질 문제가 심각한 연구의 제한점으로 지적된다. 예를 들면 전 국민을 대상으로 설문조사를 진행한다면 조사원 모집 및 교육에 막대한 노력이 투입되어야 하고 설령 그런 조사가 진행되었다고 해도 조사원 간의 변이가 심각한 문제로 등장할 것이다. 하지만 적은 수의 표본을 통하여 연구를 진행한다면 이러한 문제점들은 훨씬 용이하게 극복될 수 있을 것이다. 이러한 이유 때문에 한때 미국의 통계학자들은 전 국민을 대상으로 하는 전수조사(census)를 실행하지 말 것을 정치권에 권고한 적이 있으나 이는 헌법에서 정하고 있기 때문에 실행되지는 않았다고 한다.

표본을 선정하기 위해서는 대상모집단(target population)을 정확히 정의해야 하고 실제로 표본이 되는 대상(sampling population)이 대상모집단과 일치하는지를 확인해야 한다. 예를 들면 우리나라 청소년들을 대상으로 하는 연구에서는 대상모집단이 우리나라 청소년이 되겠지만, 인터넷을 이용해서 조사를 한다면 인터넷에 접근하지 못하는 청소년들은 표본대상에서 제외될 것이고 이런 문제는 조사결과에 편향(bias)을 발생시킬 수 있다. 또한 표본조사는 표본추출 시 추출확률을 계산할 수 있는 확률추출법(probability sampling)과 추출단위의 추출확률을 정확히 알 수 없는 비확률추출법(nonprobability sampling)으로 나눌 수 있다. 예를 들어 특정 시간에 특정 장소에 나가서 길거리 인터뷰를 실시하는 임의추출(purposive sampling)의 경우에는 특정 개인의 추출확률은 정확히 계산할 수 없다. 이런 방법은 비확률추출의 대표적인 예이다. 학술적인 목적을 가지고 실시하는 대부분의 조사는 확률추출법이라고 할 수 있다. 표본추출을 실시하는 단위를 추출단위(sampling unit)라고 하는데, 이는 조사의 목적이 되는 기본단위인 원소(element)와 다른 경우도 있다. 예를 들면 개인조사를 위해 가구를 방문한다면 가구는 추출단위, 개인은 원소가 될 것이다. 확률추출을 하기 위해서는 추출단위의 목록이 필요하게 되는데 이를 추출틀(sampling frame)이라고 한다. 표본조사에서 가장 요구되는 목적 중의 하나인 표본의 대표성은 이러한 확률추출법에 의해서 보장된다. 확률추출법의 장점은 이 외에도 확률분포를 이용해서 추정치의 신뢰구간을 구할 수 있다는 점, 중심극한의 정리를 이용하면 모집단의 분포와 관계없이 표본의 분포에 대해서 알 수 있다는 점, 많은 경우 표본 수가 충분히 크면 편향이 없는 추정치를 구할 수 있다는 점 등이 있다.

표본조사론이 다른 통계 분야와 구별되는 특징을 보면 다음과 같다. 우선 표본조사에서는 대부분의 경우 유한모집단을 다룬다는 것이다. 즉 모집단의 크기(N)는 대부분 유한하다고 처리되며 여기서 n개의 표본을 뽑는다고 가정한다. 이러한 이유로 각 표본 간에는 0이 아닌 상관관계가 존재하게 되며 추정치의 분산 공식에 원소 간의 상관관계(correlation)를 고려하게 된다. 또한 특히 현대의 표본조사는 하나의 주변수가 있는 것이 아니고 대단히 많은 관심변수를 포함한다. 그러므로 관심 모수가 다양하게 되는 특징이 있다. 또한 현대의 대부분의 조사에서는 추정치를 제공하는 것보다는 자료 자체를 제공하는 것이 조사의 목적인 경우가 많다. 이러한 경우 자료의 구축방법 및 상세한 분석방법에 대한 기술이 같이 제공되는 경우가 대부분이다.

1) 표본조사에서 오차의 원인

전수조사가 아닌 표본조사에서는 통계적인 성질에 의해서 임의적인 오차가 발생할 수밖에 없으며 이를 표본오차(sampling error)라고 한다. 표본오차를 없애는 것은 불가능하지만 연구설계에 따라서 오차의 크기는 달라지므로 오차를 가장 작게 하는 설계방법을 미리 정하는 것이 대단히 중요하다. 이러한 표본오차 이외에 다양한 이유에 의해서 비표본오차가 발생하게 된다. 대표적인 비표본오차로는 설문지의 결함, 무응답에 의한 오차, 대상모집단과 추출모집단의 차이, 조사원의 비성실성에 의한 오차, 자료처리 과정에서의 오류 등을 들 수 있다. 표본조사 연구설계 시 표본오차를 줄이기 위해서는 치밀한 통계적 고려가 필요한 것은 물론이고, 비표본오차를 최소화하기 위한 계획도 반드시 수립하는 것이 중요하다.

2) 표본조사 계획 시 중요한 사항

N개의 기본단위(elements)를 가지는 모집단에서 n개의 표본을 선택한다고 할 때, 기본적으로는 추출확률이 동일하도록 하는 단순임의추출(simple random sample) 방법이 이상적이라고 할 수 있으나, 현실적으로 대규모 연구에서는 여러 가지 이유로 이것이 가능하지 않다. 단순임의추출이 가능하지 않은 대표적인 이유로는 (전국적인 가구조사를 실시한다고 할 때) 표본선정단위의 리스트인 추출틀을 얻는 것이 비용이 많이 들거나 불가능하다는 것을 들 수 있다. 이러한 경우 층화추출(stratified sampling), 군집추출(cluster sampling), 계통추출(systematic sampling) 등을 고려할 수 있다.

(1) 층화추출

층(strata)이란 모집단의 N개의 원소가 L개의 겹치지 않는 하부모집단에 속하게 되는 경우를 말한다. L개의 층은 각각 N_1, N_2, ⋯ N_L개의 원소들을 가지게 된다. 층화(stratification)추출방법에서는 각각의 층 안에서는 단순임의추출을 실행하게 된다. 층화추출방법을 사용하는 이유는 매우 다양한데, 우선 각각의 층에서 대푯값들을 생산할 수 있다는 장점이 있다. 예를 들면 전국의 시도가 층일 경우 각각의 시도에서의 통계량과 전국 통계량을 구할 수 있을 것이다. 층별로 관심변수의 값들이 상이(이질적, heterogeneous)할 때 층화추출방법에 의한 추정치의 분산은 단순임의추출에 의한 그것보다 작음이 알려져 있다. (즉 이러한 경우 좀 더 정밀한 추정이 가능하다.) 이러한 경우에는 층내변이(within-strata variation)는 작고 층간변이(between-strata variation)는 커진다. 예를 들면 병원의 비용에 대해 조사를 한다면 1, 2, 3, 4차 의료기관들은 동종 의료기관끼리는 비슷하고 타종 의료기관 사이의 변이는 클 것이다. 이러한 경우에는 층화추출이 효과적인 방법이 될 것이다. 층을 사용하게 되는 또 다른 이유는 모집단이 자연스럽게 층으로 나누어진 경우이다. 국민을 대상으로 한 조사에서는 행정구역이 좋은 예가 된다. 실무적으로 행정구역을 무시한 조사는 대단히 어려울 것이므로 행정단위를 층으로 구성하는 것은 자연스러운 시도이다.

(2) 군집추출

원소들이 모여 있는 단위를 군집(cluster)이라고 할 수 있는데 통계학적 정의에서 층과 다른 점은 군집이 추출단위가 된다는 것이다. 즉 하나의 군집이 선택되면 그것에 속해 있는 모든 단위를 조사하는 것이 군집추출의 사전적 정의이다. 군집추출을 사용하는 이유 중 하나는 추출틀이 군집단위로 존재하는 경우이다. 예를 들면 가구당 리스트는 존재하는데 가구원의 리스트가 없는 경우 표본가구로 선정되면 모든 가구원을 조사한다고 하면 가구가 군집이 되는 것이다. 군집분석을 사용하는 또 다른 이유는 비용의 문제이다. 즉 하나의 군집에서 모든 원소를 조사하는 것이 많은 경우 군집에서 부분만을 조사하여 군집 수가 늘어나는 경우보다 비용이 적게 든다. 예를 들면 지방에서 하나의 조사구를 선정해서 전수조사를 하는 경우가 여러 조사를 선정해서 조사하는 것보다 출장비, 숙박비 등의 비용이 적게 들 것이다. 군집추출이 효과적인 경우는 층화추출과는 반대로 군내변이(within-cluster variation)가 크고 군간변이(between-cluster variation)가 작은 경우이다. 이러한 경우에는 어떠한 군집이 선택되느냐에 따라 결과가 많이 달라지지 않기 때문에 군집의 수를 늘리는 것보다는 군집 안에서 선택되는 원소의 수를 최대로 하는 것(전수조사를 하는 것)이 더 효율적일 것이다.

(3) 계통추출

계통(systematic)추출이란 표본대상을 한 줄로 세워놓고 동일한 간격으로 표본을 선정하는 것을 말한다. 예를 들면 국립공원 출입자를 대상으로 한 조사에서 매표소에서 표를 구입한 사람 중 동일한 간격으로 100명당 한 명씩 뽑는 것을 생각할 수 있다. 이러한 경우 추출틀이 없어도 실시가 가능하고 비교적 임의적으로 표본을 뽑을 수 있을 것이다. 이는 매우 간단한 방법으로 실무에서 많이 활용되고 있다. 이론적으로는 배열이 임의적이라고 가정하면 단순임의추출과 통계적 성질은 같다. 하지만 모집단 리스트에 주기가 있는 경우 편향이 있을 수 있으므로 (예를 들면 매월 자료를 가지고 12개 간격으로 표본을 뽑으면 같은 달의 자료만이 선정될 것이고 이는 달에 의한 편향을 일으킨 것이다.) 매우 조심해서 실행해야 할 것이다. 만약 배열이 주관심 변수에 대해서 정렬(sorting)된 경우라고 가정할 수 있다면 계통추출방법에 의한 추정치의 분산은 단순임의추출에 의한 방법보다 작다. 실무에서는 주변수의 대리변수(예를 들면 가구 수입을 조사하는 경우 집의 크기 등)에 의해서 정렬할 수 있다면 계통추출방법을 사용하는 것을 적극 검토해보는 것이 좋다.

3. 질적 조사

1) 질적 조사의 특징

질적 조사는 모집단에 대한 표본 조사결과의 일반화가 목적이 아니라, 어떤 현상에 대한 탐험적 조사 또는 심도 있는 이해를 목적으로 한다. 따라서 질적 조사의 표본추출은 모집단을 대표하는 확률 표본의 방식을 사용하지 않고, 연구하고자 하는 주제나 현상에 대해 풍부한 정보를 제공해줄 수 있는 대상을 선정하는 목적 표집의 방식을 취한다. 사람이 어떤 건강문제를 대하는 태도나 건강행동을 수행하는 배경은 사람마다 다르고, 사람에 따라 자신의 행동 맥락을 이해하고 설명하는 데에도 차이가 있다. 그렇기 때문에 맥락과 배경에 대한 이해를 중시하는 질적 조사에서는 무작위 확률 표본보다는 연구의 주제 내용에 부합하는 응답을 가능한 잘 얻어낼 수 있는 목적 표집이 더 적절하다. 질적 조사의 표본크기는 양적 연구에 비해 작은 편으로, 특이하고 흔하지 않은 현상에 대한 연구일 경우 표본크기가 1일 수도 있고, 일반적으로 이제는 새로운 응답이 나오지 않는 포화상태에 이르렀을 때를 조사의 중단 시점으로 본다.

2) 질적 조사방법의 종류

건강문제에 대한 질적 조사방법은 자료의 종류와 수집 대상에 따라 다양하게 분류할 수 있다. 가장 일반적으로 알려진 면접조사 외에 질적 조사방법에는 관찰조사, 문헌조사, 시각적 자료조사 등이 있다.

(1) 면접조사

면접조사는 개인을 대상으로 하는 1:1 심층면접 조사와 그룹을 대상으로 하는 초점집단(focus group) 면접조사로 구분할 수 있다. 면접의 구성에 따라서는, 면접 질문의 내용과 구조, 순서 등이 미리 정해져서 면접마다 동일하게 진행되는 '구조적 면접,' 질문의 큰 틀은 미리 정해놓되 그 외의 질문도 허용하는 융통성을 가진 '반구조적 면접,' 정해진 내용과 형식이 없이 자유롭게 진행하는 '비구조적 면접'으로 나눌 수 있다.

개인 심층면접은 연구주제에 대한 응답자 개인의 경험, 의견, 해석을 1:1의 긴 대화를 통해 들을 수 있는 방법이다. 한편 초점집단 면접에서는 6~8명 정도의 응답자 집단을 대상으로 면접을 진행하면서 하나의 질문마다 각 개인의 의견을 듣는 한편, 소속 집단의 규범, 분위기 등에 대한 정보도 얻을 수 있다. 면접조사 시간에 대해 표준으로 정해진 바는 없으나 60분 내외가 일반적이다.

질적 면접조사의 질문은 단답형 응답이 아닌 맥락적인 심층정보를 얻고자 하는 목적에 따라 '무엇을' '얼마나' 위주의 질문이나 'O/X형' 질문이 아니라 '왜' '어떻게' 위주로 구성하는 것이 좋다. 그리고 다단계 구조의 질문이 필요할 경우 주 질문과 부연질문으로 구성할 수 있다. 응답자의 반응과 응답 내용에 맞추어 주 질문과 부연/보조 질문을 구사하기 위해서는 조사자가 적절한 질문을 잘 활용하는 것이 필수적이며, 응답자의 반응을 주의깊게 잘 듣고 그 내용에 맞춰가는 것, 즉 경청하기가 매우 중요하다.

(2) 관찰조사

관찰조사는 관찰자의 개입 정도에 따라 구분해볼 수 있는데, 여기서는 이동관찰과 참여관찰에 대해 설명한다.

조사대상 지역이나 공동체를 둘러보며 연구주제 관련사항을 관찰하는 이동관찰에는, 걸어다니며 관찰하는 도보 관찰(walking tour), 자동차를 타고 이동하며 관찰하는 자동차 주행관찰(windshield tour)이 있고, 자전거나 기타 수단을 이용하여 이동하며 관찰할 수도 있다. 이러한 이동 관찰조사는 조사대상 집단의 구성원과 조사자가 함께 이동하며 진행하는데, 예를 들어 운동 강화와 관련하여 지역주민과 함께 지역 주요 장소들을 돌아보며 사람들의 활동량과 빈도, 관찰 가능한 건강행동(흡연, 안전, 위생 등), 관련 시설, 안전요인, 생동감, 편의성, 분위기, 환경정비 상태, 녹지, 건물과 주거형태 및 상태, 붐비는 곳 등을 관찰하여 기록한다. 요일과 시간에 따라 다른 양상을 보일 수 있으므로 1회 이상 각기 다른 날, 다른 시간에 복수 관찰한다. 관찰기록에는 메모, 사진, 지도, 동영상, 스케치를 활용할 수 있는데, 사진이나 동영상 기록을 할 때에는 특히 연구윤리 절차를 고려해야 한다.

참여관찰(participant observation)은 연구의 주제가 되는 현상 또는 그와 관련된 상황이 일어나는 현장에 관찰자가 직접 참여한 상태에서 외부자로서 내부 당사자의 경험을 하며 관찰하는 방법이다. 이 방법을 통해 관찰자는 직접 경험으로만 알 수 있는 것들에 대한 이해를 높이게 되고, 연구대상 집단과 상호친밀성을 향상시킬 수 있으며, 대상집단 내에서 누가 주요활동가인지, 어떤 활동이 어디서 일어나는지 등을 파악할 수 있다. 공원에서 하는 걷기 운동에 대해서라면, 사람들이 누구와 얼마나, 언제, 어떻게 걷기 운동을 실천하는지, 걷기 운동을 하면서 어떤 대화와 행동을 하는지, 환경과 여건에 어떻게 대응하는지와 같이 연구주제에 연관된 모든 사건과 현상, 상호작용, 배경을 주의 깊고 세심하게 관찰한다. 그뿐만 아니라 참여관찰은 자기보고(self-report)나 문헌을 통해 조사된 내용에 대한 확인작업이 될 수도 있고, 연구설계 초기 작업으로 대상지역과 집단의 현황을 알아보는 단계일 수도 있다. 참여관찰의 관찰 내용은 자세하고도 객관적인 현장기록(field notes)에 기록해야 하며, 현장기록에는 필기 외에 사진, 지도, 현장에서 습득한 팸플릿, 지역소식지 등 첨부자료 등을 접목할 수 있다.

(3) 문헌조사

문헌을 통한 조사는 자료문헌이 사적문헌인지 공적문헌인지에 따라 나눠볼 수 있다. 사적 문헌자료는 일반적으로 일기, 작문, 편지와 같은 개인적인 문서자료를 말하는데 블로그나 미니홈피에 쓰는 개인적인 글도 이 범주에 속한다. 사적 문헌자료에는 특정 주제나 상황에 대한 개인의 관심도, 이해도, 태도와 반응, 해석, 그리고 이에 전반적으로 영향을 미치는 개인적 · 사회적 배경에 대한 정보가 당시의 언어와 표현으로 기술되어 있다. 특히 일기는 질적 연구에서 대표적으로 활용되는 사적문헌의 하나인데 개인이 원래 쓰고 있는 일기를 연구자료로 이용하는 경우도 있고, 식사일기, 운동일기, 금연일기처럼 조사목적에 맞추어 작성하게 되는 일기도 있다.

공적문헌은 우선 회의록 · 기획서 · 보고서 · 등록부 등을 포함하고, 신문 · 잡지도 공문서에 해당한다. 공적 문헌자료는 특정 사건의 경과, 배경, 사회 · 정치 · 제도적 맥락에 대한 기록을 제공함으로써 사건을 재구성하고 해석할 수 있게 한다.

연구 측면에서 접하기 쉬운 또 다른 공공문서는 출판된 연구논문으로, 연구논문을 체계적으로 검토하는 조사법을 '체계적 문헌연구(systematic review)'라고 한다. 체계적 문헌연구는 선별기준에 부합하는 실험적 연구결과를 종합적으로 검토하고 정리하는 것으로 단순 참고문헌 고찰과는 구별되어야 한다. 체계적 문헌연구란 체계적인 검색방법을 동원하여 명확하고 재연가능한 연구방법이 명시된 연구논문을 선별하고, 선별된 연구의 타당도를 검토하는 것이다. 이러한 과정을 거쳐 검토한 연구 결과를 종합 · 정리하는 것으로 체계적 문헌연구가 마무리된다.

(4) 시각적 자료조사

시각적 자료조사에는 기존의 사진, 포스터, 팸플릿, 만화, 동영상, 지도 등을 수집하고 분석하는 접근법과 조사과정에서 시각적 자료를 작성하거나 이용하는 접근법이 있다. 기존 자료 분석 시에는 연구주제와 목적에 따라서, 자료가 작성된 목적, 작성자, 사용대상, 작성시기, 주요 메시지, 기대 효과 등을 분석한다.

작성/활용 중심의 접근법으로는 '생각지도 작성(Mind Mapping)'과 '자원지도 작성(Asset Mapping)'을 들 수 있다. 그림이나 도표를 이용하여 '비전 만들기(Visioning)'를 하는 경우도 시각적 자료 작성법에 포함된다.

생각지도는 중심에 놓인 주제에 대한 생각과 의견을 가지치기하여 나타내는 방식으로, 응답자의 생각대로 응답 내용을 그림 형식으로 분류하고 정리할 수 있다. 가지치기할 때, 응답의 주제에 따라 색깔을 달리하여 구별할 수도 있고, 굵기를 다르게 표시하여 중요도의 차이, 우선순위 등을 나타낼 수 있다. 자원지도는 지역의 실제 지도에 응답내용을 표시하거나, 응답내용 위주로 지도를 그리는 방식이다. '비전 만들기'는 개인이나 집단의 이상(=비전, vision)을 정하고 현재 상황을 비교하여 단기-중기-장기목표를 세우는 과정인데, 이 과정에서 그림을 그리거나, 결과를 도표화하면서 시각적 자료를 활용할 수 있다.

포토보이스(photovoice)는 사진을 이용한 조사, 면접과 지역사회 활동 기법으로, 조사방법에만 국한되지 않는 보다 폭넓은 활동이다. 포토보이스는 연구 대상 집단의 구성원들이 연구주제에 연관된 장면들을 사진으로 찍고, 그중 각자의 대표사진을 선별하여 그 사진이 의미하는 바에 대해 개인 또는 집단 면접을 하는 방식으로 진행된다. 그리고 이 결과를 사회적으로 쟁점화하고 필요한 변화를 유도하는 활동을 전개하는 것까지가 포토보이스에 해당한다.

3) 질적 조사자료의 분석

면접, 관찰을 비롯한 질적 조사의 자료는 보통 문서 형태로 존재한다. 응답자의 동의하에 녹음

된 내용 그대로가 대화록 형식의 문서로 작성되고, 면접 당시 추가정보를 기록한 현장기록도 문서자료이다. 관찰기록도 메모, 스케치 등을 포함한 기록문 형식이고, 문서나 시각적 자료도 기록문으로 분류할 수 있다.

문서 형식으로 정리된 질적 자료를 분석하는 방법은 반복적인 정독에서 시작한다. 정독을 통해 연구주제에 연관된 개념들을 추출하는 코딩(coding)을 진행하는데, 구체적인 사례나 정보로부터 범주를 도출하고 개념화하는 질적 연구방식은 귀납적 특성이 있다. 근거이론(grounded theory)적 분석법(Strauss & Corbin, 1998)은 대표적인 귀납적 질적 연구법이다. 질적 연구에서 간혹 연역적 접근을 취하는 예도 있으나, 대부분의 질적 연구분석은 자료의 검토와 분석과정에서 드러나는 개념과 범주를 찾아가는 귀납적 과정과 함께 자료를 반복해서 검토하고 다른 자료와 비교하며 정리해가는 과정이라 할 수 있다. 따라서 양적 연구에서처럼 연구 설계가 미리 완료된 상태가 아니라 연구의 진행과 함께 만들어져가는 과정이다.

참고문헌

이계오 외(2001), 『인터넷조사』, 나남.

Bradburn, N. et al. (2004), *Asking Questions*, Jossey-Bass.

Dillman, D.(1999), Mail and Internet Surveys, Wiley.

Foddy, W.(2003), *Constructing Questions for Interviews and Questionnaire*, Cambridge University Press.

Fowler, F.(1995), *Improving Survey Questions*, Sage.

Frey, J.(1995), *How to Conduct Interviews by Telephone and in Person*, Sage.

Sarauss, A.L. & Corbin, S.A. (1998), *Basics of Qualitative Research: Techniques and Procedures for Developing Grounded Theory* (2nd ed.), Sage.

제6장

보건학 연구에서 통계학적 추론과 의의

1. 보건학 자료분석의 원칙

보건학 연구에서 방법론적으로 가장 핵심이 되는 학문이 역학(Epidemiology)과 통계학(Statistics)이라고 할 수 있다. Epidemiology라는 용어는 그리스어로 인구집단(population) 위에(upon)라는 의미라고 한다. 이 용어에서 알 수 있듯이 역학이라는 학문은 인구집단 수준에서 질병의 분포와 그의 원인을 연구하는 학문이라고 할 수 있다. 한편 Statistics라는 용어는 국가(state)와 산술(arithmetic)이라는 용어의 합이라고 한다. 국가를 다스리는 데 필요한 수를 구한다는 의미로 해석할 수 있을 것이다. 두 학문 모두 인간집단을 대상으로 한 학문임을 알 수 있고 역학에는 건강이라는 요소가, 통계에는 수리적인 요소가 더해져 있음도 짐작할 수 있다.

보건학 연구에서 통계적 방법은 연구의 모든 단계에서 필수 불가결한 요소로 작용한다. 보건학 연구의 초기단계에서는 추후에 일어날 수 있는 모든 세세한 사항을 미리 계획해야 한다. 이때 고려해야 할 사항은 다음과 같다. 1) 수집할 변수들의 정의와 그 단위(scale), 2) 요약값(summary statistics)으로 어떠한 통계량을 사용할지, 예를 들면 비(rate) 혹은 오즈비(odds ratio), 3) 원인과 결과의 관계를 알아보기 위하여 사용할 통계적 모형, 4) 통계적 가설검정의 형태로 표현된 연구의 주요 목적, 5) 주어진 검정력(power)을 이용해서 계산된 필요 표본수(sample size), 혹은 고정된 표본수에 의해서 계산된 연구의 검정력(power), 6) 둔감도(robustness)와 민감도(sensitivity)를 조사하기 위한 적합한 방법론 등이 그것이다. 전체 연구를 계획함에 있어서 고려하는 통계적 방법론들이 위에 나열된 모든 것에 대한 해답을 줄 수 있도록 연구를 설계하는 것은 대단히 중요하다. 만약 연구의 계획단계에서 이와 같은 것들을 고려하지 않고 연구를 진행하다 연구종료 후에 사후적으로 연구가설이나 통계분석을 추가한다면 그 결과의 타당도(validity) 혹은 해석력(interpretability)에 심각한 문제가 생긴다는 것은 잘 알려진 사실이다.

자료의 수집 후, 분석을 위하여 처음 시작하는 단계가 자료의 정리(cleaning)이다. 이 단계에서 할 수 있는 질문들은 다음과 같다. 1) 측정오차(measurement error) 혹은 입력오류(coding error)는 없는가? 2) 측정값들의 연구센터(center) 간 차이는 없는가? 3) 자료의 입력단계에서 입력원이 임의로 사용한(기록되지 않은) 오차제거 방법은 있는가? 4) 입력단계에서 입력이 되지 않고 지워진 자료가 있는가? 5) 이상치(outliers)가 있는가? 6) 내적일치성(internal consistency)에 위반되는 자료가 있는가? 위에 나열된 문제점들은 자료의 수집과정에 대한 면밀한 검토 혹은 충분한 기초분석을 통해서 점검할 수 있을 것이다. 내적일치성이 결여된 자료나 불가능한 값을 가지는 자료들은 면밀한 점검으로 찾아낼 수 있을 것이다. 산점도(scatter plot), 상자그림(box plot), 줄기와-잎-그림(stem-and-leaf plot) 등 그래프를 이용한 방법들도 이 단계에서 사용할 수 있다. 평균(mean)과 중앙값(median)의 비교, 표준편차(standard deviation)와 사분위수범위(Inter-Quartile Range, IQR)의 비교 등 모수적(parametric) 통계량과 비모수적(nonparametric) 통계량을 비교해보는 것도 이 단계에서 사용할 수 있는 좋은 방법이다. 이 단계에서 고려해야 하는 측정오차(measurement error)와 결측치(missing value)에 대해서는 여러 가지 연구가 많이 진행되고 있으며 이 글의 후반부에 설명되어 있으니 참조하기 바란다.

자료의 정리가 끝난 후에는 자료의 구조에 대한 이해가 필요한데 이는 상관계수(correlation coefficients)의 추정, 산점도 등의 그래프, 혹은 요약값 등을 이용해서 할 수 있다. 하지만 이러한 요약값들을 해석하는 데는 많은 주의가 필요하다. 이러한 요약값들은 추후에 사용될 통계적 가설검정을 반영하기보다는 정의상 기술적(descriptive)인 성질을 가지고 있다.

그다음 단계에서는 연구의 흥미모수를 추정할 수 있다. 이의 예로는 상대위험도(relative risk) 혹은 발생률(incidence) 등을 들 수 있다. 이 단계에서는 흥미모수의 점추정치(point estimate)도 중요하지만 이와 함께 이의 신뢰 정도를 알 수 있는 산포에 관련된 추정치(표준오차) 혹은 신뢰구간을 같이 제시하는 것이 매우 중요하다. 많은 역학자가 단순히 p-값을 제시하는 것보다는 신뢰구간을 제시하는 방법을 선호하고 있다. p-값의 경우에는 "유의하다 혹은 유의하지 않다"의 이분법적 사고를 강요하는 반면에 신뢰구간의 사용은 추정치의 불확실성을 이야기하고 많은 경우 역학 연구에서 이것이 좀 더 실용적인 결정을 할 수 있도록 도와준다. 로스만(Rothman)과 그린랜드(Greenland)는 그들의 유명한 저서 *Modern Epidemiology*(1998)에서 다음과 같이 말하고 있다. "역학 연구 분야에서도 다른 분야에서와 마찬가지로 통계적 유의성이라는 개념은 널리 쓰여왔다. 불행하게도 통계적 가설검정이라는 전통적 개념은 역학 연구에 있어서는 해석적 의미를 강조하는 새로운 그리고 대안적인 개념보다는 훨씬 더 유용하지 못한 개념임에 틀림없다."

위에서 언급한 바와 같이 통계적 가설검정의 방법이 역학 연구에서 개념적으로 문제점이 있음이 지적되고 있지만, 특정 연구가설을 확증해야 하는 역학 연구에서는 연구의 최종 단계에서 광범위하게 사용되고 있다. 원인과 결과의 관계를 설명하기 위해서는 중회귀(multiple regression) 모형 등 좀 더 복잡한 모형이 사용된다. 복잡한 자료를 설명하기 위해서 이러한 고급 통계기법이 필요한 것은 당연한 것이지만 아무리 정교한 통계적 모형이라고 할지라도 연구의 내용을 충분히 고려해서 역학적 해석을 하지 않는다면 잘못된 결론을 내리게 할 수도 있다. 이러한 지적은 모든 통계적 모형에 적용되고 역학적 고려가 충분하지 않은 통계적 결론은 실무에서 종종 오류를 일으킬 수 있다. 반대로 통계적인 타당성이 결여된 모형에서 도출된 역학적 결론도 오류를 일으킬 수 있음은 당연하다. 그러므로 연구의 결론을 이끌어낸 통계적 모형에 대해서는 원론적으로 민감도 분석이나 모형의 가정에 대한 둔감도 분석(robustness check)을 하는 것이 원칙이다. 많은 경우에 이러한 분석은 그래프를 그려서 점검하는 것만으로도 충분하다.

보건학 연구의 마지막 단계는 이상에서 얻어진 결과들을 종합하고 그 해석에 기초해 최종 보고서를 작성하는 것이다. 연구의 결과들을 종합하는 과정은 비단 해당 연구의 결과뿐만 아니라 알려진 지식 및 이제까지의 모든 선행연구를 포함한다.

2. 보건학 연구에서 통계학적 추론방법의 활용과 의의

1) 통계적 사고

전형적인 보건학 연구는 개인의 관찰이 아니라 집단의 건강에 대한 결정요인과 그 분포에 대한 이해를 목적으로 한다. 분포와 집단에서의 건강 결정요인의 수량적(quantitative) 연구는 기본적으로 통계학의 이용을 요구하게 된다. 이러한 의미에서 보건학은 인간의 건강의 변이와 그의 원인에 대한 분석을 통계적으로 사고하는 것이라고 정의할 수 있다. 하지만 이러한 통계적 사고가 완전히 자리 잡은 것은 보건학 연구에서 아주 오래된 것은 아니다.

통계학 분야는 전통적으로 기술적(descriptive)인 영역과 추론적(inferential)인 영역을 확실하게 구분하지만, 보건학 연구에서는 이 두 개념이 (개념적인 구분은 있었지만) 체계적으로 구분돼 있지 않은 경우가 있다. 파(Farr)와 같은 학자에 의해서 연구된 기술적인 연구는 주요 병원, 연구기관, 그리고 보건복지부 혹은 세계보건기구 등의 단체 등에 의해서 건강통계, 건강연보 혹은 유사한 출판물의 형태로 그래프와 같이 제공되는 경우가 많다. 최근에는 지리정보시스템(Geographic Information System, GIS)의 발전으로 질병의 유행 양상을 시각적인 방법을 통하여 지리적으로 볼 수 있게 하는 연구들이 진행되고 있다.

보건학 연구에서 통계적 추론이 필요한 분야로는 임상시험 분야를 들 수 있다. 경험적으로 어떠한 식물이 특정 질병의 치료에 효과가 있다는 것을 알았다면 이는 통계적인 추론의 결과일 것이다. 질병의 원인을 밝히는 역학 연구에서 초기 연구인 수질오염과 콜레라 연구에서는 기초적인 통계적 추론이 사용된 반면에, 출산 시 의사의 도움 여부가 산모의 사망률에 영향을 미친다는 연구에서는 현대적 의미의 통계적 추론의 개념이 사용되었다. 위험요소(risk factor)의 수준이 다른 인구집단 간의 질병의 상대빈도를 비교한다는 통계적 개념은 아주 오래된 연구에서도 존재하고 있다. 컴퓨터와 통신기술의 발달과 함께 오늘날의 의학 진단 분야에서 흔히 사용되는 민감도(sensitivity)와 특이도(specificity)는 그 기원이 비교적 최근이라고 느껴지지만, 사실은 그러한 개념은 아주 오래전의 문헌에서도 찾아볼 수 있다.

보건학에서 통계적 사고가 획기적으로 사용된 것은 네이만-피어슨(Neyman-Pearson)의 가설검정 이론이 나온 후라고 할 수 있다. 그 이후의 인간집단의 건강을 다루는 대부분의 보건학 논문에서는 유의수준 5%에서의 특정한 가설검정 결과 혹은 연구가설의 p-값을 사용하게 되었다. 이러한 연구들은 주로 특정 치료방법의 효능(efficacy) 여부를 판정하기 위해서 사용되었으나 예방적 목적의 처치(treatment) 혹은 진단의 문제에도 사용되었다.

하지만 많은 보건학 연구에서 통계적 고려가 충분하지 못했던 것 또한 사실이다. 많은 경우에 대립가설을 기각하지 못하는 것이 귀무가설을 채택하는 것으로 해석되곤 했다. 임의적으로 선택된 유의수준이나 p-값이 사용되기도 하였으며, 여러 개의 가설을 같이 검정하는 경우 종합적인 다중비교의 논리가 사용되지 않고 개별 가설의 유의수준이 잘못 사용된 경우도 많이 있었다. 통계학에서 사용되는 다른 여러 가지 유용한 개념을 사용하려는 적극적인 노력이 부족한 경우도 많았다. 무엇보다도 중요한 것은 원인-결과에 따른 해석이 불충분해서 결과적으로는 틀린 결론을 이끌어내는 경우도 많다. 통계적 가설검정에 따른 유의한 결과 혹은 통계적으로 유의한 (0과 다른) 상관계수의 관찰 등이 연구를 증명하는 최종 증거로 사용되는 경우가 많으나 이는 연구가설을 증명할 수 있는 하나의 충분조건에 불과한 경우가 대부분이고 연구의 이화학적 · 생물학적 · 의학적 혹은 사회과학적 증거가 이보다는 훨씬 중요한 경우가 많다.

현재 통계적 사고가 비교적 중요하게 쓰이는 분야는 다음과 같다. 여러 가지 요인이 혼재된 건강의 결정요인 연구, 생태학적 관찰연구에서의 원인-결과 연구, 임상시험 등에서 치료적 혹은 예방적 처지의 효과에 대한 연구, 의학적 혹은 정책적 판단의 효과에 대한 연구이다. 이러한 경우 효과는 계량적이고, 통계적이면서, 여러 요소 간의 관계로 표현되는데 교호작용(interaction)과 혼란작용(confounding)은 여기서 아주 중요한 개념이다. 현대 보건학의 방법론은 이상에서 본 바와 같이 보건학의 다양한 실무적인 요소와 개념적인 요소들을 모두 포함해야만 한다.

2) 다변량분석

연구에 사용되는 변수는 사용하려는 목적에 따라서 여러 가지로 나눌 수 있지만, 분석의 목적에 따라서 질병의 결과라고 생각되는 결과변수, 그를 설명하는 원인이라고 생각되는 설명변수로 나눌 수 있다. 결과변수는 반응변수 혹은 종속변수라고도 하고 설명변수는 독립변수라고도 한다. 전통적인 통계학은 변수의 개수가 관찰의 개수보다 훨씬 적은 경우를 다루고 있다. 그러나 현대의 보건학 연구에서는 연구의 가설을 증명하기 위하여 많은 참여자로부터 많은 변수에 대한 정보를 동시에 관찰 혹은 측정하게 되므로 이에 대한 올바른 처리와 분석이 필수적으로 요구된다. 이러한 경우(즉 변수의 개수가 관찰자의 개수보다 많아지는 경우)에 생기는 문제를 통계학에서는 다차원의 저주(curse of dimensionality)라고 부르고 있다. 특히 최근에 많이 연구되는 유전체 역학(genetic epidemiology)이나 분자역학(molecular epidemiology)에서는 그 정보의 양이 매우 많아서 이것이 큰 문제가 되는 경우가 많다. 이러한 경우의 분석을 위해서는 주어진 관계 속에서 차원을 줄이기 위한 여러 가지 통계적 방법이 필요하게 된다. 이러한 경우 연구의 목적에 따라 다양한 가정 속에서 다변량(multivariate)분석을 실시할 수 있는데, 이는 크게 두 가지 방법으로 나눌 수 있다. 첫째 방법은 변수들을 설명변수와 결과변수로 나누지 않고 전체 변수 간의 구조를 연구하는 것이고, 둘째 방법은 종속변수와 설명변수를 구분해서 변수 간의 종속관계를 파악하는 것이다. 이러한 다변량분석법이 아주 매력적인 방법으로 생각되지만 물론 이것이 보건학방법론에서 만병통치약은 아니다. 다변량분석의 중요한 단점 중의 하나는 그 해석이 모호하게 되는 경우가 많다는 것이고, 이는 자료에 대한 불충분한 이해로 이어지게 된다. 이러한 소위 블랙박스 방법(black-box approach)은 전통적인 위험요소(risk factor) 방법보다 연구자들 간 혹은 대중과의 의사소통 과정에서 문제를 일으키기가 쉽다. 또한 이러한 방법론들은 그 가정에 따라 동일한 자료라도 다른 분석 결과를 주는 경우가 흔히 있다. 현재 컴퓨터의 발달과 함께 이러한 다변량적인 연구가 대단히 많이 진행되고 있고 앞에서 지적한 문제점들을 해결하는 것이 이 분야의 연구에서 중요한 연구주제로 떠오르고 있다.

전통적인 다변량 분석법에는 요인분석(factor analysis), 군집분석(cluster analysis), 그리고 판별분석(discriminant analysis) 등을 들 수 있다. 요인분석에서는 많은 수의 변수들을 그보다 훨씬 적은 수의 가상적 요인(이것은 실제적으로는 관찰할 수 없지만, 자료의 구조를 잠재적으로 결정한다고 생각하기 때문에 잠재변수(latent variable)라고 불린다)으로 요약하려고 한다. 요인분석에서는 원자료의 많은 수의 변수들을 분석하는 대신 이 가상적 요인들 간의 관계를 이해하려고 한다. 이렇게 하면 실제 변수보다 훨씬 적은 수의 요인들만을 가지고 분석이 가능하기 때문에 다차원의 문제를 해결할 수 있다. 군집분석에서는 주어진 자료 구조를 이용해서 자료의 하위그룹(군집)을 찾으려고 한다. 예를 들면 전체 환자 자료를 가지고 특성이 다른 두 개의 하위그룹(예를 들면 질환의 원인이 다른 두 그룹)을 나누는 작업을 생각할 수 있다. 한편 판별분석에서는 환자의 치료 결과를 알고 있는 경우(예를 들면 암이 발생한 경우와 그렇지 않은 경우)에 오분류(misclassification)의 확률을 최소화하면서 그 결과를 가장 잘 판별해주는 변수 간의 관계를 구하려고 노력한다.

하지만 보건학적인 관점에서 보면, 보건학연구자들은 자료의 구조를 이해하기보다는 원인이라고 생각되는 변수에 의해 발생되는 질병의 빈도와 그들 간의 연관 정도를 설명하는 데 더 관심이 있다. 이러한 관점에서 보면 단순히 한 변수에 의한 관계보다는 사회-경제적인 변수를 포함한 여러 변수와 건강상태와의 관계가 더 중요할 것이다. 하지만 실무 분석의 처음 단계에서 결과변수와 원인변수 하나의 2×2 분할표(contingency table)는 연구 전체의 방향을 잡는 데 매우 유용하게 쓰일 때가 많다. 이는 특히 고려하는 변수가 매우 많은 경우에 처음부터 모든 변수를 분석에 포함하는 것은 실제로 어려움이 많기 때문이다. 하지만 최종적으로 연구가설을 증명하기 위해서는 여러 변수의 영향을 동시에 고려하는 모형이 필요하게 된다. 이러한 경우 여러 변수를 동시에 고려하는 것은 모형의 설명력을 높여줄 뿐만 아니라 여러 변수로 동시에 보정(adjustment)을 해준다는 의미도 있다.

결과변수와 설명변수와의 관계를 수식을 이용해서 설명하고자 하는 대표적인 것이 회귀분석법(regression analysis)이다. 설명변수로 하나의 변수를 이용하는 것이 단순회귀법(simple regression analysis)이고, 둘 이상의 설명변수를 고려하는 것이 중회귀법(multiple regression analysis)이다. 많은 보건학 문헌에서 다변량분석과 중회귀분석이 혼용되어 사용되는 경향이 있지만, 통계적 의미에서 다변량분석은 결과변수가 여러 개인 경우를 가리킨다.

이상의 모든 통계적 모형을 바르게 사용하기 위해서는 그 모형의 통계적 가정을 반드시 확인할 필요가 있다. 흔하게 사용되는 통계적 가정들은 독립성(independence), 정규성(normal distribution), 동일분포성(identical distribution), 공분산성(variance homogeneity), 선형성(linearity) 등을 들 수 있고, 이러한 가정들은 특정 모형이 사용되기 전에 검사하는 것이 올바른 방법이다. 만약 주어진 자료가 특정한 가정을 만족하지 않는다면 그 모형에서 도출된 결과는 올바른 결과라고 할 수 없다. 또한, 동일한 분석을 위해서라도 사용될 수 있는 통계적 모형은 대단히 많다. 그중에서 올바른 선택을 하기 위해서는 연구가설과 변수 수집 및 측정 방법, 이전의 연구 결과 등을 면밀히 검토해야 한다. 예를 들면 변수의 단위(scale), 연속변수인지 아닌지에 따라 선형회귀 분석 혹은 로지스틱(logistic) 회귀분석의 사용 여부를 결정할 수 있을 것이다. 만약 선형성에 문제가 있다면 변수의 변환이나 비모수적인 방법, 혹은 일반화선형모형(generalized linear model) 등이 사용될 수도 있다. 모형이 결정되면 사용될 설명변수의 형태와 개수를 결정해야 한다. 통계적으로는 사용되는 모든 설명변수는 독립적이어야 한다. 하지만 실제 보건학 자료에서 모든 설명변수가 독립적인 경우는 거의 없으므로 실무적인 판단을 해야 할 경우도 많다. 이러한 경우에 쉽게 쓰일 수 있는 것이 변수선택(variable selection) 방법인데 많은 통계 프로그램에서는 이러한 과정을 자동으로 해주는 경우가 많다. 하지만 이 경우에도 중간 과정을 면밀히 점검하지 않으면 다음에 동일한 모형을 구축하는 것이 어려워지는 경우가 발생하게 된다. 또한, 변수선택을 자동으로 하는 경우에는 변수의 보건학적 중요성이 전혀 고려되지 않기 때문에 최종 모형이 적당하지 않은 경우도 발생할 수 있으므로 보건학적으로 중요한 변수들은 자동선택보다는 수동선택으로 연구자가 선택하도록 하는 것이 바람직하다.

회귀분석 형태의 분석으로는 시간에 따른 종속관계를 고려한 시계열 분석(time-series analysis), 관찰의 중단이 포함된 시간에 따른 관찰 자료를 분석하기 위한 생존분석(survival analysis), 복잡한 자료구조를 분석하기 위한 이른바 그래픽-체인 모형(graphic chain model) 등을 들 수 있다.

3) 자료처리의 문제점

자료(data)는 보건학 조사와 정보에서 필수적인 기본요소이다. 설명변수들은 건강과 관련된 상태나 사건을 결정하는 요소(risk factor 혹은 covariate)로서 존재하고 결과변수는 건강과 관련된 현상들의 결과를 직간접적으로 나타낸다. 이러한 변수들을 정밀히 측정하는 것은 모든 보건학 연구에서 대단히 중요한 일임에도 실제 연구에서는 여러 가지 이유로 그 중요성이 무시되는 경향이 있다. 어떠한 변수는 그 참값이 측정 불가능한 경우도 많이 있지만, 이는 분석에서 대부분 무시된다. 기본 자료를 정밀하게 관찰, 측정하는 구체적이고 체계적인 방법에 대한 연구도 많이 존재한다. 하지만 큰 비용과 노력을 들여서 가장 좋은 방법으로 좋은 자료를 만들었다고 하더라도 입력된 자료에 많은 문제가 있을 수 있고 이는 전체 연구 과정에서 충분히 고려되어야 한다.

직관적으로 생각해보면 어떠한 오류가 존재하더라도 오류에 대한 추가정보가 있다면 오류를 어느 정도 보정하는 것은 가능할 것이다. 실제 연구에서는 이러한 정보를 이용해서 각각의 개인정보를 보정할 수도 있을 것이고, 아니면 분석의 최종 결과를 보정하는 데 사용할 수도 있을 것이다.

어떠한 경우에는 아주 간단한 보정이 아주 합리적인 결과를 줄 수도 있을 것이다. 다음의 두 예를 보도록 하자. 첫 번째로 종양의 크기를 다달이 연속적으로 측정한 경우를 생각해보자. 만약에 특정 달에 결측값 혹은 범위를 벗어난 자료가 보고되었다면 최종적으로 관찰된 달의 값이나 그 달과 그 이전 달에 관찰된 값들에 근거하여 계산된 값을 사용할 수 있을 것이다. 이러한 계산된 값을 사용하여 분석한 결과가 결측치를 사용해서 분석한 결과(적어도 표본수가 늘어나고 그 환자에 대한 설명력이 늘어날 것이다)보다 훨씬 합리적인 결론을 유도할 가능성이 높다. 두 번째로 개발도상국에서 전체 사망등록(registry)을 이용해서 모성 사망을 연구하는 경우에는 사망등록 시스템에서 포함하지 못하는 영아사망률도 다음의 방법으로 간접적으로 계산할 수 있다. 즉 조그마한 표본조사를 하여서 여성 사망이 발생한 경우에 이것이 영아 사망과도 연관이 있는지 직접 조사하여 그 비율을 구하고 이를 이용해서 전국의 대푯값도 구할 수 있을 것이다. 실제 중미의 과테말라에서 이런 연구가 시도되었고 그 결과 사망등록 시스템으로 보고된 경우보다 실제 1.58배의 영아 사망이 더 일어나고 있음을 알아내었다.

위에 예시된 경우와 같이 비교적 간단한 보정의 경우에도 이러한 보정이 연구가설의 검정력 혹은 가설에 의한 추정치의 신뢰구간에 미치는 영향을 알아보는 것은 대단히 중요하나, 대부분은 이러한 과정이 복잡하다고 할 수 있다.

측정오차 보정을 위한 통계적 이론의 간단한 배경은 다음과 같다. 연구에서 사용되는 설명변수의 참값을 오차 없이 측정하는 것이 불가능한 경우 오차를 포함하여서 측정된 것을 대리(surrogate)변수라고 한다. 이러한 경우 보통의 분석법을 사용하면 참값의 설명변수와 반응변수 간의 관계를 구하는 것이 아니라 오차가 포함된 대리변수와 반응변수 간의 관계를 구하게 된다. 측정오차 모형에서는 참값의 설명변수와 대리변수와의 통계적 관계를 이용하여서 위에서 구한 대리변수와 반응변수 간의 관계를 보정하게 된다. 이 연구 분야에서는 참값의 설명변수와 대리변수와의 통계적 관계, 측정오차와 모형의 오차와의 통계적 연관 정도, 측정오차의 통계적 가정 등에 따라서 다양한 방법의 보정법들이 제시되고 있지만, 실무에서 이러한 가정들을 실제로 확인하기는 어렵다는 등의 한계가 있는 것은 사실이다. 하지만 측정오차 보정이 필요하다고 판단되는 연구의 경우(예를 들어 비용과 기술적인 한계로 참값의 측정이 불가능한 경우) 실제 연구가 진행되기 전에 이에 대한 충분한 계획과 조사가 필요하다.

결측값을 처리하는 것은 실무에서는 측정오차 처리와 비슷한 아이디어로 접근할 수 있지만, 그 배경이 되는 통계적 이론은 상당히 다르다. 첫 번째 과정은 결측의 발생 과정과 연관되는 정보를 가지고 있다고 생각되는 모든 변수를 이용해서 그 결측값을 생성(impute)하는 것이다. 이 과정도 그 통계적 가정에 따라 여러 가지가 제안되었다. 그다음 단계로는 생성된 값을 자료에 넣고 보통의 자료분석 방법을 이용해서 분석하는 것을 생각해볼 수 있는데 이 경우에는 실제 관찰자료보다 사용할 수 있는 자료 수가 많아지므로 보통은 더욱 유의한 효과를 볼 수 있다. 그런데 이는 통계적인 과장일 가능성이 많으므로 그 해석에 많은 주의가 필요하다. 많은 경우에 분석은 여기서 끝나지 않고 이러한 자료 생성과 주입이 분석에 미치는 영향에 대한 분석이 추가되어야 한다.

4) 메타분석

여러 계량적 보건학 연구의 결과를 종합하기 위한 메타분석은 점차 그 사용 빈도가 증가하고 있다. 메타분석법은 연구의 체계적인 검토를 위한 합리적이고 계량적인 방법으로 고려되고 있다. 메타분석의 주요 목적은 중요한 결과를 얻었지만, 통계적으로 유의하지는 않은 개별 연구 결과들을 통계적으로 종합하기 위함이다. 하지만 학술지에 발표된 논문들의 결과만을 종합하여서 결론을 이끌어내는 것은 또 다른 오류를 일으킬 수도 있을 것이다. 임상시험과 대비되는 관찰연구들에서 특정 관심효과의 차이들은 이론적으로는 연구 간의 임의적인 변이(random variation)로 설명할 수 있을 것이다. 그러나 현실적으로는 개별 연구마다 통제변수들이 다르고 각 연구가 가질 수 있는 변이(bias)들이 달라서 이런 개별 연구들의 결과들을 종합하는 데는 많은 문제가 따르고 최종적으로는 변이가 있는 결론을 내릴 수도 있다. 이러한 경우에 통계적으로는 임의효과(random effect) 모형을 이용해 연구 간의 이질성(heterogeneity)을 보정하는 방법도 있으나, 해석의 난해함이 문제가 된다.

위에서 논의한 문제점들에도 불구하고 만약 연구들 간에 어떠한 경향이 존재한다면 메타분석은 여러 개의 연구 결과를 종합할 수 있는 합리적인 방법이다. 전체적인 연관관계의 추정을 위해서 여러 연구를 종합하는 메타분석은 예를 들면 개개의 자료를 다 수집한 후, 그 전체 자료를 분석해서 할 수도 있을 것이고 혹은 좀 더 동질적인 연구들만을 수집한 후 하나의 잘 정의된 추정치를 고려할 수 있을 것이다. 두 경우 모두 개별 연구의 특성을 충분히 고려해서(예를 들면 연구 간 변이와 연구 내 변이를 모형에 고려할 수 있다) 분석을 하지 않으면 최종 추정치는 많은 오류를 포함하고 있을 것이다. 이러한 어려움 때문에 메타분석은 비교적 오래된 역사를 가지고 있음에도 최근까지 연구가 활발한 분야이다.

3. 결론

보건학 연구(일반적인 과학연구)에서 통계분석의 중요성은 아무리 강조해도 지나치지 않을 것이다. 또한, 전체 연구가 올바른 것이 되기 위해서 올바른 통계분석이 중요한 위치를 차지한다. 최근 생명과학연구윤리에 관한 관심이 커지면서 올바른 통계분석에 관한 논의도 다양해지고 있다. 여기에서는 일반적 · 관습적으로 행해지고 있지만, 통계적인 측면에서 보면 문제가 많은(비윤리적일 수 있는) 것들을 나열해보고자 한다. 먼저 지적할 수 있는 것이 조건을 조금씩 바꾸어가면서 계속 무조건 p-값을 0.05 이하로 만들어주는 조건을 찾고 그 조건이 가장 적합한 분석방법인 것처럼 기술하는 것이다. 여기에서는 임의적인 자료의 취사선택, 분석방법의 선택, 분석조건(parameter)의 선택 등을 그 예로 들 수 있다. 둘째로는 중도탈락자와 무응답자를 무시하고 분석하는 것을 들 수 있다. 무응답자와 중도탈락자들은 연구를 종료한 집단과 그 성질이 다른 경우가 많다. 그러한 집단의 성질을 마치 우리가 원하는 위험변수의 차이에 의한 것처럼 기술하는 것은 명백한 오류라고 지적할 수 있다.

이 외에도 여러 가지 오류를 지적할 수 있지만 어떤 때는 우리가 의도하지 않은 중에 이러한 습관으로 연구를 마무리하는 경우가 많다. 하지만 내가 알지 못하고 실행했다고 하는 변명이 이러한 오류의 면죄가 되는 것은 아니므로 한 사회에서 올바른 과학자로서의 반성이 요구되는 부분이라고 할 수 있다. 또한, 최근 보건학 연구에서는 개인의 정보 사용에 주의해야 한다. 보건학 연구를 실행하는 중에 주민등록번호와 같은 개인정보를 다루어야 하는 경우가 생기는데, 이러한 경우는 연구의 설계 단계에서부터 미리 대비를 해야 한다. 개인정보의 올바른 처리는 법률적으로 책임을 질 수 있는 문제이기도 하므로 연구계획서 작성에서 충분히 고려되어야 한다. 보건학 연구에서 통계적 처리는 자연과학 연구에서 일반적으로 이야기되는 연구 재연성(reproducibility)의 원칙을 지켜야 한다. 즉 나중에 다른 연구자가 그 분석을 다시 한다고 하더라도 완벽히 재연할 수 있어야 한다. 그러려면 분석의 각 단계에서 충분히 고민하고 앞에서 언급된 원칙들이 잘 지켜지고 있는지 고민해야 할 것이다. 그리고 연구에서 사용된 모든 분석방법을 공개하더라도 보편적으로 인정될 수 있을 것인가를 생각해볼 필요가 있다. 실제로 생명과학의 특정 잡지에서는 모든 자료, 분석 소프트웨어, 프로그램코드를 공개해야만 연구 논문을 투고할 수 있다는 원칙을 가지고 있는 경우도 있다. 보건학 연구 및 통계분석의 목적은 궁극적으로 공공의 건강 수준을 향상하는 데 있을 것이다. 하지만 이러한 목적이 달성되려면 연구자들은 연구의 각 부분에서 원칙을 지키면서 전문성을 발휘해야 할 것이고, 이러한 것들을 달성하기 위한 집단과 개인의 노력이 중요하다.

제7장

보건통계제도

1. 국가통계와 보건통계

국가는 사회 각층의 현황을 통계로 생산하며 또한 요약된 지표로 발표하게 되는데 이를 공식통계(official statistics)라 한다. 공식통계의 구축을 위해서는 산업 · 물가 · 인구 · 주택 · 문화 · 환경 등 특정 집단이나 대상에 관하여 합당한 수량적 정보를 작성하고 공시하게 되는데, 정부는 직접 또는 다른 기관이나 법인 또는 단체 등에 위임 · 위탁하여 작성하게 된다. 이렇게 생산된 통계를 정부는 공표하여 널리 이용하도록 하여 국가정책의 수립 · 평가 또는 경제 · 사회현상의 연구 · 분석 등에 활용하도록 한다. 공식통계를 작성하는 기관을 통계작성기관이라 하고, 정부가 주로 해당하나 내용과 경우에 따라 수집 · 생산업무를 특정 단체에 위임하기도 한다.

그 대상이나 내용이 보건정책 개발이나 수행과 관련된 것일 경우 보건통계(health statistics)라 한다. 다른 국가통계도 마찬가지지만 보건통계를 적시에 수집하여 각종 정책을 수립하는 기관이나 일반인에게 수집 · 공표 · 관리하는 것은 매우 중요한 의미가 있다. 이처럼 보건통계를 수집하고 생산하고 가공하고 관리하고 공표하는 제도를 보건통계제도라 한다. 그러나 이러한 제도는 법적으로 지정된 제도의 의미가 아닌 정부를 위시한 보건통계생산기관들이 연속적으로 통계활동을 하는 행위를 총칭한다.

2. 보건통계의 내용과 역할

국가통계를 생산하는 기준에 대해서는 통계법(법률 제9557호, 2009.4.1. 일부 개정)과 관련 시행령, 시행규칙에 제시되어 있다. 국가통계는 각종 의사결정을 합리적으로 수행하기 위한 공공자원으로서 사회발전에 기여할 수 있도록 작성 · 보급 및 이용되어야 하는데 보건통계도 다양한 보건정책의 수립과 추진에 커다란 도움을 주고 있다.

보건통계의 내용은 다음과 같이 세 가지로 구분된다.

① 보고통계

보건복지에 관하여 업무상 발생하는 각종 보고내용을 중심으로 하는 통계. 예를 들면 각종 의료시설의 취득 및 관리, 의료기관의 설립 시 신고되는 내용을 바탕으로 하거나 각종 보건의료인력의 자격 취득에 따른 보고내용을 바탕으로 하는 인력통계 등을 들 수 있다.

② 조사통계

전 국민 또는 일부 국민을 대상으로 표본을 추출하여 설문조사를 통해 수집하는 자료를 통하여 얻어지는 통계. 예를 들면 국민건강조사나 지역사회건강조사같이 설문조사를 통하여 얻어지는 통계 등을 들 수 있다.

③ 가공통계

각종 공식적인 방법을 통하여 얻어진 통계자료를 이용하여 특별한 방법에 따라 산출하는 통계. 예를 들면 병상이용률, 암환자의 5년생존율 등을 들 수 있다.

이와 같은 보건통계로 구성되는 보건통계지표는 정확성 · 시의성 및 일관성을 확보할 수 있어야 하고 또 과학적인 방법에 따라 작성되어야 한다. 한편 이는 개인이나 법인, 단체 등에서 얻어낸 자료로서 그 비밀이 보장되는 범위 안에서 널리 보급 · 이용되어야 한다.

보건통계를 생산하는 중심기관은 보건복지부이다. 통계조직으로는 보건복지부 내에 정책통계담당관실이 있어 각종 보건통계를 관장하고 있다. 그러나 보건복지부 내에서도 업무의 특성에 따라 관련되는 타 부서에서 독립적으로 통계를 생산하기도 한다. 특히 보고통계의 경우에는 거의 전 부서에서 각종 보고통계자료를 수집하여 업무에 활용하고 있다.

보건복지부에 소속되어 있는 정부기관으로서 질병관리본부는 매우 중요한 조직이다. 질병관리본부는 다양한 통계자료를 수집하는 역할을 맡고 있기도 하다. 국민건강조사나 지역사회건강조사를 실시하여 각종 조사통계를 생산하기도 하지만, 각종 전염병의 발생, 결핵환자 관리, 에이즈환자 관리 등 다양한 보고통계도 관장하고 있다.

한편 정부기관은 아니나 국민건강보험공단, 건강보험심사평가원과 같은 기관은 건강보험자와 건강보험가입자들 간에 발생하는 각종 의료기관 이용행위에 관한 정보를 수집 · 생산하고 있으며, 의료기관의 시설에 관한 통계도 수집, 생산하고 있다.

한국보건사회연구원은 주로 보건복지부의 위탁을 받아 각종 조사통계를 생산하고 있다. 환자조사나 출산력 조사 같은 설문조사나 국민건강보험공단과 의료패널 조사도 함께하고 있다. 의약품소비통계 등은 그 밖의 대표적인 조사통계이다. 또한, 국립암센터는 우리나라 암환자들의 치료와 생존에 관한 통계를 생산하고 있으며, 그 밖의 관련 단체에서도 다양한 보건통계를 생산하고 있다.

우리나라에서 통계생산의 중심이 되는 기관은 통계청이다. 통계청은 기획재정부의 외청으로 차관급의 기관이나 거의 독립적으로 국가 전체 통계를 생산하고 있다. 통계청에서 생산하는 통계 중에 보건 분야와 밀접한 통계는 인구통계이다. 통계청에서 생산하는 인구통계는 아래와 같이 두 분야로 구분된다.

① 인구총조사

인구총조사는 우리나라 국토에 존재하고 있는 모든 사람을 대상으로 인적 상황을 조사하는 통계이다. 이는 5년마다 조사하는 것으로 전수조사의 방법으로 실시한다. 5년 단위로 실시되며 끝이 0 또는 5가 되는 해의 11월 1일을 기준으로 조사한다. 따라서 인구총조사는 특정 시점을 기준으로 존재하고 있는 인구를 조사하기 때문에 인구정태통계(人口靜態統計)라고도 한다. 인구총조사는 비록 보건문제와는 직결되지 않으나 각종 보건통계를 생산할 때 전 국민의 참여가 절대적으로 필요한 통계이다. 이는 고대국가부터 존재해온 제도로서 국가의 가장 기본적인 통계이다. 그러나 천문학적인 예산이 투입되는데다 조사상의 어려움으로 최근에는 인터넷조사를 병용하고 있고, 2015년에는 행정통계를 이용한 등록센서스를 병용할 예정이다.

② 인구동태통계

사람이 출생하면 국민으로서의 자격을 부여받기 위하여 출생신고를 하고, 사망하면 국민으로서의 의무에서 면제되기 위하여 사망신고를 하게 된다. 한편 생존 시에 겪는 가장 큰 사건은 혼인이다. 또한, 경우에 따라서는 이혼도 하게 되는데 이 두 가지 사안은 법률적인 문제와 결부되어 정부에서 파악해야 하는 사항이다. 따라서 출생, 혼인, 이혼, 사망 등 네 가지의 사상(event)에 대해서는 법적으로 신고하게 되어 있는데 이것을 인구동태사상이라고 한다. 특히 출생과 사망은 인구의 수를 결정하는 기본적인 요소이고 이를 통하여 인구의 끊임없는 변화양상을 파악할 수 있는 통계로서 앞의 인구정태통계에 대비하여 인구동태통계(人口動態統計)라고 한다.

위의 두 가지 통계를 통하여 인구추계가 가능하여 특정 시점에서의 인구규모의 파악이 가능하다. 이는 각종 보건지표생산의 분모가 되는 중요한 통계이다. 특히 출생과 사망에 관련한 각종 정보로는 출생률과 출산력의 추정이 가능하고 사망률의 산출은 물론 사망원인별 사망행태의 연구도 가능하다. 인구총조사와 인구동태통계는 고대국가시대부터 취합하던 통계로 세계 모든 국가가 가장 기본적으로 생산하고 있는 통계이다. 이러한 통계의 수집절차는 선진국일수록 더욱 엄격하게 통제하고 있다. 따라서 선진국일수록 정확한 통계를 생산하고 있는 반면, 개발도상국은 인구통계의 기본체제가 미약하여 부정확한 통계를 생산하고 있다. 이에 적절한 통계생산을 위하여 국제연합(UN)에서도 큰 관심을 두고 각종 연구 등을 지원하고 있다.

3. 우리나라의 통계제도

우리나라 통계제도의 중심에는 통계청이 있다. 세계적으로 통계수집절차를 살펴보면 두 가지로 나뉜다. 첫째는 집중형으로 특정 기관에서 전적으로 모든 통계를 수집하는 것이다. 다른 하나는 분산형으로 분야에 따라 서로 다른 정부조직에서 각각 통계를 수집하는 것이다. 예를 들면 미국은 인구총조사는 상무성에서, 보건통계는 보건후생성에서 별도로 수집하고 있다. 일본의 경우를 보아도 각 부서가 별도의 통계자료를 수집하고 있다. 후생노동성에는 정책총괄관이 있고 그 밑의 조직으로 통계관리관이 있다. 이 조직에서는 인구동태, 보건사회통계, 세대통계, 고용 · 임금 복지통계 등을 모두 관장하고 있으며, 인구동태통계의 출생, 사망 등의 신고는 보건소를 통하여 수집하고 있다. 한편 프랑스는 중앙집중형을 택하는 대표적인 나라인데 통계청이 국가의 모든 통계를 생산 · 관장한다. 프랑스의 통계청 자료의 정확성은 세계적으로도 평판이 높다. 그 밖에 캐나다와 독일도 중앙집중적인 통계제도를 택하고 있다.

중앙집중제를 택하는 나라는 대체로 통계청이라는 조직이 있으나 분산형을 택하는 나라는 일반적으로 통계청이라는 조직이 없다. 그러나 우리나라는 통계청이라는 조직이 있으나 보건복지부를 비롯하여 많은 다른 정부 부서가 통계를 생산하고 있어 소위 절충형의 체제를 취하고 있다. 집중형이나 분산형 중 어떤 통계제도가 효율적이라 할 수는 없고 각국의 실정에 따라 효과적인 방법이라고 판단되는 제도를 채택하고 있는 셈이다.

4. 통계의 품질관리

국가통계의 가장 중요한 과제는 정확성이다. 일반적으로 정확한 통계를 고품질의 통계라 하여 신뢰성을 갖게 된다. 따라서 통계법에서는 통계의 정확성과 신뢰성을 높이기 위하여 통계작성기관의 통계작성 및 보급의 제반 과정에 대한 통계품질진단을 하도록 하고 있다. 이에 따라 보건통계도 고품질의 통계를 생산할 의무를 갖고 있으며 품질관리 매뉴얼에 따라 생산하도록 하고 있다. 통계의 품질이란 사용상의 적합성에 근거하여 고객만족의 정도를 나타내는 것으로, 품질목표를 설정하고 합리적이고 경제적으로 달성할 수 있도록 하는 통계활동의 체계를 갖추어야 그 품질이 관리될 수 있다.

정확한 통계를 위하여 통계청에서는 특히 다음과 같은 6가지를 중시한다. 보건통계도 이의 적용을 받는다.

① 관련성(relevance)

이용자 관점에 초점을 둔 측면으로 보건통계자료가 포괄범위와 개념, 내용 등에 있어 이용자 요구사항을 충족하는 정도를 말한다.

② 정확성(accuracy)

측정하고자 하는 모집단의 특성이나 크기를 얼마나 근사하게 측정했는가를 말한다. 즉, 참값과 추정된 값의 차이인 오차가 작을수록 정확성이 높은 통계가 된다.

③ 시의성/정시성(timeliness/punctuality)

시의성은 보건통계의 작성기준 시점과 결과공표 시점과의 차이를 나타내는 보건통계의 현실반영도와 관련된 개념이고, 정시성은 예고된 공표시기를 정확히 준수하는가에 대한 개념이다.

④ 비교성(comparability)

시간 또는 공간이 달라도 보건통계자료가 동일한 개념, 분류, 측정도구, 측정과정 및 기초자료 등을 기준으로 집계되어 서로 비교 가능한지를 나타낸다.

⑤ 일관성(coherence)

동일한 보건현상에 대하여 서로 다른 기초자료나 작성방법에 의해 작성된 보건통계자료들이 얼마나 유사한가를 나타낸다.

⑥ 접근성/명확성(accessibility/clarity)

접근성은 이용자가 보건통계자료에 얼마나 쉽게 접근할 수 있는지에 대한 정도를 말하며, 명확성은 보건통계가 어떻게 만들어졌는지에 대한 정보제공 수준을 말한다.

5. 지정통계

정부의 각종 보건정책의 수립 · 평가 또는 다른 통계의 작성 등에 널리 활용되는 통계로 생산되나 국가의 공식통계로 활용하거나 대외 공표를 하는 경우에는 국가로부터 승인을 받아야 하는데 이것을 지정통계라 한다. 예를 들어 국민건강조사에서 생산된 각종 보건통계가 우리나라의 공식적인 보건통계를 대표하는 것으로 공표해야 하는 경우는 지정통계로서 승인을 받아야 한다. 일반적으로 지정통계로 승인받아야 하는 통계는 다음의 경우에 해당된다.

- 전국을 대상으로 작성하는 통계
- 지역발전을 위한 정책 수립 및 평가의 기초자료가 되는 통계
- 다른 통계의 모집단자료로 활용 가능한 통계
- 국제연합 등 국제기구에서 권고하는 통일된 기준 및 작성방법에 따라 작성하는 통계
- 그 밖의 통계

지정통계작성 승인은 통계청이 국가를 대행해서 그 업무를 수행하게 되며, 지정통계 승인을 위하여 제시해야 하는 요건은 다음과 같다.

- 보건통계의 명칭
- 보건통계의 종류

- 보건통계 작성의 목적
- 조사대상
- 조사방법
- 조사사항의 성별 구분

여기에서 가장 역점을 두는 사항은 표본추출에 관한 것이다. 표본설계가 적절하게 이루어져야 해당 국민에 대한 통계지표로서 대표성이 있다고 평가할 수 있기 때문이다.

6. 표준분류

국가별로 통계작성기관이 통계를 생산 · 관리할 때 그들의 통계지표를 국제간 비교 · 검토하는 것은 매우 중요한 절차이다. 그러나 각국의 기준이 다르다면 비교의 의미가 없다. 이는 국내 소지역 간 비교의 경우에도 마찬가지다. 또한 통계가 생산되는 원칙과 과정을 대외적으로 명확하게 제시해야 한다.

통계를 작성하는 기준은 국제표준분류를 따르는데 주로 통계청이 주관하고 있다. 이에 속하는 것으로 산업, 직업, 질병 · 사인(死因) 등에 관한 표준분류가 대표적이며 통계청장이 이를 작성 · 고시하도록 되어 있다. 고시할 때에는 1) 표준분류에 관해 관보에 게재해야 하고, 2) 표준분류의 명칭, 3) 표준분류의 원칙 및 기준, 4) 표준분류항목표를 제시하도록 한다.

1) 표준직업분류

한국표준직업분류(Korean Standard Classification of Occupations, KSCO)는 수입(경제활동)을 위해 개인이 하는 일을 그 수행하는 일의 형태에 따라 유형화(분류)한 것이다. 한국표준직업분류는 직업관련 통계자료의 정확성과 비교성을 확보하기 위하여 작성된 것으로, 국제노동기구(ILO)의 국제표준직업분류(International Standard Classification of Occupations, ISCO)에 기초하여 제정되었다.

직업분류는 세분류를 기준으로 상위에는 소분류-중분류-대분류로 구성되어 있으며, 하위분류는 세세분류로 구성되어 있다. 각 항목은 대분류 10, 중분류 52, 소분류 149, 세분류 426, 세세분류 1,206개로 구성되어 있고, 계층적 구조로 되어 있다. 분류번호는 아라비아 숫자와 알파벳 A로 표시하며, 대분류 1자리, 중분류 2자리, 소분류 3자리, 세분류 4자리, 세세분류는 5자리로 표시된다. 대분류는 다음과 같이 9개의 직업분류와 군인을 포함하여 10개로 분류된다.

- 관리자
- 전문가 및 관련 종사자
- 사무 종사자
- 서비스 종사자
- 판매 종사자
- 농림어업 숙련 종사자
- 기능원 및 관련 기능 종사자
- 장치 · 기계조작 및 조립종사자
- 단순노무 종사자
- 군인

2) 표준산업분류

한국표준산업분류(Korean Standard Industrial Classification, KSIC)는 산업관련 통계자료의 정확성, 비교성을 확보하기 위하여 작성된 것으로, UN의 국제표준산업분류(International Standard Industrial Classification, ISIC)에 기초하여 제정되었다.

표준산업의 대분류는 다음과 같다.

A. 농업, 임업 및 어업

B. 광업

C. 제조업

D. 전기, 가스, 증기 및 수도사업

E. 하수 · 폐기물 처리, 원료재생 및 환경복원업

F. 건설업

G. 도매 및 소매업

H. 운수업

I. 숙박 및 음식점업

J. 출판, 영상, 방송통신 및 정보서비스업

K. 금융 및 보험업

L. 부동산업 및 임대업

M. 전문, 과학 및 기술 서비스업

N. 사업시설관리 및 사업지원 서비스업

O. 공공행정, 국방 및 사회보장 행정

P. 교육 서비스업

Q. 보건업 및 사회복지 서비스업

86. 보건업

87. 사회복지 서비스업

R. 예술, 스포츠 및 여가관련 서비스업

S. 협회 및 단체, 수리 및 기타 개인 서비스업

T. 가구 내 고용활동 및 달리 분류되지 않은 자가소비 생산활동

U. 국제 및 외국기관

3) 표준질병분류

표준질병분류는 질병 · 사인(死因) 등에 관한 표준분류로서 보건통계에 매우 중요한 것이다. 세계보건기구는 질병 · 사인의 역학적 연구, 건강관리서비스, 임상적인 목적으로 국제질병분류(International Classification of Diseases, ICD)를 제정하여 각국에 활용하기를 권장하고 있다. 우리나라에서는 이를 한국 실정에 적합하게 조정하여 한국표준질병사인분류(Korean Standard Classification of Diseases, KCD)라는 명칭으로 활용하고 있다. 이는 우리나라에서 의무기록자료 및 사망원인통계조사 등 질병이환 및 사망자료를 그 성질의 유사성에 따라 체계적으로 유형화한 것으로, 모든 형태의 보건 및 인구동태 기록에 기재되어 있는 질병 및 기타 보건문제를 분류하는 데 이용하기 위하여 설정한 것이다. 보건의료 현상을 파악하는 통계를 작성할 때 표준화된 기준을 적용함으로써 일관성 및 비교성 있는 자료를 확보할 수 있게 된다.

세계보건기구는 현재까지 11차에 걸쳐 개정하였으며, 우리나라는 ICD-10을 기반으로 개정한 KCD-8을 2021년부터 적용해오고 있다.

분류체계는 본분류로서 대 · 중 · 소 · 세 · 세세 · 세세세분류 등 6단계의 분류체계를 구성하고 대분류 22개, 중분류 268개, 소분류 2,086개, 세분류 12,497개, 세세분류 6,176개, 세세세분류 572개를 마련하고 있다..

〈표 7-1〉 표준질병분류 대분류

전신을 침해한 질환군	I. 특정 감염성 및 기생충성 질환 II. 신생물
전신병적 질환군	III. 혈액 및 조혈기관의 질환과 면역 메커니즘을 침범하는 특정 장애 IV. 내분비, 영양 및 대사 질환
인체 해부학적 계통별 질환군	V. 정신 및 행동 장애 VI. 신경계통의 질환 VII. 눈 및 눈 부속기의 질환 VIII. 귀 및 유돌의 질환 IX. 순환계통의 질환 X. 호흡계통의 질환 XI. 소화계통의 질환 XII. 피부 및 피하조직의 질환 XIII. 근골격계통 및 결합조직의 질환 XIV. 비뇨생식계통의 질환
분만 · 기형 · 신생아 질환	XV. 임신, 출산 및 산후기 XVI. 출생전후기에 기원한 특정 병태 XVII. 선천 기형, 변형 및 염색체 이상
기타 병태	XVIII. 달리 분류되지 않은 증상, 징후와 임상 및 검사의 이상 소견 XIX. 손상, 중독 및 외인에 의한 특정 기타 결과
기타 분류	XX. 질병이환 및 사망의 외인 XXI. 건강상태 및 보건서비스 접촉에 영향을 주는 요인 XXII. 특수목적 코드

7. 보건통계의 내용

보건통계 부문에서 작성되는 통계는 다양하나 가장 기본적인 통계를 중심으로 살펴보면 다음과 같다. 제도적인 체계에 의하면 보건복지부 기획조정실의 정책통계담당관실이 그 조직의 정점에 있는 주무부서이다. 서기관을 책임자로 하고 2명의 사무관과 4명의 주무관이 배치되어 있다. 그러나 하부 통계조직이 없기 때문에 조사통계는 한국보건사회연구원 등과 같은 기관에 위임생산하고 있으며, 다른 전문성 있는 조사통계는 해당 부서에서 수행하거나 보고통계 등을 통하여 수집하고 있다. 이러한 조직체계하에서 수집되는 통계를 보면 다음과 같다.

① **보고통계** (16종)

각종 법령에 의하여 신고가 의무화되어 있는 내용을 질병관리본부 등과 협조하여 주로 보건소를 통하여 시 · 도의 복지건강국을 경유, 보건복지부 담당 부서로 송부되어 집계되는 통계로서, 공표의 시간적 단위는 분기, 반기, 연보 등이고, 그 명칭은 다음과 같다.

- 법정감염병발생보고
- 결핵 현황
- 국민기초생활보장수급자 현황
- 보건소 및 보건지소운영 현황
- 요보호아동 현황보고
- 아동복지시설 보호아동 및 종사자 현황보고
- 노인복지시설 현황
- 공중위생관계업소 실태보고
- 암등록통계
- 학대피해아동보호 현황
- 장애인 현황
- 어린이집 및 이용자통계
- 노인학대 현황
- 가정위탁 국내 입양소년소녀가정 현황
- 사회복지자원봉사 현황
- HIV/AID 신고 현황

② 가공통계(2종)

정부에서 수집된 자료를 바탕으로 다시 새로운 지표를 만들어내는 것이다.

- 국민의료비추계 및 국민보건계정
- 한국의 사회복지지출

③ 조사통계(21종)

우리나라를 모집단으로 하는 표본조사를 통하여 입수된 보건통계(괄호 안은 조사주기이며 편의상 보건부문으로 한정)를 말한다.

- 국민건강영양조사(1년)
- 환자조사(1년)
- 국민보건의료실태조사(3년)
- 정신질환실태조사(5년)

- 국민구강건강실태조사(3년)
- 전국결혼 및 출산동향조사(5년)
- 청소년건강행태 온라인조사(1년)
- 퇴원손상심층조사(1년)
- 인수공통전염병위험군의 감염실태조사(수시)
- 노인실태조사(3년)
- 아동종합실태조사(5년)
- 지역사회건강조사(1년)
- 의약품소비량 및 판매액통계(1년)
- 의료기기화장품 제조유통실태조사(1년)
- 보건복지관련 산업일자리조사(고용)
- 한방의료이용 및 한약소비실태조사(3년)
- 급성심장정지조사(1년)
- 전국민 장내기생충감염실태조사(5년)
- 기상재해지역 보건응급조사(1년)
- 국민건강영양조사(3년)
- 국민보건의료실태조사(자원)(3년)

과거 우리나라 보건통계의 생산체계는 매우 미약했다. 근래에 이르러 많은 문제가 해결되고 질 좋은 통계를 생산할 수 있게 되었다. 그리고 우리나라 통계생산에 대한 국가 차원에서 인식을 제고하게 된 계기는 OECD 가입이라 할 수 있다. OECD에서는 회원국으로부터 각종 통계자료를 제공받아 그들의 데이터뱅크를 구축할 뿐만 아니라 각국의 통계를 비교하여 공표하고 있다. 따라서 통계의 대외적 공표문제는 우리나라 관계자들의 통계의 완전성과 정확성에 대한 인식을 새롭게 하였고, 결국 우리나라 통계개발의 필요성을 새삼 느끼게 되었다. OECD에서 요구하는 통계지표는 연도별로 다양하다. 제출이 시작된 1997년에는 보건부문에서 996개의 통계를 요청받았으나 불과 170개만을 제출하여 17.1%의 제출률이었다. 복지통계의 경우는 96개 요청에 51개를 제출하여 84.4%의 제출률을 나타내었다. 그러나 이 제출률은 점차 상승하여 2012년에는 보건부문에 776개의 제출 요청에 대하여 702개를 제출함으로써 90.5%의 제출률을 기록하였고, 복지통계의 경우 62개 제출 요구에 100%의 제출률을 나타낼 정도로 보건복지통계의 수준은 급성장하였다.

8. 통계자료의 보호와 공개

통계자료를 집산하면 통계 데이터베이스도 구축할 수 있어 통계를 공표하되 국민이 신속하고 편리하게 이용할 수 있도록 하는 데 큰 의의가 있다. 그러나 이러한 통계는 국가가 생산하는 것으로서 그 내용을 투명하게 하기 위해서는 정보의 공개는 필수적이다. 즉, 공공성의 의미가 크기 때문이다. 그러나 이러한 통계는 개인의 정보가 쌓여서 생산되는 것이므로 수많은 개인 정보가 포함되어 있어 공개과정에서 개인의 정보가 유출될 가능성이 있다. 정보의 공개 못지 않게 정보의 보호 측면도 중요하다. 따라서 특정 통계작성기관에 통계자료의 제공 요청이 있는 경우 통계작성기관의 장은 통계자료를 제공하는 때에는 특정 개인이나 법인 또는 단체 등을 식별할 수 없는 형태로 통계자료를 처리한 후 제공하고 있다.

특히 특정 대상에 관한 수량적 정보를 작성하거나 학술연구를 위한 목적으로 통계자료를 이용하고자 하는 자는 법이 정하는 바에 따라 통계작성기관의 장에게 통계자료의 제공을 신청할 수 있으며, 통계작성기관의 장은 특정의 개인이나 법인 또는 단체 등을 식별할 수 없는 형태로 통계자료를 처리한 후 제공하도록 하고 있다(공공기관의 정보공개에 관한 법률, 법률11991호, 공공기관의 개인정보보호에 관한 법률, 1994년 제정, 개인정보보호법 법률11690호).

9. 보건통계시스템 자료의 활용

정부에서는 이러한 통계자료를 널리 공개하여 제공하고 있으므로 각종 자료의 인용이나 원자료를 이용한 분석이 비교적 수월하다. 특히 조사통계를 통하여 습득한 자료에 대해서는 많은 연구가 가능하므로 유익한 자료원이다. 각 자료를 소장하고 있는 기관에서는 다양한 방법으로 자료 분석을 지원하고 있다. 그러나 이렇게 얻어진 자료들은 소위 이차자료(secondary data)가 된다. 경우에 따라서는 연구자가 추구하는 변수에 대한 정보가 없을 가능성이 많다. 그러나 이러한 조사자료들은 매우 많은 변수에 대한 정보를 수집하기 때문에 잘 이용하면 좋은 연구결과를 얻을 수 있다.

또한 조사통계이기는 하나 통시적(longitudinal)인 자료를 취득하기 위하여 정해진 가구를 대상으로 시간에 따라 반복적으로 조사하는 패널 자료(panel data)가 있다. 우리나라에서는 1988년에 처음 시작된 한국노동패널이 가장 오래된 통계자료로써 활용되어왔으나, 최근에는 근 20종의 국내 패널조사자료가 구축되었다. 그러나 복지 분야에는 수 개의 패널이 있으나 보건 분야에 한정된 것은 한국의료패널이 유일하다. 일반적으로 패널조사는 폐쇄된 코호트집단을 대상으로 통시적으로 관찰한다는 측면에서 많은 정보를 줄 수 있지만, 그 관리가 용이하지 않으며 경비가 많이 든다는 단점이 있다. 갑자기 늘어난 패널조사는 일부는 중복의 우려도 있어서 적절한 관리가 필요하다. 그러나 이러한 패널조사에서 얻어진 패널자료는 연구자들에게는 매우 바람직한 자료임에는 틀림없으며 거의 모든 패널자료가 연구자들에게 제공되고 있다.

참고로 각종 자료의 조회 사이트를 살펴보면 다음과 같다.

통계청 인구통계 등 통계: http://kostat.go.kr/portal/korea/index.action
국가통계포털: http://kosis.kr/ (KOSIS 국가통계포털)
e-나라지표: http://www.index.go.kr/
http://www.kosis.kr/
보건복지부: http://www.mw.go.kr/front_new/index.jsp
공공데이터포털: https://www.data.go.kr/
보건복지통계: http://stat.mw.go.kr/
질병관리본부: http://www.cdc.go.kr/CDC/main.jsp
한국보건사회연구원: https://www.kihasa.re.kr/html/jsp/main.jsp
한국보건산업진흥원: http://www.khiss.go.kr/
국립암센터: http://ncc.re.kr/index.jsp
국민건강영양조사: https://knhanes.cdc.go.kr/knhanes/index.do
지역사회건강조사: https://chs.cdc.go.kr/chs/index.do
한국의료패널: http://www.khp.re.kr/

제8장

유전체 및 분자역학적 연구방법의 개념

1. 유전체 분석의 의의와 방법

1) 유전과 유전체(Genome)의 개념

건강문제의 원인이 유전에 의한 것인가 환경에 의한 것인가는 “nature or nurture?”라는 질문으로, 19세기와 20세기 초까지 서양 과학사에서 매우 중요한 논쟁이었다. 환경의 중요성을 강조하는 사람들은 괴혈병, 펠라그라 등의 영양결핍성 질환을 하나의 성(城)처럼 지키고 있었고, 유전을 강조하는 학자들은 유럽의 왕족들 사이에 퍼져 있던 혈우병이나 비교적 일찍 알려진 유전성 질환인 알캅톤뇨증(alkaptonuria) 등을 요새 삼아 끊임없는 논쟁을 하였다. 이러한 소모적인 논쟁이 올바로 정립되는 과정에는 인간과 생물의 유전법칙과 그 기전에 관한 과학적 발견이 밑거름되었다. 최근에 와서는 환경과 유전은 상호 분리될 수 없는 것이라는 인식이 일반적이다. 환경은 인간의 고유한 유전적 특성을 통해서 작동하지만, 유전자는 미래가 새겨져 있는 만능이 아니며, 유전자가 발현되어 개체를 형성하고, 나아가 건강-질병현상을 결정짓는 과정은 어떤 환경에 놓여 있는가와 밀접하게 연관된다. 이러한 현대적인 개념이 정립된 데에는 1990년대 미국의 주도로 진행된 인류역사상 최대의 연구프로젝트라고 불리는 인간게놈프로젝트(Human Genome Project, HGP)의 영향이 크다. 이 프로젝트는 많은 사람에게 인간의 건강문제에서 유전과 환경의 관련성에 대한 인식을 근본적으로 바꾼 중요한 계기가 되었다.

HGP는 여러 가지 중요한 사실을 밝혀주었다. 예를 들어, 사람의 전체 유전정보가 약 30억 개가량의 DNA-pair로 이루어져 있다든지, 실제로 기대했던 기능을 하는 유전자는 쥐와 크게 다르지 않은 3만여 개에 불과하며, 불과 2.5% 정도의 DNA만이 우리가 생각하는 유전자로서 기능한다는 사실 등이다. 많은 사람이 유전적인 요인의 원인과 비밀을 속시원하게 밝혀주리라 기대했던 HGP는 역설적으로, 앞으로 인간의 건강을 연구할 때에 유전과 환경의 문제가 얼마나 복잡하고 많은 어려움이 있을 것인지를 알려준 프로젝트이기도 하다. 몇 가지 중요한 논점만 살펴보면 다음과 같다. 1) 30억 개에 이르는 염기서열을 밝히는 것이 끝이 아니고, 그 중에서 어떠한 변이가 인간의 질병과 관련성이 있는지 순전히 향후의 과제로 남겨졌다. 2) 특히, 개인별 차이가 평균 700~800개의 염기서열마다 하나씩의 빈도를 보이는 단일염기서열다형성(Single Nucleotide Polymorphism, SNP) 등이 흔하게 존재함을 확인하였고, 이러한 개체 간의 변이가 다양한 환경요인과 어떻게 상호작용하여 건강을 결정짓는 것인지가 관심의 초점이 되었다. 3) 인간의 유전체 중에서 2.5%에 불과한 유전자들 이외에 나머지 대부분은 어떠한 기능을 하고 있으며 왜 존재하는 것인지도 밝혀야 할 문제로 제기되었다.

유전체 역학은 이러한 질문에 대답하기 위한 연구 분야다. 유전체(genome)라는 개념은 개별적으로 관심을 두는 유전요인에 초점을 맞추기보다는 유전적인 요인 전반을 환경적 영향과 함께 다룬다는 데 의미가 있다.

2) 질병의 유전요인 규명의 기본 개념

건강-질병현상의 유전적 요인을 밝히는 과정은 크게 〈그림 8-1〉과 같은 네 단계를 거친다. 즉, 1) 환경적 요인의 영향과는 구분되는 유전적 요인이 존재하는가, 존재한다면 어느 정도의 크

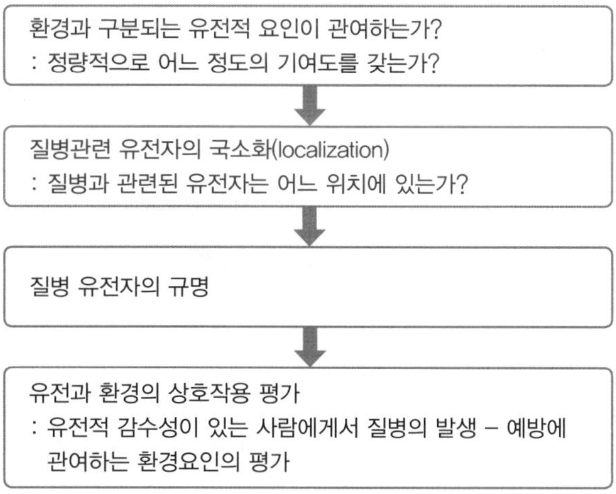

〈그림 8-1〉 건강-질병현상의 유전적 요인을 규명하기 위한 유전체 역학의 기본방법

기로 존재하는가? 2) 유전적 요인이 작용하는 근거가 명확하다면, 그 유전적인 요인은 인간의 유전체에서 어떠한 위치에 근접해 있는가?(국소화) 3) 해당 유전적 요인의 위치가 성공적으로 파악된다면, 정확하게 어떠한 변이가 작용을 일으키는지에 대한 규명, 4) 유전적인 변이가 성공적으로 규명된 이후에는 다시 이러한 유전적 감수성을 가진 사람들의 질병의 발생 혹은 예방과 관련된 환경요인의 평가(유전-환경의 상호작용 평가) 등이 그것이다. 이 단원에서는 특히 건강-질병현상에 유전적인 요인이 존재하는지를 평가하는 단계와 유전자의 위치를 국소화하는 단계의 방법론을 중심으로 설명하고자 한다.

유전적인 요인이 존재하는지, 또 존재한다면 어느 정도 영향을 미치는지를 포괄적으로 평가하는 방법은 특히 정량적인 지표인 유전율(heritability) 등으로 표현할 필요성이 있을 때에는 주로 가족관계를 이용하게 되며, 이 단계에서는 유전자의 분석이 필요하지 않다. 가족관계는 그 자체가 평균적인 유전적 공유도를 정확하게 반영하고 있기 때문이다. 〈표 8-1〉은 가족관계에 따른 평균적인 유전적 공유도를 나타낸 것이다. 즉 이러한 유전적 공유도가 우리가 관심을 둔 건강-질병현상의 상관관계와 얼마나 일치하는지의 정도를 유전율로 표현한다.

유전적인 기여도가 확인되면, 유전체 연구에서는 '국소화(localization)' 혹은 '지도작성(mapping)'이라는 특이한 방법을 거친다. 즉, 직접 유전체의 규명으로 가기 이전에 유전자의 기능이나 개인의 관심을 접어두고, 우선 대략의 위치를 파악한 후 그 해당 위치에서 연구를 시작한다는 의미다. 이러한 국소화 과정이 필요한 이유는 유전정보량이 30억 개의 염기서열로 이루어지고 있다는 사실에서 출발한다. 통상적인 5% 정도의 1종 오류를 허용할 경우는 약 1억

〈표 8-1〉 가족관계에 따른 평균 유전정보의 공유 정도

가족관계	평균 유전정보 공유 정도(%)	비고
일란성 쌍둥이	100	
이란성 쌍둥이	50	
형제-자매	50	평균 공유도 50%, 유전자좌에 따라 0~100%의 변이
부모-자녀	50	모든 유전자좌 정확히 50% 공유
삼촌관계	25	
조부모-조손	25	
이복형제	25	
사촌 관계	12.5	
부부	0	

6천만 개, 1%라고 해도 3천만 개 이상의 1종 오류의 가능성이 이론상 존재하기 때문이다. 즉, 양의 차이가 질적인 방법론의 차이를 요구하는 것이다. 물론, 이 단계에서는 유전형의 분석이 필수적이며, 이러한 분석이 가능한 연구대상의 모집이 필수적이다.

이러한 유전자 지도 작성(gene mapping)의 방법에는 크게 고전적인 연관분석(linkage analysis)과 최근에 널리 사용되는 전장유전체관련성 분석방법이 있다. 연관분석은 질환가계를 모집하여, 해당 가계 내에서 감수분열을 통해 자손에게 전달되는 염색체 재조합(recombination)의 빈도를 파악함으로써 질병과 가까이에 있는 위치를 파악하는 것이다. 염색체의 재조합은 서로 가까이 있는 경우 드물게 일어나고 멀리 떨어져 있거나, 아예 다른 염색체상에 있을 경우는 재조합의 확률이 50%가 되는 것을 이용한 방법이다. 이는 질병이 유전자를 그대로 반영하는 유전질환의 경우는 매우 강력한 방법론이었다.

복합질환에서는 질환가계의 모집 자체가 매우 어렵고, 질환이 유전적 소인을 그대로 반영하지 않는 경우가 많기 때문에 연관분석의 기여도가 상대적으로 많이 줄었으며, 가족관계를 활용하지 않는 전장유전체 관련성분석방법(Genome-Wide Association Study, GWAS)이 대두되었다. 일반인구에 대한 유전체 연구에서는 몇 가지 가정이 전제된다. 즉 1) 한 가족에서는 동일한 질병을 가진 사람들이 동일한 유전요인에 의한 것일 확률이 높지만, 혈연관계가 없는 사람끼리도 동일한 질환의 유전자가 질병의 발생에 관여하고 있다는 전제가 우선이고, 2) 유전형을 분석할 경우, 분석된 유전형은 실제 질병을 일으키는 감수성 유전자 그 자체이거나 아니면 매우 가까운 위치에 있어서 질병유전자와 관련성을 가진다는 것이다. 또한 일반인구의 연구는 가족관계가 아니기 때문에, 동일한 유전적 변이를 공유한 사람들이 공유하는 유전자의 구간이 매우 좁다는 문제가 있다. 따라서 과거에 고밀도의 유전형 분석이 기술적으로 어려웠던 시기에는 GWAS 분석이 실현되기 어려웠다. 하지만, 최근 급격하게 진보하고 있는 유전형 분석의 기술발전과 함께, 일반인구를 대상으로 한 연구에서는 드문 질환도 쉽게 모을 수 있다는 장점이 결합되면서 2005년에 노인성실명의 원인유전자가 GWAS에서 밝혀진 이래, 수많은 연구가 발표되고 있다. 향후 이러한 GWAS 연구가 실제로 유전자의 규명과 질병 극복에 얼마나 기여할 수 있는지는 큰 관심사라고 할 수 있다.

3) 유전요인 규명 연구의 현황과 보건학의 적용

유전체 연구는 인간 유전체에 대한 지식과 분석기술의 발전에 따라 많은 영향을 받게 된다. 기존에 알려진 SNP 이외에도, 더욱 큰 덩어리의 염기서열조각들(통상 1 kilo-base 이상)이 중복되거나(duplication) 떨어져나가서(deletion), 통상 상식적으로 생각되는 동일한 유전정보가 2배수(2n)가 아닌 다양한 배수 상태로 존재한다는 사실이 최근에 널리 밝혀지고 있다. 이러한 현상은 단위반복변이(copy number variation) 혹은 구조적변이(structural variation)라고 하며, 전체 인간의 정상적인 변이에서 SNP보다도 더 큰 비중을 차지할 것으로 생각한다. 또한 염기서열 자체는 변화가 없으나 특정 염기서열(특히 Cytosine)에 메틸기가 붙거나(methylation), DNA의 구조와 기능에 중요한 역할을 담당하는 히스톤 단백질의 메틸화-아세틸화에 의해서 유전자의 발현이 조절되는 상유전체 조절(epigenetic control) 현상 등은 비교적 최근에 유전체의 기능에서 중요한 역할을 하는 것으로 밝혀지고 있다. 또한 과거에는 아무런 기능을 하지 않는 것으로 생각했던 부분에서 만들어지는 RNA가 유전자의 발현과정에 간섭을 일으켜 조절한다는 것도 알려졌다. 이처럼, 유전체에 대한 지식은 HGP 이후에도 많은 발전이 있었고, 향후에도 유전체의 비밀이 완전히 풀리기까지는 많은 변화가 있을 것으로 보인다. 유전체 연구의 성과에서 공중보건학적인 중요성이 있는 내용은 적극 보건학 분야에서 수용되고 적용될 필요가 있을 것으로 생각한다.

특히, 보건학에 적용되기 위해서는 두 가지의 개념이 필요하다. 첫째는 해당 유전요인이 얼마나 질환의 발현과 관련되는지를 보여주는 지표인 침투도(penetrance)이며, 또 하나는 해당 유전적 감수성을 가진 사람들이 일반인구 중에서 얼마나 되는가 하는 지표이다(대립유전자빈도의 개념). 다빈도-복합질환에 관여하는 유전요인의 두 가지 지표가 어느 정도 유의한 수준이라면, 이는 공중보건에서 다루어야 할 유전적 요인이라고 할 수 있다. 조기발견, 환경요인과의 관련성 또한 이러한 문제들과 관련되어 발생할 수 있는 다양한 윤리적 문제, 인권문제 등과 관련하여 폭넓은 연구가 필요할 것이다.

2. 분자역학적 연구

1) 분자역학의 개념

최근 분자생물학, 유전학, 분석화학 및 기초과학 분야의 눈부신 발달로 인간의 모든 유전자의 염기서열이 밝혀졌으며, 이로 인해 질병발생이나 행동양식 등에 유전자의 역할을 구명하기 위한 연구가 가속화하고 있다.

역학의 역할은 질병발생에 관여하는 모든 요인을 규명하여 예방에 활용하는 데 있으며,

전통적으로는 요인에의 노출과 질병발생 단계의 질병 스펙트럼 상에서 임상적 혹은 전임상적 증상을 대상으로 이루어져왔다. 전통적인 역학 연구의 단점은 숙주 요인 또는 개인의 감수성에 대한 평가가 어려웠다는 것이다. 특히 유전적인 요인이나 환경 유해물질에 대한 개개인의 대사능력 등의 개인 간의 차이는 배제되어왔다. 같은 유해물질에 노출되었어도 모두 질병을 유발하는 것은 아니며, 어떤 요인에 노출되어 질병이 발생할 때까지는 여러 단계가 있다(그림 8-2). 각 단계를 나타내줄 수 있는 분자생물학적, 세포학적 또는 기타 생물학적 측정이 가능해짐에 따라 질병의 원인규명을 더욱 정교하게 수행할 수 있으며, 결국 질병의 위험을 예방, 관리할 수 있게 되는데 이를 분자역학적 연구라고 부른다. 즉 분자역학은 생물학적 표지자(biomarkers) 또는 생물학적 측정방법을 전통적인 역학 연구에 활용하는 것이라고 정의할 수 있다(Vineis & Perera, 2007).

분자역학이란 용어는 1982년에 콜롬비아 대학의 페레라(Perera)와 웨인스타인(Weinstein)이 처음 도입하였는데(Hulka et al., 1990), 원래는 암의 원인을 밝혀내고 이를 예방하기 위해 분자생물학적 기법을 역학 연구에 적용하는 것으로 분자암역학(molecular cancer epidemiology)이라고 명명하였다. 즉 생물학적 표지자(사람의 시료 중 측정이 가능한 생화학적, 분자 수준의 변화)를 역학 연구에 적용하여 개인의 노출 수준, 생물학적 유효 용량, 전임상적 영향 그리고 발암물질에 대한 감수성을 평가하는 것이다.

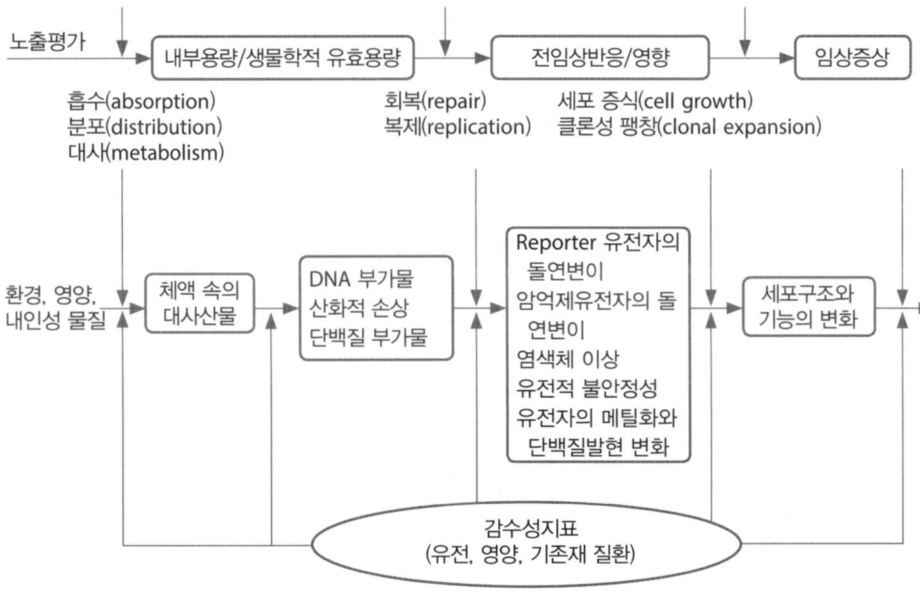

〈그림 8-2〉 분자역학의 최신 모델
자료: Vineis & Perera, 2007.

분자역학적 연구의 가장 큰 장점은 동물실험이나 다른 실험실 연구와는 달리 인간의 질병에의 위험도를 평가하는 데 직접 활용할 수 있으며, 또한 노출로 인한 초기의 영향을 평가하거나 질병에의 감수성 여부를 판단함으로써 질병의 위험을 초기에 경고할 수 있으며, 이로 인해 노출에서 질병발생까지 각 단계에서 시기적으로 재빠르게 예방조치를 강구할 수 있다는 점이다.

그러나 분자역학적 연구도 역학 연구가 지니고 있는 일반적인 제한점을 지니고 있으며, 특히 생물학적 지표들을 이용할 때 그들의 타당성이 증명되어야 한다. 즉 이들 생물학적 지표들은 노출평가나 초기의 생물학적 영향, 그리고 위험도를 평가하는 데 이용될 수 있지만, 대부분이 스크리닝, 진단 또는 개인의 암발생 위험도를 평가하기 위해서는 아직 충분히 연구되지 않았으며 그 타당성이 입증되지 않았다(Perera & Weinstein, 2000).

2) 생체지표(biomarkers)의 종류

생물학적 지표는 일반적으로 4개의 범주로 분류하고 있는데 1) 내부용량지표(internal dose biomaker), 2) 생물학적 유효용량지표(biological effective dose biomaker), 3) 전임상적 영향지표(preclinical biologic effect biomaker), 4) 감수성지표(susceptibility biomaker)로 구분되며, 이들 사이에 구분이 명확하지 않고 중복되는 경우가 있다(그림 8-2).

(1) 내부용량(internal dose)지표

4개로 구분되는 생물학적 지표 중 내부용량지표가 산업장에서 발암물질 또는 오염원 등 요인에의 노출을 평가하기 위해 가장 광범위하게 이용되어왔다. 즉 내부용량지표는 정확하고 재현성이 뛰어나기 때문에 전통적으로 이용되고 있는 환경모니터링자료, 그리고 개인의 노출기록자료 및 설문자료 등과 함께 유용하게 이용되고 있다. 최근에는 매우 높은 민감도(sensitivity)의 분석기법이 개발되었기 때문에 매우 낮은 농도의 발암물질이나 화학물질 및 그들의 대사산물은 생체의 여러 조직에서 측정이 가능하게 되었다. 내부용량지표는 오염원이 생체에 들어왔을 때 각 개인의 대사능력, 즉 흡수, 축적, 배설 등의 차이를 그대로 반영하여 신체 각 기관에서의 농도를 나타내기 때문에 환경모니터링에 의한 자료보다 훨씬 유용한 노출평가방법으로 이용될 수 있다. 그렇지만 이 경우에 오염물질, 또는 그들의 대사산물의 생체 내의 반감기가 각기 다른 기관조직에서 차이가 나타나기 때문에 연구계획 시 이러한 점을 고려해야 하며 결과의 해석에도 많은 주의가 필요하다.

(2) 생물학적 유효용량지표

내부용량지표는 노출평가의 좋은 방법이지만 생체 내 중요 표적(DNA, 단백질 등)과 실제 반응하는 정도를 반영해주지는 못하기 때문에 생물학적 유효용량지표라는 개념을 도입하였다. 생물학적 유효용량지표는 오염원이 생체 내의 주요 표적과 반응하는 양을 말하는데, 주로 DNA나 혈액 내의 특정 단백질을 주요 표적으로 이용한다. 즉 발암물질 또는 그들의 대사산물은 DNA와 결합하여 DNA 부가물을 형성하여 궁극적으로 주요 유전자의 돌연변이를 유발하기 때문에 이러한 특정 발암물질-DNA 부가물을 측정하게 되면 개인 간의 발암물질의 흡수 정도나 분출의 차이 및 화학물질의 해독 및 활성화 등의 대사과정, 그리고 발암물질-DNA 부가물이 회복되는 정도도 반영해줄 수 있다. 발암물질-DNA 부가물을 정량화하는 방법으로는 단세포항체를 이용한 ELISA(Enzyme-linked immunosorbent assay) 또는 방사면역측정법(radioimmunoassay)이 많이 사용되었지만, ^{32}P-postlabelling 또는 질량분석법을 이용한 방법도 시도되고 있다.

사람을 대상으로 하는 대부분의 연구에서는 주요 표적기관조직의 DNA를 이용하기가 쉽지 않기 때문에 이 경우 혈액 및 구강(buccal) 세포 또는 태반 등을 대용물(surrogate)로 하여 이용할 수 있다. 그러나 이 경우 표적기관 내의 손상 수준을 대용기관의 손상 수준이 얼마나 잘 반영해주는가가 매우 중요하며, 몇 가지 발암물질에 대해서는 이 관계가 잘 확립되어 있다. DNA 부가물은 생체 내에서 회복되기 때문에 일반적으로 수개월 전의 노출을 평가하기보다는 1개월 내 정도의 최근의 노출 정도를 평가할 때 유용하며, DNA-단백질 부가물의 경우 비교적 오래전에 노출된 정도를 반영해줄 수 있기 때문에 연구계획 시 이러한 점을 충분히 고려해야 한다. 에틸렌옥시드(ethylene oxide), 4-아미노비페닐(4-aminobiphenyl), 방향족탄화수소(PAH), 아플라톡신(aflatoxin) 및 니트로소아민(nitrosoamine) 등은 DNA 및 단백질과 결합하기 때문에 이들 물질에의 노출을 평가하기 위해 DNA 부가물 및 단백질 부가물을 이용하는 것이 일반적이다(Bartsch & Hietanen, 1996). 폐암환자는 말초혈액의 림프구 내의 PAH-DNA 부가물 수준이 대조군에 비해 증가해 있으며 아플라톡신 B1-DNA 부가물이 간암의 위험도와 연관이 있다는 연구결과는 잘 알려진 사실이다.

그러나 비슷한 수준의 발암물질에 노출된 사람들 사이에도 부가물 수준에 차이가 있다는 것이 밝혀져 개체 간 차이, 실험실 간 차이 등을 포함하는 여러 요인이 부가물의 수준과 연관되어 있기 때문에 결과의 해석 시 고려해야 할 사항이다. 유해물질마다 특이한 DNA 손상을 측정하는 것이 중요하지만, 특이적 DNA 손상을 측정하기가 쉽지 않은 경우 비특이적 DNA

손상을 평가하는 것도 중요하다. 이러한 범주에 속하는 것은 탈아민화, 아킬화반응, 베이스 손실, 산화작용을 들 수 있는데, 예를 들면 산화적 손상에 의한 산소 라디칼에 의한 DNA 손상 중 8-히드록시구아노신(8-hydroxyguanosine)을 면역학적으로 측정하는 것을 들 수 있다.

(3) 전임상적 영향지표

생물학적 지표의 또 다른 범주로는 전임상적 영향지표를 들 수 있는데, 이 경우도 표적조직 또는 혈액 등과 같은 대용물질에서 측정이 가능하다. 대표적인 것으로 염색체이상 유발, 자매염색체교환 유발, 소핵유발 그리고 점 돌연변이 유발 등을 들 수 있다. 최근에는 PCR 기법을 이용하여 체세포 돌연변이를 측정하는 것이 일반화되어 있는데, p53암 억제유전자와 ras유전자의 돌연변이를 대표적으로 들 수 있다. 최근의 연구에서 많은 경우 사람의 종양에서 p53유전자와 ras유전자의 돌연변이가 이 종양을 유발하는 물질의 종류에 따라 특징적으로 나타난다는 것이 밝혀졌다.

또한, 직접 유전자를 손상하지 않는 비유전독성적 발암물질의 경우에는 DNA와 부가물을 형성하지 않고 발암과정을 증진시키게 되는데 이들은 유전자의 발현과 세포의 성장, 세포사멸 또는 분화과정에 영향을 주게 된다. 대표적인 물질로는 TPA, 다이옥신(dioxin), PCB, 그리고 여러 종류의 살충제 등이 이 범주에 들게 되는데 이들의 생물학적 영향을 평가하기 위한 생물학적 지표들이 개발 중이다. 이 중 세포의 분화와 세포분열과 관련된 핵 항원(nuclear antigen associated with cell division) 그리고 세포주기를 조절하는 데 연관된 단백질인 사이클린(cyclin) 등을 들 수 있다. 이 중 사이클린D1은 여러 세포분열촉진물질에 의해 유도될 수 있으며, 여러 종류의 암에서 과잉 발현되는 것으로 알려져 있기 때문에 매우 유용한 생물학적 지표로 활용될 수 있다. 최근 연구에서 혈장 내 사이클린D1이 과잉 발현되면 유방암의 위험이 증가하는 것으로 밝혀진 바 있다.

(4) 감수성지표

마지막 범주의 생물학적 지표는 유전적 감수성지표를 들 수 있는데, 이는 어떤 요인에 노출되어 질병이 발생할 때까지의 모든 단계에 관여할 수 있으며, 개인마다 고유하게 나타나기 때문에 분자역학 연구 시 윤리적인 면이 크게 고려되는 지표이다. 발암물질의 대사와 해독작용을 조절하는 데 관여하는 유전자는 이들 유전자가 각각은 암 발생 위험에 미치는 영향은 크지 않지만 크게 고려되는 지표이다. 환경성 발암물질이 인체에 흡수되면 간 효소의 비활성화 혹은 활성화로 발암물질의 대사과정을 통한 비독성화(detoxification) 체계를 거쳐 발암물질들이 해독된다. 예를 들어 사이토크롬(cytochrome) p450의 1단계 효소는 화학적 발암물질을 더욱 활성화된 형태로 전환하는 데 관여하는데, 이 중 CYP1A1는 PAH를 대사하는 사이토크롬 p450계 효소로서 이는 정상적으로 유도될 수 있는 효소이다. 그러므로 이 효소의 수준은 사람의 간에서 20배, 폐에서는 50배까지 변화할 수 있다. 효소가 유도되는 정도는 개인 차가 나타나며, CYP1A1의 유도되는 정도가 크게 되면 폐암의 위험과 연관되어 있다고 보고되어 있다. 사이토크롬 p450계 효소는 유전적 다형성(genetic polymorphism)을 가지고 있는데 CYP1A1, CYP1A2, CYP1B1 유전자들의 다형성이 여러 인류집단 내에 특정한 빈도로 존재하게 되며, 특정 형태의 암 발생과도 연관되어 있다.

발암물질들을 해독하는 2단계 효소 등도 유전적 다형성을 나타내게 되며 암 발생의 감수성지표로 이용될 수 있다. 2단계 해독반응 과정 중 글루타티온-S-전이효소(GST)는 글루타티온(GSH)과 결합체를 이루어서 생물체에서 해독작용을 하는 효소로써 사이토크롬 p-450(1단계 비독성화)을 거친 반응 중간물(reactive intermediates)의 전환, 특히 에폭사이드 결합(conjugation)을 촉매하거나 친전기성(electrophilic) 화학물의 비활성화에 의해 발암물질에 대해 보호체계를 형성한다. GST의 아형 중 하나인 GSTM1 유전자가 결핍된 경우 방광암 및 폐암의 위험성을 증가시키는 것으로 알려졌으며, 코카시안의 40%, 아시아인은 50% 정도가 결핍되어 있는 것으로 연구되고 있다. GATT1 역시 대장암 등과 연관되어 있으며 이의 결핍형의 빈도도 인종에 따라 다르게 나타났다. 비교적 널리 연구된 효소인 N-아세틸전이효소(N-acetyltransferase)는 발암물질의 대사과정 일부분에 개입하여 아미노군의 발암물질을 비활성화시켜 암 발생을 줄이는 방향으로 작용한다. 그러나 이 효소의 부족이나 slow acetylator의 존재는 이러한 발암물질의 비활성화를 억제해 체내에 발암물질을 축적하게 하며 암 발생의 위험성을 증가시킬 수 있다. 즉 아세틸화를 효율적으로 수행하지 못하는 slow acetylator는 직업적으로 아민(amine)에 노출된 근로자의 방광암의 위험이 증가하게 된다고 보고되고 있으며, 흡연의 경우 slow acetylator는 fast acetylator보다 적혈구 내의 4-아미노비페닐 헤모글로빈(4-AB-Hb)-부산물 수준이 높으면 방광암의 위험도가 두 배나 된다고 보고되고 있다. 그러나 fast acetylator는 직장암의 위험도가 증가하는 것이 보고되어 있으며, 이는 유전자와 환경의 상호작용의 복잡성을 보여준다고 할 수 있다. Slow acetylator 표현형이 어떠한 기전으로 관여하는지 확실하게 밝혀지지 않았으며 인종 간의 차이를 보이고 있지만, N-아세틸레이터(N-acetylator) 표현형은 유전적으로 일부 암으로 발현되기 쉬운 고위험군을 구분하여 일부 암 발생 이전에 질병을 예방하는 데 활용할 수 있다.

DNA 손상을 회복하는 능력도 개인 차가 있으며 이는 유전적으로 결정되기도 하지만 후천적으로 얻어질 수도 있다. 즉 색소성건피증(xenoderma pigmentism) 환자는 피리미딘 2합체(pyrimidine dimer)나 다른 DNA 손상을 회복하는 능력이 결핍되어 있는데, 이들은 일광에 의한 피부암의 위험성이 증가된다. 또한 DNA 회복기능이 저하되어 있는 경우 각종 암의 위험도가 증가한다고 알려져 있는데, 폐암환자의 경우 PAT 대사산물이 벤조피렌 다이올 엑폭사이드(benzo(a)pyrene diol epoxide)에 노출되었을 때 DNA 회복기능이 정상인에 비해 5배나 감소되어 있다고 보고되었다. 이 외에도 암뿐만 아니라 각종 질환의 감수성에 연관이 있는 여러 유전자를 찾아내어 많은 연구가 진행되고 있다.

3) 전망

사람의 암 연구에서 생물학적 표지자를 이용하고자 하는 연구는 지난 20년간 많이 증가하고 있다. 그러나 현재까지의 연구는 흡연자, 특수직업환경의 근로자, 대기오염에 노출된 사람들, 특정 식이양상(specific dietary pattern), 항암 치료받는 환자 등 특정 인구집단들을 대상으로 한 연구로서 대부분 작은 규모로 수행되었으며, 제한된 실험설계로 대규모 인구집단에 적용하기 이전에 생물학적 지표의 유용성을 증명하기 위한 과도기(transitional)적 특성을 지니고 있다. 이러한 생물학적 지표의 타당성이 증명되면 대규모 집단을 대상으로 역학 연구를 수행할 수 있다. 특히 역학 연구에 널리 사용되고 있는 노출의 생물학적 지표는 여러 오염원으로부터 여러 경로를 통한 체내 노출 정도를 반영하는데, 암 예방을 위한 노출허용농도 등을 결정하는 데 이용될 수도 있다. 생물학적 지표의 타당성 특히 민감도(sensitivity), 특이도(specificity), 그리고 예측도 등 측정 타당도에 대한 연구는 어떤 개인의 질병에의 위험도를 판단하는 데 유용하며 이는 잘 설계된 역학 연구를 통해 수행되어야 한다.

또한 여러 유전자의 유전적 다형성이 인구집단에서 암에 대한 감수성에 영향을 미치기 때문에 이러한 유전적 요인 등은 식이와 관련된 대사과정에 영향을 미칠 수 있으며, 내인성 요인, 호르몬의 대사와 작용, DNA 회복, 면역계 등에도 영향을 미칠 수 있다. 이러한 의미에서 2000년 완료된 인간 게놈프로젝트는 분자역학 분야에 있어 강력한 생물학적 지표를 개발하는 데 큰 밑거름이 될 것이다. SNP와 유전자의 발현 패턴이 독성 현상의 발현에 매우 중요하여, 같은 독성물질에 대한 감수성이 다른 것은 SNP에 의해 결정될 수 있고, 한 사람에게 노출된 같은 독성물질이라도 장기마다 독성이 다른 것은 장기마다 유전자의 발현 패턴에 의한 영향일 수 있다. 또한 한 가지 독성물질에 한 가지 유전자가 관여하는 것이 아니라 여러 유전자가 관여하기 때문에 한꺼번에 수백 개 또는 수천 개의 유전자의 변화를 분석할 수 있는 방법이 개발되었다. 그중 마이크로어레이(microarray)는 모든 독성물질에 대한 각 조직에서의 모든 유전자 발현 패턴을 분석하여 데이터 베이스 구축이 가능해졌으며, 따라서 유전자 발현 패턴의 변화 자체가 표지자로서 독성 평가에 활용성이 커지고 있다.

최근에는 DNA염기서열 자체의 변화 없이 유전물질을 구성하고 있는 크로마틴(chromatin)의 구조적 변형에 의해 유전자의 표현형이 달라지는 후성유전학(epigenetic)이 임상에서 암 발생을 감지할 수 있는 생물학적 지표로서 활용가능성이 기대되고 있다.

참고문헌

Almasy, L.B. & Blangero, J. (1998), "Multipoint quantitative-trait linkage analysis in general pedigrees," *Am J Hum Genet* 62(5), 1198-1211.

Bartsch, J. & Hietanen, E. (1996), "The role of individual susceptibility in cancer burden related to environmental exposure," *Environ Health Perspect* 104(Supple 3), 569-577.

Duffy, D.L. (1992), "A population-based study of bronchial asthma in adult twin pairs [letter]," *Chest* 102, 654-655.

Hulka, B.S., Griffith, J.D., & Wilcosky, T.C. (1990), *Biologic Markers in Epidemiology*, Oxford University Press.

Kelishadi, R. (2007), "Childhood overweight, obesity, and the metabolic syndrome in developing countries," *Epidemiol Rev* 29, 62-76.

Merikangas, K.R. & Neil, R. (2003), "Genomic priorities and public health," *Science* 302(2645), 599-601.

Perera, F.P. & Weinstein, I.B. (2000), "Molecular epidemiology: Recent advances and future directions," *Carcinogenesis* 21(3), 517-524.

Rothman N., Hainaut, P., Schulte, P., Smith, M., Boffetta, P., & Perera, F. (eds.) (2011), *Molecular Epidemiology: Principles and Practices*, International Agency for Research on Cancer, WHO.

Strachan, T. & Read, A.P. (2006), *Human Molecular Genetics* (3rd ed.), Garland Science.

Vainio, H. (1998), "Use of biomarkers-new frontiers in occupational toxicology and epidemiology," *Toxicology Letters* 102-103, 581-589.

Vineis, P. & Perera, F. (2007), "Molecular epidemiology and biomarkers in etiologic cancer research: The new in light of the old," *Cancer Epidemiol.Biomarkers Prev* 16(10), 1954-1965.

Yarborough, A., Zhang, Y., Hsu, T., & Santella, R. (1996), "Immunoperoxidase detection of 8-hydroxydeoxguanosine in aflatoxin B1-treated rat liver and human oral mucosal cells," *Cancer Res* 56, 683-688.

제9장

생명정보학적 방법을 통한 보건학 연구

1. 생명정보학적 방법론과 보건학적 의의

1) 배경

세상에 존재하는 생명체의 종류와 수를 정확히 아는 것은 불가능하다. 다만 어떠한 생명체든지 종의 유지와 개체의 보존을 기본적 욕구로 지니고 있다. 생명과학을 공부하고 연구하는 일련의 활동 역시 생존하고자 하는 인류의 부단한 노력의 하나이다. 사회 전체의 건강 문제 해결을 목적으로 하는 보건학은 차원 높은 발전된 개념의 학문 영역이라 할 수 있다. 보건에 응용되는 생명정보학은 생물학적 이해를 바탕으로 인류의 건강 문제를 다루는 학문이기에 보건학과 생물학, 전산학 및 관련 학문 모두의 지식이 필요하며, 이것은 보건학의 범주에 속하는 다른 학문 분야에서도 개념상 크게 다르지 않을 것이다.

생명과학이 21세기에 주목받게 된 데에는 2000년 발표된 인간유전체사업(Human Genome Project, 인간게놈프로젝트)의 결과물이 있다. 생물체의 기본 단위인 세포는 인간에는 약 백조 개가 있다. 끊임없는 분열과 다음 세대로의 전달은 생명체의 기본적인 특성인데, 전달되는 정보는 DNA의 서열에 저장되어 있으며, 전달된 유전정보는 생명활동에 필요한 단백질 등의 물질을 만드는 데 사용된다. 이러한 인간의 유전 서열 정보를 총체적으로 밝혀낸 것이 인간유전체사업이며, 이는 미국의 국립보건원(NIH)과 영국의 의학연구협회(MRC) 등이 참여한 국제적인 대규모 과학 협력 사업이었다. 참여국 정부의 지원으로 시행되었으므로 안정된 지원과 공익을 위한 활용 가능성 등을 내재하고 있었지만 느리고 방만하게 진행된다는 단점도 있었다. 민간

기업인 Celera Genomics가 도전적으로 등장하여 경쟁을 촉발하였고 이는 유전체사업 결과물의 초안을 예상보다 앞당겨 발표하게 되는 계기가 되었다. 이들은 유전체 서열을 동시에 다량으로 획득하여 대용량 컴퓨터 계산을 통해, 최단시간 내에 서열을 조합하는 방법을 사용함으로써 서열 결정의 시간적 효율을 극대화하였다. 유전체사업이 인간만을 대상으로 수행되는 것은 아니다. 유전체사업들의 결과로 서열 데이터가 엄청난 양으로 산출되는 것은 필연적이다. 데이터 분석을 위한 컴퓨터의 이용은 하나의 연구, 학술 분야로 정착하게 되었으며, 이 분야를 생명정보학(Bioinformatics, 혹은 생물정보학)이라 한다.

2) 생명정보학의 범위

생명정보학은 '전산생물학'이 하나의 큰 개념으로 통합되고, 발전을 거듭한 정보학의 패러다임을 흡수하면서 생명정보학(Bioinformatics)이라 새롭게 명명된 것이다. 생명정보학은 단순한 생명과학적 지식이나 상식적인 논리로 접근하기에는 어려운 여러 학문 영역 간의 연관을 전제로 한다. 그렇기에 생명정보학을 DNA나 단백질의 서열정보 분석의 분야로만 인식하는 것은 잘못된 것이다. 물론 인간유전체사업의 초안 발표가 생물학적 데이터를 전산학적인 기법을 사용하여 분석, 이해해야 한다는 생명정보학의 붐을 이루게 된 하나의 원인이고, 그로부터 나온 서열정보를 처리하는 것이 중요한 것임은 분명하지만, 생명정보학에는 많은 세부 분야가 있고 이들이 서로 연결되어야 유용한 결과를 산출해낼 수 있을 것이다.

생명정보학은 컴퓨터를 활용하여 생물학적 데이터를 수집, 관리, 저장, 평가, 분석, 이용하는 분야이고 생명과학적 문제를 해결하는 강력한 도구이다. 서열 분석에 관한 연구는 기초적이면서도 중요한 분야이고, 단백질의 기능을 밝히는 단백체학이나 핵산과 단백질의 구조를 규명하고 그 구조를 바탕으로 기능을 예측하는 분야 역시 생명정보학에 있어서 중요한 위치를 차지하고 있다.

생명정보학은 응용생물학 분야에 있어서 필수적인 연구수단으로 자리 잡고 있다. 생명과학과 정보학 그리고 여러 과학 영역 간의 연계를 기반으로 하는 학문이고, 그러한 과학 분야와 산업의 연관고리를 생각해볼 때 생명정보학 연구의 성과는 관련 학문과 응용 분야에 직접 활용될 수 있다. 현재 생명산업의 선두를 달리고 있는 미국과 유럽의 경우 생명정보학을 전문으로 하는 적지 않은 기업이 활동 중이다. 이러한 산업에서의 생명정보학의 역할만을 고려하여 미래를 예측하더라도 보건의료산업에서 주축이 될 유전병을 비롯한 질병의 진단 및 치료와 신약 개발에 생명정보학이 핵심적 기술이 될 것이고, 그 생명산업이 사회에 미치는 경제적 · 사회적 영향이 클 것을 감안할 때, 생명정보학은 미래 산업의 핵심 요소 중 하나가 될 것이다. 많은 공공부문의 투자가 이루어져야 하며 그러한 환경에서 관련 학문과 산업의 발전은 오히려 당연한 것이라 할 수 있을 것이다. 인간유전체사업이 인간 유전체에 대한 종결이 아니고, 장차 각 개인의 유전체 해독을 최종 목표로 한 시발점이라고 생각할 때 우리나라에서도 지속적인 관심을 가져야 한다고 생각한다. 결국 인간유전체사업에서 나온 막대한 데이터는 분석, 이용되어야 하기 때문이고, 그러기 위해서는 NCBI, DDBJ, EBI/EMBL과 같은 데이터 서비스와 활발한 인적 · 물적 투자가 이루어져야 한다. 그럴 때 많은 생명 현상을 컴퓨터로 예측하는 것이 가능하게 될 것이고 그 예측 결과를 활용하여 더 의미 있는 실험 결과를 쉽고 빠르게 얻어낼 수 있다.

3) 생명정보학과 정보학

생명정보학은 많은 전산기술을 습득할 것을 요구한다. 전산기술이란 정보학 자체를 발전시키려는 것이 아니고 도구로 사용할 수 있을 정도를 의미한다. 생명정보학에서 요구하는 정보학을 간략하게 정의하도록 하자. 정보학의 요체는 데이터의 흐름으로 볼 때, DS(Data Storing), DP(Data Processing), DD(Data Distribution)의 세 가지로 나눌 수 있다. 우리가 요구하고 있는 정보학이란 결국 데이터를 저장하고(DS) 가공/분석하여(DP) 유용한 정보를 제공하는(DD) 것이다. 이러한 정의는 지극히, 생명정보학의 관점에서, 데이터와 그로부터 산출되는 정보에 중점을 둔 것이다. 〈그림 9-1〉에서 보듯이 아주 단순하게 생각하면 생명정보학의 시작은 데이터이고 그 끝은 정보(information)의 산출이며, 컴퓨터상에서 처리할 수 있는 것만을 생명정보학의 영역으로 국한할 수 있을 것이다.

생명정보학을 전공하는 학생들의 가장 큰 고민은 두 개의 거대한 학문 분야의 기법과 지식을 습득하는 것이리라 짐작한다. 하나는 전산학이라 흔히 불리는 정보학이며, 다른 하나는 생명과학이다. 정보학을 도구라고 한다면 생명과학은 활동영역이다. 생명과학이라는 '문제의 바다(sea of problem)'에서 정보학이라는 배를 타고 항해하는 것이다. 때문에 정보학의 기법을 습득한다는 것은 생명정보학을 이해하고 공부하는 데 피해갈 수 없는 힘든 과정이 될 수밖에 없다. 그렇다고 해서 전산학의 모든 분야에 능통할 수도 없고 그럴 필요도 없다. 생명과학에서도 모든 분야를 완벽하게 습득할 필요가 없는 것과 마찬가지다. 생명정보학도에게 필요한 정보학은 생명과학을 연구하는 데 필요한 최소한의 것이 될 것이고, 그것은 위에 설명한 DS/DP/DD의 세 영역을 적절히 아우르는 정도면 충분할 것이다.

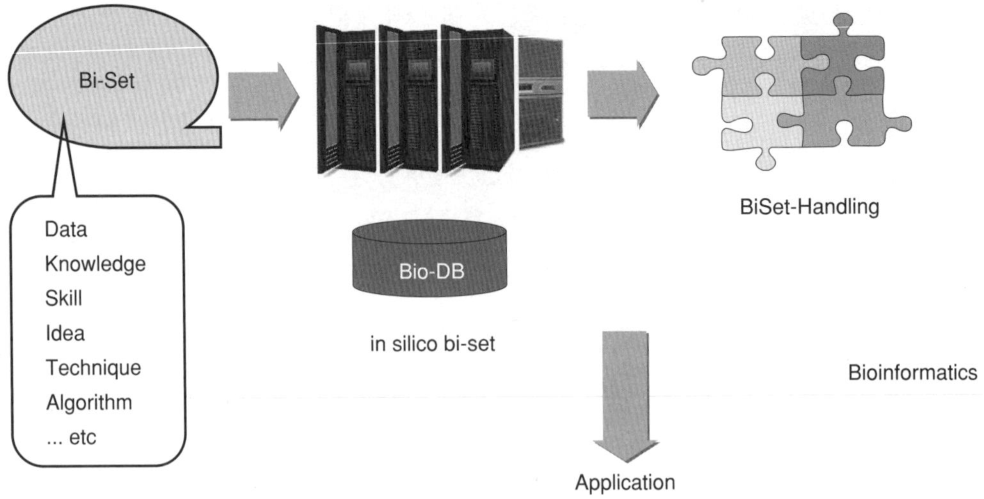

〈그림 9-1〉 생명정보학의 개념

4) 생명정보학의 정의와 필요성

생명정보학을 정의하는 것이 쉬운 일은 아님이 분명하다. 하지만 생명정보학이 생물학과 정보학의 혼합이라 말하는 것은 지나친 단순화이며 잘못된 생각이기도 하다. 생명정보학이 지금처럼 각광받게 된 직접적인 동기는 인간유전체사업이라 할 수 있다. 때문에 DNA 서열을 컴퓨터로 조합하고 분석하는 일련의 작업이 생명정보학의 중요한 분야임에는 틀림이 없다. 하지만 생명정보학을 "생물학적인 문제를 자동화하여 손쉽게 해결해주는 전산기술"이라 정의하는 것은 적절하지 않다. 왜냐하면 생명과학과 전산학 이외의 학문에서 생명정보학에 기여할 바가 너무나 많기 때문이며, 실제로 생명정보학은 의학, 보건학, 수학, 통계학, 물리학, 화학, 공학 등 많은 분야의 기여가 없으면 존재할 수 없는 학문이기 때문이다. 생명정보학에 대한 정의는 연구자에 따라 그 내용과 범위가 상당히 다르다. 어떤 이는 유전체학(Genomics)만을 포함하기도 하고, 어떤 이는 단백질체학(Proteome)과 시스템생물학(Systems Biology)을 포함하여 말하기도 한다. 즉, 생명정보학은 연구자에 따라 과학의 한 분야(scientific discipline) 또는 연구도구로 인식된다. 즉 '생명정보학을 연구'하는 것과 '생명정보학을 활용'하는 것 모두 생명정보학을 정의하는 데 받아들여질 수 있는 개념이라 생각한다. 필자는 생명정보학을 "전산기법(computational methods)을 사용하여 생물학적 시스템을 연구하는 모든 분야"라 정의한다.

생명정보학이 없다면 생명과학 연구를 할 수 없는 것일까? 그렇지는 않을 것이다. 다만 생명정보학이 없다면 많은 데이터를 다루는 일은 불가능할 것이고, 가능하다 하더라도 소모되는 시간과 경비가 막대할 것이다. 실험 기술의 발달로 인해 쏟아져나오는 다량의 데이터를 처리하기 위해서는 자동화된 기법이 필요한 것이 현실이고 또한 신속하게 정보를 처리할 수 있는 기법이 필요함은 당연하다. 또한 실험으로는 해결되지 않는 많은 것을 컴퓨터상에서 처리할 수 있다는 것은 널리 알려진 사실이다. 그러한 이유로 생명정보학은 현대 과학에서 중요한 위치를 차지하고 있는 것이다.

5) 생명정보학의 상용기법

전술한 대로 생명정보학은 많은 연관 학문의 내용을 포함하고 있기에 특별히 생명정보학에서만 쓰이는 기법을 확정적으로 기술하기에는 어려움이 적지 않다. 다만 연구자들이 논문 등을 통해 다양하게 사용해온 몇 가지 기법을 알아봄으로써 생명정보학 전반의 연구 흐름을 살펴보기로 한다.

- 정보 데이터베이스의 개발/구축(constructing and developing information database)
- 데이터베이스를 활용한 정보 탐색(finding information within databases)
- 상동성 분석을 위한 서열 비교 및 정렬(sequence comparison to identify homology & alignment of multiple sequences)
- DNA 및 단백질 서열에서의 특이성 분석(identification of features in DNA and Protein primary sequence)
- 구조와 서열 정보의 관련성 연구(identifying and inferring structural and functional information from sequence information)
- 유전자 서열 예측과 주석(gene prediction and feature annotation)
- 생물분자의 시뮬레이션(simulation of bio-molecules)

위에 나열된 것은 생명정보학의 전반적인 분야를 통해 널리 쓰이고 있는 공통적인 기법들이다. 직접 활용된 예를 보건 분야에서 찾아보면 전염성 질병의 역학 연구라 할 것이다. 발병이 보고되면 수집, 분석이 수행되는데, 각 균주의 마커 유전자나 단백질의 서열 결정을 통하여 나온 정보를 지리적 특성과 연관하여 분류하게 된다. 그 결과 질병과 연관이 있는 균주를 알아내고 전염원의 기원이 되는 균주의 결정을 통해 백신의 생산 등에 유용하게 쓰일 수 있게 되는 것이다.

2. 보건 분야의 생명정보학적 접근방법

1) 생명정보학과 보건학

생명정보학은 현대 보건학을 구성하는 중요한 분야이다. 인간을 궁극적 대상으로 하는 보건 분야의 특성상 방대한 데이터를 다루지 않을 수 없고 그 데이터의 특성상 고도의 분석을 통한 신속한 처리가 요구되기 때문이다. 전 세계적으로 보건학을 가르치는 많은 교육기관에서 생명정보학을 필수 과정으로 포함하고 있다. 〈그림 9-2〉는 생명정보학의 위치를 단순한 예를 들어 표시한 것이다. 그림을 보면 보건학의 범위를 벗어난 생명정보학의 고유 영역이 존재하지만, 보건학의 범주 안에서 또한 고유한 영역을 차지하고 있는 것이다.

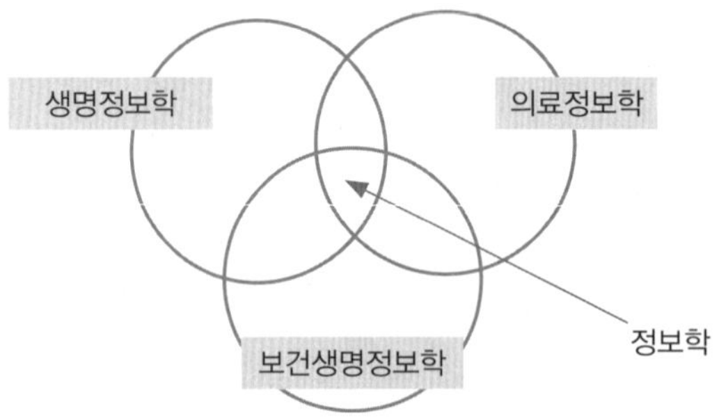

〈그림 9-2〉 생명정보학의 영역

생명정보학을 보건학도의 관점에서는 "보건학에 직간접적으로 연관된 생명과학/생물학"이라고 이해하면 될 것이다. 인간유전체사업의 목적이 인간을 질병으로부터 해방하여 건강을 증진하려는 데 있다는 사실을 떠올려보면 이것은 보건학의 존재 가치이며 집단유전학(population genetics)이나 비교유전체학(comparative genomics) 등 생명정보학이 필수적인 분야에 인구집단을 대상으로 하는 보건학의 고유한 개념이 내재해 있으므로 자연스러운 결론이다.

2) 생명정보학을 활용한 보건학적 연구

보건 영역에 있어서도 생명정보학은 다양한 연구를 수행하는 데 필수적인 요소로 사용되고 있다. 바이러스 연구, 광우병 연구, 백신 개발, 그리고 보건 문제를 푸는 실마리가 되는 생명현상을 설명하는 기반이 되는 연구 등은 생명정보학이 활발하게 기여하는 분야이며, 그 밖에 많은 현대적 관점의 보건 분야에 생명정보학은 중요한 역할을 수행하고 있다.

(1) 생명 현상 메커니즘 규명

보건학의 이념은 개개인이 아닌 인구 전체 혹은 사회집단의 건강과 안녕을 지켜나가는 데 있다. 생명에서 일어나는 다양한 현상에 대한 원리를 연구하는 보건생명정보학 역시 궁극적으로는 보건학과 같은 맥락의 목적을 지니고 있다고 볼 수 있다. 질병이 발생할 경우 질병의 유전자 구조를 분석하거나 신약개발이나 약물의 투여 메커니즘을 연구할 때 연구자들이 필요로 하는 정보는 어떤 유전자가 어떤 단백질을 만들어서 어떠한 작용에 관여하는가에 대한 대답이다. 이러한 정보는 실험에 의해서 밝혀지기도 하지만 대량의 데이터를 바탕으로 컴퓨터 가상공간(in silico)상에서 특정 유전자의 서열을 얻고 상호작용 과정을 시뮬레이션해 보고 유전자의 진화와 변화의 패턴을 분석함으로써 생명현상을 설명해줄 수 있는 기반이 생물정보학의 이론에 의해서 만들어지게 된다. 이러한 과정에서 요구되는 대량의 생물학적 자료는 컴퓨터를 통해 계산하거나, 분석하여 생물체 내에서의 기작 원리를 규명함으로써 그 결과를 얻을 수 있다.

(2) 바이러스 연구

인류의 역사와 함께 진화해온 바이러스는 돌연변이의 빈번함이 항상 문제가 된다. 1915년 스페인 독감(Spanish Flu) 이래로 약 95년 동안 진화해온 인플루엔자 A 바이러스의 경우 다양한 종으로의 전염이 가능해졌다. 이러한 원인을 찾아내거나 기전을 연구하기 위해서 항원변이규칙(antigenic variants rule)을 분석하거나 인플루엔자 바이러스의 진화를 분석하는 등 많은 연구가 진행되고 있다. 2009년 발생한 H1N1의 경우 조류의 유전정보와 인간의 유전정보가 돼지에서 재배열(reassortment) 현상이 일어나면서 돼지에서 유래된 것도 조류에서 유래된 것도 아닌 다양한 종의 유전정보가 사람에게까지 감염된 것이다. 인플루엔자 A 바이러스의 유전체 서열은 진화적인 패턴이 유사하다. 질병의 감염과정을 규명하기 위해서는 유전자 분석은 필수적이다. 스페인 독감의 경우 1915년 실제 감염된 인간의 조직 일부를 해동하여 2005년 PCR을 통해 전체 서열을 얻을 수 있었다. 90년이 지난 후에도 완벽한 유전자를 얻을 수 있었던 것도 실험의 기술과 생명정보학의 융합이 있었기에 가능했던 것이다. 서열과 단백질 구조는 바이러스 자체의 감염과정을 설명해줄 수 있는 가장 기초적 자료로 사용될 수 있기 때문에 중요한 정보이며 이를 획득하기 위해 생명정보학 기법은 널리 사용되고 있다.

(3) 프리온(Prion)

1980년 중반 처음으로 영국에서 발생된 광우병(BSE)은 프리온(prion)에 의한 질병으로 인간에게도 감염이 된다. 프리온 단백질이 원인물질임이 밝혀졌고, 정상 프리온의 구조적 변화에 의한 축적이 질병을 야기한다. 그러나 아직도 정상 프리온 단백(PrPc)의 생체 내 기능과 구조의 변화의 메커니즘 등 많은 의문이 남아 있다. 컴퓨터의 기술과 이론적인 방법으로 이러한 의문들을 해결하기 위해 많은 연구가 진행되고 있다. 프리온 병의 잠복기를 이론적으로 모델링하거나 아밀로이드 구조를 예측하고 축적되는 현상의 원리를 시뮬레이션과 동역학 에너지를 이용하여 계산하는 등 방대한 데이터를 사용하여 과학적 사실을 설명하기 위해 노력하고 있다.

(4) 신약개발–백신

감염을 방어하거나 질병증식을 느리게 하는 것이 백신의 주된 역할이다. 백신은 면역 시스템으로 생성되는 반응을 야기한다. 이들은 항체나 킬러(killer) 세포를 생산하게 되는데 외부 물질과 싸우기 위해 준비하고 어떻게 싸울지를 기억한다. 백신 개발의 과정은 숙주에서 증식하게 하고 면역반응을 지속적으로 유도하며, 면역기억 기능을 증진시키고 약독화시키는 일련의 과정을 말한다. 바이러스 감염 과정에서 바이러스는 단백질과의 상호작용을 일으켜 바이러스를 숙주세포 내로 삽입하게 되는데 이때 필요한 바이러스의 특이 단백질의 기능을 약화시키거나, 기능을 상실하게 하는 것이 약독화 과정이다. 이때 필요한 정보가 유전자의 서열과 단백질 구조이다. 또한, 결합 과정에 참여하는 바이러스 단백질들의 특이적 도메인을 찾거나, 바이러스 단백질의 돌연변이 분석을 통해 향후 진행될 수 있는 바이러스의 변화를 예측하는 것은 내성이 생기거나, 돌연변이에 의한 기존 백신이 작용하지 못할 때 빠른 시일 내에 백신 개발에 중요한 정보를 제공해줄 수 있다는 측면에서 연구되어야 하는 부분이다.

3. 보건생명정보학의 발전

생명과정을 이해하고 원리를 설명하는 것은 생명현상에 관여하는 많은 요소가 어떠한 인과관계를 통해서 상호작용을 일으키는지에 대한 현상을 설명해줄 수 있다는 것이며, 그를 통한 다양한 응용은 곧 인류의 과제이기도 하고 보건학의 목적이기도 한 질병의 극복을 이루는 데 한

걸음 다가가게 하는 중요한 과정이다. 이를 위해서는 다양한 학문 간의 교류가 요구되며, 그 대표적인 예가 생명정보학이다. 생명현상을 설명해줄 수 있는 방대하게 축적된 자료를 분석하게 된 것은 인간유전체사업 성공 이후로 급속하게 발전하고 있는 생명정보학의 기술과 이론의 결과라고 할 수 있다. 같은 맥락에서, 과거 연관성이 없다고 여겨졌던 정보학과 보건 분야의 통섭은 이제는 당연시되는 시대의 흐름이다. 보건 분야의 (생명)정보학, 더 나아가 보건학의 개념도 이러한 추세에 맞추어 발전해야 할 필요성이 제기되는 것도 이 때문이다. 보건학의 특성상 다양하고 넓은 분야가 존재하지만 적어도 질병과 건강에 직접 관련된 분야에는 이러한 발전된 패러다임을 받아들여 현대 보건학으로의 도약을 추구해야 하며, 그 중심에 생명정보학이 자리하고 있음을 믿어 의심치 않는다.

참고문헌

Baldi, P. & Brunak, S. (2001), *Bioinformatics: The Machine Learning Approach* (2nd ed.), A Bradford Book.

Baxevanis, A.D. & Francis Ouellette, B.F. (2004), *Bioinformatics: A Practical Guide to the Analysis of Genes and Proteins* (3rd ed.), Wiley-Liss, Inc.

Bragstad, K., Nielsenm, L.P., & Fomsgaard, A. (2008), "The evolution of human influenza A viruses from 1999 to 2006: a complete genome study," *Virol J*, 5, 40.

Branden, C. & Tooze, J. (1999), *Introduction to Protein Structure* (2nd ed.), Garland Science.

Buehler, L.K. & Rashidi, H.H. (2005), *Bioinformatics Basics: Applications in Biological Science and Medicine*, CRC Press.

Campbell, A.M. & Heyer, L.J. (2006), *Discovering Genomics, Proteomics and Bioinformatics* (2nd ed.), Benjamin Cummings.

Collinge, J. (2001), "Prion diseases of humans and animals: Their causes and molecular basis," *Annu Rev Neurosci* 24, 519-550.

Creighton, T.E. (1992), *Proteins: Structures and Molecular Properties*, W.H. Freeman.

Ewens, W.J. & Grant, G.R. (2001), *Statistical Methods in Bioinformatics*, Springer.

Gibas, C. & Jambeck, P. (2001), *Developing Bioinformatics Computer Skills*, O'Reilly Media.

Griffiths, A.J.F., Miller, J.H., Suzuki, D.T., Lewontin, R.C., & Gelbart, W.M. (2000), *An Introduction to Genetic Analysis* (7th ed.), W.H. Freeman.

Higgins, D. & Taylor, W. (2000), *Bioinformatics: Sequence, Structure and Databanks: A Practical Approach*, Oxford University Press.

Huang, J.W., King, C.-C., & Yang, J.-M. (2009), "Co-evolution positions and rules for antigenic variants of human influenza A/H3N2 viruses," *BMC Bioinformatics* 10, S41.

Jagota, A. (2001), *Data Analysis and Classification for Bioinformatics*, Bioinformatics by the Bay Press.

Kulkarni, R.V., Slepoy, A., Singh, R.R.P., Cox, D.L., & Pázmándi, F. (2003), "Theoretical Modeling of Prion Disease Incubation," *Biophys J* 85(2), 707 - 718.

Lengauer, T. (2001), *Bioinformatics - From Genomes to Drugs*, Wiley-VCH.

Mount, D. (2004), *Bioinformatics: Sequence and Genome Analysis* (2nd ed.), Cold Spring Harbor Laboratory Press.

Ma, B. & Nussinov, R. (2006), "Simulations as analytical tools to understand protein aggregation and predict amyloid conformation," *Curr Opin Chem Biol* 10(5), 445-452.

Nelson, M.I., Viboud, C., Simonsen, L., Bennett, R.T., Griesemer, S.B., St George, K., Taylor, J., Spiro, D.J., Sengamalay, N.A., Ghedin, E., Taubenberger, J.K., & Holmes, E.C. (2008), "Multiple reassortment events in the evolutionary history of H1N1 influenza A virus since 1918," *PLoS Pathog* 4(2), e1000012.

Tisdall, J. (2001), *Beginning Perl for Bioinformatics*, O'Reilly Media.

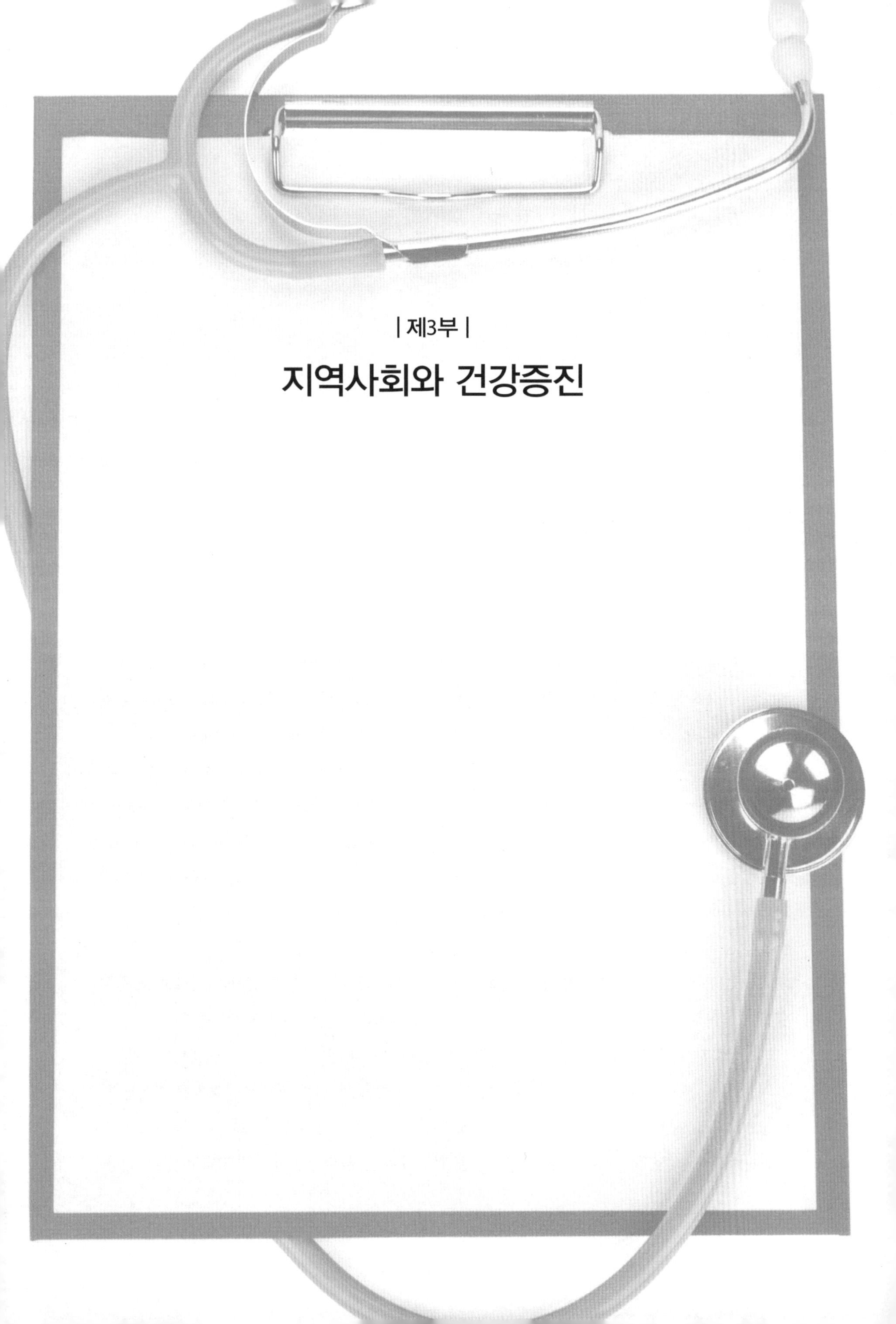

| 제3부 |

지역사회와 건강증진

제10장

건강증진의 개념과 이론적 모형

1. 보건교육과 건강증진의 개념 이해

1) 보건교육의 정의와 범위

일반적으로 보건교육(health education)은 건강에 대한 이해를 높이고, 건강을 유지하고 증진하도록 교육하는 것을 말한다. 널리 알려진 보건교육의 정의 중 하나는 "건강에 이로운 행동을 스스로 하게 되는 것을 목적으로 기획된 학습경험들의 조합"(Green et al., 1980: 7)이다. 이후 미국 보건교육 건강증진 용어제정위원회는 보건교육을 "개인, 집단, 지역사회가 건강에 대한 양질의 올바른 의사결정을 하는 데 필요한 지식과 기술을 함양할 기회의 제공을 목표로, 공고한 이론에 바탕을 두고 기획된 학습경험들의 조합"이라고 정의하였다(Joint Committee on Terminology, 2001). 한편 세계보건기구(World Health Organization)는 보건교육을 "개인과 지역사회의 건강에 기여하는 지식의 함양, 생활기술의 개발, 건강정보 활용능력의 증진을 위한 의사소통을 포함한, 목적을 가지고 의식적으로 구성된 학습기회"(WHO, 1998)라고 정의하는 동시에, 보건교육은 건강에 대한 정보전달과 의사소통만이 아니라 건강을 향상시키기 위한 노력과 활동에 필요한 동기화(motivation), 기술, 자신감 등을 함양하는 것이라고 설명하였다.

건강증진의 세부 전문 분야들이 발달하면서 보건교육의 의미는 건강에 관련된 지식과 기술의 함양에 더욱 집중적으로 초점을 두게 되었는데, '학습'과 연관하여 보건교육이 학생들을 대상으로 학교에서 이루어지는 것으로 제한하여 생각할 수 있지만, 보건교육은 병원, 보건소, 주민자치센터, 회사 및 사업장, 아파트 단지 등 현장과 대상을 다양화하여 시행되고 있다. 근래에는 TV, 라디오, 잡지, 인터넷 홈페이지 등의 매체를 통한 보건교육도 보편화되었고, 외국의 연구사례에 의하면 슈퍼마켓, 종교기관, 문화센터 등도 보건교육의 현장으로 활용되고 있다.

2) 건강증진의 정의와 성장

건강증진(health promotion)은 사람들의 건강생활과 관계된 사회적 · 환경적 · 경제적 상황의 개선을 위한 노력을 포함하는 광범위하고 포괄적인 개념이다. 건강증진의 의미와 내용을 제시한 대표적인 사례인 오타와 건강증진헌장(Ottawa Charter for Health Promotion, 1986)에서는 건강증진을 "사람들로 하여금 자신의 건강에 대한 통제력을 강화하고 건강을 향상시킬 수 있도록 하는 과정"(WHO, 1986)이라고 정의하면서, 건강증진이란 건강형평성의 달성을 위하여 모든 사람이 각자의 건강잠재력을 최대한 발휘할 수 있도록 동등한 기회와 자원을 확보하는 데 목적이 있으므로, 보건의료뿐만 아니라 건강에 영향을 미칠 수 있는 공공정책, 건강하고 안전한 환경, 지역사회 구성원들의 참여와 지역 자원의 활용, 건강생활을 영위할 수 있는 개개인의 역량 강화, 진료 이상의 종합적인 건강서비스가 포함된다고 강조하였다. 이렇게 건강에 대한 개개인의 지식, 태도, 행동 함양 측면을 넘어서 사회적 분위기 조성, 지역사회 역량 강화를 포함하여 사회, 환경, 정책, 제도 측면의 중요성이 강조되기에, 건강증진을 연구하고 교육, 실행하는 데에는 여러 학문의 연계와 통합이 필연적이다.

오타와 건강증진헌장이 채택된 제1차 건강증진국제회의(1986) 이후로 건강증진을 위한 국제적 노력은 건강한 공공정책 수립(1988년 제2차 회의, 호주 아델레이드), 건강을 위한 지지적 환경 조성(1991년 제3차 회의, 스웨덴 썬즈볼), 21세기 건강증진 인력 양성(1997년 제4차 회의, 인도네시아 자카르타), 건강형평성 달성(2000년 제5차 회의, 멕시코 멕시코시티)을 주제로 진행되었다. 2005년 제6차 건강증진국제회의(타이 방콕)에서는 방콕 건강증진헌장이 채택되면서, 건강증진에 글로벌화, 인터넷화, 다각화 추세를 반영하여 국제보건과 다각적 협력체계 구축을 강조하였다. 2009년 10월 케냐 나이로비에서 개최된 제7차 건강증진국제회의의 주제로는 건강증진을 위한 국제개발과 건강증진사업 수행상의 격차 줄이기가 선정되었다. 이렇게 건강증진은 개인 차원의 건강행위 개선과 질병예방을 넘어서 사람들의 건강과 행동에 영향을 미치는 사회, 경제, 문화, 정책 요소를 모두 고려하는 총체적인 접근이다.

2. 한국의 건강증진 계획

우리나라는 국민건강증진법 제4조에 따라 질병예방과 건강증진을 위한 중장기 정책 방향 제시를 목적으로 국민건강증진종합계획(Health Plan)을 수립, 시행, 모니터링, 평가하고 있다. 국민건강증진종합계획은 10년 단위로 수립된 뒤 5년마다 경과를 파악하여 보완계획을 마련하고 있다. 2002년에 첫 번째 국민건강증진종합계획인 국민건강증진종합계획 2010 1차 계획이 수립된 후, 국민건강증진종합계획 2020 제3차, 제4차 계획을 거쳐 2021년에는 국민건강증진종합계획 2030 제5차 계획이 발표되었다. 2023년 현재, 국민건강증진종합계획 2030이 시행 중이다(그림 10-1 및 표 10-1 참고).

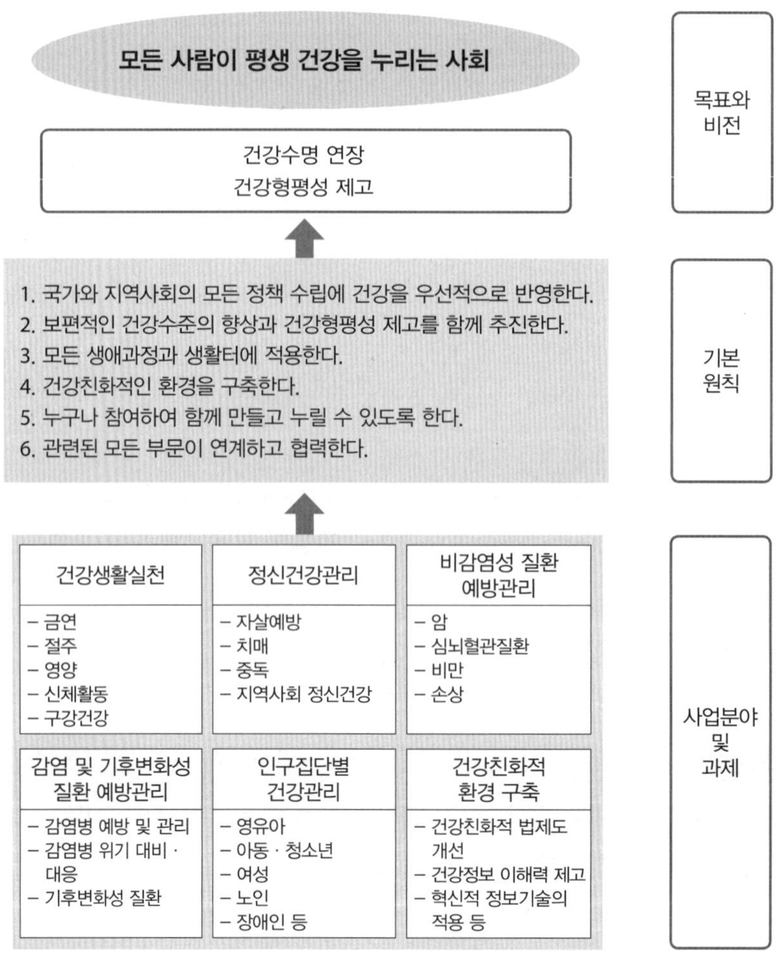

〈그림 10-1〉 국민건강증진종합계획 2030 기본틀
자료: 보건복지부, 2021.

〈표 10-1〉 국민건강증진종합계획 2030의 중점과제와 대표지표

영역	중점과제	대표지표
건강생활 실천	1. 금연	성인 남 · 여 흡연율
	2. 절주	성인 남 · 여 고위험음주율
	3. 영양	식품 안정성 확보 가구분율
	4. 신체활동	성인 남 · 여 유산소 신체활동 실천율
	5. 구강건강	영구치 우식 경험률
정신건강 관리	6. 자살예방	자살사망률, 남 · 여 자살사망률
	7. 치매	치매안심센터의 치매환자 등록 · 관리율
	8. 중독	알코올 사용장애 정신건강 서비스 이용률
	9. 지역사회 정신건강	정신건강 서비스 이용률
비감염성 질환 예방관리	10. 암	성인 남 · 여 암 발생률
	11. 심뇌혈관질환	성인 남 · 여 고혈압 · 당뇨병 유병률 및 급성 심근경색증 환자 발병 후 3시간 미만 응급실 도착 비율
	12. 비만	성인 남 · 여 비만 유병률
	13. 손상	손상사망률
감염 및 기후변화성 질환 예방관리	14. 감염병 예방 및 관리	신고 결핵 신환자율
	15. 감염병 위기 대비 · 대응	MMR 완전접종률
	16. 기후변화성 질환	기후보건영향평가 평가체계 구축 및 운영
인구집단별 건강관리	17. 영유아	영아사망률
	18. 아동 · 청소년	남 · 여 고등학생 흡연율
	19. 여성	모성사망비
	20. 노인	노인 남 · 여의 주관적 건강인지율
	21. 장애인	성인 장애인 건강검진 수검률
	22. 근로자	연간 평균 노동시간
	23. 군인	군 장병 흡연율
건강친화적 환경 구축	24. 건강정보 이해력 제고	성인 남 · 여의 적절한 건강정보이해능력 수준

3. 보건교육 · 건강증진 관련 이론 및 모형

사람의 건강과 건강관련 행동은 환경, 정책, 사회, 문화 등 여러 요인의 영향에 따라 변화하고 상호작용하는 과정이다. 가변적이고 복잡한 이 과정 중에 사람이 건강에 관련한 어떤 태도와 인식을 가지고 어떤 행동을 하게 되는지를 이해함으로써 어느 때 어떤 식으로 개입하는 것이 좋을지 방향을 제시해주는 것이 보건교육 · 건강증진 이론의 역할이다. 건강행동과 관련요인을 여러 관점에서 설명하는 보건교육 · 건강증진 이론 중 대표적인 몇 가지를 소개한다.

1) 건강신념모형

건강신념모형(Health Belief Model, HBM)은 1950년대부터 호흐바움(Hochbaum, 1958), 로젠스톡(Rosenstock, 1960), 베커(Becker, 1974) 등에 의해 개발되고 발전되었는데, 질병을 예방, 검진, 통제하기 위한 인간의 행동을 예측하는 데 관련된 다음과 같은 개념 요소를 제시한다.

- 지각된 감수성(perceived susceptibility): 특정 질병이나 건강문제를 가질 가능성에 대한 개인의 인식
- 지각된 심각성(perceived severity): 특정 질병에 걸리거나 건강문제를 관리하지 않았을 때의 심각성에 대한 개인의 인식
- 지각된 유익성(perceived benefits): 특정 질병이나 건강문제에 대한 위협을 줄이기 위해 권장되는 건강행동을 실행했을 때 예상되는 이익, 유익성
- 지각된 장애요인(perceived barriers): 특정 질병이나 건강문제에 대한 위협을 줄이기 위해 권장되는 건강행동을 실행하는 데 장애가 되는 요인에 대한 개인의 인식
- 행동의 계기(cues to action): 특정 질병이나 건강문제에 대한 위협을 줄이기 위해 권장되는 건강행동을 실제로 수행하는 계기와 전략

건강신념모형에 따르면 인간이 건강행동을 하게 되는 것은 이러한 요소들의 조합으로, 자신이 어떤 질병에 걸리거나 건강문제를 가지게 되기 쉽다고 생각할 때, 그리고 그러한 질병이나 문제가 심각한 결과를 낳는다고 생각할 때 그 질병 · 문제에 대한 위협이 커지고 따라서 건강행동을 취할 가능성이 높아진다. 또한 건강행동으로 기대되는 이익이 크고, 건강행동을 수행하는 데 장애가 되는 요소가 적을수록 건강행동의 가능성은 증가한다. 초기 건강신념모형에는 포함되지 않았으나, 건강에 대한 이해와 영향요인 간의 관계가 복잡해짐에 따라 지각된 자

기효능감(perceived self-efficacy)의 중요성이 부각되어 건강신념모형의 주요 개념 요소에 포함되고 있다. 여기서 자기효능감이란 특정 질병이나 건강문제에 대한 위협을 줄이기 위해 권장되는 건강행동을 잘 실행할 수 있다고 믿는 개인의 인식과 자신감을 말한다.

2) 계획된 행동이론

에이젠(Ajzen, 1985)에 의해 개발된 계획된 행동이론(Theory of Planned Behavior, TPB)은 인간이 행동을 결정하기 위해서는 그 행동을 실제로 수행할 의도(behavioral intention)가 발생해야 한다고 설명한다. 행동할 의도가 발생하는 데 연관된 선행요인은 다음과 같다.

- 행동에 대한 태도(attitude toward the behavior): 특정 행동의 결과에 대한 긍정적 또는 부정적 믿음이나 느낌으로, 그 행동을 하면 어떤 결과가 초래될지에 대한 믿음과 그 결과에 대한 각 개인의 가치 평가에 의해 결정된다.
- 주관적 규범(subjective norm): 자신에게 의미 있고 중요한 주변 사람들이 바람직하다고 여기는 것에 대한 개인의 인식을 의미하는 것으로, 예를 들어 '내게 의미 있는 주변 사람들은 흡연을 바람직하지 않게 생각한다'고 내가 인식하는 것을 말한다.
- 지각된 행동통제(perceived behavioral control): 특정 행동의 수행 난이도, 용이성에 대한 개인의 인식을 말하는 것으로, 자기효능감과 유사한 개념으로 이해된다(Ajzen, 2002; Fishbein & Cappella, 2006). '지각된 행동통제'는 계획된 행동이론과 합리적 행동이론을 구분하는 개념으로서, 계획된 행동이론은 합리적 행동이론에 지각된 행동통제를 추가한 모형이다.

즉, 특정 건강행동의 수행과 결과에 대한 긍정적 태도가 형성되었을 때(=행동에 대한 태도), 그 행동이 내게 중요한 주변 사람들 사이에서 바람직한 것, 해야 하는 것으로 받아들여지고 있다고 생각될 때(=주관적 규범), 내가 그 행동을 실행하기가 어렵지 않다고 생각할 때(=지각된 행동통제) 그 행동을 수행할 의도(=behavioral intention)가 발생하여 행동실행을 결정하고 수행하게 되는 것이다.

3) 범이론적 모형

범이론적 모형(Transtheoretical Model, TTM)의 특징은 개인의 건강행동 여부를 실천과 비실천으로 이분하는 대신 유동적이고 단계적으로 일어나는 과정으로 보는 관점에 있다(Prochaska & Velicer, 1997). 사람은 다음의 행동 변화단계(stages of change)상에서 진행 또는 퇴보하는 상태에 있으므로 현재의 단계를 파악하여 다음 단계로 진전시키고 궁극적으로 유지단계가 지속되도록 하는 것이 관건이다.

- 고려 전 단계(precontemplation stage):
  행동을 변화할 의도가 없는 단계
  고려해보지 않은 단계
- 고려단계(contemplation stage):
  행동변화 시도를 고려하는 단계
  당장은 아니더라도 시도해볼 생각이 있는 단계
- 준비단계(preparation stage):
  조만간 행동변화를 시도하고자 준비하는 단계
- 행동단계(action stage):
  행동변화를 시도하고 있는 단계
  행동변화를 시작했지만, 아직 변화가 정착되지 않은 단계
- 유지단계(maintenance stage):
  시도했던 행동변화를 유지하고 있는 단계

위의 5단계 중 한 단계에서 다음 단계로 진행하는 데 사용되는 경험을 변화과정(processes of change)이라고 한다(Prochaska & DiClemente, 1983). 변화과정은 크게 인지적 과정(cognitive processes) 영역과 행동적 과정(behavioral processes) 영역으로 나뉘며, 이 두 영역 내에 총 10가지의 세부 변화과정이 포함되어 있다. 범이론적 모형에 의하면 행동 변화단계 중 고려 전 단계에서 준비단계에 이르는 초기단계의 설명과 중재에는 인식제고, 현황평가, 가치판단 등 인지적 과정이 중요하고, 준비단계에서 유지단계에는 대체행동, 행동기술 등 행동적 과정이 중요하다고 알려졌다.

변화단계와 변화과정 외에 범이론적 모형을 구성하는 또 다른 주요 개념은 의사결정균형(decisional balance)과 자기효능감(self-efficacy)이다. 인간은 행동변화를 고려하고 결정할 때 그 변화가 자신에게 주는 긍정적인 면(pros)과 부정적인 면(cons)을 비교하여 평가하게 되는데, 이것을 의사결정균형이라고 한다. 개인마다 변화와 관련한 장단점에 대한 평가와 판단이 다른데, 긍정적인 면이 부정적인 면보다 많아야 행동변화가 예상된다. 더불어, 현실 여건에서 목표

한 행동변화를 자신이 잘 수행할 수 있다는 자신감, 확신을 의미하는 자기효능감도 행동변화 수행과 변화단계 이행의 관건이 되는 중요 요소이다.

4) 사회인지이론

사회인지이론(Social Cognitive Theory)은 인간의 행동이 개인요인 및 환경요인 간에 서로 영향을 주고받으며 결정된다는 상호결정론(reciprocal determinism)을 제시한다(Bandura, 1977). 사회인지이론의 주요한 개인차원 요인은 결과에 대한 기대(outcome expectation)와 자기효능감이다. 인간의 행동은 객관적인 정보나 사실에 근거를 두기도 하지만 그 정보와 사실에 대한 개인적인 해석, 기대에 따라 결정되기도 하므로, 특정행동을 하면 그에 의한 결과가 있다는 기대가 클 때, 그 기대치가 긍정적일 때, 그리고 그 특정행동을 자신이 잘할 수 있다는 자신감이 있으면 행동 수행의 가능성이 높아진다.

한편 환경적 주요요인으로는 관찰학습(observational learning)과 행동강화(reinforcement)를 들 수 있다. 사회인지이론에 따르면 사람은 자신이 행동변화를 직접 수행해보지 않더라도 다른 사람의 경우를 보고 대리경험(vicarious experience)을 통해 판단하고 행동을 결정할 수 있다(관찰학습). 관찰학습한 대리경험을 자신이 스스로 실행하게 되는 것과 주변의 영향을 받되 나름의 일관성을 갖는 것은 개인마다 자기통제(self control)와 자기강화(self reinforcement)에 의해 설명된다.

5) 혁신확산이론

새로운 생각이나 행동(혁신, innovation)이 지역사회 구성원 일부에 의해 받아들여지고 점차 다른 사람들에게 퍼져나가 전반적으로 수용되는 것(=확산, diffusion)이 혁신확산이론(Diffusion of Innovations)의 기본 논리다. 즉, 건강증진에 관련된 새로운 행동, 제도, 태도는 처음 개발하거나 시도하는 혁신자(innovator)와 새로운 시도를 남들보다 빨리 받아들이는 조기수용자(early adoptor)에 의해 수용되기 시작하여 대중에게 전파되는 것이다. 혁신확산이론에서는 대상자를 혁신을 수용하는 순서에 따라 혁신자 - 조기수용자 - 대다수 - 후기수용자 - 최후수용자로 구분한다.

혁신을 받아들이는 과정은 인지 - 관심 - 시도 - 결정 - 수용의 5단계를 거친다. 혁신에 해당하는 개념이나 제도, 행동의 존재에 대해서 인지하고 혁신을 채택함으로써 얻을 수 있는 이득을 인식하는 것이 첫 단계이고, 그에 대해 보다 개인적이고 적극적인 관심을 갖게 되는 것이 두 번째 단계이다. 그런데 인식을 한다고 해서 모두 관심을 두는 것은 아니고, 혁신에 대한 정보의 신뢰도, 기대치, 역할모델, 수행난이도 등의 영향을 받는다. 혁신을 통한 이득을 실제로 경험해보는 시도 단계를 거쳐 장단점 비교, 소요자원, 난이도, 주변의 반응 등에 따라 혁신을 받아들일지를 결정하는 것이다. 마지막 단계인 수용에서는 혁신을 지속하며 자신의 생활 속에 받아들이게 된다. 이러한 과정 중에서 혁신에 대한 여론을 일으키고 역할모델을 하는 여론주도자의 영향력이 크다.

6) 건강증진이론의 적용

지금까지 다룬 건강증진이론을 사회생태학적으로 분류해보면 〈그림 10-2〉와 같다. 건강신념모형, 계획된 행동이론, 범이론적 모형이 개인 내적 차원에서 건강증진행위를 결정하고 수행하는 기전을 설명하고자 한다면, 사회인지이론은 주변환경 및 주변인과의 관계에서 영향을 주고받는 중에 이루어지는 관찰학습과 대리경험에 주목하였다. 그리고 혁신확산이론은 더욱 큰 조직 또는 지역사회 차원에서 새로운 개념과 행동이 퍼져나가는 과정을 설명하고 있다.

건강증진이론은 건강행위 결정요인과 그들 간의 관계를 설명함으로써 건강증진 연구와 사업의 전략수립과 방법선정의 근거를 제시한다. 그리고 건강증진이론을 실제에 적용하는 것은 건강증진 효과뿐 아니라 소요 자원과 시간의 효율적 활용에도 기여할 수 있다(Hodges & Videto, 2005). 건강증진이론의 올바른 적용을 위해서는 위에서 설명한 이외에도 다양한 이론에 대한 심도 있는 이해가 요구되는 한편, 건강증진의 구체적인 목적과 참여 대상의 특성에 대한

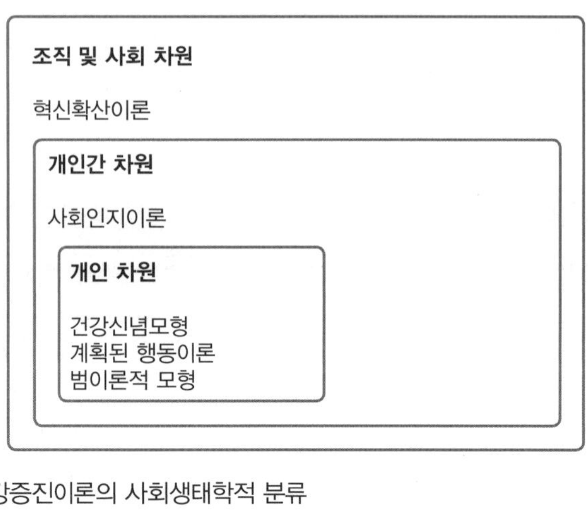

〈그림 10-2〉 건강증진이론의 사회생태학적 분류

정확하고 구체적인 파악이 필요하다.

이론을 적용할 때에는 해당 이론에 포함된 모든 구성요소를 고려하도록 한다. 건강증진 이론은 여러 개의 구성요소를 포함하는데(예를 들어 계획된 행동이론의 경우, 태도, 규범, 행동통제 등) 실제로 이론을 적용하면서 일부 요소만 활용하게 되면 그 이론 본래의 논리가 성립되지 않아 기대한 효과를 얻을 수 없다.

이론 적용 시 또 하나의 관건은 이론 요소를 현실로 구현하는 방법과 전략이다. 이론 요소는 개념적인 것이고, 따라서 그 자체로 현장 적용이 되기보다는 개념적인 이론 요소를 구현할 방법이나 기술이 필요하다. 이론에 따라 구성요소에 적합한 기법을 선별하여 수행하기 위해서는 이론에 대한 이해는 물론 보건교육 · 건강증진 기법에 대한 이해가 요구되기에 선행연구와 구체적인 사례의 검토가 중요한 준비 작업이 된다.

참고문헌

국민건강증진종합계획 http://2010.hp.go.kr

세계보건기구 http://www.who.int/

Ajzen, I. (1985), "From intentions to actions: A theory of planned behavior," In J. Kuhl & J. Beckmann (eds.), *Action control: From cognition to behavior*, Springer-Verlag.

Ajzen, I. (2002), "Perceived erceived behavioral control, self-efficacy, locus of control, and the theory of planned behavior," *Journal of Applied Social Psychology* 32, 665-683.

Bandura, A. (1977), *Social Learning Theory*, Prentice-Hall, Inc.

Becker, M.H. (1974), "The Health Belief Model and personal health behavior," *Health Education Monographs* 2, 324-473.

Fishbein, M. & Cappella, J.M. (2006), "The role of theory in developing effective health communications," *Journal of Communication* 56, S1-S17.

Green, L.W., Kreuter, M.W., Deeds, S.G., & Partridge, K.B. (1980), "Health education planning: A diagnostic approach," *Palo Alto*, Mayfield.

Hochbaum, G.M. (1958), *Public Participation in Medical Screening Programs: A Socio-psychological Study*, US Department of Health, Education, and Welfare.

Hodges, B.C. & Videto, D.M. (2005), "Assessment and planning in health programs," *Sudbury*, Jones and Bartlett.

Joint Committee on Terminology (2001), "Report of the 2000 Joint Committee on Health Education and Promotion Terminology," *American Journal of Health Education* 32(2), 89-103.

Prochaska, J.O. & DiClemente, C.C. (1983), "Stages and Process of Self-Change in Smoking: Towards an Integrative Model of Change," *Journal of Consulting and Clinical Psychology* 51, 390-395.

Prochaska, J.O. & Velicer, W.F. (1997), "The Transtheoretical Model of Health Behavior Change," *American Journal of Health Promotion* 12(1), 38-48.

Rosenstock, I.M. (1960), "What research in motivation suggests for public health," *American Journal of Public Health* 50, 295-302.

WHO (1986), *Ottawa Charter for Health Promotion. International Conference on Health Promotion*, Ottawa, Ontario, Canada.

WHO (1998), *List of Basic Terms*, Health Promotion Glossary.

제11장

지역사회진단 및 건강평가방법

1. 지역사회의 개념과 지역사회진단

1) 지역사회 개념의 이해

지역사회 진단은 보건사업 또는 연구의 대상이 되는 지역사회의 현황을 정확히 파악하고 종합적으로 이해하는 것이 목적이고, 사업과 연구의 기초를 공고히 하고 목적 달성의 효과와 효율을 도모하고자 하는 것이다. 지역사회 진단을 하면서 적합한 진단 기법의 선정과 적용이 중요한 한편, 근본적으로 선행해야 할 것은 지역사회 대상이 누구이고, 어디이며, 어떻게 정의되는가이다.

지역사회는 '지역'이라는 단어가 한정하는 바가 있어 지리적 의미로 해석되는 경우가 많은데, 최근 보건학에서는 행정 지리적 단위 이외에도 목적이나 관심을 공유하는 공동체, 구성원들이 소속감을 가지고 활동하는 공동체, 생활양식과 환경을 공유하는 공동체 단위를 지역사회로 정의하고 있다. '지역사회 보건'이 'community health'임을 생각해보면 지역사회의 개념이 행정구역 단위 이외에 직장, 동호회, 학교, 민간조직, 아파트 단지 등 공동체를 의미함을 확인할 수 있다. 지역사회를 행정구역 단위뿐 아니라 관심 공동체, 생활양식 공동체로 봄으로써 사람의 건강이 개인적 소인과 물리적 환경의 영향뿐 아니라 사회적 관계, 규범, 경험학습 등에 의해 영향받고 구성되어감에 주목하고자 하는 것이다. 그러나 현실적으로는 지역사회 보건조사가 행정구역 위주로 이루어지는데, 현대사회에서는 거주지와 근무지가 다르고, 행정기록에 등록된 거주지와 실제 거주지가 달라서 행정단위 기준으로는 주민의 보건행태가 정확히 파악되지 않는 경우가 발생한다. 그리고 직장, 학업 등의 이유로 이사가 잦고 한 지역에서의 거주기간이 길지 않아서 지역을 연고로 한 소속감이나 유대감이 줄어든 현상을 감안하면, '지역사회'의 실질적 의미를 정립하고 그에 적합한 조사법을 개발, 적용하는 것이 근거에 기반을 둔 보건기획과 연구의 기초임을 강조하게 된다.

2) 지역사회 진단의 의미와 범위

보건학에서 지역사회 진단은 주민과 지역의 보건현황과 건강관련 요인들을 조사하고, 그 결과에 근거하여 우선순위를 결정하거나 추진목표를 설정하는 일련의 과정이다. 지역사회 진단은 인구사회학적 지표 및 보건지표 조사와 건강관련 요구도 진단(needs assessment) 위주로 이해되어오다가, 근래에 요구도 진단이 대상자 집단에서 부족한 것, 필요한 것, 문제시되는 것 등 부정적인 측면에 집중한다는 인식이 생겨나고, 이를 보완하는 측면에서 해당 지역사회의 장점, 활용 가능한 유형과 무형의 자원, 발전가능성을 부각하는 자원 진단(asset assessment)을 지역사회 진단에 포함하는 움직임이 확장되었다. 지역사회 자원에는 예산이나 시설, 보건사업과 같이 객관적으로 측정될 수 있는 자원이 있는가 하면, 그 지역사회의 구성원이 아니고서는 알 수 없는 경험적 · 주관적 자원도 있으므로 지역사회 자원 진단에는 지역사회 구성원의 협력적 참여가 필수적이다. 이러한 시도는 특히 지역사회 참여를 기본 전제조건이자 원동력으로 보는 참여형 연구에서 두드러진다.

3) 지역사회 진단모형

다수의 지역사회 건강증진 기획모형들이 지역사회 진단 또는 요구도 진단을 공통된 주요 기획단계로 설정하면서 기획모형별로 특징적인 진단 모형이나 도구를 제시하고 있다. 대표적인 지역사회 건강진단 기획모형의 하나인 PRECEDE-PROCEED의 경우 〈표 11-1〉에 정리된 바와 같이 대상의 보건문제를 다단계로 진단하여 파악하도록 하는데, 이러한 다단계 복합 진단모형은 여타 기획모형에도 많은 영향을 주었다.

이에 비해 상대적으로 '지역사회'의 개념과 특성을 강조한 보건기획 모형의 하나인 PATCH의 경우는 지역사회의 인구사회학적 특징을 요약하여 정리하는 '지역사회 프로필' 지침을 제시하는 한편, 유병률과 사망률 조사, 건강행태 조사, 지역사회 구성원의 의견조사를 종합하여 해당 지역사회의 보건 우선순위와 활용가능 자원을 파악하도록 하였다(표 11-2).

〈표 11-1〉 PRECEDE-PROCEED의 보건문제 진단 모형

	1999년 모형				
진단단계	사회적 진단	역학적 진단	행동 · 환경적 진단	교육 · 생태적 진단	행정 · 정책적 진단
진단내용	삶의 질	건강	건깅행태 생활습관 환경	소인성 요인 강화 요인 가능 요인	정책 규제 조직 특성

	2005년 모형			
진단단계	사회적 진단 및 상황 분석	역학적 진단	교육 · 생태적 진단	행정 · 정책적 진단
진단내용	삶의 질 지역사회 역량	유전적 소인 건강행태 환경	소인성 요인 강화 요인 가능 요인	행정적 관련요인 정책적 관련요인

자료: Green & Kreuter, 1999; 2005.

〈표 11-2〉 PATCH의 지역사회 내 기존 보건사업 조사표 사례

주요 건강 문제:

관련 건강 위험요인:

사업대상 사업 종류	학교 (학생 대상)	사업장 (직장인 대상)	보건의료 (환자 대상)	지역사회	기타
교육 프로그램 (정보 소통)					
교육 프로그램 (기술 훈련)					
정책 사업					
환경 프로그램					

자료: U.S. Department of Health and Human Services, 1995.

PATCH(Planned Approach To Community Health)에는 지역사회 프로필 이외에도 주요 사망원인 관련요인, 지역 내 보건관련 행사, 기존 보건사업 등의 조사표와 성별 · 연령별 · 인종별 · 지역별 비교표와 같은 지역사회 진단 관련 도구가 포함되어 있다.

MAPP(Mobilizing for Action through Planning and Partnership)은 지역보건체계를 개발하고 발전시키기 위한 시스템적 지역사회 진단을 시도하는 지역사회 건강증진 기획모형이다(NACCHO, n.d.). MAPP의 지역사회 진단에서는 다음의 4개 영역을 진단하여 결과를 종합적으

로 판단, 구성하게 된다.

- 지역사회 주요 주제와 자원 진단(community themes and strengths assessment)
  - 지역사회 구성원이 공감하는 주요 과제와 활용 가능한 유형 · 무형의 자원 진단
- 지역사회 보건체계 진단(local public health system assessment)
  - 지역사회 내의 보건서비스 전달체계에 관련된 기관 · 조직 · 사업의 진단
- 지역사회 보건현황 진단(community health status assessment)
  - 지역사회 보건과 삶의 질 우선순위 문제의 진단
- 변화영향요인 진단(forces of change assessment)
  - 지역사회와 보건체계가 활동하는 맥락에 영향을 미치는 요인 진단

4) 진단기법

지역사회 진단방법으로는 양적 조사방법과 질적 조사방법, 그리고 양적 방법과 질적 방법을 보완적으로 함께 적용하는 혼합방법이 활용될 수 있다. 양적 조사방법은 진단항목을 직접 설문이나 실측을 통해 조사하는 1차 자료 조사방법과 기존의 데이터베이스와 보건조사결과를 활용하는 2차 자료 조사방법으로 구분해볼 수 있다. 대상 지역사회의 인구사회학적 특성, 주요 질병의 발생률, 유병률, 원인별 사망률, 보건의료 서비스 분포, 보건의료 서비스 이용률, 보건

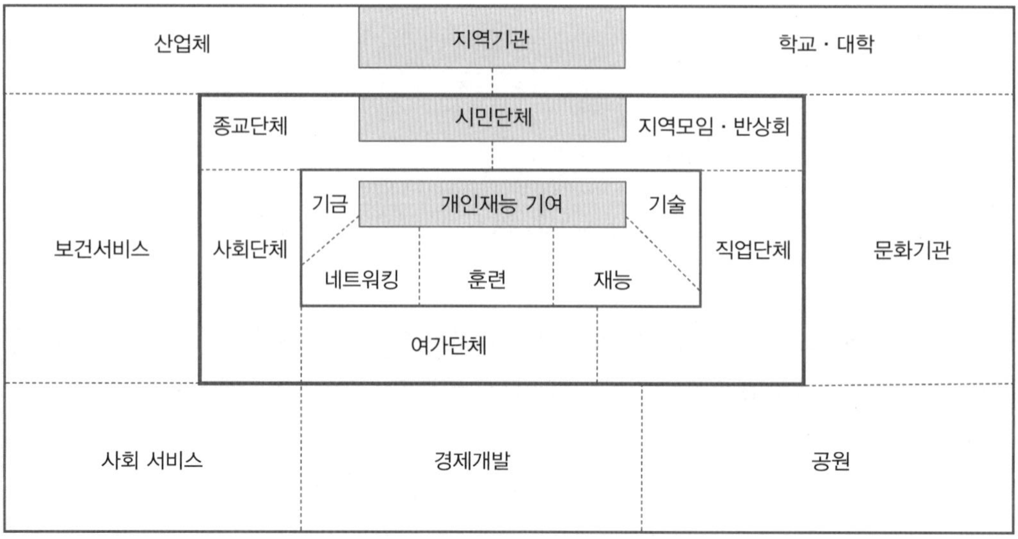

〈그림 11-1〉 지역사회 자원지도의 예시
자료: Kretzmann & McKnight, 1993.

관련 비용 지출 규모 등의 보건지표와 복지지표, 경제지표, 환경지표, 흡연 · 음주 · 영양 · 스트레스 관리 · 체중관리 · 구강건강관리 등 건강행태 지표, 사회적 자본지표 등이 대표적인 양적 진단항목이다.

지역사회 진단에 활용될 수 있는 질적 조사방법은 이동관찰(walking tour 또는 windshield tour), 참여관찰(participant observation), 지역사회 자원지도 작성(community asset mapping), 개인 심층면접, 집단면접, 공청회나 토론회, 지역사회 보건 관련 계획서 · 보고서 분석 등이 있다. 이 중 지역사회 자원지도 작성의 경우는 지역사회 구성원들이 인식하는 해당 지역사회의 유형 · 무형의 자원(예: 예산, 시설, 환경, 관심도, 참여의식 등)을 개념적으로 도식화할 수도 있고(그림 11-

〈표 11-3〉 MAPP의 지역사회 진단기법 예시

진단영역	진단내용	진단방법
지역사회 주요 주제 및 자원 진단	• 지역사회의 중요한 과제 • 지역사회 구성원이 체감하는 삶의 질 • 지역사회 건강증진을 위해 활용할 수 있는 지역 자원	• 토론회 • 공청회 • 초점집단 면접(focus group) • 개인 심층면접 • 이동관찰 • 설문조사
지역사회 보건체계 진단	• 10대 기본 보건서비스 진단 – 건강수준 모니터링 – 건강문제와 위험요인 진단 – 건강교육 및 역량 강화 – 지역사회 보건 협력체계 구성 – 보건정책과 계획 개발 – 보건 및 안전 관련 법규 강화 – 보건의료 서비스 연계 – 보건의료 전문 인력 확보 – 보건의료 서비스 평가 – 보건의료 연구	• 지역보건체계 수행평가도구 활용
지역사회 보건현황 진단	• 인구학적 특성 • 사회경제적 특성 • 보건의료 자원 가용성 • 삶의 질 • 행동 위험요인 • 환경보건 지표 • 사회 · 정신건강 • 모자보건 • 사망 · 질병 · 상해 • 전염병 • 감시체계상의 적신호 사건	• 지역보건통계자료 • 기타 2차 자료 • 1차 자료 조사
변화영향요인 진단	• 경향 · 추세(예: 인구이동, 실업률 추이) • 요인 · 특성(예: 위치, 노인인구 비율) • 사건(예: 지역진료소 폐쇄, 자연재해, 대중교통 환승제도 실시)	• 브레인스토밍 • 주요 정보자(key informant) 면접 • 위기–기회 분석

1), 실제 지도 위에 표시하거나 자원의 위치와 분포지도를 직접 작성할 수도 있다.

〈표 11-3〉은 MAPP 모형에서 제시한 지역사회 진단 내용과 방법을 요약한 것이다. MAPP의 지역사회 진단은 지역사회 구성원들이 조사위원회 등을 통해 진단조사에 직접 참여하기를 강조한다(NACCHO, n.d.). 그리고 4개의 진단영역을 조사하는 데 일정한 순서가 있지는 않으나 4개 진단영역 중 어느 하나를 생략해서는 안 된다는 점이 중요한데, 4개 영역을 집합적으로 분석했을 때만이 해당 지역사회의 총체적 실태를 파악할 수 있기 때문이다.

2. 지역사회 역량과 지역사회조직

1) 개인중심 접근법과 지역사회중심 접근법

건강증진의 접근방법을 대별해보면 개인의 생활습관 개선을 지향하는 미시적 방식과 법제도, 재정, 생태환경의 개선을 지향하는 구조적 방식으로 나눌 수 있다. 최근 새롭게 주목받으면서 발전하고 있는 새로운 접근방식이 지역사회 접근법이다. 이 방식은 개인과 국가 사이에 있는 지역사회를 단위로 접근하고 있고, 지역사회에 내재한 자원 또는 역량을 조직화하고 활용하여 주민주도의 건강증진을 추구하는 것을 목표로 한다.

이 접근법은 기존의 개인중심, 보건소 중심 접근법과 원리와 방법에서 상당한 차이가 있다. 개인중심 보건사업은 지역주민의 건강욕구(health needs)를 먼저 고려하며, 전문가의 역할이 절대적으로 크고, 필요한 자원을 외부에 의존하는 특성이 있다. 예를 들어 결핵사업을 할 경우 전문가에 의한 역학조사를 실시하여 결핵환자 규모를 추정하고, 결핵유병률 감소 목표를 정하며, 여기에 필요한 장비, 물품, 인력조달을 위한 예산을 수립하고 집행하는 방식이다. 한 지역사회에 건강문제가 무엇인지를 판단하는 것부터 이를 해결하기 위한 방법까지 전문가에 의존하기 때문에 주민은 단지 사업의 대상이 될 뿐이다. 또한 사업수행에 필요한 예산이나 지식, 장비 등은 대부분 외부에서 조달되는 경우가 많기 때문에 건강문제 해결을 위하여 지역사회는 계속 외부에 의존해야 한다. 그런데 지원되는 자원이 제한되어 있기 때문에 보건사업은 주민 전체를 대상으로 하기보다는 건강에 문제가 있는 소수 주민만을 대상으로 진행되는 경우가 많다. 또한 주민은 끝없이 자신의 결핍을 충족시켜줄 외부 자원(외부 지원 프로그램과 서비스)에만 의존하게 될 것이다.

반면 지역사회중심 접근법에서는 주민주도로 건강문제를 규정하고 그 해결방법도 지역사회에 내재한 역량을 찾아서 활용하는 방식으로 진행된다. 이 방식에서는 주민이 자신들의 건강문제를 찾는 과정부터 시작된다. 개인중심 접근법에서는 보건전문가들이 미리 건강문제를 규정하고 사업을 시작하는 하향식 접근을 사용하는 반면, 지역사회 접근법에서는 주민이 집합적으로 자신들의 건강문제가 무엇인지 찾고 인식하는 상향적 과정을 중시한다. 주민 스스로 이 작업을 하면서 건강문제를 깨닫는 것이 불건강한 삶을 바꾸는 근본적인 토대가 될 수 있으며, 또한 주민이 서로 대화를 통하여 집합적으로 문제를 해결해나가는 과정 자체가 중요한 자산이 될 수 있다.

건강 규정이 달라지면 문제해결을 위한 자원도 달라질 수 있다. 즉 '주체'와 '참여'가 중심이 되는 건강증진사업이라면 주민의 관심과 타인에 대한 배려조차 훌륭한 자원이 될 수 있다. 가장 빈곤한 지역일지라도 개인과 조직들은 지역을 재구성할 수 있는 자원을 갖추고 있는 것이다. 즉 외부적 관점에서 욕구를 규정할 경우 지역 내부에는 이를 충족할 자원이 결여되는 것이 보통이지만, 내부적 관점에서 욕구를 규정하게 되면 이를 해결할 역량도 동시에 존재할 수 있다. 주민은 현재 충족되지 못하는 욕구도 있지만 동시에 이를 개선할 수 있는 역량도 갖고 있다는 것이다. 역량을 고려하지 않은 채 욕구만을 규정하는 것은 건강증진에 오히려 해로울 수도 있다는 것이 건강증진 담론의 시각이다. 이 과정에서 보건 전문가나 연구자들은 주민과 평등하게 참여하고 협력하는 관계를 유지한다. 전문가는 주민 위에서 지휘하고 따르도록 명령하는 존재가 아니라 조언을 하고 문제를 같이 고민해주는 사람이다. 이를 참여기반 지역사회 연구(Community Based Participatory Research, CBPR)라고 한다. '연구'에는 연구자와 지역주민이 동반자로 참여하고 연구의 지향점은 지역주민이 그들의 역량을 자각하고 스스로 문제의식을 형성하도록 연구자의 경험과 지식을 제공하는 것이다.

2) 지역사회 역량과 사회자본

지역사회중심 건강증진사업에서는 역량 또는 자산을 강조한다. 지역사회 자산(asset)에는 세 가지 형태가 있다. '일차적 자산'은 지역사회에 존재하고, 주민이 통제하며, 개인과 조직의 역량으로 구성된다. 토박이 NGO, 주민의 지식과 기술 수준, 지역사회 토착기업 등이 해당한다. 이차적 자산은 지역에 존재하지만, 외부에서 통제하는 자원으로 중앙과 연계된 민간조직, 비영리조직, 공공제도 및 물질적 자산을 의미한다. 학교, 은행, 병원 등이 해당한다. 잠재적 빌딩 블록은 외부에 존재하고 외부에서 통제하는 자원으로 복지예산, 공적 자산, 공적 정보 등을 말한다. 물론 다른 방식의 구분이 있다. 예를 들어 미국의 캘리포니아 Contra Costa 지역에서 추진되었던 지역사회 역량 강화 보건사업에서는 지역사회 자산을 개인자산(개인의 지식과 기술 등), 문화자산(문화적 가치, 상호부조 규범 등), 집단자산(자발적 조직, 지역 기업 등), 제도자산(지역의 정치, 경제, 교육, 종교의 활동과 운영 등), 물리적 자산(공원, 마을회관 등), 서비스자산(정부의 의료서비스 등)으로 구분하였다. 이러한 자산을 확인하는 것(asset mapping)이 역량 강화를 위한 첫걸음이 된다.

자산을 확인하는 데는 여러 방식이 사용된다. 과거의 보건사업에서는 전문가들이 전문적 지식에 기초하여 구성한 설문지를 통하여 욕구(needs)를 확인하는 방식을 사용하였다. 설문조사는 자산의 확인을 위해서도 여전히 유용하다. 그러나 그 내용과 설문조사 방식은 다르다. 설문조사의 내용으로는 다음과 같은 것들을 포함하는 것이 바람직하다.

- 당신의 거주지(지역사회)에 대하여 어떻게 생각하는가? 무엇이 좋은가?
- 어떤 집단이나 조직 활동에 참여하고 있는가?
- 당신은 어떤 재능이나 기술을 갖고 있는가?
- 당신 가족이나 혹은 지역사회 누군가가 당신이 필요할 때 도와줄 수 있는가?

그런데 중요한 것은 이러한 질문 자체보다는 조사방식이다. 지역사회 역량조사에서 권고하는 방식은 주민참여적 조사와 평가이다. 주민이 직접 자산조사를 하게 되면 이 과정 자체가 지역사회를 새롭게 인식하는 계기가 되고 잠재된 자신들의 역량을 인식할 수 있기 때문이다. 전문조사원들보다 조사기법이 부족하고 시간이 오래 걸리더라도 주민참여조사를 해야 할 이유가 이것이다.

지역사회 자산 또는 역량은 지역사회에 존재하는 개인이나 집단 자체라기보다는 그들 사이의 사회적 관계를 중시하는 개념이다. 나와 주변 사람들이 서로 도움을 줄 수 있는지, 사람들이 모임을 만들고 또 모임과 모임이 서로 협력하여 지역문제를 논의하고 행동을 취하는지를 중시한다. 이러한 사회적 관계를 가능하게 하는 핵심요소는 신뢰(trust)이다. 신뢰 수준이 높은 지역은 주민 간 모임의 수도 많고, 모임과 모임의 연결망도 잘 발전되는 경향이 있다. 사회학자들은 이를 사회적 자본(social capital)이라고 부른다. 경제자본은 개인들이 서로 경쟁하여 승패가 갈리고, 탈락자들은 자원배분에서 배제됨으로써 계층불평등과 갈등을 유발하는 경향이 있다. 반면 사회자본은 사람들을 서로 돕고 동참하도록 유도함으로써 사회적 통합을 이루는 기능을 수행한다. 즉 지역사회 구성원들 간에 정체성(identity)의 공유, 유기적 의사소통, 상호신뢰 및 평등한 참여를 기반으로 구축된 결속과 통합을 의미한다. 사회자본은 신뢰와 참여에 의하여 지역을 하나로 묶어주는 접착제와도 같은 것이다. 지역사회중심 접근법은 이러한 원리를 활용하여 지역발전과 건강증진을 통합적으로 수행하는 방식이다.

지역사회 역량이나 사회자본 모두 지역성이란 차원에 초점을 두는 개념으로 이것은 개인을 둘러싸고 있는 환경, 특히 주된 삶의 영역인 거주지(neighborhood) 주변의 사회적 · 문화적 · 제도적 · 물리적 특성에 의해 우리의 건강이 영향을 받는다는 것이 최근의 연구 결과이다. 사회자본 수준이 낮으면, 즉 지역사회 조직의 가입률이 낮고, 투표율도 낮으며, 사회적 신뢰도가 낮을 경우에 사망률이 높아진다는 것이다. 사회불평등이 심화하면 사회는 분열되고 공공의 문제에 대한 참여의지는 낮아지며 상호불신이 커진다. 이러한 사회해체 상태가 지속될 경우 그 모순이 스트레스의 증가, 자살률의 증가, 교통사고와 범죄의 증가 등으로 나타나게 되고 궁극적으로 신체적 · 정신적 건강 수준의 악화로 나타나게 된다는 것이다. 이러한 연구에 기초하여 건강증진을 추진하는 보건당국은 이제 지역사회를 조직하고 연대와 협력을 발전시키는 것이 곧 건강증진으로 귀결될 수 있다는 것을 깨닫게 되었고 많은 시범사업을 진행하였다.

3) 지역사회 조직연결망

지역사회 역량 또는 사회자본 개념을 활용하여 보건사업을 하려면 개인보다는 개인과 개인이 연결되어 있는 지역사회 조직이 접근단위가 된다. 지역사회에는 많은 자발적 결사체들이 존재하기 마련이고 이들 간에는 개별적인 활동도 있지만, 조직과 조직이 연대하여 수행하는 활동도 있다. 이런 조직 간 연대활동의 수준이 높으면 지역사회 역량이 높다고 가정할 수 있다. 지역사회 조직들의 분포와 연대 수준을 파악하기 위해서는 조직연결망 조사가 필요하다. 이 조사에서는 개별 조직의 리더십, 멤버십(membership), 조직역량, 조직문화, 조직 간 연계 등을 조사하게 된다.

서구에서는 이미 오랫동안 사회자본과 연결망에 대한 연구를 진행했으며, 계량화된 방법론을 가지고 있는데, 이것이 바로 '연결망 분석(Network Analysis)'이다. 연결망 분석은 기본적으로 행위자 간의 관계(link)를 측정하여 이들이 관계 맺고 있는 특성을 파악하고, 그 안에서 일정한 구조적 특징을 찾는 것이다. 예컨대 ○○구에 n개의 직능단체, 동호회, NGO, 복지단체가 있다고 할 경우, 이들은 설립목적에 따라 운영되면서 다른 단체들과 사업상의 연대관계를 맺고 있을 것이다. 이들은 거대한 군집을 이루거나 때로는 독립된 상태로 지역사회에 분포되어 있는데, 이들의 특정 연결망 관계에 의해 각각의 단체들은 독특한 역할을 하고 있다. 즉, 지역사회 내에서 그들이 갖는 고유한 의미가 있는 것이다. 이런 각각의 조직들이 가진 다양한 속성들, 예를 들어 조직유형, 회원 수, 예산규모에 따라 그 군집은 특정한 패턴을 나타낼 수 있

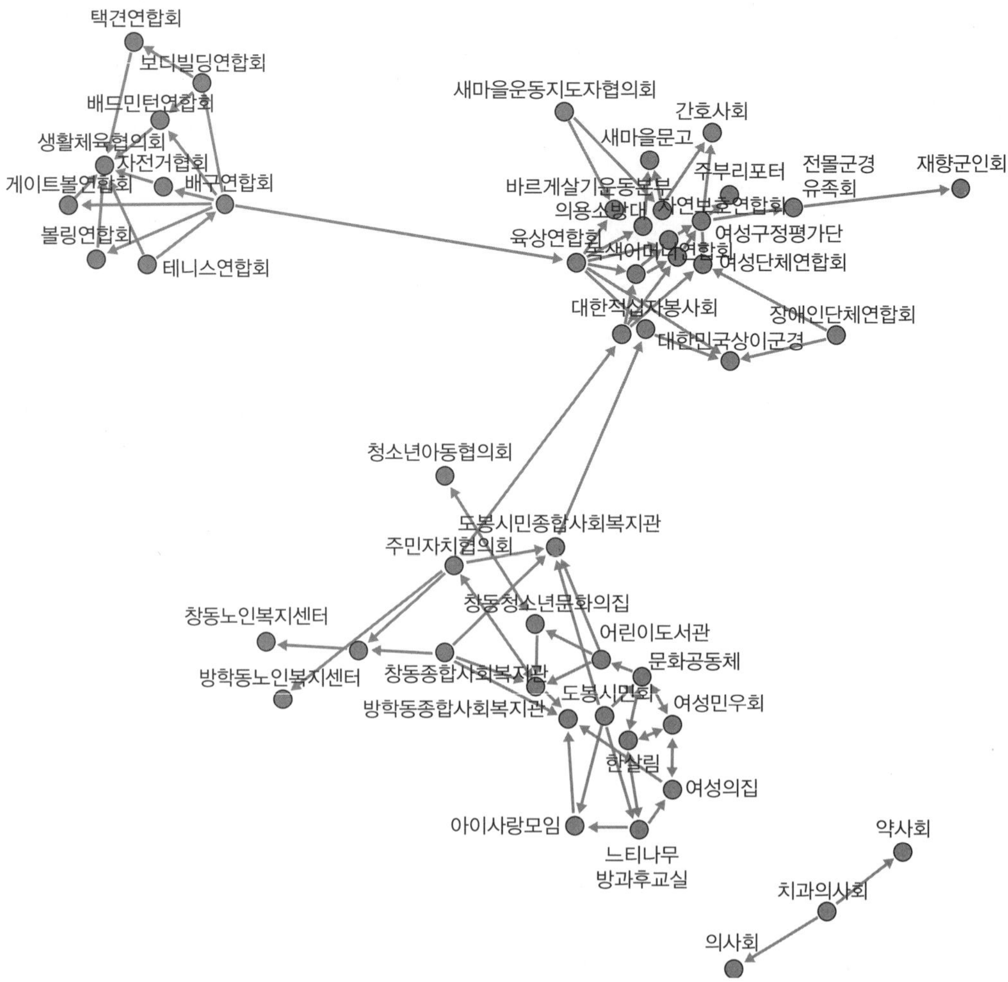

〈그림 11-2〉 자치구 단위의 조직연결망 분석

다. 또한 그들이 그렇게 관계를 맺고 있는 이면에는 어떤 구조적 형태가 숨어 있을 수 있다. 그 조직들이 지역사회에서 자발적으로 형성되어 유지되고 있는 만큼, 지역사회의 고유한 사회자본의 특징을 반영하고 있다. 그러므로 이것을 측정하고 분석하면 현재 지역사회의 사회자본의 정도와 양태를 파악할 수 있으며, 그 결과에 따라 이것을 증진할 수 있는 처방과 전략을 수립할 수 있다.

〈그림 11-2〉는 자치구 단위의 조직연결망 분석의 결과이다. 이 그림은 해당 자치구에 운동관련 군집, 청소년여성군집, 관변단체군집 등이 있음을 보여준다. 의료인단체는 여타의 지역사회 조직과 교류가 없음도 알 수 있다. 또한 연결망 분석에서는 어느 조직이 지역사회 정보흐름(여론)의 중심에 있는지, 군집과 군집을 연결하는 것은 어느 조직인지를 일목요연하게 보

여준다. 따라서 보건사업을 추진하는 주체(보건소)에서는 지역사회의 어느 조직과 협력하는 것이 좋을지를 판단하는 데 유용한 수단이 된다. 군집의 중심에 있는 단체일수록 여타 조직에 대한 영향력이 크기 때문에 이 단체와 협력을 하면서 연결망 속에 있는 여타의 조직들을 참여시켜 보건사업을 추진하는 것이 효과적일 것이다.

참고문헌

1. 지역사회의 개념과 지역사회 진단

Green, L.W. & Kreuter, M.W. (1999), *Health Program Planning: An Educational and Ecological Approach* (3rd ed.), Mayfield.

Green, L.W. & Kreuter, M.W. (2004), *Health Program Planning: An Educational and Ecological Approach* (4th ed.), McGraw-Hill.

Kretzmann, J.P. & McKnight, J.L. (1993), *Building Communities from the Inside Out: A Path Toward Finding and Mobilizing a Community's Assets*, Evanston, Center for Urban Affairs and Policy Research, Northwestern University.

National Association of County & City Health Officials (NACCHO) (n.d.), *Mobilizing for Action Through Planning and Partnership: Achieving Healthier Communities through MAPP. A User's Manual*, Washington, D.C.

U.S. Department of Health and Human Services (1995), *Planned Approach to Community Health: Guide for the Local Coordinator*, U.S. Department of Health and Human Service.

2. 지역사회 역량과 지역사회 조직

정민수 · 조병희 · 이성천(2007), 「지역사회 자발적 결사체의 연결망과 지역사회역량: 서울시 도봉구와 강동구의 비교를 중심으로」, 『한국보건행정학회지』 17(4), 54-81.

조병희 · 정민수 · 민상희(2007), 「건강증진과 지역사회역량: 개념, 원칙, 측정방법」, 『보건학논집』 44(2), 95-112.

Minkler, M. ed., *Community Organizing and Community Building for Health*, Rutgers University Press.

제12장

보건영양

1. 식생활의 중요성

인체는 스스로 생존에 필요한 물질을 모두 만들지 못하므로, 외부로부터 우리 몸에 필요한 성분을 공급하여 생명을 유지한다. 우리 몸에 필요한 성분을 함유한 동 · 식물체를 식품이라 하고, 식품을 섭취하는 모든 행태를 포괄하여 식생활이라 한다. 식생활은 인간의 생명을 유지하기 위한 필수조건이다. 식생활이 부적절하면 건강을 유지하기 어렵게 되고 삶의 질이 저하될 수 있다. 그러므로 건강을 위해서는 안전한 식품을 적절한 때에 적당한 양으로 골고루 섭취하는 것이 중요하다. 식생활이 건강의 중요한 결정요인이라는 과학적 근거가 홍수처럼 쏟아지면서 사람들은 점차 건강한 식생활에 많은 관심을 가지게 되었다.

1970년대 이후 급속한 경제성장과 생활수준의 향상으로 식생활이 풍요로워지고 사회가 다변화되면서 식생활이 크게 변화하였다. 과학기술의 발달로 생산 가능한 식품의 종류가 다양해졌고, 생산량이 증가하였으며, 가공 및 유통 기술의 발달로 장기간 저장이 가능해지면서 원거리까지 식품을 이동하는 것이 가능해졌다. 또한 국제교류가 증가하면서 외국산 식품을 쉽게 구매할 수 있게 되었다. 이와 같이 우리가 소비할 수 있는 식품이 다양해지면서 개인이나 집단의 식품 선택이 점차 중요해졌다. 그 결과 지역사회나 개인의 특성에 따라 식생활이 크게 달라졌고, 부적절한 식품선택으로 인한 과잉섭취와 영양 불균형이 건강을 위협하고 있다. 국민 간 소득 격차가 커지고 사회가 다변화되면서 사회경제적 수준에 따라 한편에서는 결식, 영양결핍 등의 영양문제가, 다른 한편에서는 영양과잉, 불균형 등의 문제가 공존하게 되었다.

"국민의 삶의 질 향상"은 보건복지뿐만 아니라 모든 국가정책의 궁극적 목적이며, 이를 실현하기 위해서는 건강을 증진하고 질병을 예방하는 정책의 수립과 실천이 필요하다. 그동안 정부에서는 국민의 건강을 증진하기 위해 의료체제를 정비하고, 국민의료보험을 확대하며, 생활환경을 개선하기 위하여 다각도로 노력해왔다. 최근에는 흡연, 음주, 운동, 영양 등의 생활습관으로 인한 만성질환을 예방하기 위하여 각종 건강증진사업을 추진하고 있다. 다른 분야와 마찬가지로 효과적인 식생활 정책이나 사업은 대상 집단의 영양상태 및 영양상태 결정요인에 대한 과학적 증거자료를 기반으로 수립해야 한다. 보건영양학은 대상 집단의 식생활을 진단하고 문제점을 파악하여 정책이나 사업을 통해 식생활 개선방안을 연구하는 학문이다. 보건영양학 연구를 통해 식생활 현황을 파악하고, 각종 질병과의 관련성을 분석하며, 건강한 식생활 실천방안을 제시하는 것은, 국민의 건강을 증진하고, 질병을 예방하여 삶의 질을 향상하는 데 매우 중요한 일이다.

이 절에서는 보건영양학을 소개하기 위해 영양문제의 일반적 특성, 우리나라의 영양과 관련된 건강문제 현황을 살펴보고자 한다.

1) 영양문제의 특성

영양문제는 대상자의 연령과 지역사회의 특성, 국가 발전의 수준에 따라 다양한 형태로 존재한다. 개인적 행태와 지역사회 혹은 국가 차원의 환경에 의해서도 큰 영향을 받는다. 오늘날 영양문제를 심각하게 고려하는 이유는 영양상태가 우리나라의 주요 사망원인인 암, 뇌혈관 질환, 심혈관 질환, 당뇨병 등의 중요한 결정요인이기 때문이다. 또한 영양문제는 다음 생애주기의 건강을 결정할 뿐만 아니라 다음 세대까지 대물림될 수 있으며, 여러 가지 문제가 복합적으로 함께 발생하는 특성이 있다. 한편, 개인이나 집단의 유전적 특성에 따라 영양문제의 형태가 다르고 이에 대한 관리방안도 달라져야 한다는 과학적 사실을 확인하고 있다.

(1) 영양섭취는 일상적임

우리는 매일 몇 번씩 식품 혹은 음식을 섭취하고 있다. 대부분의 사람은 먹는 것이 일상적이고 익숙하기 때문에 전문적인 지식보다는 주변의 권고에 의존하는 경향이 크다. 그리고 부적절한 식생활로 인한 건강문제는 즉각 나타나는 것이 아니므로 일상생활에서 식사에 대한 경각심을 가지기는 쉽지 않다.

(2) 영양상태는 질병발생의 중요한 결정요인임

식생활이 건강에 중요한 결정요인이라는 것은 그동안 과학적 연구로 확인되었다. 예를 들어 각종 영양결핍, 비만, 성장지연, 발육부진 등은 식생활이 중요한 결정요인인 경우이고, 저체중아 출생, 심장질환, 고혈압, 암, 골다공증, 뇌졸중 등의 건강문제는 식생활이 여러 위험요인 중 하나인 경우이며, 후천성 면역결핍증(AIDS)을 포함한 각종 감염성 질환, 당뇨병, 위장관 질환, 신장질환 등은 식생활이 치료 및 관리 과정에서 중요한 경우이다(Kaufman, 1990). 적절하게 식생활을 관리하고 영양상태를 개선하면 효과적으로 이러한 질병을 예방하고, 치료 및 관리할 수 있다.

WHO에서는 전문가위원회를 구성하고 그동안 연구결과를 종합해 인류의 건강을 위협하는 중요 질병들을 대상으로 식생활 위험요인을 발표했다(표 12-1). 영양요인은 다양한 질병의 위험요인일 수도 있고, 예방요인일 수도 있으므로, 일상생활에서 질병의 위험을 증가시키는 식생활을 개선하고, 위험을 감소시키는 식생활을 강화하는 것이 중요하다.

〈표 12-1〉 질병과 식생활 위험요인

질병	증거수준	위험감소 요인	위험증가 요인
비만	확정요인	규칙적 운동, 고섬유식	고밀도 에너지, 저밀도 미량영양소 식사
	가능요인	모유 수유, 건강한 학교 환경	고밀도 에너지 지방식품 유통, 가당음료
당뇨	확정요인	과체중군의 체중 감소, 운동	복부비만, 운동 부족, 임신성 당뇨
	가능요인	고섬유식	포화지방, 태아성장부진
심혈관	확정요인	운동, 필수지방산, 칼륨, 채소, 과일, 생선유(EPA, DHA), 절주	포화지방, 트랜스지방, 염분, 과체중, 과음
	가능요인	불포화지방, 섬유소, 전곡, 종실, 엽산	콜레스테롤 섭취, 커피
암	확정요인	운동(대장)	과체중(식도, 대장, 유방, 신장, 자궁내막), 음주(구강, 인두, 후두, 식도, 간, 유방), Aflatoxin(간), 염장생선(비후)
	가능요인	채소, 과일(구강, 식도, 위, 대장), 운동(유방)	가공육(대장), 염장식품 또는 식염(위), 뜨거운 음식(구강, 인두, 식도)
골다공증	확정요인	비타민 D, 칼슘, 운동	과음, 저체중
	가능요인	채소, 과일, 콩제품, 적절한 음주	염분, 저단백질 섭취, 고단백질 섭취
충치	확정요인	불소	설탕 섭취량, 섭취 빈도
	가능요인	딱딱한 치즈, 무가당 껌	

자료: WHO, 2003.

(3) 영양문제는 다음 생애주기로 전달됨

생애주기에 따라 영양문제의 특성이 다르고, 다음 생애주기 건강문제의 원인이 될 수 있다. 태아기 영양불량은 태아 내 성장 부진, 미숙아 출산, 거대아 출산 등과 관련이 있다. 태아 내에서 성장이 부진하면 저체중으로 태어날 위험이 높고, 성인이 되었을 때 심장질환, 뇌졸중, 당뇨병, 고혈압의 발생위험이 크다. 거대아로 출생한 경우 역시 성인기 당뇨병과 심혈관 질환의 위험이 크며, 과체중 출생 유아는 성인기 유방암 발생위험이 크다고 한다(Leon et al., 1998; Lithell et al., 1996; Martyn & Barker, 1994; Martyn et al., 1996; McCance et al., 1994; Kuh & Ben-Shlomo, 1997).

유아기의 성장발육지연은 성인기의 심혈관 질환의 위험을 높이고, 저체중으로 출생하여 유아기에 빠르게 체중이 증가하면 성인기 고혈압의 위험을 높인다(Eriksson et al., 2001; Walkera et al., 2001). 유아기의 작은 키는 성인기의 심혈관 질환, 당뇨병, 뇌졸중의 위험요인이며(Forsén et al., 2000; McCarron et al., 2001), 모유 수유를 한 유아는 성인기의 고혈압과 비만의 위험을 낮춘다고 한다(Dietz, 2001; Singhal et al., 2001).

청소년기의 비만, 고지혈증, 고혈압 등은 성인기에도 지속되며 성인기 만성질환의 발생위험을 높인다고 한다. 유아기부터 아동 및 청소년기를 거치는 동안 만성질환의 위험이 축적되며, 부적절한 식생활, 운동부족, 흡연, 음주, 사회경제적인 특성 등이 복합적으로 작용하여 성인기와 노년기의 만성질환의 위험을 증가시키고, 건강을 결정하게 된다.

이와 같이 태아기부터 영양상태가 개인의 전반적인 건강에 영향을 미치고, 생애주기가 진행됨에 따라 영양문제가 다음 생애주기로 지속적으로 전달되므로, 건강증진을 위해서는 적절한 생애주기에서 영양관리를 통해 다음 생애주기로 영양문제가 전달되는 것을 차단해야 한다(Darnton-Hill, 2004; WHO, 2004; WHO/UNICEF, 1999).

(4) 영양문제는 다음 세대로도 전달됨

저체중으로 출생한 유아는 왜소한 성인이 될 가능성이 높고, 발육지연으로 체격이 왜소한 여성의 경우 저체중아를 출산할 가능성이 크다고 한다. 또한 임신기 비만이나 임신성 당뇨 등도 자식에게 전달될 수 있다(Ramakrishnan et al., 1999). 그러므로 성장기의 아동 및 청소년, 그리고 가임기 여성의 영양상태를 관리하여 건강한 다음 세대를 준비해야 한다.

(5) 영양문제의 군집 속성이 있음

만성질환의 위험요인인 동물성 지방과 콜레스테롤, 식염 등을 많이 섭취하고, 예방요인인 섬유소를 적게 섭취하는 등 부적절한 식사를 하는 아동 및 청소년들은 비만, 고혈압, 고지혈증, 내당능 장애를 동시에 가질 위험이 높다(Raitakari et al., 1994; Twisk et al., 1999). 이와 같이 영양문제는 군집하는 특성이 있어서 만성질환이 동시에 발생할 위험이 크다. 따라서 영양위험요인이 많은 집단은 선별하여 집중 관리하는 것이 필요하다.

(6) 영양관리에 유전적 특성을 반영해야 함

유전적 소인은 환경적 요인에 의해 발현이 조절된다고 보고되었다. 최근 들어 질병의 예방 및 관리 측면에서 유전적 특성과 영양상태의 상호작용에 대한 활발한 연구가 수행되고 있다. 예를 들면, w-3 지방산은 동맥경화증, 관절염, 자가면역증 등에서 증가하는 인터류킨(interleukin)의 m-RNA를 억제하고, 다른 지방산은 그렇지 않은지, 또 어떤 유전인자를 가진 사람은 동일한 식사에 대한 콜레스테롤 상승효과가 더 크고, 어떤 질병은 종족에 따라 발생률이 다른지 등과 관련된 다양한 연구가 진행되고 있으며, 이러한 유전적 특성을 고려한 식생활 관리대책이 필요하다고 지적하고 있다(Simopoulos et al., 2001).

2) 우리나라의 영양과 관련된 건강문제 현황

우리나라는 암, 뇌졸중, 심장질환, 고혈압성 질환, 간질환, 당뇨병 등 영양과잉 또는 불균형과 밀접하게 관련있는 질환들이 주요 사망원인으로 보고되고 있다. 또한, 비만, 대사증후군과 같은 다른 만성질환의 위험요인이 되는 질병이나, 골절의 위험이 큰 골다공증의 유병률이 높다. 사회계층이나 연령층에 따라서는 저체중이나 빈혈 유병률이 높은 실정이다. 1970년대 이전에는 주로 영양부족과 관련된 건강문제가 대부분이었고, 최근에는 영양과잉이나 불균형으로 인한 문제가 크게 증가하였다. 그러나 영양부족과 관련된 문제가 아직 남아 있어서 현재 영양과 관련된 건강문제의 크기와 심각성은 더욱 심화하였다고 본다.

이 절에서는 우리나라에서 유병률이 높거나 사망률이 높은 영양관련 건강문제의 현황에 대하여 영양부족에 의한 문제와 영양과잉 혹은 불균형에 의한 문제로 구분하여 살펴본다.

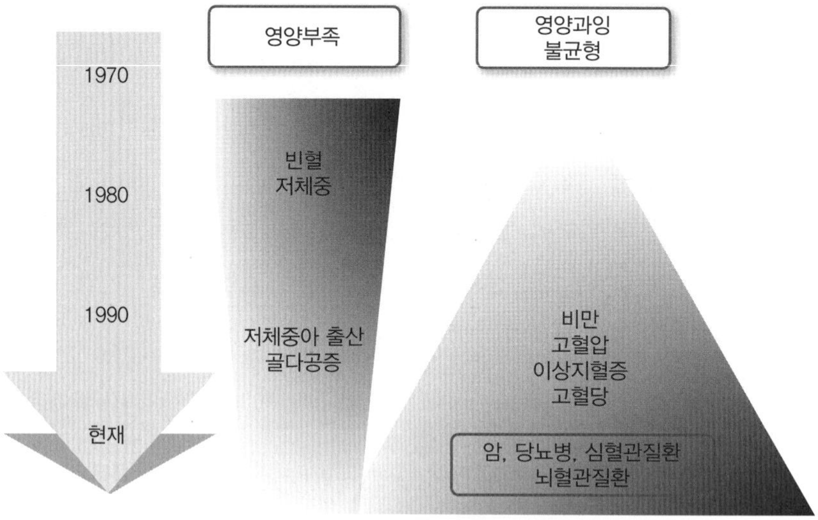

〈그림 12-1〉 한국인의 식생활과 관련된 건강문제

(1) 영양부족에 의한 건강문제

선진국 진입을 눈앞에 두고 있는 우리나라에서 배고픈 사람이 늘고 있다. 최근 보도에 의하면 우리나라 전체 빈곤율은 13.7%에 이르고, 특정 계층의 빈곤율(노인층, 1인 가구)은 약 50%에 달하는 것으로 나타났다(『한겨레신문』, 2015.1.14.). 2005년도 국민건강영양조사에 의하면 절대빈곤층은 영양소 섭취량이 상위층, 최상위층에 비해 유의하게 낮았다. 가구의 빈곤은 가구의 식량부족과 직결되고, 영양부족에 의한 건강문제를 초래하므로, 경제수준에 따른 영양불평등은 건강불평등의 원인이 될 수 있다. 그러므로 빈곤으로 인한 영양문제를 해결하기 위해서 국가 차원의 해결책을 마련해야 한다. 한편, 지나치게 체중조절을 하는 사람이나 질병이 있는 환자의 경우에도 섭취부족에 의한 영양문제가 발생할 위험이 크다. 우리나라에서 영양부족으로 유병률이 높은 건강문제는 빈혈, 저체중, 골다공증 등을 들 수 있다.

① 저체중과 빈혈

과거에는 제대로 먹지 못하여 저체중이 되는 경우가 많았지만, 식량 자원이 풍부해지면서 상당수 개선되었다. 그러나 일부 계층이나 질병을 가진 사람들에서는 아직도 저체중으로 인한 건강문제가 있다. 최근에는 자발적인 체중조절로 저체중이 되는 사람들도 있는데, 요즈음 한 광고에서 보듯이 전봇대 뒤에도 숨을 수 있을 정도로 마른 체형을 선호하는 문화가 이를 대변

해준다. 2005년도 국민건강영양조사 결과를 보면, 우리나라의 저체중과 빈혈 유병률은 20대 여성과 남자 노인에서 높다. 20대 여성은 15%가 저체중이고, 10%가 빈혈을 가지고 있는데, 가임여성의 저체중과 빈혈은 출산능력의 저하를 초래하고 저체중아 출산 위험을 증가시킬 수 있다. 그러므로 저출산 문제가 심각한 우리나라에서는 빈혈이나 저체중에 대한 대책을 시급히 마련해야 한다. 노인층은 70세 이상 남자의 10%, 여자의 6%가 저체중이고, 남자의 19%, 여자의 12%가 빈혈이다. 급속한 노령화의 진행으로 노인인구가 많이 증가할 것이며 노인층의 경제력 저하 문제와 결합하여 저소득 노인층에서는 매우 심각한 건강문제가 될 것이라 본다.

② 골다공증

골다공증이란 낮은 골량과 골의 미세구조의 변화로 골의 강도가 감소되어 골절에 대한 감수성이 증가하는 전신성 골격질환으로 정의할 수 있고, 역학적으로는 골절의 위험도가 증가한 상태이다. 골다공증의 위험인자로는 연령, 폐경, 불충분한 칼슘 섭취, 운동부족 등을 들 수 있으며, 노인인구의 증가와 함께 골다공증의 유병률도 증가하고 있다. 우리나라 일부 지역에서 조사한 자료에 의하면, 50세 이상 여성의 골감소증 유병률은 30.6~36.3%, 골다공증 유병률은 24.4~36.5%로, 50세 이상 여성의 절반 이상이 골 건강에 이상이 있다고 한다(최지엽 외, 2008). 특히 70세 이상 노인은 종골, 요골원위부 모두에서 골다공증 유병률이 50% 이상으로 2명 중 1명은 골다공증으로 인해 고통받고 있다. 2005년 국민건강영양조사 결과에 의하면, 우리나라 국민의 칼슘 섭취량은 매우 낮은데, 전 연령층에서 권장량의 75% 미만을 섭취하는 대상자의 비율이 50% 이상이다. 어릴 적부터 부족한 칼슘 섭취는 최대 골질량 형성의 제한요인이 되고, 나아가 골감소증을 촉진하여 성인기 및 노인기의 골다공증 유병률을 증가시키는 것으로 추정된다.

칼슘의 흡수이용률을 조절하는 데 필요한 비타민 D의 영양상태도 우리나라는 그리 좋지 못하다. 국민건강보험공단이 2009~2013년 건강보험 진료비 지급 자료를 분석한 결과를 따르면 '비타민 D 결핍'으로 인한 진료인원은 2009년 2,027명에서 2013년 1만 8,637명으로 4년 동안 9배 증가했다. 수영복 차림으로 일광욕을 하루에 1시간만 하면 하루 필요량의 3~4배의 비타민 D를 합성할 수 있으나, 백색미인을 선호하는 우리나라에서는 자외선 차단 노력을 지나치게 하는 것이 문제가 되는 것으로 보인다.

최근 골다공증 환자와 진료비가 증가하고 있다. 2007~2011년 5년간 진료 환자는 53만 5천 명에서 77만 3천 명으로 약 45% 증가하였고, 진료비는 535억 원에서 722억 원으로 약 35% 증가하였다(건강보험심사평가원, 2013). 국민건강보험공단 통계에 따르면 뼈엉성증이 증가하면 성인기 및 노년기의 골다공증 위험이 상승하기 때문에 이에 대한 대책도 필요하다.

우리나라는 칼슘섭취 실태가 매우 불량하고, 칼슘의 주요급원이 식물성 식품이어서 흡수이용률이 매우 낮을 것으로 추정된다. 최근 외국에서는 안전성 동위원소를 이용하여 인체필요량을 추정하고, 식품이나 음식의 칼슘 흡수이용률을 측정한다. 이 자료를 근거로 칼슘권장량을 제정하고, 권장량 수준의 칼슘을 섭취하기 위한 식품섭취기준을 제시하고 있다. 그러나 우리나라에서는 우리 식사의 칼슘이용률과 필요량에 대한 기초 연구가 부족하여 다른 나라의 인체필요량과 흡수이용률 자료를 근거로 칼슘권장량을 제정하고 있다. 우리나라 국민의 유전적 특성이 다르고 우리나라 식사의 칼슘 흡수이용률과는 다를 것인데, 외국의 자료를 그대로 이용하는 것은 문제가 있다. 골다공증을 효과적으로 예방하기 위해서는 우리나라 국민을 대상으로 수행한 칼슘의 필요량과 흡수이용률 자료를 토대로 비타민 D의 영양상태를 함께 고려하여 식생활 관리방안을 제시하여야 할 것이다.

(2) 영양과잉 혹은 영양불량으로 인한 건강문제

과학기술의 급속한 발달로 인해 우리가 이용할 수 있는 식품의 종류와 양이 급격히 증가해, 말 그대로 풍요로운 식생활 시대가 시작됐다. 경제적인 능력만 있으면 언제 어디서나 원하는 식품과 음식을 구매할 수 있다. 풍요로운 식품환경은 인체필요량보다 과잉으로 섭취하거나, 특정한 식품이나 음식을 너무 많이 혹은 너무 적게 섭취하는 불균형적인 식생활을 초래했고, 이러한 식생활은 비만, 당뇨병, 고혈압, 심혈관 질환, 암 등 각종 만성질환의 위험을 증가시키는 요인이 되었다.

① 비만

우리나라도 한동안 포동포동한 사람을 두고 '복스럽다'거나 '부티가 난다'고 부러워한 적이 있다. 그러나 요즘은 비만하거나 과체중인 사람은 자기관리를 소홀히 한다는 인식이 확산되고 있다. 비만은 만병의 근원이다. 비만하게 되면 일부 암, 고지혈증, 고혈압, 관절염, 당뇨병 등 각종 만성질환의 발생위험이 증가하며, 외관이 손상되고 운동 능력이 저하되며, 생산성도 저하된다. 2005년도 국민건강영양조사 보고에 따르면 우리나라의 비만(BMI ≧ 25)인구는 남자 35.2%, 여자 28.3%로, 1998년의 남자 25.1%, 여자 26.1%에 비해 남자의 비만유병률이 매우 증가했다. 50~60대 여성은 40% 이상이 비만이다. 특히 아동 및 청소년의 비만인구는 급격히 증가하여 남자아이의 비만율은 20년 전보다 약 13배 급증했고(1981년 1.4% → 2001년 17.9%), 여자아이의 비만율은 같은 기간 4배 이상 늘어난 것(1981년 2.9% → 2001년 10.9%)으로 조사되었다(『국민일보』 2005.5.17.).

비만은 에너지의 과잉섭취와 운동부족으로 인한 에너지 소비 감소가 원인이며, 특히 동물성 지방 및 단순당이 풍부한 고에너지 식품 위주의 식생활 패턴이 비만의 주된 위험요인이다. 국민건강영양조사에 따르면 동물성 지방과 단순당 섭취가 지속해서 증가하고 있어 우리나라 국민의 비만 위험이 증가하고 있다고 볼 수 있다. 서구에서는 비만은 이제 부자의 질병이 아니라 가난한 사람들의 질병이라고 보고되고 있는데, 이는 저소득층은 에너지 밀도만 높고 다른 영양소의 밀도는 낮은 정크 푸드만 구매할 수 있고 채소와 과일을 구매할 능력이 없기 때문이라고 분석하고 있다.

② 당뇨병

WHO에서는 급속한 경제성장을 하고 있는 아시아 지역의 당뇨대란을 경고하고 있다. 우리나라도 예외는 아니다. 1981년 약 1.5%이던 유병률이 2013년 국민건강영양조사 자료에 의하면 30세 이상 남자는 12.8%, 여자는 9.1%로 증가하였다. 소득수준별로는 소득수준이 낮을수록 당뇨병 유병률이 높았는데, 하위 소득 25%의 남성은 14.8%, 여성은 10.7%인데, 상위 소득 25%의 남성은 11.5%, 여성은 7.9%로 나타났다(질병관리본부, 2014). 당뇨병은 포화지방의 섭취 증가, 복부비만, 운동부족, 태아기 성장지연 등이 주요 위험요인이므로 비만유병률 특히 청소년 비만유병률의 증가는 앞으로 당뇨병의 발생이 더욱 증가할 가능성이 크다는 것을 뜻한다.

우리나라의 경우, 식생활이 당뇨병의 발생 및 관리에 미치는 영향에 대한 증거자료가 부족한 실정이기 때문에, 다른 나라의 식생활을 근거로 연구된 자료를 참조하여 당뇨병의 위험요인에 대한 식생활 관리방안을 제시하고 있다. 서구인보다 체질량 지수를 기준으로 한 비만도가 낮은 경우에도 당뇨병의 위험이 큰 것을 볼 때, 우리 국민의 식생활과 유전적 소인이 서구인과 다르게 작용하였을 가능성이 있다. 곡류 위주의 식생활은 탄수화물 섭취량이 많기 때문에 당뇨병 발생에 영향을 미칠 수도 있다. 따라서 우리나라 식생활이 당뇨병 발생에 미치는 영향에 대한 자료를 토대로 당뇨병 예방 및 식생활 관리방안을 제시해야 한다.

③ 대사증후군

대사증후군은 복부비만, 당뇨, 고밀도 콜레스테롤(HDL), 고혈압, 고중성지방 등 5가지 지표 중 3가지 이상이 기준치를 초과하거나, 미달된 상태를 말한다. 주요 만성질환인 심장병, 당뇨병, 뇌졸중, 고혈압 등을 별개의 질환으로 여겼으나, 최근 이들 질환은 하나가 발생하면 여러 개가 동시에 발생하는 '네트워크'를 가지고 있으며, '인슐린 저항성'이 그 몸통인 것으로 보고되고 있다. 원인은 명확하지 않으나, 인슐린 저항성은 복부 내장 비만, 운동 등 신체활동 부족, 스트레스 등이 원인으로 지목되고 있으며, 비만과 노화 등이 인슐린 작용을 담당하는 유전자를 손상시키고, 고혈당 식사와 운동 부족 등이 이를 증폭시킨다고 보고되었다.

이 때문에 비만 인구가 늘면서 대사증후군 유병률이 크게 증가하고 있다. 2005년 국민건강영양조사 결과 30세 이상 성인 남성의 32.9%, 여성의 31.8%가 대사증후군이었다. 우리나라 성인 3명 중 1명은 대사증후군을 갖고 있고, 60대 이상 여성은 2명 중 1명이 대사증후군을 가지고 있었다.

라카(Lakka) 등이 실시한 연구에 따르면 대사증후군이 있는 사람은 없는 사람에 비해 심장병을 일으키는 관상동맥 질환 위험도가 3.6배, 심혈관 질환으로 사망할 위험도가 3.2배 높았다고 한다(Lakka et al., 2002). 대사증후군을 줄이기 위해서 미국 당뇨병협회에서는 인슐린 분비 부담이 적은 '저(低)혈당지수' 음식을 먹으면서 비만을 줄이고, 꾸준히 운동하라고 제안하고 있다. 미국 당뇨병협회는 대사증후군 환자 552명을 대상으로 3년간 이와 같이 생활양식을 조절한 결과, 당뇨병 발생 위험이 58% 감소했으며, 동맥경화를 예방하는 혈관의 내피 기능이 좋아졌다고 보고했다(Diabetes Prevention Program Research Group, 2002). 따라서 대사증후군은 만성질환 발생위험이 큰 전구상태이므로 이를 예방하기 위해서는 적절한 식생활과 운동을 해야 한다.

④ 고혈압

고혈압은 대부분 증상이 없이 진행되지만 뇌졸중, 심혈관 질환 등의 중요한 전구요인이므로 '침묵의 살인자'라고 한다. 2005년도 국민건강영양조사에 따르면 60대 이상은 50% 이상이 고혈압인 것으로 나타나 고혈압 유병률이 매우 높은 것을 알 수 있었다. 고혈압의 원인은 연령, 비만, 고염식 등을 들 수 있고, 고혈압 인지율이 매우 낮은 것이 특징이다.

나트륨의 1일 권장량으로 WHO와 우리나라에서는 2,000mg을 제시하고 있다. 그런데 우리나라 사람들이 자주 섭취하는 음식에서 1인분당 나트륨 함량이 짬뽕 3,780.7mg, 우동 2,298.7mg, 해물칼국수 2,671.1mg이었다(녹색소비자연대, 2015). 어린이들이 많이 먹는 과자류나 간식류에도 나트륨 함량이 높아 어릴 때부터 고염 식품에 익숙해져 계속 짜게 먹게 되어 성인기 고혈압의 발생위험이 증가할 수도 있다.

우리나라는 식염섭취량이 매우 높은 것으로 추정되나 정확한 통계자료가 없다. 나트륨섭취량은 식사조사를 통해 조사하기가 어렵고, 24시간 소변검사를 해야 하는데, 그것이 용이하지 않기 때문이다. 지금까지 국민의 특성을 반영할 수 있을 정도의 대규모 집단을 대상으로 나트륨 섭취량에 대한 역학조사는 실시되지 못하였다. 따라서 우리 국민의 염분섭취가 어느 정도인지, 어느 수준으로 감소하면 고혈압을 얼마나 줄일 수 있을지에 대해 추정을 할 수 없다. 특히 고혈압은 인종에 따라 발생률이 다르고, 나트륨에 대한 민감도가 다르다는 연구결과들이 있으므로 우리나라 국민의 나트륨 섭취 수준과 급원 식품을 조사하여 고혈압 관리의 기초자료로 활용해야 한다.

(3) 기타 질병과 식생활 환경

이전에 언급하지 않은 암, 뇌졸중, 감염성 질환도 식생활과 관련이 있다. 식생활과 관련된 건강문제들은 식생활 관리를 통하여 예방하고 관리가 가능하다는 과학적 증거들이 많이 보고되고 있다. 건강한 식생활 실천은 개인의 노력도 중요하지만 이를 실천할 수 있는 환경의 조성이 중요하다. 예를 들어, 개인이 나트륨 농도가 낮은 식품이나 음식을 구매하고 싶어도 음식점이나 식료품매장에서 취급하지 않으면 구매할 수 있는 방법이 없기 때문이다. 따라서 최근에는 건강한 식생활을 위해서는 개인의 행동변화와 환경조성을 병행하는 것이 가장 효과적이라고 보고하고 있다.

우리나라는 식생활의 사회화가 촉진되면서 외식이 많이 증가하고 있다. 우리나라 외식시장의 규모는 1980년도 이후 급성장하여 2004년 42조 원 규모로 증가하였다. 2005년도 국민건강영양조사에 의하면 하루에 1회 이상 외식을 하는 대상자가 총 51.5%(남성 62.9%, 여성 39.8%)로, 많은 국민의 식생활이 외식산업에 의존하고 있다고 해도 과언이 아니다. 특히 청소년의 패스트푸드 선호도가 증가 추세를 보이는데, 이 추세가 지속된다면 청소년이 성인이 되었을 때에는 지금보다 더욱 심각한 규모로 만성질환의 고통을 겪게 될 것이다.

한편, 현대인은 편리하고 간편한 음식을 선호하는 경향이 있고, 이에 부응하기 위하여 각 식품업체에서는 사용하기 편리한 가공식품을 대량으로 생산하고 있다. 현재 가공식품 이용률이 점차 증가하고 있고, 앞으로도 지속될 전망이다. 그러므로 식품산업과 외식산업의 구조를 국민의 건강증진에 기여할 수 있는 구조로 전환할 수 있도록 유도하는 것은 매우 시급한 과제이다.

2. 보건영양학

보건학은 조직적인 지역사회의 노력으로 질병을 예방하고, 생명을 연장하고, 건강을 증진하는 기술이요 과학이다. 보건영양학은 지역사회 주민의 질병을 예방하고 건강을 증진하기 위하여 식생활을 개선하는 방안을 연구하는 학문 분야이다. 따라서 보건영양 분야에서는 지역사회 주민의 영양관리 요구도를 파악하고, 적절한 영양프로그램을 개발하고 실시하며, 영양프로그램이 지역사회 주민의 요구에 잘 부응하고 효과적인지를 평가하는 것에 초점을 둔다. 보건영양학의 주요대상은 지역사회 주민, 정책, 프로그램이 된다.

보건영양학에서 다루는 내용은 식품의 생산, 공급, 유통에 이르는 식생활 환경, 구매 및 소비와 관련된 식생활 행태, 그리고 영양상태와 건강과의 관련성이 모두 포함된다. 따라서 먼저 지역사회 집단 혹은 개인의 식생활 및 영양상태를 파악하고, 영양문제와 결정요인의 크기와 분포를 분석한다. 두 번째는 영양상태와 건강문제와의 관련성을 분석하는 것이며, 세 번째는 질병 예방 및 관리를 위한 식생활 실천방안을 마련하고, 식생활을 개선하기 위한 정책과 사업을 개발하고 실시하여 효과를 평가하는 것이다.

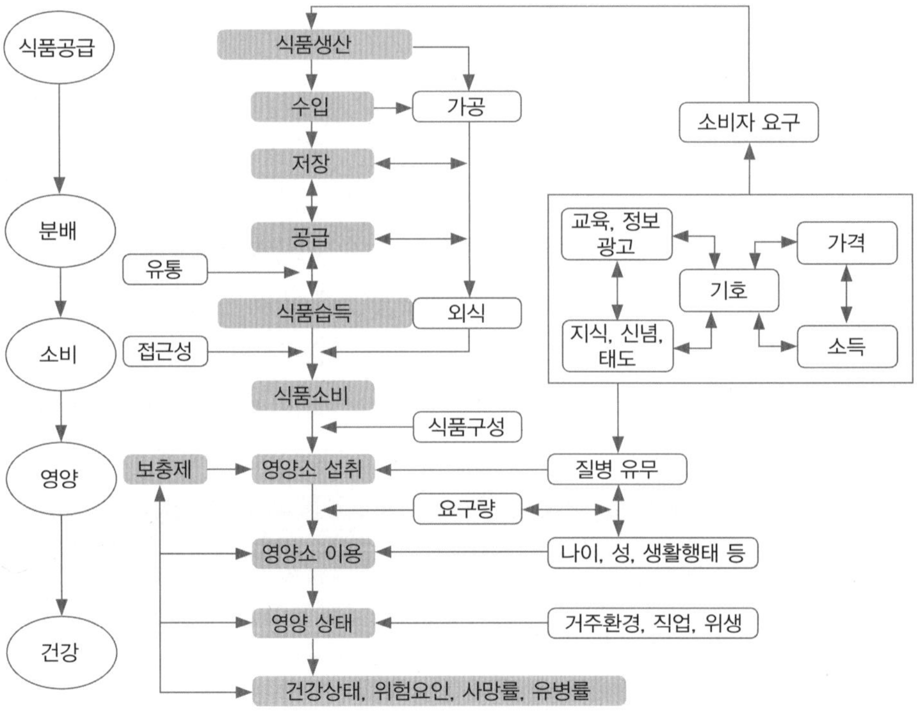

〈그림 12-2〉 보건영양학의 대상
자료: Lester, 1994.

1) 지역사회 주민의 영양관련 요구도 평가

(1) 지역사회 주민의 영양상태 평가

개인이나 집단의 영양상태는 사회경제적 요인, 환경적 요인, 유전적 특성, 생활양식 등 다양한 요인에 의해 결정된다. 따라서 지역사회의 영양상태를 판정하고 이에 대한 대책을 마련하기 위해서는 영양상태의 분포뿐만 아니라 영양상태를 결정하는 요인에 대한 평가도 동시에 필요하다. 영양상태 평가방법에는 직접평가와 간접평가가 있다.

① 영양상태 평가에 사용되는 직접평가법

식이 섭취조사

영양불량의 첫 단계를 평가할 수 있는 방법으로 영양판정의 기본적인 방법이다. 섭취한 식품의 종류와 양을 조사하고 영양소 함량을 산출함으로써 식품의 섭취 양상이나 영양소 섭취상태를 판정하는 것이다. 개인을 대상으로 한 조사방법으로는 식사기록법(food record), 24시간 회상법(24 hours recall), 식품섭취빈도법(food frequency questionnaire), 식사력(diet history) 등이 있고, 집단을 대상으로 식품계정법(food account), 식품목록회상법(food list-recall), 식품재고조사법(food inventory) 등이 있으며, 국가단위에서는 식품수급표(food sheet)를 이용하는 방법이 있다.

생화학적 조사

생화학적 검사는 혈액, 소변 또는 조직을 채취하여 영양소나 그 대사물 농도 또는 영양소에 의존적인 효소의 활성도, 인체 기능 등을 분석하고 정상치와 비교 · 평가하는 것으로, 다른 방법에 비해 가장 객관적이고 정량적인 영양상태 평가방법이다. 그러나 영양상태는 식사섭취 이외의 다른 요인에 영향을 많이 받기 때문에 신뢰할 만한 생화학적 지표가 아직 부족한 실정이다.

신체계측 조사

영양상태는 신체의 크기와 조성(지방, 근육, 체수분량 등)에 영향을 미치는 중요인자이므로, 체격 크기와 신체 조성의 계측치와 이들로부터 산출된 여러 신체지수를 기준치와 비교하여 영양상태를 판정하는 방법이다. 성장기 아동뿐만 아니라 성인의 영양상태 판정에도 유용하며, 주로 체중, 신장, 상완위, 피부두겹두께, 체지방 등을 측정하여 장기간에 걸친 영양상태를 반영하는 지표로 사용한다.

임상조사

임상조사는 영양불량과 관련되어 나타나는 임상 징후를 진찰하여 진단하는 것으로, 주로 영양 결핍이 만성적으로 심각해진 단계에서 발견하기 때문에 영양불량의 초기 단계는 알아내지 못하는 예민하지 않은 방법이다. 또한 어느 영양소의 전형적인 결핍증이 현저한 경우를 제외하고는 단독으로 영양상태를 판정하기 어려운 단점이 있다.

② 영양상태 평가에 사용되는 간접평가법

개인에 비해 집단의 전체적인 영양상태는 환경과 밀접하게 관련되어 있으므로, 지역사회의 경제, 교육 및 문화적 환경과 보건상태에 관한 모든 자료, 즉 비영양적 자료로부터 그 집단의 영양 위험 여부와 내용을 간접적으로 파악하는 것이다. 간접평가법은 집단의 전반적인 영양상태를 평가하는 동시에 집단 내 영양적 위험에 처한 그룹을 선별해내는 영양 스크리닝의 도구로 이용될 수 있다.

간접적 영양평가에 사용되는 자료는 크게 보건통계 조사자료, 식품공급 상황과 관련된 자료, 식행태 및 식환경 관련 자료를 들 수 있다. 보건통계 조사자료는 인구의 연령 및 성별 구성, 인구밀도, 출생률, 사망률 등의 인구동태자료와 질병의 유병률과 발생률, 병원이나 보건소 시설관련 통계 등의 건강관련 통계자료를 포함한다. 식품공급에 관한 자료는 식품수급 실태, 식품가격과 계절변동, 식품구매 여건, 식품광고, 식품강화, 식품구매 지원 및 급식 프로그램에 관한 자료이고, 식량 생산과 관련된 모든 자연환경 조건에 관련된 자료도 이용될 수 있다. 식행태 및 식품환경 조사자료는 소득수준, 교육, 주거환경, 교통, 사회보장제도 등의 사회경제적 특성에 관한 자료와 생활양식, 지역사회의 공동생활방식, 관습, 종교, 전통적인 식습관, 식품금기, 식행동과 식품에 대한 신념 등 식행태 및 식품환경에 관한 자료를 이용할 수 있다.

(2) 문제의 발견 및 우선순위 선정

지역사회 주민의 영양상태 평가자료를 근거로 영양문제의 종류, 규모, 분포, 이에 영향을 미치는 요인을 평가하여 영양요구(need)를 파악한다. 이와 함께 주관적인 요구(want)를 파악하여 영양정책의 결정이나 영양프로그램의 개발의 기초자료로 활용한다.

지역사회에 존재하는 모든 영양문제를 해결하는 것이 이상적이나 현실적으로는 한정된 자원으로 영양문제 해결방안을 찾아야 하므로, 어떤 영양문제를 우선 해결할 것인가에 대해 원칙을 가지고 결정해야 한다. 그 원칙에는 우선 영양문제의 크기가 어느 정도인지, 위급성,

위중도, 경제적 손실규모 등의 심각성은 어떤지, 그리고 개입을 했을 때 가져올 수 있는 효과가 어느 정도인지, 그리고 정책적인 지원이 가능한지 등을 고려하여 결정한다.

(3) 위험집단의 선별

영양위험집단은 영양불량집단이라고 할 수 있으며, 영양 공급의 정도와 기간 등 영양불량의 진행 정도에 따라 네 가지로 분류할 수 있다. 영양부족(undernutrition)은 장기간에 걸쳐 여러 가지 영양소가 제대로 섭취되지 않거나 체내에서 이용되지 못함으로써 발생하는 영양불량 상태이고, 영양과잉(overnutrition)은 장기간에 걸쳐 과잉의 영양소가 섭취되면서 나타나는 영양불량이며, 결핍증(specific deficiency)은 특정 영양소의 섭취 부족 또는 체내 이용률 감소로 인하여 발생되는 영양불량이고, 영양불균형(imbalance)은 두 가지 이상의 영양소 섭취가 양과 질적인 면에서 체내 필요량과 비교해 서로 균형적이지 못하여 나타나는 영양불량이다. 영양소 섭취 불량으로 인한 일차적 영양불량(primary malnutrition)은 식사를 통한 영양소 공급이 질적 · 양적으로 신체의 요구량을 충족시키지 못함으로써 발생하는 영양불량이고, 질병, 임신, 수유, 흡연, 음주, 약물복용, 유전적 결함 등에 기인하여 체내의 영양소 이용 장애, 영양소의 과다 대사, 배설량 증가, 신체 요구량 증가 등으로 발생하는 생리적 원인에 의한 이차적 영양불량(secondary malnutrition)이 있다.

영양불량을 판정하는 참고치는 표준이 될 만한 건강한 사람들의 측정치인 식사섭취기준(dietary reference intakes), 표준 성장 발육치, 결핍 혹은 과잉 혹은 질병발생의 위험에 근거하여 설정된 특정수준 등을 이용할 수 있다. 어느 개인의 측정치를 참고치 분포와 비교하여 평가하며, 이때 연령, 성, 임신 · 수유 등의 생리상태, 인종뿐만 아니라 신체의 자세, 공복 상태 여부, 시료 수집 절차 등의 측정 조건이 참고치와 유사해야 신뢰성 있는 판정이 될 수 있다.

최근에는 영양평가에서 질병발생의 위험요인으로 알려진 생활양식, 식행태, 식품, 영양소, 특정 성분의 섭취실태를 중점적으로 파악하고 질적 · 양적으로 적절한지를 판단함으로써 영양위험집단을 선별하고 영양프로그램 개발의 기초자료로 활용한다.

2) 영양프로그램의 개발, 실시, 효과평가

효과적인 영양프로그램을 개발하기 위해서는 다음의 사항들을 고려해야 한다. 우선 객관적인 자료에 근거한 요구도와 주민이 필요로 하는 요구도를 잘 반영하고, 지역사회에 가용자원(재정,

인력, 기술, 장비, 시간, 지식 등)의 수준에 적합해야 하며, 정책적인 지원이 가능한지를 확인하고, 지역사회에서 수용가능성과 프로그램을 수행하는 기관의 신뢰도와 의지 등을 고려해야 한다.

지역사회에 존재하는 영양문제를 해결하거나 줄이기 위해서는 먼저, 원인이 되는 요인들을 파악하고, 여러 요인 중에서 어느 요인에 개입을 할 것인지를 정한다. 둘째는 실현가능하고 적절한 개입을 선택하고, 구체적인 목표를 설정한다. 그다음에는 프로그램을 설계하고 평가계획을 수립한다.

영양프로그램을 실시하고 효과를 평가하여 기존 프로그램을 개선하거나 새로운 프로그램을 개발하는 자료로 활용하고, 영양정책 수립의 기초자료를 제공한다.

3) 영양정책의 수립

한 국가의 영양정책의 기본은 안전한 식품공급을 위한 정책(food safety), 충분한 식량보장을 위한 정책(food security), 질병 예방 및 관리를 위한 영양정책(nutrition)으로 구성된다. 그동안 우리나라는 경제성장과 더불어 식품환경이 풍요로워졌으나, 전통적 사회안전망의 붕괴와 식생활의 사회화가 가속되면서 일부 저소득층에서는 식품접근성이 악화되고 있으며, 수입식품과 가공식품의 증가 및 단체급식과 외식의 증가는 식품의 안전성 문제를 지속적으로 야기하고 있다. 또한 노인인구의 증가와 더불어 식생활과 관련된 만성질환의 유병률과 발생률이 증가추세에 있으므로 식생활 개선을 통한 건강증진이 절실히 필요한 시점이라 하겠다. 따라서 우리나라의 식품영양정책도 영양, 식품안전, 식량공급이 주된 내용이 되어야 한다.

국가의 효과적인 영양정책을 수립하기 위해서는 과학적 증거자료가 필요하다. 〈그림 12-3〉에서 보는 바와 같이 영양요인이 건강에 미치는 영향, 영양소의 생리적 기능 및 필요량 등에 대한 기초적인 연구 자료가 필요하며, 이를 토대로 국민의 영양상태를 지속적으로 모니터링하고 감시하는 제도적 장치가 필요하다. 영양 모니터링(nutrition monitoring)은 인구집단의 영양상태를 정기적으로 평가하여 점검하고, 그 결과를 영양개선을 위한 다양한 중재활동에 활용하며, 영양적 위험이 높은 집단을 분류해내고, 영양문제와 그 추이를 파악하는 데 목적이 있다. 영양감시(nutrition surveillance)는 영양적 위험이 높은 집단이 어떤 영양중재 활동에 참여하고 있을 때 그들의 영양상태를 지속적으로 점검하며 영양문제를 해결하기 위하여 혹은 문제가 발생하지 않도록 관리하고 감독하는 것이다. 영양정책의 입안을 위해서는 영양연구 자료와 모니터링 자료를 토대로 이루어져야 하며, 새로운 정책입안을 위한 정보가 부족할 경우 기초적인 영양연구 자료와 모니터링 자료를 요구할 수도 있다. 이와 같이 영양연구와 영양모니터링,

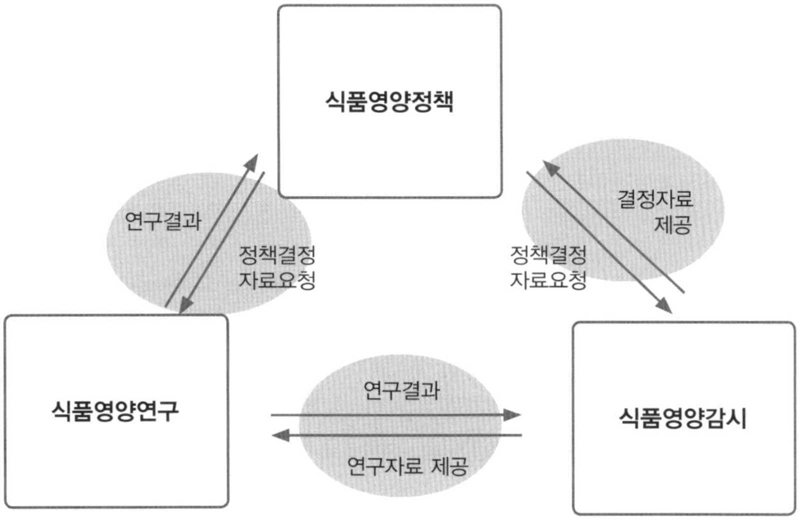

〈그림 12-3〉 영양정책, 영양연구, 영양감시체계의 상호관련성

그리고 영양정책은 서로 유기적인 관련성을 가진다.

영양연구 결과가 영양정책에 반영되는 예는 아주 많다. 엽산의 경우 가임기 여성이 부족하면 신경관 손상을 가진 아기를 출산할 확률이 높아진다는 연구결과를 토대로, 가임기 여성에 대한 엽산섭취 보충실험을 실시한 결과 신경관 손상을 가진 아기의 출생률이 낮아졌다고 학술지에 발표되었다(MRC Vitamin Study Research Group, 1991). 그 결과 미국에서는 가임기 여성이 하루에 0.4mg의 엽산을 섭취하도록 하기 위해서는 시판되는 모든 곡류에 엽산을 강화하는 방법이 가장 효과적이라고 판단하고 곡류의 엽산강화를 제도화하였다. 그 이후 신경관 손상을 가진 아기의 출산율이 급격히 감소하였다.

4) 보건영양 분야의 연구방향

우리나라 국민의 식생활을 개선하여 건강을 증진하고 질병을 예방하는 방안을 마련하기 위해서는 다음과 같은 연구가 필요하다. 우리나라의 다양한 집단의 영양문제를 평가하고, 집단의 특성에 적절한 영양프로그램을 개발하고 효과를 분석하는 연구가 필요하다. 또한 영양요인과 질병발생 위험 간의 관련성을 조사하여 질병 예방을 위한 식생활 관리지침을 마련하고 지역사회에서 활용하는 방안을 개발하는 연구가 필요하며, 국가의 영양감시 체계와 영양정책 수립을 위한 기초자료를 제공할 수 있는 연구가 필요하다.

참고문헌

건강보험심사평가원(2013), 「뼈가 약해지는 골다공증, 고령환자 크게 늘어」, 『보도자료』, 2013.1.24.

문현경(2005), 『영양정책의 요소』, 영양정책연구회 세미나자료집.

보건복지부(2006), 『2005 국민건강영양조사 보고서』, 보건복지부.

질병관리본부(2014), 『2013 건강행태 및 만성질환 통계』, 질병관리본부.

최지엽 외(2008), 「한국인 여성 골다공증 및 골감소증의 유병률과 위험요인: 지역사회 단면연구」, 『대한폐경학회지』 14(1), 35-49.

"男兒비만 20년만에 13배 늘어"(2005.5.17.), 『국민일보』.

"늙을수록 가난해지는 나라, 2명 중 1명 빈곤층"(2005.1.14), 『한겨레신문』.

"추운 겨울 생각나는 따뜻한 면요리! 나트륨 주의보"(2015.1.21.), 「녹색소비자연대 보도자료」.

Darnton-Hill, I., Nishida, C., & James, W.P.T. (2004), "A life course approach? To diet, nutrition and the prevention of chronic diseases," *Public Health Nutrition* 7(1A), 101-121.

Diabetes Prevention Program Research Group (2002), "Reduction in the Incidence of Type 2 Diabetes with Lifestyle Intervention or Metformin," *NEJM* 346(6), 393-403.

Dietz, W.H. (2001), "Breast feeding may help prevent childhood overweight," *JAMA* 285, 2506-2507.

Eriksson, J.G., Forsén, T., Tuomilehto, J., Osmond, C., & Barker, D.J.P. (2001), "Early growth and coronary heart disease in later life: Longitudinal study," *BMJ* 322, 949-953.

Forsén, T., Eriksson, J., Qiao, Q., Tervahauta, M., Nissinen, A., & Tuomilehto, J. (2000), "Short stature and coronary heart disease: A 35-year follow-up of the Finnish cohorts of the seven countries study," *J Int Med* 248, 326-332.

Kaufman, M. (1990), *Public Health Nutrition*, AN ASPEN Publication.

Kuh, D. & Ben-Shlomo, Y. (1997), *A Life Course Approach to Chronic Disease Epidemiology*, Oxford University Press.

Lakka, H.M., Laaksonen, D.E., Lakka, T.A., Niskanen, L.K., Kumpusalo, E., Tuomilehto, J., & Salonen, J.T. (2002), "The metabolic syndrome and total and cardiovascular disease mortality in middle-aged men," *JAMA* 288(21), 2709-2716.

Leon, D.A., Lithell, H.O., Vagero, D., Koupilova, I., Mohsen, R., Berglund, L., Lithell, U., & McKeigue, P.M. (1998), "Reduced fetal growth rate and increased risk of death fromischaemic heart disease: Cohort study of 15 000 Swedish men and women born 1915-29," *BMJ* 317, 241-245.

Lithell, H.O., McKeigue, P.M., Berglund, L., Mohsen, R., Lithell, U., & Leon, D.A. (1996), "Relation of size at birth to non-insulin dependent diabetes andinsulin concentrations in men aged 50-60 years," *BMJ* 312,

406-410.

Martyn, C.N. & Barker, D.J. (1994), "Reduced fetal growth increases risk of cardiovascular disease," *Health Reports* 6, 45-53.

Martyn, C.N., Barker, D.J.P., & Osmond, C. (1996), "Mother's pelvic size, fetal growth and death from stroke and coronary heart disease in men in the UK," *Lancet* 348, 1264-1268.

McCance, D.R., Pettitta, D.J., Hansona, R.L., Jacobssona, L.T.H., Knowlera, W.C., & Bennetta, P.H. (1994), "Birthweight and non-insulin dependent diabetes: Thrifty genotype, thrifty phenotype or surviving small baby genotype?" *BMJ* 308, 942-945.

McCarron, P., Hart, C.L., Hole, D., & Smith, G.D. (2001), "The relation between adult height and haemorrhagic and ischaemic stroke in the Renfew/Paisley Study," *Journal of Epidemiology and Community Health* 55, 404-405.

MRC Vitamin Study Research Group (1991), "Prevention of neural tube defects: Results of the medical research council vitamin study," *Lancet* 338, 131-137.

Raitakari, O.T., Porkka, K.V.K., Viikari, J.S.A., Ronnemaa, T., & Akerblom, H.K. (1994), "Clustering of risk factors for coronary heart disease in children and adolescents: The Cardiovascular Risk in Young Finns Study," *Acta Paediatrica* 83, 935-940.

Ramakrishnan, U., Martorell, R., Schroeder, D.G., & Flores, R. (1999), "Role of intergenerational effects on linear growth," *J Nutr* 129, S544-S549.

Simopoulos, A.P. & Pavlow, K.N., eds. (2001), "Nutrition and fitness: Diet, genes, physical activity and health," *Proceedings of 4th International Conference on Nutrition and Fitness*, Athens, May 2000, NY: Karger(World Review of Nutrition and Dietetics, Vol. 89).

Singhal, A., Cole, T.J., & Lucas, A. (2001), "Early nutrition in preterm infants and later blood pressure: Two cohorts after randomized trials," *Lancet* 357, 413-419.

Twisk, J.W., Boreham, C., Cran, G., Savage, J.M., Strain, J., & van Mechelen, W. (1999), "Clustering of biological risk factors for cardiovascular disease and the longitudinal relationship with lifestyle of an adolescent population: The Northern Ireland Young Hearts Project," *Journal of Cardiovascular Risk* 6, 355-362.

Walkera, S.P., Gaskina, P., Powella, C.A., Bennettb, F.I., Forresterb, T.E., & Grantham-McGregorc, S. (2001), "The effects of birth weight and postnatal linear growth on blood pressure at age 11-12 years," *Journal of Epidemiology and Community Health* 55, 394-398.

WHO (2004), Life course perspectives on coronary heart disease, stroke and diabetes. WHO/NMH/NPH/01.4. Expert meeting report.

WHO/UNICEF (1999), Risk and protective factors affecting adolescent health and development. WHO/FCH/CAH/00.20. Report technical consultation.

WHO Technical Report Series (2003), Diet, nutrition and the prevention of chronic diseases.

제13장

인구학과 보건인구학

1. 인구학이란?

인구학은 인간집단(human population)을 대상으로 하는 학문으로, 인간집단의 크기, 종류, 구성요소(composition), 그들의 변화를 기술하고 분석하는 학문이다. 인간집단을 대상으로 한다는 점에서 인구학은 많은 다른 학문 분야와 연결된다. 이 사회의 제반 현상을 연구하는 사회학, 경제적 활동을 연구하는 경제학, 인간집단에 대한 통시적인 연구를 수행하는 역사학, 그리고 인간집단은 끊임없이 출생하고 사망하는데 특히 사망은 생물학적인 이유보다 질병에의 노출에 의해 주로 발생하므로 인간집단이 질병에 노출되는 원인, 경로, 결과를 연구하는 보건학 등을 예로 들 수 있다.

인구학의 역사는 다른 학문 분야에 비해 그리 길지 않다. 인구학은 대표적인 인구이론인 "식량의 산술급수적 증가와 인구의 기하급수적 증가"를 주장했던 맬서스(T. Malthus)를 효시로 19세기 유럽과 20세기 미국을 중심으로 발전했는데, 20세기 중반까지도 인구학은 주로 인구의 크기와 현상을 기술하는 데 주목해왔던 반면, 20세기 중반 이후로 인구 현상에 대해 그 원인과 결과 혹은 전체 사회에 미치는 영향에 대해 더욱 관심을 기울였다.

인구학이 인구현상에 관한 기술보다 분석에 더욱 관심을 두면서 발전해온 세부 학문영역은 크게 출산력, 인구이동, 그리고 사망력인데, 이 역시 전 세계적인 관심사의 변화에 따라 어느 시기에는 출산력과 관련된 연구가 더욱 많이 진행되었고, 어느 시기에는 사망력에 대하여 많은 인구학자의 관심이 집중되는 등 주요 주제에 있어서도 많은 변화가 있었다. 예컨대 미국에서는 1980년대 중반 이후 멕시코를 비롯한 중남미 국가들과 한국을 포함한 아시아 국가들로부터 엄청난 수의 이주민들이 유입되면서 이민자들에 대한 사회적 관심이 고조되었고, 많은 인구학자가 국제이민 문제에 관심을 기울였었다. 하지만 1990년대 후반에 들어서면서 건강과 질병에 대한 사회적 관심이 커지고, 특히 전반적인 건강수준은 향상되고 사망률은 크게 줄었지만 인종 간, 사회계층 간 혹은 성별 건강의 수준과 사망률의 차이가 점차 벌어지면서 인구학에서의 주된 관심사도 사망력으로 전환되었다.

한국에 인구학은 1960년대 중반 이후 높은 출산율로 인해 인구의 급속한 증가가 경제 성장을 둔화시킬 것이라는 불안감이 점차 커지면서 UN과 정부에서 출산율을 줄이기 위한 가족계획사업을 기획 · 실행하면서 처음 알려지게 되었고, 1970년대와 1980년대 초중반까지 경제학, 사회학, 보건학 등을 전공한 학자들이 출산력과 모자보건 중심의 인구학 연구를 많이 수행하였다. 이후 출산율이 감소하고 인구가 안정되면서 1990년대 인구 현상을 연구하거나 인구학적 방법론을 응용하는 연구자가 많이 줄어들었고, 인구학에 대한 학문적 · 사회적 관심도 동시에 축소되었다. 하지만 1990년대 후반부터 시작된 경제위기로 인해 출산력이 크게 저하되고 급속한 고령화에 대한 사회적 위기감이 고조되면서 인구학에 관한 관심이 다시 높아졌다. 이처럼 한국의 인구학은 주로 출산력을 중심으로 성장과 쇠퇴를 경험하였는데, 이는 인구의 국제적 이동이 거의 없었고, 그동안 사망 및 건강에 관한 관심보다는 경제적인 성장에 사회적 관심이 더욱 집중되어왔고, 경제 성장의 걸림돌로서 인구의 급속한 증가가 문제시되어온 데서 기인하였다고 볼 수 있다. 앞으로 한국의 인구학적 연구는 그 범위가 크게 넓어질 것으로 예견된다. 이는 최근 급증하고 있는 동남아시아, 조선족, 그리고 탈북자의 국내 유입이 인구이동에 대한 연구의 필요성을 높이고 있으며, 건강과 사망의 사회적 위험요소 및 불평등에 대한 사회적 관심도 높아져 사망력에 대한 인구학적 연구의 필요성도 동시에 증가하고 있기 때문이다.

이 장은 인구학을 처음 접하였거나 제한적으로 접해본 경험은 있지만 아직 그 개요에 대한 이해가 높지 않은 독자들을 대상으로 인구학 특히 한국에서는 아직도 생소한 학문 분야라 여겨지는 보건인구학을 소개하는 것을 목표로 한다. 이를 위해 인구학의 세부 학문 영역과 함께 인구학의 주요 연구 대상인 출산, 인구이동, 사망이 보건인구학을 통해 어떻게 연구되는지 간단히 제시하고자 한다.

2. 인구학의 세부 학문 영역

1) 형식인구학

전술한 바와 같이 인구학은 크게 인구의 크기, 구성요소, 종류, 혹은 현상을 기술하는 영역과 이들의 변화에 대한 원인과 사회적 효과를 분석하는 영역으로 나눌 수 있다(Yaukey & Anderton, 2001). 그런데 역사적으로 보면 인구학은 전자의 영역을 통해 학문으로서 처음 형성되었고, 후자의 영역을 통해 다른 학문 분야들과 교류하며 이론적인 성장을 해왔다고 볼 수 있다. 형식인구학(Formal Demography)은 바로 전자에 해당하는 인구학의 학문 영역을 일컫는다. 형식인구학은 전적으로 인구학적 변수들을 주요 대상으로 하고 그들 간의 관계를 기술하고 서로 어떻게 영향을 미치는가에 관심을 둔다. 형식인구학에서 인구 현상을 연구하는 좋은 예로 들 수 있는 것이 바로 최근 한국에서 사회적인 논의의 대상이 되고 있는 저출산과 그 결과로서의 인구의 연령구조 변화이다. 현재 인구의 크기를 대체할 수 있는 정도보다 훨씬 낮은 출산율이 지속되면서 점차 인구의 연령 구조가 변화하게 되고, 이는 고령인구의 급속한 증가로 귀결된다. 형식인구학은 이처럼 인구학적 변수들을 연구 대상으로 삼고, 그들을 기술하고 상호간에 어떠한 영향을 주고받는지 분석한다.

인구학에서 주로 사용되어온 방법론들이 바로 형식인구학의 범위 내에서 개발되고 발전되어왔다. 예컨대 한 사회의 인구 크기와 구조를 한눈에 볼 수 있도록 나타내는 인구피라미드, 서로 다른 사회의 사망력 수준을 비교 가능하게 한 연령보정사망률(age-standardized death rate), 한 사회의 사망 관련 현황을 분석해낼 수 있는 생명표(life table), 출산 수준을 기술하는 합계출산율 등 인구학뿐만 아니라 다른 많은 학문 영역에서도 자주 사용되고 있는 다양한 방법론이 형식인구학을 통해 발전되어왔다.

사회가 점점 더 복잡해지고, 인구학적 변수들이 상호간의 영향력에 의해서뿐만 아니라 인구 외적 변수들에 의해 영향을 주고받게 되면서 점점 형식인구학 고유의 영역은 줄어들고 있는 듯 보인다. 하지만 인구학적 변수들과 현상들이 항상 변화를 경험하고 있기 때문에 이들을 기술하거나 상호간의 영향력을 분석해내는 작업의 중요성은 줄어들지 않으며, 오히려 다른 학문 분야에서 인구학적 변수의 중요성이 증가하고 있어 형식인구학은 응용된 형태로 성장하고 있는 추세이다.

2) 사회인구학

형식인구학이 인구학적 변수들에 초점을 맞춘다면, 사회인구학(Population Studies)은 좀 더 넓은 개념의 비인구학적 변수들이 인구학적 변수들과 어떠한 관계에 있으며 서로에게 어떠한 영향을 주고받는지에 관심을 둔다. 그리고 사회인구학은 현상에 대한 기술보다는 변수들 사이의 인과관계나 사회적 효과 혹은 정책적 함의 등을 연구의 주된 대상으로 삼는다. 앞서 인구학의 역사적 발전 과정을 설명하며 인구 현상의 사회적 원인과 결과를 분석하는 학문 영역이 최근 인구학의 발전을 주도한다고 지적하였는데, 바로 사회인구학이 그것이다. 사회인구학은 인구학적 변수는 물론 그 이외의 변수들도 분석의 대상으로 삼기 때문에 그 범위가 상당히 넓고, 인접 학문 분야와 중첩되는 경우가 많다. 사회인구학을 특징적으로 표현할 수 있는 좋은 예로서 옴란(Omran, 1971)에 의해 소개된 역학변천이론(epidemiologic transition theory)을 들 수 있다. 이것은 인류의 역사를 통해 사망력의 수준과 사망의 주요 원인이 몇 번 크게 변화하였는데, 그 변화가 인간의 생물학적인 진화나 물리적 변이에 의한 것이 아니고 인간의 경제활동 변화, 생활양식 변화, 거주환경 변화, 과학기술 변화 등 사회의 구조적인 변화와 변천에 기인한다는 이론이다. 이처럼 사망력이라는 인구학적 변수를 대상으로 그 변화를 설명하기 위하여 경제활동, 생활양식, 환경 등 비인구학적 변수들과의 관계를 조망한다는 점에서 사회인구학의 영역이라 할 수 있다. 이 외에도 사회인구학 연구 영역을 소개할 수 있는 예는 무궁무진하다.

형식인구학이 주로 인구의 특징과 현상을 기술하기 위하여 인구학적 방법론을 사용한 반면, 사회인구학은 변수 사이의 인과관계 분석에 통계적인 기법을 많이 사용한다. 물론 질적인 연구방법론도 사회인구학에서 자주 사용되고는 있지만, 대다수의 사회인구학 연구는 수리적 데이터 분석에 기반을 둔 것이 많아 데이터 처리를 위한 통계방법론을 많이 사용한다. 이때 사용되는 통계기법들은 선형회귀분석에서부터 로그선형모형 다수준분석 그리고 구조방정식에 이르기까지 다양하다.

3) 응용인구학

사실 인구학의 세부 영역으로 구분을 지을 때 형식인구학과 사회인구학이 대표적이다. 하지만 이 장에서는 응용인구학과 보건인구학을 따로 분리해 설명을 시도하는데, 이는 응용인구학과 보건인구학은 모두 형식인구학 혹은 사회인구학의 일부분이지만 최근 국내외적으로 관심이 커지는 추세이고, 특히 보건인구학은 그 무한한 발전 가능성에도 불구하고 아직 국내에서는 생소한 학문 영역이기 때문이다.

응용인구학은 인구학적 이론과 방법론이 적용되는 많은 분과 중 하나로서, 출생 · 사망 · 인구 이동과 같은 인구현상에 대한 직접적인 관심과 설명보다는, 인구를 포함하거나 그렇지 않은 다양한 분야에서 생기는 문제를 해결하기 위해 인구학 특히 형식인구학을 통해 개발되고 발전되어온 인구학적 방법론을 적용하는 학문 분야이다(Siegel, 2002). 응용인구학이 말 그대로 '순수'가 아니라 '응용'인 이유는 형식인구학이나 사회인구학을 포함하는 순수인구학이 인구 현상을 분석하고 예측하여 인구학 이론의 발전과 확산에 기여하는 것과 달리, 응용인구학은 어떠한 문제가 생겼을 때 그것을 해결하기 위해서 인구학적 지식과 방법론을 적용하고 '응용'하는 것을 주된 학문의 목적으로 삼고 있기 때문이다(Morrison, 2002). 한마디로 응용인구학은 인구학적 방법론의 실용적인 적용이라 정의할 수 있다(Siegel, 2002).

인구학적 방법론 특히 형식인구학에 의해 지난 100여 년간 발전되어온 다양한 인구현상을 기술하고 분석해내는 기법들과 인구학에 의해 작성되고 모인 자료들이 비인구학 분야에 적용되어온 예는 매우 많다. 예컨대 일반 기업체, NGO, 중앙정부, 지방정부, 국제기구 등이 그들 조직이 추구하는 목적과 제도에 합당한 방법으로 문제를 해결하기 위해 결정을 내리는 데 유용한 정보를 생산하기 위해 인구학의 방법론과 자료들을 응용해왔다. 응용인구학이 가지고 있는 '응용'의 속성으로 인해 많은 인접 학문 분야들과 연관되는데, 주로 이들 학문 분야를 통해 발전된 이론적 접근이 현실에 어떻게 적용되고 접목될 수 있는가에 응용인구학이 많이 활용되어왔다. 특히 보험계리학(保險計理學)에서 주로 사용하는 생명표를 이용한 생존 분석과 사망확률 분석 등은 인구학적 방법론이 응용된 좋은 예라 할 수 있다.

4) 보건인구학

보건인구학은 사회인구학의 일종으로 인구학적 이론과 방법론을 바탕으로 인간집단의 건강, 질병, 사망, 건강행위, 건강관련 조직 등의 보건현상을 분석하는 학문 분야이다. 이 학문은 인간집단의 건강과 관련된 변수들을 다룬다는 점에서 보건학과 매우 유사하다. 하지만 그러한 변수 중에서 특히 성별, 연령, 결혼 상태, 소득 수준 등 인구학적인 변수들에 더욱 관심을 기울인다는 점에서 차별된다. 또한 건강과 질병의 원인을 사회적으로 그 위치가 결정되는 인구학적인 변수들에서 찾는다는 점에서 사회역학과 매우 유사하며 특히 이러한 변수들을 통해 질병과 건강이 한 사회의 개인 간, 특정 집단 간, 혹은 지역 간에 불평등하게 분배되어 있는 점을 밝혀내고, 거기에 숨겨져 있는 인과관계의 메커니즘을 밝혀내는 것에 초점을 두고 있다는 점에서 보건사회학과도 맥락을 같이한다고 볼 수 있다.

보건인구학의 영역은 매우 광범위해서 건강과 관련되어 있는 모든 분야나 영역이 인구학적 이론과 방법론 혹은 인구학적 변수들을 통해서 설명이 시도되면 보건인구학이라 통칭할 수 있을 정도이다(Pol & Thomas, 2001). 보건인구학의 역사는 사실 인구학의 역사와 다르지 않다. 왜냐하면 인구학의 중심적인 연구 영역인 사망력이 바로 인간집단의 질병 혹은 질병을 관리하는 사회적 제도나 기술과 관련이 있고, 이들은 바로 보건인구학의 대상이 되기 때문이다.

앞서 지적한 바와 같이 아직 우리나라에는 보건인구학이란 용어 자체가 생소할 정도로 이 학문에 관한 소개가 거의 없었다. 인구학은 주로 출산력 분석을 위주로 발전해왔고, 보건학은 사회적인 요소보다는 생물학적인 요소 혹은 개인의 건강관련 행위를 통한 역학분석을 위주로 발전해왔기 때문에 사회적인 요소를 분석의 대상으로 삼고 인구학적인 이론과 방법론을 도입하여 이들에 대한 분석을 시도하는 관점이 주목을 끌지 못해왔던 것은 어찌 보면 당연하다고도 할 수 있다. 하지만 미국을 비롯한 여러 선진국에서는 이미 보건학과 인구학의 접목이라고도 할 수 있는 보건인구학이 중요한 학문 영역으로 자리 잡았고, 특히 국가 간, 인종 간, 혹은 사회계층 간 질병과 건강의 불평등한 분포를 밝혀내는 데 크게 공헌해왔다. 실례로 2001년 2월에 미국의 조지타운대학에서 수많은 보건학자와 인구학자가 모여 지금까지 개별적으로 혹은 공통으로 수행되어온 연구들을 소개하고 앞으로 더욱 크고 발전된 공통 연구의 장에 관해 토론하는 자리를 마련한 바 있다(Weinstein et al., 2001). 인구학자들이 보건학 학술지에 연구논문을 게재하거나 보건학자들이 인구학 학술지에 연구논문을 게재하는 빈도가 최근 크게 늘고 있는 추세다.

현재 한국에서 진행되고 있는 다양한 인구 혹은 사회 현상들을 고려할 때 앞으로 보건인구학이 인구학과 보건학에서 차지하는 비중은 더욱 커질 것으로 전망된다. 먼저 인구의 구조가 변화하고 있는데, 점차 사망률이 감소하고 기대여명이 증가하여 노인인구의 비중이 커가고 있고, 그중에서 여성의 비중이 크게 증가하고 있다. 그리고 혼인의 측면에서 볼 때 결혼 연령은 계속 높아지고, 결혼 후 출산을 경험하는 부부가 줄고 그 시기도 점차 연기되는 현상이 일반화되고 있으며, 이혼하는 부부가 급속히 증가하고 있다. 반면 미혼자는 서구와 같은 동거 개념의 커플들이 증가하는 등 지금까지 우리 사회가 겪어보지 못한 인구구조의 변화가 나타나고 있다. 이러한 변화는 단순히 인구학적인 변화로 끝나는 것이 아니고 정치, 사회, 경제 등 우리나라의 여러 측면에 광범위하게 영향을 줄 것이고, 이는 인구집단의 건강과 질병 혹은 질병관리와 관련된 체계나 의료제도 등에 큰 영향력을 끼치는 것이 당연하기 때문에 보건인구학적 연구는 앞으로 한국사회에서 크게 성장할 것으로 전망된다. 특히 최근 사회적으로 큰 관심을 끌고 있는 사회 양극화 문제는 경제적인 측면뿐만 아니라 건강과 질병에서도 계층별 · 지역별 양극화가 심화하는 현상을 내포하고 있는 점에서, 이를 분석하고 정책적 대안을 제시하는 보건인구학의 사회적 중요성은 더욱 커질 것이다.

3. 보건인구학의 개요

1) 인구학적 특성

일반적으로 인구학적 특성이라고 하면, 성별, 연령, 혼인상태, 직업, 소득수준, 계층 등의 특징을 떠올린다. 하지만 이들은 대부분 개인적인 수준에서의 인구학적 특성이고, 만일 분석의 단위를 개인이 아니라 국가 혹은 집합체로 선정하면 인구학적 특성은 그 국가나 집합체의 인구 크기, 분산 정도, 조합(composition) 등을 의미한다. 앞서 설명한 바와 같이 이러한 집합적 의미의 인구학적 특성이 인구학의 기본 연구 대상이 되는데, 보건인구학도 예외는 아니다. 보건인구학은 바로 인구학적 특성 혹은 그들의 변화가 전체 사회에 미치는 보건학적 의미에 관심을 둔다.

질병의 발생과 분포가 무작위적이 아님은 주지의 사실이다. 이는 결국 질병에 노출될 위험이 큰 개인 혹은 인구집단이 존재한다는 것이고, 인구의 크기, 분산 정도, 혹은 연령, 성별 등의 조합이 이에 크게 관여한다. 예컨대 지금은 도시지역 인구의 전반적인 건강 상태가 농촌 지역에 비해서 좋은 편이지만, 위생환경이나 의료환경이 미비했던 도시 발전의 초창기 단계에서는 도시 인구의 사망률이 농촌지역에 비해서 크게 높았다. 이러한 사실은 18~19세기 유럽의 많은 도시가 농촌지역보다 사망률이 높았던 것을 통해 쉽게 알 수 있다. 좁은 지역에 많은 사람이 몰려 살고, 상하수 시설이 제대로 마련되지 않은 상태에서 질병의 창궐이 잦고 전염의 속도와 범위가 넓을 수밖에 없다. 다른 예로, 한 인구집단의 노인인구 비율이 높으면 그만큼 만성질병의 비율이 높을 수밖에 없고, 이는 다시 만성질병의 관리와 치료를 위한 사회적 비용으로 연결될 수밖에 없다. 이처럼 인구집단의 인구학적 특성은 다분히 보건학 혹은 역학에 있어서 가장 기본적이면서도 중요한 요소로 작용한다.

인구학적 특성은 현재의 보건학적 의미 외에도 미래를 위한 보건정책의 수립에도 크게 영향을 미친다. 현재 급속히 진행되는 고령화에 대해서 정부가 건강보험 및 연금제도를 개선하려 하고, 만성병 관리체계를 수립하는 등의 노력을 기울이고 있는 것은 그 좋은 예이다. 또한 장래의 인구이동 패턴과 흐름을 예측해야 앞으로 필요한 의료 서비스 제공의 내용과 양을 어떤 지역에 어떠한 형태로 마련할 수 있는지 파악이 가능하다.

이처럼 보건인구학은 개인보다는 인구집단이 지니고 있는 인구학적인 특성들에 주목하고, 이들의 현재 모습을 바탕으로 미래에 어떠한 변화가 생길 것인지 예견하여 현재와 미래의 보건의료 정책의 수립에 반드시 필요한 기본적이며 필수적인 정보를 제공한다.

2) 출산력

인구학에서 출산력은 출산과 관련된 일련의 인간 행동과 생물학적 과정을 통칭하는 용어로서, 성적 행위(sexual behavior), 임신(pregnancy), 그리고 출산의 모든 과정을 포함한다. 하지만 일반적으로 출산력은 출산율과 혼동하여 사용되는 경향이 많은데, 이때에는 주로 한 사회의 전반적인 출산의 양을 의미한다. 출산력은 사회의 현재와 미래의 인구 크기와 연령별 구조를 결정짓는 중요한 요소이다. 현재 한국에서 저출산 현상에 대한 논의가 인구고령화로 귀착되는 것은 그 좋은 예이다. 일반 인구학에서 출산력에 대한 주된 논의는 출산율을 정확히 산출하는 방법론에 대한 접근과 개인 혹은 사회의 어떠한 특징들이 출산의 수준을 결정하는지에 대한 접근을 위주로 발전해왔다. 우리나라를 예로 들면, 1970~80년대에 출산율을 낮추기 위하여 고출산의 위험요소들을 밝혀내려 했던 것, 그리고 최근 저출산과 관련하여 젊은 세대들이 혼인과 출산을 기피하거나 연기하는 이유를 찾아내려는 시도 등을 생각해볼 수 있다. 보건인구학은 일반 인구학에서 다루는 이와 같은 출산력 관련 주제도 연구 대상으로 포함한다. 하지만 그보다는 출산과 관련된 보건학적 행위, 과정, 그리고 그 결과에 더욱 많은 관심을 갖는다.

기본적으로 현재 대부분의 사회에서 출산 행위는 의료 행위로 인식된다. 먼저 여성이 임신을 하면 정기적인 산부인과 방문을 통하여 산전 의료서비스를 받는 것을 권장하며, 출산은 물론 자연유산이나 인공임신중절도 의료기관을 통해 시술을 받는 것이 일반화되어 있다. 그뿐만 아니라 출산 이후에도 산모와 태어난 영아의 건강회복과 유지도 산후 의료서비스를 통해 이루어진다. 이처럼 출산이 인구의 크기와 연령구조를 결정한다는 측면에서 순수하게 인구학적인 요소만 포함하고 있을 뿐만 아니라 출산을 결정짓는 요소와 관련된 많은 과정이 의료화되어 있다는 점에서 다분히 보건학적인 의미를 내포하고 있다.

최근 보건인구학에서 출산력과 관련하여 활발한 연구가 수행되고 있는 분야는 출산결과(birth outcome)이다. 여기서 출산결과는 임신으로 인해 태어나는 신생아의 건강 및 사망 그리고 산모의 건강 및 사망을 의미하는데, 보건인구학은 모든 여성의 임신이 출산으로 연결되지 않고 출산 또한 모두 정상적인 결과로 귀결되지 않는다는 점에 특히 주목한다. 예컨대, 낮은 사회경제적인 수준을 가지고 있는 부모는 원하는 임신을 하더라도 적절한 수준의 산전간호를 받지 못할 가능성이 있고, 이는 비정상적인 출산결과로 이어질 가능성이 커지고, 다시 영아사망으로 귀결될 수 있다. 만일 영아사망이 되지 않더라도 자궁내 성장지연(intra-uterine growth retardation)이나 미숙아(prematurity) 등 비정상적인 출산결과를 경험한 영아는 유아기, 청소년기를 거치면서 여전히 신체적 · 정서적 발달이 정상적이지 못할 확률이 높고, 다시 상대적으로 열등한 사회적 기회로 연결될 수 있다(Cho et al., 2011).

이처럼 보건인구학은 출산이 포함하고 있는 보건학적인 요소와 현상에 주목하고, 그것이 우리 사회에서 어떠한 경로를 통해 발전 혹은 변형되어가는지 파악하고자 한다.

3) 사망력

사망력은 질병과의 연계성이 높다. 그렇기 때문에 다른 인구학적인 요소보다 보건학과 가장 관련이 많고 공통성을 지니고 있다고 볼 수 있다. 보건인구학이 관심을 두는 사망력의 분야는 바로 사망의 불평등한 분포이다. 즉 국가 단위는 물론 한 나라나 한 지역에서도 개인과 집단 간의 사망력이 균일하지 않다. 예컨대 서울시의 경우도 25개 구별 사망률을 비교해보면, 상대적으로 부유한 구가 그렇지 못한 구보다 연령/성보정(age/sex standardized) 사망률이 크게 낮다(Kim et al., 2013). 보건인구학은 이처럼 사망률은 물론 사망의 주요 원인 그리고 질병과 질병에 이르게 되는 경로 등에서 개인 간, 사회집단 간 차별을 가져오는 사회적 요소들을 파악하고 분석하는 것을 주된 연구주제로 삼고 있다. 이러한 측면에서 사망력과 질병을 연구하는 보건인구학은 사회역학과 유사한 점이 많다고 볼 수 있다.

4) 인구이동

인구이동은 한 개인이나 인구집단이 한 지역에서 다른 지역으로 삶의 터전을 옮기는 것과 같이 물리적인 지역의 변경을 통하여 일련의 생활 활동(round of activity)에 변화를 가져오는 현상을 의미한다. 단순하게 생각할 때 인구이동은 보건학적인 요소가 거의 없는 듯 보인다. 하지만 인구이동의 한 현상인 도시화를 생각해보면, 도시화 초기 단계에 한 지역이 수용할 수 있는 정도를 넘어선 인구의 유입이 그 지역에 어떠한 보건학적인 함의를 가지는지를 쉽게 찾아낼 수 있다.

그뿐만이 아니다. 그동안 우리나라는 국제 인구이동의 경험이 그리 많지 않았지만, 최근 꾸준히 외국의 인구가 유입되고 있으며 많은 내국인이 북미 혹은 오스트레일리아 등으로 이민을 가고 있다. 이처럼 문화와 언어, 사회제도가 현격히 다른 지역으로 인구이동을 경험할 경우 이는 많은 보건학적 의미를 지닌다고 볼 수 있다. 예컨대 이민자들은 언어가 전혀 통하지 않는 곳에서 건강보험과 같은 건강보장에의 접근성도 없고, 의료제도도 전혀 다르고 경제 혹은 사회적인 자원도 없는 곳에서 이민을 시작하는 경우가 많은데, 만일 건강에 문제가 생길 경우 큰 어려움에 봉착하게 된다(Cho et al., 2012).

국내의 인구이동도 많은 보건학적 의미를 지닐 수 있다. 우리나라를 예로 들어 보면, 1990년대 이후 국내 인구이동의 전형적인 패턴이 한 지역 내에서의 인구의 재분포(redistribution)이다. 이전에는 주로 농촌에서 대규모의 인구가 도시로 유입되었지만, 아파트 건설을 필두로 신주거지역이 생기고 분당이나 일산 등과 같은 신도시가 건설되는 등 이제는 도시 내부에서 인구가 재분포되고 있는데, 이 재분포는 무작위적으로 이루어지는 것이 아니고 사회경제적인 혹은 계층적인 특성에 의해 이루어지는 양상을 띠고 있다. 이는 결국 인구이동에 의해 지역 간 인구조합의 특성이 차별되는 결과를 이끌 것이고, 나아가 조합(composition)적 특성만이 아니라 맥락(context)적인 특성 역시 지역과 지역 사이에 크게 차별되는 결과로 귀결될 것이다. 결국 지역마다 서로 다른 물리적인 특성과 함께 이질적인 사회 · 문화 · 환경적인 특성을 가지게 될 가능성이 높고, 이는 최근 보건학에서 큰 관심을 끌고 있는 개인 건강에 대한 지역 수준의 특성과 자연스럽게 연결된다.

5) 보건인구학 연구의 최근 경향

최근 보건인구학의 연구 주제들을 살펴보면, 질병의 원인으로서 개인과 개인을 둘러싸고 있는 사회적 특성과 관계에 주목하는 사회역학(social epidemiology)의 주제들과 매우 유사해지고 있음을 어렵지 않게 발견할 수 있다. 보건인구학의 중심주제 가운데 하나가 인구집단 내부에서 사망과 사망의 원인으로서 질병이 어떻게 분포되어 있는지 고찰하는 것이다. 이때 계층이나 계급, 사회경제적 지위, 거주지역, 혼인상태 등은 인구집단을 구분하는 중요한 기준이 되는데, 이러한 사회집단별 질병과 사망의 분포를 고찰하는 작업은 질병과 사망이 왜 사회집단 간에 차별적으로 분포하는지 그 원인을 분석하는 작업으로 연결된다. 질병과 사망의 사회적 원인을 파악하는 것은 곧 사회역학의 주된 연구주제와 동일하다. 실제로 저명한 사회역학자인 하버드 대학교 보건대학원의 이치로 가와치(Ichiro Kawachi) 교수는 사회역학과 보건인구학은 개인이 아닌 인구집단의 건강과 사망을 연구주제로 삼고 있는 점, 건강에 영향을 주는 맥락에 주목하는 점, 출산-이동-사망이라는 생애주기적 관점(life-course approach)을 견지하는 점, 그리고 건강 결정인자를 파악하는 데 있어 생물학적 요소와 심리적인 요소를 배제하지 않는 점에서 매우 밀접하게 연결된다고 주장하였다(Kawachi & Subramanian, 2005). 우리나라에서는 2000년 이후 경제적 자원의 사회적 양극화가 매우 중요한 정책 · 사회 · 학문적 화두로 대두하였다. 이러한 논의들과 동시에 보건학에서는 건강불평등 혹은 건강형평성에 대한 관심이 점차 커지고 있다. 아직 국내에는 경험적인 연구들이 부족하여 정확히 알 수 없지만, 우리나라와 유사한 경제위기를 경험한 유럽과 중남미 국가들의 사례를 비추어볼 때, 경제적 양극화는 건강 및 사망의 양극화로 발전될 가능성이 매우 크다. 보건인구학은 사회역학과 함께 건강불평등 및 건강형평성을 논의하는 데 매우 중요한 이론적 · 방법론적 토대를 제공할 것이다.

참고문헌

Cho, Y.T., Hummer, R.A., Jung, S.W., & Choi, Y.J. (2011), "Late Childbearing and Adverse Birth Outcomes in Korea," *Maternal and Child Health Journal* 15, 431-437.

Cho, Y.T., Kang, C.R., & Ra, C.K. (2012), *Migrants' Social Intergration Policy Education: Volume V1, Migration and Health-Theory to Reality*, IOM MRTC Migration Education Series, No. 2011-02. IOM Migration Research and Training Centre, Goyang-si, Republic of Korea.

Kawachi, I. & Subramnian, S.V. (2005), *Health Demography, Hand book of Population*, Kluwer Academic.

Kim, S.M., Yi, S.J., Kim, M.K., Kim, B.K., Lee, H.Y., Jeon, T.R., & Cho, Y.T. (2011), "Unequal geographic distribution of life expectancy in Seoul," *Asia-Pacific Journal of Public Health* (on-line first doi:10.1177/1010539512443978).

Morrison, P. (2002), *The Evolving Role of Demography in the U.S. Business Arena*, Paper presented at the 11 the Biennial Conference of the Austalian Population Association.

Omran, A.R. (1971), "The epidemiologic transition: A theory of the epidemiology of population change," *The Milbank Memorial Fund Quarterly* 49, 509-538.

Pol, L.G. & Thomas, Richard K. (2001), *The Demography of Health and Health Care*, Kluwer Academic.

Siegel, J.S. (2002), *Applied Demography: Applications to Business, Government, Law, and Public Policy*, Academic Press.

Weinstein, M., Albert, H., & Stoto, M.A. (2001), "Greater collaboration across the disciplines: Challenges and opportunities," *Annals of the New York Academy of Sciences* 945, 311-321.

Yaukey, D., Anderton, D.L., & Lundquist, J.H. (2001), *Demography: The Study of Human Population,* Wavel and Press.

제14장

고령화시대와 노인보건 문제

1. 고령화의 보건학적 · 사회적 문제

한국사회는 급속한 인구의 고령화를 경험하고 있다. 유엔(UN)은 전체 인구 중 65세 이상 인구의 비율이 7~14%일 때 고령화사회(aging society), 14~20%이면 고령사회(aged society), 그리고 20% 이상일 때 초고령사회(super-aged society)로 정의하고 있다(UN, 2002). 이 정의에 따르면, 한국은 지난 2000년에 고령화사회(7.2%)에 진입하였으며, 2018년에 고령사회(14.3%), 그리고 2026년에는 초고령사회(20.8%)가 될 것으로 전망된다(통계청, 2009). 이러한 인구의 고령화는 출산율과 사망률이 동시에 빠른 속도로 떨어진 데 기인한 것으로, 고령화사회에서 고령사회로의 이행에 프랑스가 115년, 미국이 72년, 영국이 47년, 일본이 24년 걸린 데 비해, 한국은 약 18년이 걸릴 것으로 예상하고 있으며, 초고령사회로의 전환도 영국 44년, 프랑스 40년, 미국 14년, 일본이 12년이 걸린 데 비해, 한국은 8년 정도로 예상되어, 세계에서 가장 빠른 속도로 고령화가 진행되고 있다(통계청, 2005a). 이에 따라 한국사회는 새롭게 나타난 다양한 보건 및 사회 문제에 직면하고 있다.

* 노인을 정의하는 연령에 관하여는 다양한 논의가 있으나, 이 글에서는 특별한 언급이 없는 경우 우리나라의 노인복지법이나 국내외 주요 통계에서 기준 연령이 되는 65세 이상을 노인이라 칭하였다.

1) 고령화에 따른 주요 보건 문제

사회경제 수준의 향상과 이에 따른 보건 수준, 의료 기술의 향상으로, 한국 국민의 평균수명, 즉 출생 시 기대여명(0세의 출생자가 향후 생존할 것으로 기대되는 평균 생존년수)은 2012년에 남자 78.0세, 여자 84.6세로, 35년 전인 1977년의 남자 60.8년, 여자 68.7세와 비교해 괄목할 만한 증가를 보였으며, 남녀 간의 차이도 1985년(8.4세)을 정점으로 감소 추세를 보이고 있다(통계청, 2012). 2012년 OECD 가입국 평균수명은 80.2년으로 한국은 이를 조금(81.3년) 앞서고 있으나, 일본(83.2년)이나 아이슬란드(83.0년) 등에는 미치지 못하고 있다(OECD, 2012). 한국의 건강수명(전체 평균수명에서 질병이나 부상으로 고통 받은 기간을 제외한, 건강한 삶을 유지한 기간) 역시 OECD 국가 간 비교가 가능한 2009년 자료를 기준으로 71.0세로 일본(76.0세)과 스위스(75.0세)에 비해 낮으며, 한국의 평균수명 대비 건강수명 비율은 89.9%로 OECD 가입 국가 평균인 91.7%보다 낮게 나타났다(OECD, 2009). 건강수명의 연장을 위해서는 노인인구 집단의 보건학적 특성을 파악하고, 이에 따라 적절한 보건관리 계획 및 정책을 수립하고 집행하는 것이 중요하다. 노인인구 집단의 주요 보건 특성과 문제들은 다음과 같다.

(1) 노인인구 집단의 주요 보건 특성

① 사망과 질병양상

지난 10여 년간 노인의 3대 주요 사망원인은 암, 뇌혈관질환, 심장질환으로, 모두 만성질환이었다. 2013년에 암(악성신생물)으로 10만 명당 836.6명이 사망하였고, 그 뒤를 이어 뇌혈관질환(353.0명), 심장질환(335.6명), 폐렴(166.6명), 당뇨병(148.5명) 순이었다. 2000년과 비교해 뇌혈관질환에 의한 사망은 55.1% 감소했으나, 암에 의한 사망은 단지 10.0% 감소에 그쳐, 노인 암 보건사업의 필요성과 중요성을 보여준다. 2013년 노인인구의 암 종류별 사망률은 폐암이 인구 10만 명당 217.7명(남자 383.7명, 여자 100.6명)으로 가장 높았고, 간암이 103.5명(남자 162.8명, 여자 61.6명)으로 그다음으로 높게 나타났다(통계청, 2014).

2011년 노인실태조사(보건복지부, 2012)에 따르면 88.5%의 노인이 한 가지 이상의 의사 진단을 받은 만성질환(유병기간이 3개월 이상인 질환)을 가지고 있는 것으로 나타났으며, 68.3%는 두 가지 이상의 만성질환을 동시에 가지고 있는 것으로 나타났다. 의사진단 유병률이 가장 높은 질환은 고혈압(54.8%)이었고, 이어서 골관절염/류머티스 관절염(40.4%), 당뇨병(20.5%), 요통/좌골신경통(19.9%), 골다공증(17.4%) 순이었다. 높은 만성질환 유병률은 노인인구 집단을 대상으로 한 만성질환 보건관리의 필요성을 보여주며, 특히 개별 만성질환이 아닌 포괄적 만성질환 관리체계의 도입이 시급함을 보여준다. 더 나아가 의사진단을 받지 않았으나 만성질환을 가지고 있는 잠재적 유병 노인인구군을 건강검진 등을 통해 파악하는 것과, 이들의 기능상태 및 건강 증진, 그리고 질병 악화 및 장애 예방을 위한 보건관리가 필요하다.

② 건강수준, 기능상태 및 정신 건강

노인인구의 전반적 건강수준과 수명은 향상되었으나(통계청, 2005b), 높은 복합적 만성질환 유병률과 함께, 신체 기능, 인지 기능 및 정신건강 관련 문제들이 최근 노인보건의 주요 이슈가 되고 있다. 일상생활 수행능력(Activities of Daily Living, ADL. 예: 걷기, 씻기 등)이나 도구적 일상생활 수행능력(Instrumental Activities of Daily Living, IADL. 예: 장보기, 음식 준비하기)에 한 가지 이상 제한이 있는 노인이 28.4%로 나타났고(통계청, 2008), 일상생활 수행능력의 장애로 장기요양보호가 필요한 인구는 전체 65세 이상 노인의 약 20.9%인 7천 명에 이르는 것으로 추정되고 있다(선우덕 외, 2001).

노인 정신건강과 관련해서는, 인지기능을 포함한 전반적 건강 및 기능상태의 비가역적 저하를 가져오는 치매의 예방과 관리가 시급하다. 2012년 기준 노인인구의 약 9.2%에 해당하는 54만 명이 치매환자이며, 2027년에는 약 100만 명까지 증가할 것으로 예상되고 있다(보건복지부, 2012). 특히 고령자, 저학력자, 배우자가 없는 노인, 우울증을 앓고 있는 노인들이 치매위험이 높은 것으로 나타나 이들 위험군에 대한 관리의 필요성이 지적되었다(조맹제 외, 2008). 이에 따라 정부는 치매 예방과 치료 및 관리를 위해 2008년 9월 치매종합관리대책을 수립하였다.

근래에 빠른 속도로 심각성이 커지고 있는 또 한가지의 주요 노인건강 문제는 자살이다. 노인 자살은 1990년대 후반 들어 급속히 증가해 1983년 10만 명 중 14.3명에서 2003년 72.5명으로 5배 이상 증가한 것으로 나타났다(통계청, 2005b). 2005년 자료를 바탕으로 한 OECD 국가별 비교 자료에 따르면, 우리나라의 자살률은 45~64세(25.2명) 이후로 급격하게 증가하여, 65~74세에서 인구 10만 명당 81.8명, 75세 이상에서 무려 160.4명으로 OECD 국가 중 가장 높을 뿐 아니라, OECD 국가 전체의 동일 연령대 평균인 16.3명과 19.3명과 비교해 큰 차이를 보이고 있다(OECD, 2009).

③ 의료이용

노인인구의 증가, 건강 서비스에 대한 요구 증가, 의료 기술 및 서비스의 다양화 등의 요인에 의해 의료이용이 증가했고, 이에 따라 노인의료비도 급속하게 증가하고 있다. 2008년 건강보험의 65세 이상 노인의료비는 사상 최초로 10조를 넘은 것으로 보고되었으며(총 10조 4,904억 원), 이는 전체 의료비의 29.9%, 입원진료비의 38.6%, 외래진료비의 26.0%에 해당된다(건강보험심사평가원, 2009). 노인의료비 증가율은 2007년(9조 813억 원) 대비 15.5%로, 전체 의료비 증가율(8.6%)과 비교해 훨씬 높게 나타났으며, 노인인구 1인당 연간진료비 또한 228만 1천 원으로 이는 국민 1인당 진료비 72만 8천 원에 비해 3.1배 더 높았다(건강보험심사평가원, 2009). 노인성질환자 및 만성질환자들의 이용이 많은 요양병원의 경우 총진료비가 2007년 6,723억 원에서 2008년 9,981억 원으로 48.5% 상승하였고, 이와 같은 요양병원 진료비 상승 폭은 종합병원, 종합전문병원, 치과병원의 총진료비 상승 폭이 약 10%인 것과 비교해, 약 5배 이상에 해당한다(건강보험심사평가원, 2009). 이러한 사실은, 복합적 · 장기적 양상을 띠는 노인들의 건강문제 및 질병 특성이 다른 인구집단과 확연히 다르다는 것을 고려한 보건의료 전달체계와 지불제도로의 변화가 필요함을 보여준다. 특별히 요양병원을 포함한 노인 보건의료 서비스 전반에 대한 이용의 적절성과 성과 평가에 기반한 제도 개선을 통해 지나치게 빠른 의료비용 상승을 통제하는 것이 시급하다.

2) 고령화에 따른 주요 사회 문제

한국사회의 급속한 고령화는 노인 부양, 고용, 복지, 재정 등 여러 측면에서 다양한 사회 문제를 낳고 있다. 첫째, 가족구조의 변화에 따른 노인 부양의 문제이다. 전통적으로 우리 사회에는 노인 부양에 있어 선가정, 후사회보장이라는 암묵적 합의가 있었고, 따라서 개인들은 특별한 노후 대책 없이 자녀를 키우는 데 모든 자원을 사용하고, 자녀는 부모의 노후를 책임지는 양상을 보여왔다. 그러나 경제성장에 우선적인 가치를 둔 급속한 근대화와 산업화는 핵가족 중심으로의 가족구조 변화, 여성의 경제활동 참여 증가, 노인의 가부장으로서의 역할 및 지위 약화를 가져왔고, 따라서 노부모 부양에 대한 가족 책임의식이 감소하게 되었다. 특히 사회경제 및 교육 수준이 낮은 그룹에서 홀몸노인 증가가 심각한 문제로 나타나고 있다. 2007년 통계청 사회통계조사에 따르면 노인인구 중 38.2%만이 자녀와 동거하고 있으며, 향후 자녀와 함께 살 것으로 기대하는 노인은 29.8%, 부모와 동거해야 한다고 생각하는 동거자녀는 51.9%로 나타나, 노인부부 혹은 독거노인 세대로의 급속한 증가 추세를 보이고 있다. 이러한 가족 및 거주 형태의 변화는 자녀에게 의존하는 전통적인 노후 대책은 더이상 충분하지 않으며 스스로 자신을 책임져야 하는 노인이 대다수임을 보여준다.

둘째, 노인 고용 문제이다. 자녀에게 전적으로 의존하는 전통적인 노후 대책이 작동하지 않는 상황이 최근의 경제위기가 가져온 안정적인 양질의 일자리 부족 및 조기 은퇴 등의 문제와 더불어 노인 빈곤을 한국 사회의 주요 사회 문제 중의 하나로 만들고 있음은 주지의 사실이며, 이러한 상황에서 노인들의 고용을 위한 체계적 대책이 필요하다. 일은 연령을 막론하고 삶의 질에 중요한 영향을 미치는 것으로 보고되고 있으며, 특히 노인들의 활동적 노화를 위해서는 일을 통해 사회에 지속적으로 의미있는 참여를 유지하는 것이 중요하다(WHO, 2002). 건강수명이 느리게나마 증가하고 있는 가운데, 55~79세 노인들의 절반 이상(62.0%)이 향후 취업하기를 원하는 것으로 나타났으나, 2013년 기준 65세 이상 인구의 경제활동 참가율은 31.4%, 고용률은 30.9%에 머물고 있다(통계청, 2014). 또한 취업노인 중 다수가 농림어업 숙련종사자와 단순노무 종사자인 것과, 취업을 원하는 이유 중 생활비에 보탬이 큰 비중(32.6%)을 차지하는 것은, 노인 일자리의 양뿐만 아니라 질에 대한 연구 및 정책적 접근이 필요함을 시사한다.

셋째, 앞서 설명한 고령화의 문제들은 노인을 위한 소득보장 및 사회복지 서비스 요구 증가와 이에 따른 재정지출의 증가를 가져왔다. 2008년도 노인의 월평균 소득은 58만 원으로 낮게 나타났고, 이와 함께 남성(108만 원)과 여성(40만 원) 노인의 소득이 2.7배 차이가 나는 성별 소득불균형도 보고되었다(박명화, 2009). 또한 2008년에 노인인구의 공적연금(국민연금, 공무원연금, 사학연금) 수급률도 25%에 그쳐, 확대가 필요한 실정이다. 국제비교 통계에서 2008년 OECD 국가 중 한국 노인들의 상대적 빈곤이 최고로 나타나 노인빈곤 문제에 대한 사회적 개입의 필요성이 부각되고 있다(OECD, 2009). 이와 함께 사회경제 수준의 향상에 따라, 노인들을 위한 국가의 사회보장에 대한 기대가 증가하고 있다. 바람직한 노후생활비 마련 주체가 국가보장 형태여야 한다고 응답한 노인과 동거자녀가 각각 34.9%, 33.1%로 나타났다(박명화, 2009). 실제 노인복지 예산이 1998년 약 1,691억 원에서 2008년에 2조 619억 원으로 증가했고, 이는 지난 10년간 총 정부예산 대비 비율에 있어서 약 12.2배 상승한 것이다(통계청, 2008). 주요 노인복지 관련 사업으로는 기초노령연금, 노인장기요양보험 지원, 심뇌혈관질환예방관리 등이 있으며, 이들 사업에 대한 지원의 확대와 함께 노인복지 관련 예산 비율은 지속적으로 상승할 것으로 예측된다. 2050년에는 노인복지 지출이 국고의 5%에 달할 것으로 전망되어(보건산업진흥원, 2008), 복지관련 예산의 효율적 집행과 운영을 위한 계획 수립과 평가체계가 필요하다.

2. 고령화시대의 노인보건관리

노인보건관리의 목표는 노인의 기능과 안녕 상태의 최대화로, 이를 위해서는 장애의 예방, 효과적인 만성질환 관리, 허약노인을 위한 장기요양 서비스 제공 등이 필요하다. 한국이 고령화사회에 진입함에 따라 노인보건관리의 중요성에 대한 사회적 공감대가 점차 형성되어, 노인을 위한 다양한 보건복지 서비스들이 시군구의 보건소와 사회복지관을 중심으로 제공되고 있으며, 민간단체 및 기업들에서도 노인들의 건강과 삶의 질 향상을 위한 다각적인 서비스의 개발에 관한 관심이 지속해서 증가하는 추세로, 그 결과가 다양한 실버산업 혹은 고령친화사업의 형태로 나타나고 있다. 노인과 관련된 통계 및 실증 자료의 증가도 노인보건관리 계획 수립 및 집행에 길잡이가 되고 있는데, 대표적으로 통계청의 고령자 통계, 보건복지부의 노인실태조사, 그리고 고용정보원의 고령화 연구패널 등이 있다.

1) 노인보건관리 현황과 주요 과제

(1) 건강증진 및 예방

노인인구 대다수는 건강 노인으로, 이들이 기능상태 유지 및 향상을 통해 활기차고 독립적인 생활을 하도록 돕는 건강증진 및 일차 예방은 노인 개개인에게는 건강과 삶의 질을 위해 중요하다. 또 사회적으로는 건강 노인에게 장애가 발생했을 때 증가할 수 있는 사회적 비용의 절감이라는 측면에서도 중요하다. 우리나라의 보건의료체계와 이용양상이 아직 예방보다는 치료중심에 머무르고 있지만, 점차 인구집단 전반에서 건강증진에 관한 관심이 높아지고 있고, 노인인구에서도 평소 건강관리에 관한 관심과 실천 정도(예: 정기건강검진, 아침식사하기, 적정수면)가 향상된 것으로 나타났다(박명화, 2009).

국가 차원에서는, 국민건강증진종합계획 2020(보건복지부, 2010)에 인구집단별 건강관리의 중점 인구집단으로 노인이 포함되어 있으며, 노인의 주요 건강지표로는 일상생활동작 장애요인 발생률이 제시되어 있다. 노인인구 집단은 다른 연령층에 비해 건강수준의 다양성이 크고, 한 가지 이상의 만성질환을 앓고 있는 경우가 많으며, 오랜 기간 지속해온 생활습관을 변경하기가 어렵고, 새로운 정보와 변화에 대한 적응이 느릴 수 있는 등의 특성이 있는데, 이런 점들을 고려한 건강증진사업의 기획 및 적용이 필요하다. 또한, 전반적인 경제 및 생활 수준의 향상은 노인보건관리와 건강행동 실천율을 높였지만, 건강행태(흡연, 음주, 영양관리, 고강도 신체활동 등)에 있어 성별, 교육수준, 가구형태, 소득수준, 기능상태 등에 따른 변이가 있으므로(박명화, 2009), 건강형평성 향상을 위해 취약 노인인구집단의 건강증진 활성화를 위한 정책 및 실천방안 마련이 필요하다. 보건소나 복지관 중심으로 실행되고 있는 다양한 노인건강검진 및 건강증진 프로그램들이 노인인구의 건강증진 요구를 만족시키는지, 또한 구체적인 대상 인구집단 건강성과에 변화가 있는지 등에 대한 지속적인 지표 개발과 사업 평가가 요구된다.

(2) 급성 및 아급성 치료

비병인적 노쇠 현상이 진행되는 한편 이전부터의 건강위험 인자 및 위험 행동의 축적된 효과가 나타나는 노년기에는 만성질환의 유병과 함께 급성질환 발병도 높다. 따라서, 노년기에는 급성 의료서비스 이용이 다른 연령층에 비해 많을 뿐 아니라, 급성 건강문제 치료 시 기존의 만성 건강문제를 함께 고려해야 하는 등 복합적인 건강문제 양상을 보이는 경우가 많아, 여러 진료과 간의 긴밀한 협력이 필요하다. 또한 입원이라는 환경 변화 자체가 기능상태 약화나 섬망 등의 일시적 인지 장애 등을 가져올 수도 있으므로, 구체적 급성 질병 자체의 치료 외에도 입원 기간 동안 노인의 전반적 건강 상태 유지 및 퇴원 이후 재활 및 일상생활 복귀까지 감안한 통합적 접근이 필수적이다(Cole et al., 2009; Landefeld, 2003). 노인의 이러한 독특한 의료요구를 감안하여 외국의 경우 통합적 노인 건강 사정(comprehensive geriatric assessment), 노인전문 병동 운영(geriatric unit), 노인환자 순회(geriatric rounding), 퇴원 계획(discharge planning) 등의 프로그램과 서비스를 포함한 다양한 노인케어모델(geriatric care models)을 개발하여 적용하고 있다(Capezuti et al., 2010).

우리나라는 급성기, 개별 질환 중심으로 의료서비스가 제공되고 있고, 급성기 이후의 아급성 의료서비스를 위한 인프라가 부족한 실정이다. 급성질환을 앓는 노인환자의 독특한 의료요구에 대한 인식이 근래 증가하고 있으나, 여전히 급성기 의료기관 내에서나, 급성기 기관과 다른 종류의 의료기관, 또는 지역사회 내 복지, 재활, 재가 서비스 등 사이에 노인인구집단을 위한 연계 서비스가 부족하다. 따라서 우리나라 실정에 맞는 노인의 건강과 삶의 질 향상을 위한 급성 및 아급성 의료서비스 개발과 평가, 그리고 이를 뒷받침할 의료전달체계 및 수가체계의 발전방향에 대한 논의가 필요하다.

(3) 장기요양

2008년 8월 노인장기요양보험 도입 이후 우리나라에서도 장기요양과 관련된 논의가 구체적으로 진행되기 시작하였다. 고령이나 노인성 질병 등의 사유로 독립적인 일상생활에 어려움이 있는 노인이나, 65세 미만이더라도 치매, 뇌혈관성 질환 등 노인성 질병이 있는 노인을 대상으로 신체활동, 가사활동 지원 등의 시설 또는 재가 장기요양급여 서비스가 현재 제공되고 있다(차흥봉, 2008). 노인장기요양보험은 저소득층 노인을 중심으로 무료로 제공되던 기존의 장기요양서비스에서 저소득층 외의 노인들도 서비스를 받을 수 있도록 그 대상을 확대했다는 점과 심각한 만성질환의 체계적 관리를 위한 서비스의 보상을 위한 재원조달체계가 사회보험의 형태로 마련되었다는 점에서 그 의의가 크다고 할 수 있다.

도입 초기에 있는 장기요양보험제도의 성과를 평가하는 것은 아직 이르다. 그러나 보험재정의 안정화 등을 고려한 현 보험적용 대상자 기준에 따르면, 전체 노인인구의 약 6% 정도만이 장기요양 대상자로 인정받은 것으로 나타나고 있는데(국민건강보험공단, 2013), 향후 현재의 기준을 유지하며 중증 노인들의 가족 수발부담의 경감에 초점을 둘 것인지, 아니면 기능 상태에 제한이 있어 독립적인 생활이 어려운 노인들을 위한 지역사회 중심의 3차 예방 서비스의 개념을 도입하여 그 대상자를 확대할 것인지에 대한 논의가 필요할 것으로 보인다. 서비스 대상자 확대, 그리고 서비스 질 향상 체계의 수립 및 이의 효과적 시행을 위한 비용지불체계와의 연계도 보험제도가 성공적으로 정착해 허약노인의 건강과 삶의 질 향상이라는 보험제도의 도입 목적을 이루는 데 있어 중요한 과제이다. 나아가 현재 이원화되어 있는 장기요양보험과 건강보험 간의 관계 설정에 대한 지속적 논의와 연구가 필요하다.

2) 노인보건관리의 발전방향을 위한 제언

(1) 통합적 노인보건복지 서비스 전달체계 확립

노인의 보건의료 요구는 다양하고 복합적이며 종종 장기간 지속되는 특징이 있다. 따라서, 이를 만족시키기 위해서는 통합적 보건의료 서비스를 제공하고 그 연속성을 보장하는 전달체계의 확립이 시급하다. 이는 노인인구집단의 건강과 삶의 질 향상을 위해, 그리고 이들을 위한 보건의료 서비스의 질과 서비스의 효율성 향상을 통한 노인의료비용 절감을 위해 매우 중요하다. 이는 현재의 급성기 치료 중심의 보건의료체계로부터 건강증진, 예방, 그리고 재활 등의

1차와 3차 예방 서비스가 강화되고 이들 간의 연속성이 중요시되는 체계로의 전환을 의미하며, 나아가 지역사회의 복지서비스와 관련된 가용 자원들과의 연계를 의미한다. 의료전달체계의 범위와 초점에 있어서 이와 같은 광범위한 수준의 변화는 필수적이지만 단기간에 이루어지기는 어려우며, 다양한 이해집단 간의 의견 조정과 합의, 또 시범사업 등을 통해 한국 실정에 맞는 모델을 개발, 도입, 실행하는 과정을 통해 단계적으로 진행되어야 할 것이다. 모든 이해집단을 만족시키는 변화에 대한 합의가 쉽지 않을 것이나, 노인과 그 가족들의 안녕과 삶의 질 향상이라는 공동의 목표를 위한 협력이 필요하다.

(2) 노인보건인력 계발 및 관리

노인의 독특한 보건의료 요구에 부응하기 위한 노인보건인력 개발, 교육, 관리는 노인보건관리의 질과 노인 건강성과 향상을 위해 핵심적인 사항이다. 이러한 전문 노인보건인력은 복잡하고 다면적인 노인보건 문제를 이해하고 다양한 전문인력 간 협력의 필요성을 인식하는 한편, 협력을 위한 의사소통 능력을 구비해야 할 것이다. 또한 실제로 이들이 노인보건 실무에서 타 분야 전문인력과 협력할 수 있는 인프라의 구축이 필요하다. 노인보건의 중요성에 대한 인식의 증가로 최근 우리나라에서도 노인병 전문의나 노인전문 간호사와 같은 전문적인 노인관련 교육을 받은 보건 인력, 그리고 요양사와 같은 직접간호제공 인력들이 배출되고 있으나, 현재까지 급성기 치료 중심 의료서비스의 비중이 큰 우리나라의 보건의료체계 내에서 이들의 역할이나 이들 인력을 위한 관리 및 보상체계는 미비한 실정이다. 우리나라는 장기요양보험제도의 실시를 비롯하여 만성 및 노인성 질환자들을 위한 보건의료체계 구축의 시작단계에 있는데, 서구의 많은 연구는 아급성 및 장기요양 서비스의 질을 결정하는 가장 중요한 요인 중 하나가 이들 서비스 제공 인력의 질임을 보고하고 있다. 따라서 우리도 노인인구집단의 건강과 삶의 질 향상을 위해 1차, 2차, 3차 예방을 비용효과적으로 제공할 수 있는 노인보건인력의 수급 및 관리 정책에 대한 실증 연구와 이를 바탕으로 한 근거기반의 정책 수립과 평가가 필요하다.

(3) 정보통신기술을 이용한 노인 U-케어 시스템

정보통신기술의 발전은 보건의료 전반에 큰 영향을 미치고 있으며, 노인보건도 예외가 아니다. 장기간의 관리가 필요한 만성질환을 앓았거나, 일상생활에 제한이 있는, 혹은 인지장애가 있는 노인들이 자신의 건강문제를 관리하는 데 필요한 지식과 정보를 얻고, 건강행태 변화를 위한 상담 등을 받는 데 있어, 보건의료기관 중심, 보건의료인 중심으로 구성된 현재의 보건의료전달체계는 많은 지리적 · 시간적 제약을 가진다. 정보통신기술을 이용한 U-케어는 이러한 제약들을 뛰어넘어 서비스의 전달을 가능하게 하는 인프라를 제공할 수 있으며, 실제로 만성질환관리에 있어서 긍정적인 효과들이 몇몇 연구에서 보고되고 있다. 그러나 동시에, 이러한 새로운 시스템의 안전성, 실효성, 그리고 기존 의료전달체계와의 연계 및 보상체계 개발의 어려움 등에 대한 우려의 목소리도 있다. 따라서, 이러한 새로운 시스템이 실험적 접근을 넘어서 기존의 의료전달체계와 접목되어 시너지 효과를 내며, 특히 취약 노인집단의 보건의료접근성 및 질 향상에 사용될 수 있을지에 대한 중개 연구(translational research)와 성과 평가가 요구된다.

참고문헌

건강보험심사평가원(2009), 『건강보험 총진료비 구조 및 추이』.

국민건강보험공단(2013), 『2013 노인장기요양보험 통계연보』.

박명화(2009), 『노인실태조사』(전국노인생활실태 및 복지욕구조사), 계명대학교.

보건복지부(2008), 『노인장기요양보험 시행상황과 향후과제』.

보건복지부(2010), 『국민건강증진종합계획: 분야별 세부추진계획』.

보건복지부(2012), 『치매유병률 조사』.

보건복지부, 보건사회연구원(2012), 『2011년도 노인실태 조사』.

보건산업진흥원(2008), 『고령친화산업 주요통계, 2007』.

선우덕 외(2001), 『노인장기요양보호 욕구실태조사 및 정책방안』, 한국보건사회연구원.

조맹제 외(2008), 『2008 치매노인 유병률 조사』, 서울대학교병원.

차흥봉(2008), 『고령사회와 노인장기요양보험의 과제』, 한국노년학회 30주년 기념 국제학술대회 학술집.

통계청(2005a), 『장래인구특별추계』.

통계청(2005b), 『고령자 사망원인 분석결과』.

통계청(2007), 『사회통계조사』.

통계청(2008, 2009, 2014), 『고령자 통계』.

통계청(2012), 『2012 생명표』.

Capezuti, E., Boltz, M., & Kim, H. (2010), "Geriatric Models of Care," In R.A. Rosenthal, M.E. Zenilman, & M.R. Katlic, *Principles and Pactices of Geriatric Surgery* (2nd ed.), Springer-Verlag.

Cole, M.G., Ciampi, A., Belzile, E., & Zhong, L. (2009), "Persistent delirium in older hospital patients: A systematic review of frequency and prognosis," *Age and Ageing* 38(1), 19-26.

Landefeld, C.S. (2003), "Improving health care for older persons," *Annals of Internal Medicine* 139(5 pt 2), 421-424.

OECD (2009), Social at a Glance-OECD Social Indicators: Key Findings: Korea.

OECD (2012), 2012 OECD Health Data.

Podrazik, P.M. & Whelan, C.T. (2008), "Acute hospital care for the elderly patient: Its impact on clinical and hospital systems of care," *The Medical Clinics of North America* 92(2), 387-406.

UN (2002), World population Ageing, 1950-2050.

UN (2008), World population Ageing, 1950-2050.

WHO (2002), Active ageing: A policy framework.

제15장

보건의사소통

1. 보건의사소통의 이해

1) 보건의사소통의 의미

(1) 정의

개인과 집단, 지역사회에 건강증진을 위한 정보를 제공하면서, 건강 관련 의사결정에 영향을 미치는 소통 전략을 수행하고, 연구하는 것이 보건의사소통이다(NCI, 2001). 또한 보건의사소통은 개인, 지역사회, 보건의료 전문가, 정책입안자 등 각계각층의 포괄적 건강증진을 위해 건강관련 정보를 다양한 대상자에게 전달하는 다각적이고 다학제적 접근이라고 할 수 있다(Schiavo, 2007). 보건의사소통을 건강관련 정보의 구성, 전달, 확산으로 한정하는 것은 지나치게 제한적이고, 건강증진과 질병예방의 전 영역과 과정에서 이루어지며 기여하는 것으로 봐야 한다. 보건의사소통은 강사-교육 참가자, 상담자-피상담자, 환자-의사 간 의사소통 등 보건의료전문가와 보건의료 서비스 이용자 간 관계에서나 사람들이 건강에 관련된 정보를 접하고 이용하는 상황 이외에서도 벌어진다. 사람들이 일상에서 접하는 보건 메시지와 캠페인을 구성하는 것이나 대중매체와 문화에서 그려지는 보건 · 건강에 대한 이미지를 조성하고 평가하는 것도 보건의사소통의 영역이다. 또한 건강위험 정보를 다루는 위기 의사소통, 원격 보건의료 서비스의 개발도 보건의사소통에 해당한다(Northouse & Northouse, 1998).

최근의 보건의사소통은 인터넷, 첨단기술과 접목되면서 전달자와 수용자, 그리고 수용자들 간의 상호교류, 맞춤형 정보와 소통, 멀티미디어의 강화의 특성을 띠고 있다. 특히 상호교류형 첨단매체의 접목은 개인화된 건강정보에 대한 접근성을 높이고, 원하는 때에 필요한 건강정보나 서비스를 얻을 수 있게 하며, 소비자들에게 더욱 다양한 선택권을 제공한다. 보건의사소통이 급속히 유형을 다양화하고 영역을 확대해감에 따라 과학적인 평가와 근거제시의 필요성이 대두되고 있다.

(2) 핵심 개념

샤이보(Schiavo, 2007)가 정리한 보건의사소통의 핵심 요소들에 따르면 보건의사소통은 건강행동과 사회변화를 목적으로, 시작부터 끝까지 대상자의 관심과 필요에 따라 진행되는 장기간의 관계형성 과정이라는 점에서 수용자 중심적이고, 메시지와 매체, 경로가 대상에 맞춰 특정적이어야 한다. 그리고 대상자와 의사소통 환경, 주요 메시지, 전략, 매체, 효과 등 의사소통 전반에 관한 체계적이고 과학적인 연구에 근거해야 한다. 따라서 보건의사소통은 보건학, 심리학, 마케팅, 교육학은 물론 보건의사소통을 개발, 수행, 평가, 연구에 관련된 여러 학문이 복합적으로 참여하는 다학문적 과정이다. 보건의사소통은 목표, 대상, 환경, 내용, 매체를 모두 고려한 창의적인 의사소통 전략에 의해야 하며, 그러기 위해서 대상을 파악하고 맞춤형 프로그램을 개발하여 실행하고 평가하는 과정중심적 특징을 가진다. 또한 대중매체와 첨단기술의 활용이 증가하는 한편으로 비영리단체를 포함한 여러 조직의 참여와 경쟁이 늘어나는 상황에서 비용효과도 중요한 고려요인이 된다.

2) 보건의사소통의 이론적 모형과 관점

피네간과 비스와나스(Finnegan, Jr. & Viswanath, 2008)는 보건의사소통 이론을 미시적 관점과 거시적 관점으로 분류한다. 개인의 행동변화 기전과 영향요인을 설명하는 미시적 관점의 사회 · 인지심리학 이론들로 기대-가치이론(expectancy-value theories), 정보처리이론(information processing theory), 메시지효과이론(message effect theory)을 들었다. 기대-가치이론의 범주로는 건강신념모형(health belief model), 계획된 행동이론(theory of planned behavior), 사회인지이론(social cognitive theory)이, 정보처리이론 범주 안에서는 정교화 가능성 모형(elaboration likelihood model)과 주변적-체계적 정보처리 모형(heuristic-systematic processing model)을 생각해볼 수 있다. 메시지효과이론을 구성하는 주요 인자로는 메시지 틀 짓기(framing), 예시(examplification),

실제사례(narratives), 감각추구성향(sensation-seeking)이 있다.

한편, 거시적 관점이론들은 대중매체학에 근원을 두고 의사소통, 상호작용 등에 초점을 맞추고 있다. 지식격차(knowledge gap), 논제 설정(agenda setting), 문화계발이론(cultivation theory), 위기 의사소통(risk communication)은 보건의사소통과 매체효과에 대한 거시적 관점의 주요 개념이다. 이 밖에도 설득적 의사소통 모형(persuasive xommunication model)이 보건의사소통 전략개발에 이용되는 경우가 있다.

3) 효과적인 보건의사소통

효과적인 보건의사소통 프로그램의 개발은 사람들이 건강정보에 주의를 기울이고 활용하도록 동기화할 최상의 맥락, 경로, 내용, 여건의 파악에 달려 있다. 대중매체 캠페인이나 단일 요소로 구성된 일방적 의사소통은 불충분한 반면, 대상을 특성에 따라 구체적으로 세분하여, 현실성 있고 적합한 건강정보를 다중 경로와 매체를 통해 소통하는 것이 건강증진에 더욱 효과적이다(Andreason, 1995). 다차원의 보건의사소통 프로그램 개발을 위해서는 기획, 수행, 평가에 충분한 시간과 자원이 확보되어야 한다. 따라서 자원 공유와 개발의 효율성을 위해 영역 간, 분야 간 협력의 추진이 필요하다.

이 밖에도 미국의 Healthy People 2010은 효과적인 보건의사소통의 특징을 다음과 같이 제시하고 있다.

- 정확성(accuracy): 보건의사소통의 내용이 타당한 사실이고 해석과 판단 상의 오류가 없다.
- 접근성(accessibility): 대상자가 접근할 수 있는 경로와 장소로 전달 · 배치되어 있다. 전달은 대상자의 특성, 건강메시지의 목적과 복잡성에 따라 개인 간 사회적 연결망, 대중 광고판, TV 방송 프로그램, 인쇄매체, 인터넷 등 다양한 경로를 통해 이루어진다.
- 균형(balance): 보건의사소통의 내용이 가능한 한 특정 건강행동의 장점과 단점, 특정 사안에 대한 타당하고 다양한 시각을 소개한다.
- 일관성(consistency): 내용이 내적 일관성을 지속하고, 다른 출처에서 나온 정보와도 일치한다.
- 문화적 적응성(cultural competence): 보건의사소통의 기획, 수행, 평가 과정이 의사소통 주제와 대상자 특성(인종, 언어, 교육 수준, 장애 정도, 문화적 배경 등)에 적합하게 맞춰져 있다.
- 과학적 근거(evidence base): 종합적이고 엄밀한 검토와 분석을 통해 수립된 지침, 지표, 기준 등에 기반을 둔다.

• 전파력(reach): 가능한 한 많은 대상자에게 내용이 전달될 수 있다.
• 신뢰도(reliability): 당시의 최신 정보를 내용으로 하고, 출처는 진실성이 있고 신용할 수 있는 곳이다.
• 반복성(repetition): 보건의사소통의 효과를 지속해서 강화하고 새로운 대상자에게 전파하기 위해서 반복적으로 보건의사소통을 제공한다.
• 시기적절성(timeliness): 대상자가 받아들이는 수용도가 가장 높을 때(특정 정보를 가장 필요로 할 때)에 맞춰 제공될 수 있다.
• 이해도(understandability): 보건의사소통의 문체, 언어 수준을 특정 대상자 집단에 적절하게 제공한다.

또한 보건의사소통은 일방적이 아니라 이용자 중심으로 상호참여적일 때, 특정 행동이나 현상의 폐해를 강조하기보다는 이익 위주의 긍정적인 방향일 때, 그리고 단일 경로보다는 다중 경로를 통해 소통할 때 상대적인 효과를 기대할 수 있다. 보건의사소통이 건강행위 시도, 건강주제 여론화, 환경개선, 정책 개발과 같은 실천으로 이어지기 위해서는 관련 서비스 · 사업 · 연구과제 등으로 연계가 이루어져야 하며, 지속적인 질 관리가 관건이 된다.

4) 보건정보이해력

보건정보이해력(health literacy)은 건강에 관련하여 합당한 의사결정을 내리는 데 필요한 기본적인 건강정보와 서비스를 얼마나 파악하고, 이해할 수 있는가를 말한다. 전문용어와 외래어 사용이 많은 보건의료정보에 대해서는 읽고 쓰기를 할 수 없는 절대적 문맹이 아니더라도 정보를 읽되 이해하지 못하는 기능적 문맹이 존재할 수 있다.

미국의 Healthy People 2010에서는 보건정보이해력을 적정수준으로 올리고 보건의료전문가의 의사소통 기술을 향상시킬 것을 목표로 하였다. 그러나 미국의 2003년도 전국 성인 보건정보이해력 조사 결과에 의하면, 총 조사대상의 12%만이 '숙달' 상태로 분류되었고, 그보다 많은 14%가 '기초 이하' 상태로 구분되었다(53%: 중급, 22%: 기초). 특히 보건정보이해력이 취약한 집단은 노인, 사회경제적 지위가 낮은 집단, 소수자, 영어 능력이 제한적인 사람들이었다(National Cancer Institute, 2001). 보건정보이해력이 부족할수록 예방행동과 만성질환 관리가 미흡하고 자신의 건강상태를 나쁘다고 평가하는 것으로 조사되어, 보건정보이해력과 건강불평등 간의 연관성에 대한 관심이 조명되었다(Kutner et al., 2006).

보건정보이해력은 전문용어와 개념을 이해하고 보건의료 정보를 파악하는 것은 물론이고 의료서비스의 활용, 보건의료전문가와의 상담과 문진, 검사 결과의 이해, 용량 · 용법의 이해와 계산 등 기본적인 건강관련 행동을 결정하고 수행하는 데 전반적으로 요구되는 기본 능력이다. 인터넷을 비롯한 첨단 정보기기가 날로 발전하는 요즘 사회에서는 건강관련 정보의 신뢰도와 질을 평가하고 보건관련 사안에 대한 이해와 참여를 증진하는 데에도 보건정보이해력이 필수적이다. 따라서 보건정보이해력의 필요성은 건강의 유지와 증진, 의료비용의 절감, 보건의료의 질 관리 측면에서 모두 정당화된다.

보건정보이해력의 향상을 위해서는 무엇보다도 쉽고 친밀감 있는 표현으로 대중화하는 것이 기본인데, 미국 정부에서는 초등학교 6학년 정도의 독해력을 기준으로 보건의료정보 출판물을 작성하도록 권고하고 있다. 그 밖에도 지역사회 구성원과 보건의사소통 대상자가 보건의사소통 기획에 참여하여 그들의 특성과 문화에 맞는, 문화적 적응력을 갖춘 보건정보 구성이 권장된다. 보건정보와 서비스에 대한 접근성을 높이고 보건 전문가, 담당자 대상의 보건의사소통 교육과 지원을 제공하는 동시에, 보건정보이해력 향상에 대한 의식을 고취하여 보건정책과 기획에 반영하고 여러 부문 간 협력관계를 구축하는 것이 지속력 있는 보건정보이해력 향상 전략이라 할 수 있다.

2. 보건의사소통의 유형과 개발

1) 보건의사소통의 유형

보건의사소통의 유형은 대상단위별, 매체별, 기법별, 경로별 등으로 다양하게 구분이 가능하다. 그중 대상단위별 구분을 보면 기본적으로 개인단위 보건의사소통, 집단/조직단위 보건의사소통, 지역사회단위 보건의사소통으로 나누어볼 수 있다.

(1) 개인단위 보건의사소통

개인단위 보건의사소통의 대표적인 경우는 건강관련 개인 상담이나 환자-의사 의사소통의 경우이다. 상담, 질의응답, 교육과 같은 면대면 대화로부터 다양한 매체의 발달과 함께 전화, 이메일, 블로그, 인터넷 게시판, 실시간 인터넷 채팅, 문자메시지 등이 활용 가능하게 되었다. 이러한 개인단위 보건의사소통은 각각의 참여자별로 개인화된 정보의 소통이 이루어질 수 있다는 장점이 있다.

참여자 중심으로 개인화된 의사소통은 보건의료 전문가와 대상자 간의 치유적 · 협력적 관계를 성립하고 건강의 유지와 증진에 관련된 정보를 교환하는 것, 감정 상태와 불확실성에 대응하고 의사결정을 하는 것, 대상자가 자기관리를 할 수 있도록 하는 것을 기능적 목적으로 한다. 이러한 의사소통 기능을 통해 이해, 만족, 동의, 신뢰, 친밀감, 누군가 나를 알아준다는 존중감, 내가 적극 개입되어 있다는 관련의식과 같은 초기성과를 거쳐 보건의료 서비스 접근성, 양질의 보건의료 의사결정, 건강증진 및 질병예방 행위에 열심히 임하는 태도, 보건의료체계에 대한 신뢰, 사회적 지지, 자기관리 기술, 정서적 관리 등의 중간결과를 얻게 된다. 그리고 결과적으로 생존, 치유, 고통 완화, 정서적 안녕, 통증 조절, 기능성 확보, 활력 등으로 나타나는 건강상의 성과를 이룰 수 있다. 참여자 중심의 개인화된 의사소통은 이렇게 초기성과 → 중간결과 → 건강성과의 간접경로를 거칠 수도 있고, 바로 건강성과로 이어지는 직접경로를 통하기도 한다(Street & Epstein, 2008).

(2) 집단단위 보건의사소통

건강관련 강의, 공개강좌, 공청회, 토론회, 집단상담과 같은 상황에서는 집단단위의 보건의사소통이 이루어진다. 강의 형식의 집단단위 보건의사소통이 강사로부터 청중으로 향하는 일방적인 의사소통이 되기 쉬운 반면, 자조조직의 집단대화(예를 들어 알코올중독자 재활회(Alcoholics Anonymous)나 도박중독자 재활회(Gamblers Anonymous)의 정기모임 같은 경우)는 비슷한 건강문제나 관심주제를 가진 사람들이 각자의 경험과 의견을 이야기하며 정보를 나누고 사회적 지지를 얻는 다방향 의사소통의 사례이다. 인터넷과 정보통신기기의 발달은 집단단위 보건의사소통에도 영향을 미쳐서, 인터넷 카페, 인터넷 게시판, 인터넷 채팅 등 온라인상의 집단단위 보건의사소통도 이루어지고 있다. 집단단위 보건의사소통에서 사용되는 보다 전통적인 매체로는 소식지, 회보를 들 수 있다.

(3) 지역사회단위 보건의사소통

지역사회단위 보건의사소통의 가장 일반적인 예는 캠페인이나 광고판, 안내판을 이용한 정보전달과 의식고취일 것이다. 팸플릿, 포스터, 전단과 같은 인쇄매체는 개인단위, 집단단위 보건의사소통에서도 사용되지만, 더욱 대규모인 지역사회단위 보건의사소통에서 활용도가 높다. 또한 인지도와 파급력, 그리고 속도 측면에서 TV, 라디오, 신문, 잡지가 보건의사소통 매체로 이용된다.

한편 대중매체를 통한 보건의사소통 외에도 지역사회구성원 대상의 설명회, 공청회, 토론회 등도 지역사회단위 보건의사소통의 유형에 속한다. 특히 해당 지역사회 내에서 건강을 공론화하고 구성원들이 건강에 관심과 문제의식을 가짐으로써 과제 해결을 위해 의사표현을 하고 행동을 취하는 것이 참여자 중심 지역사회단위 보건의사소통이다. 이러한 참여자 중심 지역사회단위 보건의사소통은 홍보 · 섭외 · 행사(행진, 전시회 등) 개최 · 대중/보도매체와의 인터뷰 · 독자투고 등 다양한 형태로 전개될 수 있다.

2) 보건의사소통의 매체

(1) 매체 유형

책자, 포스터, 전단지, 소식지, 신문, 잡지, 우편물 등의 인쇄매체와 TV, 라디오, 비디오, 전화와 같은 시청각 매체는 일반적으로 떠올릴 수 있는 보건의사소통 매체이다. 컴퓨터, 인터넷, 그리고 기타 정보통신기기가 발달하면서 매체를 통한 일방적인 정보전달과 건강행동 장려보다 수용자들이 즉각적으로 반응하고 교류할 수 있는 상호작용적 매체가 다양하게 개발되고 있다. 게임, 메신저, 블로그, 인터넷 게시판/커뮤니티, 댓글을 통해 보건의사소통은 더욱 즉각적이고 개인적으로 가능한 한편, 대중에게 전파되는 파급효과도 발생한다. 또한 전통적인 인쇄매체 외에 만화책 형식이 이용되기도 하고, 달력, 메모지, 부채, 시장 가방, 티셔츠와 같은 생활용품에 건강메시지를 접목하는 등 매체의 유형은 갈수록 다양해지고 있다.

(2) 경로에 따른 매체의 선택

보건의사소통의 대상과 주제에 따라 매체를 선정해야 함은 기본이고, 보건의사소통의 경로와 환경적 지원 역시 고려해야 한다. 보건의사소통이 이루어지는 일반적인 경로로는 개인 간 경로, 지역사회 또는 집단 내 경로, 대중매체 경로를 들 수 있다. 개인 간 경로의 보건의사소통에서는 참가자들 사이의 대화와 교류가 주요 매체가 되는 동시에 책자, 안내문 등을 함께 활용할 수 있다. 집단/지역사회 내에서의 보건의사소통에서는 지역신문, 사보, 지역 케이블 방송, 지역 내 행사, 아파트 단지 내 알림판이 주요 매체가 된다. 대중매체는 TV, 라디오, 신문, 잡지, 광고판 등이 해당한다. 적합한 매체의 선택을 위해서는 보건의사소통 대상 집단의 인구학적 · 사회경제적 · 건강행태적 특성을 고려해야 하고, 매체별 장단점을 파악하여 결정기준을 설정해야 한다. 또한, 특정 매체를 적용할 수 있는 환경 여건이 되는지도 현실적으로 중요한 고려 사항이다.

3) 보건의사소통의 기획

(1) 기획과정

보건의사소통의 기획과정은 건강증진 프로그램 개발과정의 주요 단계들과 유사한 단계를 거친다. 〈표 15-1〉에 정리된 바와 같이, 보건의사소통 프로그램 기획 모형들은 공통적으로 사전조사 단계를 거쳐 구체적인 목표를 설정한 뒤, 그 목표를 달성하기 위한 의사소통 전략을 수립

〈표 15-1〉 보건의사소통 기획단계

	NCI 모형 (2001)	Schiavo 모형 (2007)	Johns Hopkins 보건대학원 모형 (O'Sullivan 등, 2003)	미국 CDCynergy 모형
사전조사 및 목표설정	건강 주제와 해결방안 조사	사전분석과 전반적인 목적 설정	상황분석	문제 파악
	의사소통 목표 설정	결과목표 설정 (행동, 사회, 조직 측면)	청중 층화	문제 분석
	주요 대상 파악	상황 분석 및 청중 특성 파악	행동변화 목표설정	대상자 특성 파악
		의사소통 목표 설정		
의사소통 전략기획	주요 대상에 적합한 전달경로, 매체, 활동 설정	의사소통 전략 개발	의사소통 전략 개발	의사소통 전략과 전술 개발
	잠재 협력자와의 협력 방안 개발	전술계획 (메시지, 경로, 자료, 활동)	메시지 개요 작성	
	주요 대상에 대한 의사소통 전략 개발		경로와 매체 선정	
평가 계획 수립	평가계획 수립	평가계획 수립	관리계획 수립	평가계획 수립
	의사소통 계획안 작성		평가계획 수립	계획 수행과 피드백

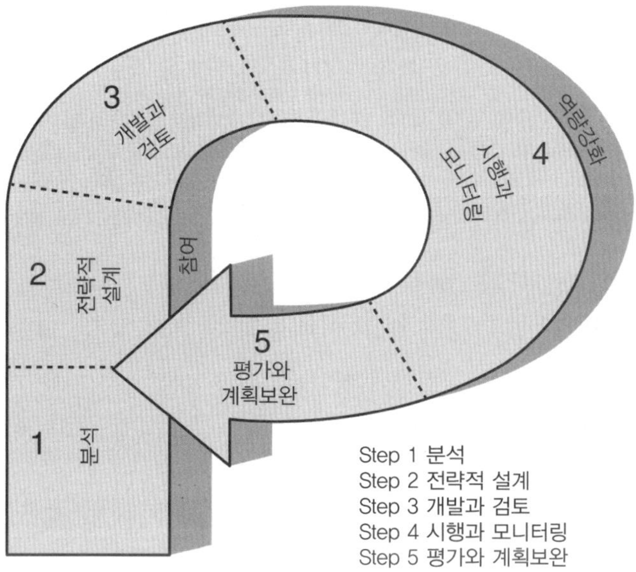

〈그림 15-1〉 전략적 의사소통의 단계
자료: Health Communication Partnership, 2013.

하고, 목표달성 여부를 판단할 수 있도록 평가계획을 마련하도록 구성되어 있다. 보건의사소통 기획과정의 특징은 사전조사 단계에서 상황분석과 청중 층화를 하고, 의사소통 전략기획에서 의사소통 메시지, 경로, 매체, 활동을 고려하는 점이다. 보건의사소통을 포함한 의사소통 과정을 단계별로 설명하다 보면 1차원의 직선적인 모형으로 생각하기 쉬우나, 실제로 의사소통은 〈그림 15-1〉처럼 순환과정이다. 사전분석 결과에 기초를 두고 전략적으로 기획된 후 예비테스트와 보완단계를 거쳐 수행한 의사소통은 지속적인 모니터링과 평가를 통해 재구성되고 발전하는 것이다.

보건의사소통 기획모형 중에서 CDCynergy는 미국 질병통제본부(CDC)에서 개발한 CD-ROM 형식의 보건의사소통 개발도구이다. 현재 CDCynergy 기본편 외에도 건강 주제에 따라 심혈관질환 편, 당뇨 편, 미국 인디언과 알래스카 토착민 당뇨 편, 흡연예방과 담배통제 편, 국제보건 미량영양소 편, 긴급 위기 의사소통 편, 사회마케팅 편, 성병예방 편이 별도로 개발되어 있다(CDC, 2006).

(2) 건강 메시지의 개발

보건의사소통의 기획단계 중 사전조사를 통해 분석된 건강문제와 상황요인, 특정 청중 대상의 현황 등을 종합하여 보건의사소통을 통해 다뤄야 할 핵심 사실을 선별한다. 핵심 사실은 보통 잘못 알려진 정보를 바로잡을 필요성, 특정 건강행동의 이로운 점을 강조할 필요성, 부족한 정보를 채우거나 인식을 증대시킬 필요성과 연관되므로, 곧 보건의사소통이 성취하고자 하는 목표가 된다. 건강 메시지는 핵심 사실과 관련된 건강행태의 변화를 일으켰을 때 기대할 수 있는 직접적인 이익을 명확하게 드러내야 하고, 이러한 메시지를 신뢰하고 받아들여 변화를 실천해야 하는 이유를 설명할 수 있어야 한다. 또한 사람들의 일상생활에는 건강 메시지와 상충하는 인식이나 가치가 자리 잡고 있는 경우가 있기 때문에, 건강 메시지는 긍정적이고, 독특하고, 기억에 남는 특징이나 매력이 있고, 건강에 이익이 되면서 다른 메시지나 가치와 비교하여 개성이 있는 경쟁력과 지속효과를 가지도록 구성(framing/reframing)되고 자리매김(positioning)되어야 한다.

(3) 수용자 중심 보건의사소통

보건의사소통 개발 시에는 대상자가 선호하는 형식, 경로, 내용을 반영하는 수용자 중심의 관점을 유지해야 한다(Maibach & Parrott, 1995). 수용자 중심의 보건의사소통 개발 전략으로는 대상자를 특성별로 세분하여 표적화하기와 대상별로 보건의사소통 메시지 특성화 · 구체화하기를 들 수 있다(Kreuter et al., 1999). 또한 세분한 대상자 집단별로 대상자들이 신뢰하는 정보원과 전달 경로를 파악하는 것이 중요하다. 수용자 중심의 관점에서는 사람들의 일상생활 양식과 습관, 태도 등을 반영하도록 하고, 그들의 성별, 연령, 교육 정도, 소득수준, 문화적 배경 등도 충분히 고려되어야 한다.

3. 보건의사소통의 전략적 활용

1) 사회마케팅

사회마케팅(social marketing)은 개인 단위를 넘어 사회 차원의 이익, 발전, 안녕을 위해 사람들의 인식과 자발적 행동을 변화시키려는 목적으로 프로그램을 개발, 수행, 평가하는 데 마케팅 원칙과 기술을 활용하는 것이다(Andreason, 1995). 상업적 마케팅에 비해 사회마케팅은 특정 단체나 조직의 이익을 목적으로 하지 않고, 사회와 그 구성원에게 이익이 되는 것을 목적으로 한

〈표 15-2〉 사회마케팅의 4요소(4Ps)

요소	내용
Product	마케팅할 '제품'에 해당하는 유형 또는 무형의 것이라고 할 수 있으나, 주로 행동으로 나타남. (예: 콘돔 사용, 암 검진, 모유수유, 저염식단, 절주의식 등)
Price	product를 수용하는 데 소요되는 비용, 시간, 노력, 대가
Place	product가 전파되는 경로 product를 마케팅하기 위한 의사소통 메시지가 대상 집단에 전달되기에 가장 적합한 장소나 경로
Promotion	메시지가 전달되어 효과를 일으키는 방식 홍보/캠페인/이슈화 전략과 유형

다. 사회마케팅은 마케팅의 시장 개념을 도입하여 소비자의 요구와 관심에 따라 움직이는 소비자 중심성을 강조하고, 소비자의 관심을 끌고 그들의 요구에 부합하도록 시장 내의 다른 메시지나 '제품(표 15-2의 4Ps 중 'Product'에 해당)'과 경쟁해야 하는 것을 포함한다(Storey et al., 2008).

제품 위주 사회마케팅은 마케팅하고자 하는 '제품'을 기존의 제품과 긍정적으로 차별화하여 이미지화, 또는 상표화(branding)하는 전략을 주로 활용한다. 예를 들어 금연이나 절주의 건강효과, 좋은 이미지, 경제적 효과, 환경 효과, 사회적 대안을 부각하여 이미지화, 표어화, 캠페인화, 광고화하는 것이 제품 위주 사회마케팅에 해당한다. 이에 비해 소비자 위주 사회마케팅은 제품 자체를 마케팅하기보다 사회적 인식이나 규범을 변화시켜서 소비자로 하여금 제품을 찾게끔 하는 접근법이다. 한편 시장 위주 사회마케팅은 시장경쟁의 개념을 이용하여 경쟁력 있는 대안을 제시하는 기법이다.

2) 보건쟁점화

환경적 · 정책적 추진이나 변화를 이루기 위해 매체를 전략적으로 사용하는 것을 매체 옹호(media advocacy)라고 한다. 이러한 매체 옹호를 보건 부문에 적용했을 때를 매체를 통한 보건쟁점화라 할 수 있다. 매체를 통한 보건쟁점화는 보건에 관련된 공공정책이나 사안의 제안, 지역사회의 역량 강화, 정책입안자와 유권자 대상의 홍보, 영향, 설득 등에 활용된다. 일반적으로 매체를 통한 보건쟁점화의 유형은 보도자료와 매체의 개발 및 배포, 의견투고, 인터뷰, 기자회견, 공청회, 미디어 모니터링 등으로 나타난다.

3) 위기 의사소통

위기 의사소통(risk communication)은 특정 위기나 위험의 원인, 경과, 관리, 대책 등 특성에 대한 이해를 증진하고 관련된 불안, 불신, 소문, 의심을 해소하는 것을 목적으로 한다. 위기 의사소통을 통해 위기/위험에 대한 사람들의 의견, 반응, 경험, 대안을 교류하며 전문지식 및 정보의 해석을 전달하고 소통한다. 위기 의사소통의 핵심은 대상의 위기인식을 이해한 바탕 위에서 명료하고 정확한 완성형의 정보를 소통하는 것이고, 신뢰성과 진실성이 관건이 된다.

4) 교육적 오락물

교육적 내용을 담은 오락물은 이제 TV 드라마나 연예오락 프로그램, 영화, 광고, 만화, 게임, 연극, 노래, 동영상 등 다양한 매체로 제작되어 활용되고 있다. 영어로는 교육과 오락의 합성어인 Edutainment 또는 정보와 오락의 합성어인 Infortainment로 명명된다. 교육적 오락물은 TV와 컴퓨터가 비교적 널리 보급된 현대사회에서 보편적 접근성이 높고 전파력이 크며 당시 세태를 반영하여 인기, 유행, 재미, 흥미, 호감 등의 요소와 함께 빠른 주기로 변화한다. 또한 감정이입이나 설득력의 측면에서 상대적인 강점을 가질 수 있다.

4. 보건의사소통의 평가

보건교육, 건강증진 프로그램의 평가와 마찬가지로 보건의사소통 프로그램의 평가도 영향평가, 결과평가, 과정평가로 구별할 수 있고, 평가 설계도 정량적 평가 설계와 정성적 평가 설계를 모두 포함하는 일반적인 유형을 따른다. 평가 설계를 위해서는 평가의 목적과 범위, 유형을 먼저 결정해야 하는데, 이러한 결정은 보건의사소통 프로그램이 종료된 후가 아니라 기획될 시점에서 해야 한다. 보건의사소통 프로그램의 목적이 무엇이고, 성취하고자 한 바가 무엇인가, 그리고 해당 보건의사소통 프로그램의 구성요소가 무엇이었는지가 보건의사소통 평가 기획의 출발점이라 할 수 있다. 의사소통의 순환과정(그림 15-1)을 상기하여, 평가 결과는 가능한 한 프로그램 내 · 외부와 공유하여 프로그램 운영진뿐만 아니라 참가자, 청중과의 피드백을 추진하는 것이 바람직하다.

참고문헌

Andreason, A. (1995), *Marketing Social Change: Changing Behavior to Promote Health, Social Development, and the Environment*, Jossey-Bass.

Centers for Disease Control and Prevention (CDC) (2006), *CDCynergy Editions*, Available from: http://www.cdc.gov/healthmarketing/cdcynergy/editions.htm

Finnegan, J.R. Jr. & Viswanath, K. (2008), "Communication Theory and Health Behavior Change: The Media Studies Framework," In K. Glanz, B.K. Rimer, & K.Viswanath (eds.), *Health Behavior and Health Education: Theory, Research, and Practice* (4th ed.) (pp. 363-387), Jossey-Bass.

Health Communication Partnership (December 2003), *The New P-Process, Steps in Strategic Communicaation*, Baltimore: Johns Hopkins Bloomberg School of Public Health / Center for Communication Programs / Health Communication Partnership.

Kreuter, M.W., Strecher, V.J., & Glassman, B. (1999), "One size does not fit all: The case for tailoring print materials," *Society of Behavioral Medicine* 21, 276-283.

Kutner, M., Greenberg, E., Jin Y., & Paulsen, C. (2006), *The Health Literacy of America's Adults: Results from 2003 National Assessment of Adult Literacy (NCES 2006-83)*, U.S. Department of Education, Washington, DC.: National Center for Education Statistics.

Maibach, E. & Parrott, R.L. (1995), *Designing Health Messages*, Sage Publications.

National Cancer Institute (NCI) (2001), *Making Health Communication Programs Work*, National Institutes of Health, U.S. Department of Health and Human Services.

Northouse, L.L. & Northouse, P.G. (1998), *Health Communication: Strategies for Health Professionals* (3rd ed.), Appleton & Lange.

Schiavo, R. (2007), *Health Communication: From Theory to Practice*, Jossey-Bass.

Storey, J.D., Saffitz, G.B., & Rimon, J.G. (2008), "Social Marketing," In K. Glanz, B.K. Rimer, & K.Viswanath, (eds.), *Health Behavior and Health Education: Theory, Research, and Practice* (4th ed.) (pp. 435-464), Jossey-Bass.

Street, R.L. Jr. & Epstein, R.M. (2008), "Key interpersonal functions and health outcomes: Lessons from theory and research on clinician-patient communication," In K. Glanz, B.K. Rimer, & K.Viswanath (eds.), *Health Behavior and Health Education: Theory, Research, and Practice* (4th ed.) (pp. 236-269), Jossey-Bass.

| 제4부 |

보건정책과 보건관리

제16장

보건의료체계

여러 보건의료 정책과 제도에 직접 관련되는 것은 당연히 이들 제도와 정책을 포괄하는 '보건의료체계'이다.[1] 보건의료체계는 가장 포괄적으로는 "건강을 증진, 유지, 회복하는 것이 일차적 목적인 모든 조직, 사람, 행동"을 포함하는 개념이다. 여기에는 직접 건강을 증진하는 요소 이외에도 건강을 결정하는 다양한 요소를 포함한다. 그러나 이러한 포괄적 개념은 원리상 유용하긴 하나 실제 적용하는 데에는 어려움이 따른다. 좀 더 좁은 의미에서는 일차적인 목적이 건강에 관련된 모든 활동을 규정하는 국가 또는 사회적 체계라고 할 수 있다.

당연한 이야기지만, 보건의료와 관련된 모든 제도와 정책은 단독으로 존재하는 것이 아니라 사회의 다양한 영역과 관련을 맺고 있다. 예를 들어 보건의료 인력정책은 현실적으로 대학의 입학정원 결정이라는 교육정책과 무관하지 않다. 보건의료 인력의 양적 · 질적 적절성은 교육 부문에서 이루어지는 투입(input)의 결과이지만, 이는 결국 여러 보건의료 제도와 정책 운영, 재정, 성과 등에 결정적인 영향을 미친다.

보건의료의 각 영역이 보건의료체계에 직접적인 관계를 가진다는 것은 단순히 각 영역의 합이 전체 체계를 구성한다는 의미를 넘어서 서로 규정하는 역할을 한다. 즉, 각 보건의료정책

1 보건과 의료라는 용어는 엄밀하게 구분하여 정의하기 매우 어렵고, 또 구분한다고 해서 실용성이 그리 높아지는 것 같지도 않다. 과학적인 정의는 아니지만, 일반적으로 의료는 주로 전문직에 의하여 이루어지는 의학적(medical) 행위 또는 개입을 뜻하는 반면, 보건은 좀 더 넓은 범위에서 건강과 관련된 모든 현상, 행위 또는 개입을 나타내는 경우가 많은 것 같다. 따라서 문맥에 따라 보건이나 의료를 단독으로 쓰거나 보건의료를 같이 쓰기로 한다. 영어 표현으로는 medicine(medical)과 health로 나누는 예도 있으나 그리 엄격한 것 같지는 않다. 다만, health care 혹은 healthcare라고도 쓸 때는 좀 더 직접적인 행위, 개입, 서비스를 의미하는 경우가 많은 것으로 보인다.

의 내용이 전체 보건의료체계의 특성을 규정하기도 하고, 반대로 보건의료체계의 특성이 개별 정책이나 제도에도 영향을 미친다. 예를 들어 대부분의 나라에서 거의 자연발생적으로 만들어진 진료비 보상제도(개별 제도)는 전체 보건의료체계의 특성이 만들어지는 데 결정적인 영향을 미친다. 인력이나 시설, 서비스 공급 등이 영향을 받기 때문이다. 개별 제도와 보건의료체계의 상호규정성은 이에 그치지 않고 거꾸로 전체 체계의 성격이 개별 정책/제도의 결정이나 변화에도 영향을 미친다. 여러 나라에서 보건의료 비용을 줄이기 위하여 새로운 진료비 보상제도를 도입하는 일은 드물지 않다. 그런데 이런 변화는 전체 보건의료체계의 특성과 별개로 완전히 독립적으로 일어나기 어렵다. 예를 들어 비교적 시장적 성격이 강한 보건의료체계에서 인두제 방식의 제도를 도입하기는 (불가능하지는 않다 하더라도) 매우 어렵다.

1. 보건의료체계의 구성요소

보건의료체계의 내용을 구체적으로 검토하기 전에 이러한 체계가 어떻게 구성되는가를 먼저 살펴보는 것이 순서이다. 이를 위해서는 간단한 개념적 틀을 쓰는 것이 편리한데, 그것은 체계를 구성하는 영역이 매우 다양할 뿐 아니라 이들이 서로 복잡하게 얽혀 있기 때문이다. 이미 많이 쓰이고 있는 이론적인 틀 중에는 클레츠코프스키(Kleczkowski) 등이 제시한 것이 비교적 널리 쓰이고 또 유용하다(Kleczkowski et al., 1984). 이 틀은 다소 정태적이라는 한계가 있지만, 그 이후에 제시된 틀과 그리 큰 차이가 없는 원형이라 할 만하다.

국가 보건의료체계의 기본적인 목표는 다섯 분야로 구분된 의료제도 하부구조(health system infrastructure)들의 종합적인 활동을 통하여 의료혜택이 필요한 대상지역 주민(population in need of care or at risk)들에게 건강증진을 위한 예방, 치료, 재활에 걸친 일련의 활동을 전개함으로써 주민의 건강을 확보하는 것이다. 또한 이러한 의료제도 하부구조들의 활동을 통하여 지역주민의 건강에 영향을 주는 물리, 사회환경(physical and social environment)이 주민건강 확보에 긍정적인 효과를 미치도록 제반 활동을 한다.

의료체계의 하부구조의 다섯 분야는 의료자원의 개발(development of health resources), 자원의 조직화(organized arrangement of resources), 의료서비스의 제공(delivery of health care)으로 구성되는 세 개의 주축 분야와 이 세 개 분야를 지원하는 재정 지원(economic support)과 정책 및 관리(management)의 두 개 분야를 말한다(그림 16-1).

하부구조를 이루는 다섯 분야는 다시 다양한 세부 요소에 의하여 구성되는바 이는 〈그림

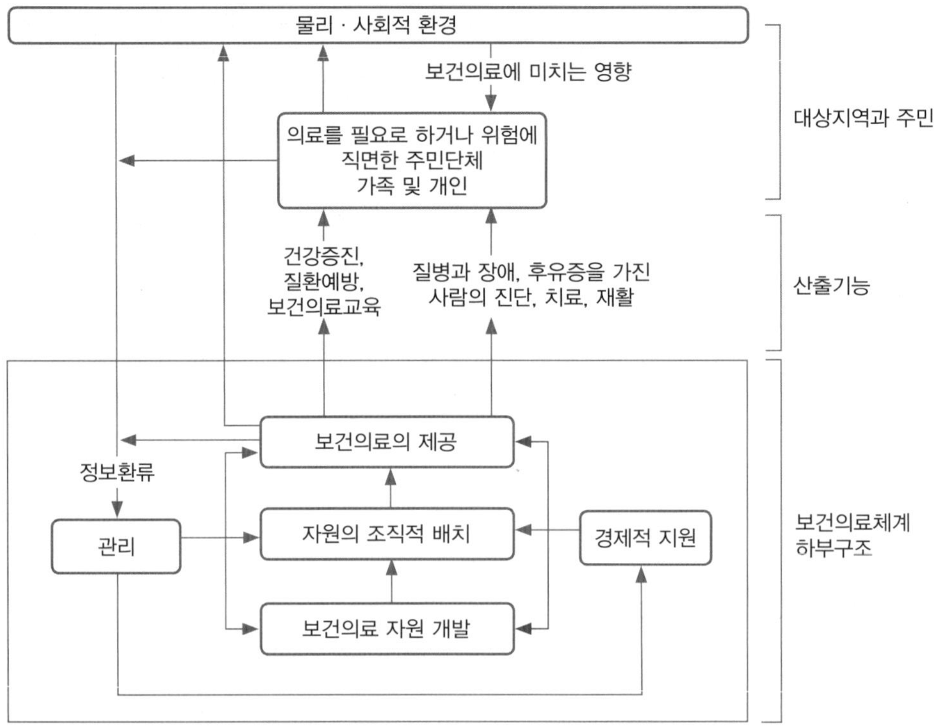

〈그림 16-1〉 국가 보건의료체계의 모형
자료: Kleczkowski et al., 1984.

16-2〉에 표시되어 있다. 참고로 이와 비슷하지만 세계보건기구는 보건의료체계를 다소 다른 방식으로 표현하였다. 〈그림 16-3〉이 그것이다.

세부 요소를 살펴보면, 〈그림 16-2〉에는 가장 아랫부분에 있지만, 논리적인 설명의 순서는 보건의료 자원에서 출발하는 것이 자연스럽다. 최종적인 산출물이 보건의료 서비스라는 것을 생각하면, 보건의료 서비스를 생산하고 제공하는 것은 보건의료 자원에서 비롯되기 때문이다. 보건의료 자원 각각의 구체적인 예는 다음과 같다.

- 의료인력: 의사, 간호사, 약사, 보건기사, 행정요원 및 기타 관련 인력
- 의료시설: 병원, 의원, 약국 및 기타 진료소 등
- 장비와 물자: 진단, 치료 등 보건의료 활동에 쓰이는 장비와 물자
- 보건의료지식: 질병의 예방, 치료, 재활과 건강증진에 관련된 여러 지식과 기술

이 중에서 의료인력이나 의료시설은 각 나라의 사회 및 정치체계, 보건의료체계에 따라 서로 다른 구조를 가질 수 있다. 예를 들어 우리나라에는 고유한 의료인력으로 한의사가 있지

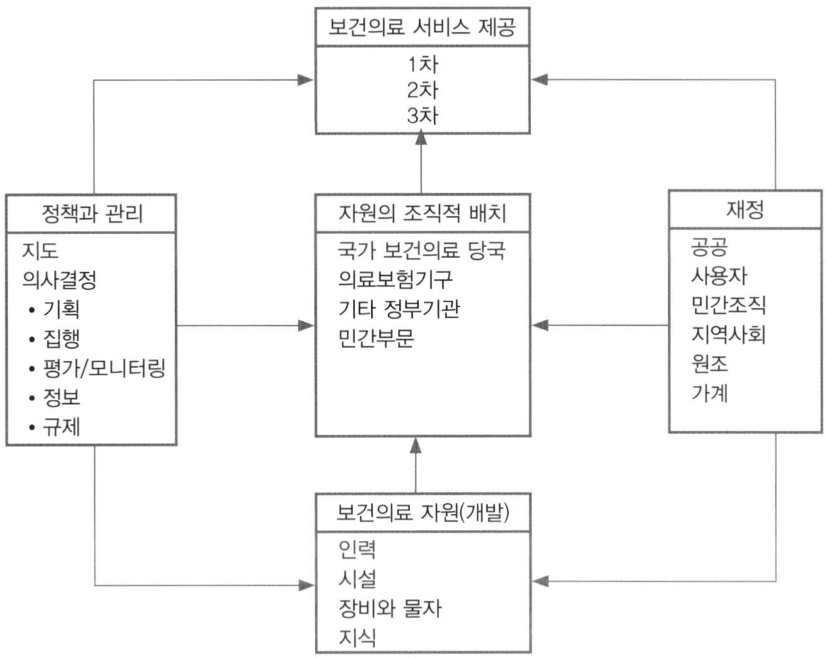

〈그림 16-2〉 국가 보건의료체계의 기본 분야와 주요 요소
자료: WHO, 2007.

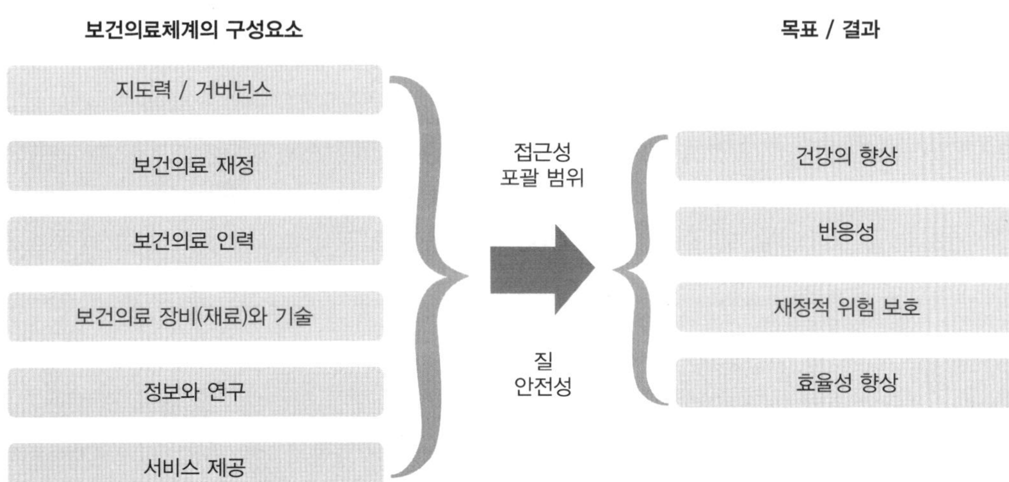

〈그림 16-3〉 보건의료체계의 구성요소와 전체적 목표
자료: OECD, 1987.

만, 일부 국가는 한국에는 없는 인력을 가지고 있다.

여러 가지 자원을 보건의료 활동으로 전환하고 적절하게 기능하게 하려면 사회적인 조직이 필요하다. 조직화는 의료자원들이 서로 효과적인 관계를 맺고, 이들 자원이 개인이나 지역사회에 보건의료 서비스를 제공할 수 있도록 기능한다. 조직화의 공식성과 상호관계는 나라에 따라 매우 다르다. 자원의 조직화를 담당하는 주요 단위는 다음과 같은 범주로 나눌 수 있다.

- 국가 보건의료 당국(정부)
- 의료보험기구
- 보건과 관련된 정부기관
- 민간부문

우리나라에서는 보건복지부가 보건의료를 담당하는 중심 국가 보건당국이며, 다른 정부 부처로는 고용노동부, 교육부, 행정자치부 등이 보건의료체계와 직접 관련되어 있다. 아울러 의료보험기구로는 건강보험공단, 건강보험심사평가원 등이 있다.

좁은 의미의 보건의료체계에서 체계의 목적이자 결과는 지역사회 주민에게 필요한 보건의료 서비스를 제대로 제공하는 것이다. 이때 보건의료 서비스는 같은 성질의 한 가지 산출물이 아니라, 여러 성격의 서비스가 섞인 이질적인 것이다. 이를 서비스의 목적에 따라 분류하면, 건강증진, 예방, 치료, 재활, 심한 불구나 치료 불가능 환자에 대한 사회의학적 서비스 등으로 나눌 수 있다. 제도적 측면에서는 보건의료 서비스를 흔히 건강 문제의 복잡성(complexity) 정도나 인구집단의 의료 필요(need)의 순차성에 따라 나눈다. 이러한 분류에 따르면 1차(primary), 2차(secondary), 3차(tertiary)의 세 단계, 혹은 일차 의료(primary care, general practice)와 전문 의료(specialist care, consultation) 등의 두 단계로 보건의료 서비스를 나눌 수 있다.

이와 같은 분류로 볼 때 우리나라는 상대적으로 일차 의료가 미흡한 수준이며, 건강증진이나 예방 등의 의료서비스는 치료에 비하여 지나치게 비중이 낮다. 또 바람직한 의료서비스의 요건이라고 할 수 있는 지속성(continuity), 포괄성(comprehensiveness), 질(quality), 형평성(efficiency) 등의 측면에서도 많은 문제점이 있다.

보건의료 자원을 마련하고 서비스를 제공하기 위해서는 재원이 필요하다. 재정을 조달하는 방법은 매우 다양하지만, 어느 사회에서든 가장 흔한 방식은 다음과 같은 것들이다.

- 공공: 각급 수준의 정부(중앙, 지방, 기타)가 지출하는 재원
- 기업주: 공업, 농업 등에서의 기업
- 조직화된 민간기구: 자선, 민간 비영리 보험 등

- 지역사회의 노력
- 외국의 원조
- 개인 가계
- 기타: 복권, 기부 등

전체 보건의료체계가 작동하는 데 재원의 중요성은 두말할 필요가 없지만, 이 틀에서는 '지원' 기능을 담당하는 영역으로 분류되어 있다. 그러나 이는 중요성이 덜하다는 뜻이 아니라, 재원은 그 자체로 실질적인 내용을 가지기보다는 자원이나 서비스 제공 등을 통하여 간접적인 역할을 한다는 뜻이다. 따라서 지원 혹은 간접적이라는 것은 작동의 방식을 나타낼 뿐, 그 중요성이 줄어들지는 않는다.

우리나라는 상대적으로 국가가 부담하는 재정적 지원의 비중이 매우 작고, 민간부문이 부담하는 재정의 비중이 압도적으로 크다. 특히 치료 부문은 일부 국가 부담을 제외하면 대부분의 재원은 건강보험을 통하여 조달된다. 전통의료나 민간의료, 건강보험에서 제외된 의료서비스에 대한 지출은 직접 가계에서 지출된다.

전 세계적으로 많은 국가가 지나친 국민의료비(national health expenditure)의 상승으로 곤란을 겪고 있으나, 우리나라는 아직은 국민의료비의 절대적 수준이 비교적 낮다.[2]

〈그림 16-2〉의 왼쪽에 표시된 정책과 관리 영역은 전체 보건의료체계가 제대로 움직이는 데 필요한 일종의 '소프트웨어'라고 할 수 있다. 이 역시 재정과 마찬가지로 '지원'의 성격을 가진다고 하지만, 마찬가지로 다른 영역보다 덜 중요하다는 뜻은 아니다. 오히려 정책과 관리야말로 전체 체계의 효과와 효율성을 좌우하는 핵심 요소라 할 수 있다.

한 나라의 보건의료체계에서 정책과 관리가 어떠한 모습으로 나타나는가는 역사적 경험, 문화, 사회의 가치체계 등에 의해 영향을 받는다. 또한 중앙과 지방의 각급 정부구조도 영향을 미친다. 우리나라는 전반적인 정부의 정책 및 관리 측면에서 보건의료의 우선순위가 매우 낮고, 정책결정 과정에서의 합리성(rationality) 수준도 상대적으로 미흡한 것으로 지적받고 있다.

2 일반적으로 국민의료비 수준은 국민총생산(GNP)이나 국내총생산(GDP)에 대한 국민의료비의 비율로 가름한다.

2. 보건의료체계의 유형

1) 유형 분류의 기준

현재 흔히 사용되는 보건의료체계 유형은 사실상 건강보장체계의 유형과 구분하기 어렵다. 대표적인 것이 재원조달 방식에 따라 보건의료체계나 건강보장체계를 나누는 것이다. 예를 들어 뢰머(Roemer)는 재원조달 방법을 개인 부담, 자선, 자발적 보험, 사회보험, 일반 예산 등으로 나누었다. 그림과 같은 OECD의 유형 분류도 기본적으로 재원을 기준으로 했다는 점에서 비슷하다.

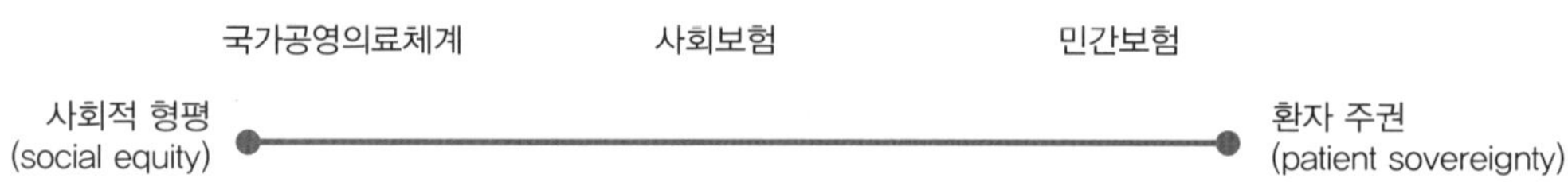

재원의 차이가 곧 국가보건서비스, 사회보험, 민간보험 등의 유형 구분으로 이어지는 것은 물론이다. 그러나 보건의료체계나 건강보장체계는 재원조달 이상의 영역을 포괄한다. 보건정책이나 공급체계 측면도 포함되어야 한다. 이 때문에 재원조달 방식을 확장하여 시장개입의 정도에 따라 기업형, 복지지향형, 보편/포괄형, 사회주의/중앙계획형 등으로 유형화하는 경우도 있다. 그러나 이러한 유형 분류는 재원조달을 중심으로 특히 보건의료 내부 시각으로 접근하여 정태적인 느낌이 없지 않다.

1990년대 후반부터 등장한 신제도주의적 접근은, 보건의료정책이 배태되는 제도적 틀과 제도가 어떻게 정책이나 정치를 만들어내는가에 따라 체계를 분류한다. 대표적으로 모란(Moran)은 보건의료 서비스의 소비, 공급, 생산에 대한 거버넌스를 기준으로 ① 확고한 지시통제 유형(entrenched command and control health care states), ② 코포라티즘 유형(corporatist health care states), ③ 공급 유형(supply health care states) 등으로 나누었다. 여기에서 소비는 보건의료에 대한 공공의 접근 가능성과 총 의료비 지출 중 공공의 비중으로, 공급은 병원의 공공성(소유 형태와 규제)과 의사의 공공 통제(공공부문 의사 비중과 전문가의 자기 규제 정도)로, 그리고 생산은 의학적 혁신에 대한 통제 정도로 평가할 수 있다.

한편, 복지국가의 유형을 논의하는 데에 최근 들어 가장 흔히 인용되고 있는 것은 에스핑앤더슨(Esping-Andersen)의 유형론이다. 그는 복지국가 유형을 구분하는 기준을 사회적 권리

(social rights)와 계층화(stratification)의 국가 간 변이로 삼았다. 여기에서 사회권은 탈상품화(de-commodification)와 같은 뜻으로 쓰이는데, 근대적 의미에서 사회적 권리가 도입되면 노동(나아가 인격)이 갖는 상품으로서의 성격이 완화되기 때문이다. 즉, 사회 서비스가 권리(rights)로 인정되고 사회적으로 제공되면 그만큼 개인은 시장에 의존하지 않고도 살아갈 수 있으므로, 인간과 노동의 탈상품화가 일어난다. 바꾸어 말하면, 탈상품화는 "개인 혹은 가족이 시장에 참여하는 것과 상관없이 사회적으로 받아들일 수 있는 생활 수준을 유지하는 정도"(the degree to which individuals, or families, can uphold a socially acceptable standard of living independently of market participation)를 뜻한다. 한편, 계층화(또는 계층 구분)란 복지국가 체계나 프로그램이 전체 구성원을 대상으로 하는 보편적인가 혹은 계급이나 계층별로 달리하는 것인가 하는 기준과 관련된 것이다. 그러나 이 개념은 단순히 사회정책이 보편적인가 아닌가 하는 차원을 말하는 것이라기보다는, 사회 계층화를 완화 혹은 심화하는 복지체계의 특성을 뜻한다. 예를 들어 에스핑 앤더슨이 계층화 정도를 나타내는 지표로 쓰고 있는 것이 자산조사(means-test)에 기초한 빈곤 프로그램의 비중, 민간 연금과 민간 의료보험의 비중 등이다.

이상의 기준에 따른 복지국가의 유형은 자유주의 복지체계(liberal welfare-state regimes), 보수적 혹은 조합주의(코포라티즘, corporatist), 그리고 사회민주주의(social democratic) 복지체계(welfare-state regimes)이다. 이 분류는 이후 복지국가를 논의하는 데에 큰 영향을 미쳤으나, 비판도 적지 않게 제기되었다. 본질적으로는 여러 가지 사회정책이나 프로그램이 유형화를 할 수 있을 정도로 동질적이지 않기 때문에 모든 정책을 담은 전체 체계의 유형화는 무리라는 주장이 상당히 설득력이 있다. 그러나 에스핑 앤더슨의 복지국가 유형론에서는 보건의료나 건강보장이 중요한 고려사항으로 포함되지 않았다는 한계가 있다. 메랭(Merrien)이 주장하듯 에스핑 앤더슨은 유형화 과정에서 건강에 관한 한 질병에 걸렸을 때 이루어지는 보상만 고려하고 보건의료체계 자체는 거의 분석대상에 포함하지 않았다. 이 때문에 에스핑 앤더슨의 복지국가 유형과 건강보장체계의 성격이 잘 들어맞지 않는 것이 많다. 예를 들어 그의 분류에서는 자유주의 체제로 포함된 미국, 캐나다, 일본, 영국 등의 의료체계 혹은 건강보장체계는 하나의 범주에 넣기에는 지나치게 편차가 크다. 아무리 넓게 범위를 잡더라도 영국의 건강보장체계를 자유주의 유형으로 분류할 수 없는 것도 복지국가 유형과 건강보장체계 유형의 간극을 반영하는 것이다. 결론적으로 보건의료체계 혹은 건강보장체계에 에스핑 앤더슨의 유형론을 그대로 적용하는 것은 무리라 할 것이다.

그러나 탈상품화와 계층화를 기준으로 삼은 그의 문제의식 자체가 가치가 없다고 하기는 어렵다. 따라서 지나친 단순화의 가능성에도 불구하고 보건의료체계나 건강보장체계도 비슷한 기준을 적용해서 분류해볼 수 있다. 보건의료에서 탈상품화 수준이란 보건의료가 시장에 의존하는 정도로, 밤브라(Bambra)는 이를 국내총생산(GDP) 중 민간의료비 지출 비중, 전체 병원 병상 중 민간 병상 비중, 그리고 건강보장체계의 적용을 받는 인구비율 등 세 가지 지표를 기준으로 적용하였다. 밤브라의 이러한 시도는 보건의료를 전체 복지국가 유형에서 분리하여 그 특성을 좀 더 명확하게 하고자 한 시도로서 의의가 있으나, 이들 기준을 적용한 유형 분류가 얼마나 정확하게 현실을 반영하는가는 좀 더 많은 연구가 필요하다. 예를 들어 건강보장체계의 적용을 받는 인구비율은 대부분 국가에서 큰 차이를 보이지 않기 때문에 지표의 민감도가 떨어진다.

이러한 방식으로 유형을 분류하면, 이미 앞에서 지적한 바와 같이 당초 에스핑 앤더슨의 복지국가 분류와 일치하지 않는다. 특히 자유주의 유형과 사회민주주의 유형에서 많은 차이가 나타난다. 그 결과 유형의 이름도 원래 이름을 쓰기가 어렵다. 특히 유형의 이름이 정치체제와 불가분의 관계를 맺고 있는 사회민주주의 유형이 그렇다. 따라서 여기에서는 다른 유형의 이름은 그대로 따르고 사회민주주의 유형은 '보편주의(universalism)'라는 용어를 대신 사용한다.[3]

2) 자유주의 유형

자유주의 복지체계 유형은 국가 개입이 최소한에 머무르고 사회보장 급여가 제한적이며 그나마 자격 조건을 엄격하게 따지고 자산조사를 거쳐 대상자로 편입하는 국가 유형을 뜻한다. 미국, 영국, 캐나다. 오스트레일리아, 아일랜드 등이 이 유형에 속한다.

그러나 실제로는 어떤 기준을 적용하더라도 이들 국가를 같은 유형으로 묶기는 어렵다. 일차적인 이유는 미국이 예외적인 위치를 차지하고 있기 때문이다. 미국은 주요 국가(물론 복지국가 유형 분류에 포함된 국가 전부를 포함해서) 중 유일하게 국민 대부분을 포함하는 건강보장체계가 없다. 이 때문에 어떤 기준을 적용하더라도 미국은 매우 독특하고 예외적인 특성을 보인다. 이에 비하면 나머지 국가들은 오히려 탈상품화 정도가 높은 국가들이다. 따라서 한 나라만 해당하는 유형을 굳이 나눌 필요가 있는가 하는 질문을 논외로 한다면, 이 분류에 부합하는 국가는 미국 정도로 한정하는 것이 타당할 것으로 보인다.

에스핑 앤더슨의 문제의식을 적용할 경우, 이 유형의 특성은 탈상품화의 수준이 낮고 계층별로 건강보장의 적용이 차별적이라는 점이다. 국가가 관장하는 공보험이 없거나 미약하며

---

3 이 용어는 히로이 요시노리(廣井良典, 『日本の社会保障』, 1998)의 의료보장체계 분류를 따온 것이다.

민간보험에 의존하는 정도가 높다. 어떤 민간보험에 가입했는가에 따라 보장성과 추가 부담 정도가 달라진다. 따라서 일반적으로 의료비 지출 중 개인 부담의 수준이 높고 가계 지출에서 의료비가 차지하는 비중이 상대적으로 높다. 빈곤층을 포함한 경제적 약자에게는 별도의 공공부조체계를 통해 최소한의 의료서비스를 제공하는 경우가 많은데, 대부분 자산조사를 거쳐 대상자를 선별한다.

이 유형에서 서비스 공급은 대부분 민간부문이 담당한다. 민간부문 위주의 공급체계가 반드시 민간중심의 재원조달 방식을 요구하는 것은 아니지만, 민간중심의 재원조달 방식이면서 공적인 공급체계를 가지기는 사실상 어렵다. 실제 사회보험을 뼈대로 하는 여러 국가에서는 민간 위주의 공급체계와 사회보험 방식의 재원조달이 병존하는 경우가 많다. 그러나 재원이 민간중심인 경우에는 공급을 공공부문이 담당해야 할 어떤 논리적 · 실제적 연결도 찾기 어렵다.

3) 보수적 혹은 코포라티즘(corporatism) 유형

에스핑 엔더슨이 제안한 분류에 따르면 이 유형에서는 급여(복지 서비스)가 소득에 연계되어 있는 것이 보통이고 주로 고용주를 통한 관리방식을 채택하고 있으며 상대적으로 가족의 역할이 크다. 따라서 계층에 따른 프로그램 구분이 명확한 편이고 재분배 효과는 적다. 코포라티즘이라고 하는 것은 이 유형에 속하는 국가들에서 형성된 복지국가체제가 국가, 노동, 자본이라는 삼자 사이의 타협의 산물(tripartism)이라는 점에서 그러하다. 국가, 시장, 시민사회, 가족 등의 다양한 이해당사자 사이에서 균형을 잡아야 했던 것은 비스마르크가 사회보험을 출범할 당시부터 당면했던 문제였다. 이후 복지국가의 성립과 확대 과정에서 자본과 노동은 상대적으로 자율성을 유지하고, 임금, 물가, 복지 등 각 계급의 관심사를 절충과 타협으로 결정하는 코포라티즘적 체계가 성립된 것이다.

이 유형은 대부분 사회보험체계를 택한 국가들과 일치한다. 사회보험체계는 보험료를 기본 재원으로 하는 건강보장체계이다. 보험료는 주로 고용과 연계된 임금(payroll)에서 나오며 사용자와 근로자가 분담한다. 사용자와 근로자의 분담 비율은 국가에 따라 다르나, 국제노동기구의 권고는 근로자의 부담 정도가 전체의 50%를 넘지 않도록 하고 있다. 임금을 기초로 재원을 조달하는 것이 가장 쉬운 방법이므로, 노동구조 측면에서 공식부문의 비율이 높고 소득이 정확하게 파악되는 임금노동자의 비율이 높을수록 사회보험의 운영이 쉽다. 이러한 이유 때문에 사회보험 도입 초기에는 공식부문 임금노동자를 대상으로 하고 이후 대상자를 확대해

나가는 경우가 많다.

초기에 공식부문 임금노동자에서 출발했다 하더라도 비공식부문과 비임금노동자를 어떻게 대상에 포함하고 관리하는가는 사회보험 방식을 채택한 국가에서 중요한 과제가 된다. 일반적으로 비공식적인 부문이 크면 클수록 전면적인 사회보험을 도입할 가능성은 적고, 공식부문에 우선 사회보험을 도입하는 부분적인 건강보장체계를 가지게 될 가능성이 커진다. 이 점에서 사회보험 방식을 기초로 한 건강보장체계는 처음부터 일부 인구를 전체 체계에서 분리할(계층화) 가능성을 안고 있다. 비공식부문에서 일하거나 임금노동자가 아닌 경우에는 주된 건강보장체계와는 별도로 공공부조나 민간보험을 통한 건강보장이 이루어질 수밖에 없다.

구체적으로 비공식부문과 비임금노동자를 건강보장체계에서 어떻게 포함 혹은 배제하는가는 각 제도와 시기에 따라 다르다. 유럽 국가들이 오랜 사회보험 역사를 가졌으면서도 비임금노동자를 포함하지 않는 경우가 많은 반면에, 상대적으로 늦게 사회보험을 도입한 국가(특히 일본, 한국, 타이완 등의 동아시아 국가)들은 짧은 기간 안에 전 국민을 적용대상으로 포함하였다. 이러한 차이가 나타난 역사적 배경에 대해서는 좀 더 자세한 분석이 이루어져야 하겠으나, 비임금노동자를 모두 포함하는 것이 계층화 정도는 덜한 것으로 해석될 수 있다.

국가가 개입하는 정도는 자유주의 유형보다는 강하지만 사회민주주의 유형에 비하면 약하고 한계가 뚜렷하다. 재정적으로는 국가 개입이 없거나 관리운영비(행정비용)를 지원하는 정도로 최소한에 머무른다. 급여비 지출에 쓰일 재정을 직접 지원하는 것은 예외적인 경우에 한정된다. 또, 보험료 징수를 비롯한 보험업무는 대개 정부로부터 독립된 보험자가 수행한다. 그러나 이러한 보험자 기능은 엄격한 정부규제를 받을 뿐 아니라 기능 자체가 국가기구를 필요로 하므로 보험자는 사실상 국가기구에 속하는 것으로 볼 수 있다. 보험 운영을 위한 훈련된 인력, 법체계, 보험료 징수를 위한 소득 파악과 징수체계 등이 보험자가 기능하는 데 필요한 동시에 국가가 개입할 수밖에 없는 이유가 된다.

사회보험 방식인 것은 마찬가지이나, 연금이나 고용보험과 달리 건강보장체계에서는 급여의 계층화는 두드러지게 나타나지 않는 것이 보통이다. 즉, 건강보장 급여는 보험료 기여 기간이나 기여 수준(기여액)에 관계없이 급여가 동일한 경우가 많다. 이는 연금과 고용보험이 주로 현금급여인 데 반해 건강보장 급여가 현물급여를 위주로 하는 것과 무관하지 않다.

4) 보편주의 유형

기초적 보건의료 서비스가 모든 사람에게 보편적으로 적용되고 급여 수준이 높으며 국가의 개입이 강한 유형이다. 복지국가 유형 분류에서 사회민주주의 유형에 속하는 국가들(스웨덴, 노르웨이, 핀란드, 덴마크 등) 이외에도 영국, 아일랜드, 뉴질랜드 등도 이 유형에 해당한다. 재정 측면에서는 국가가 직접 재정을 조달하고 지원하는 형태다. 건강보장체계 유형 중 가장 많은 국가에서 채택하고 있어서, 한 조사에서는 세계보건기구에 속한 191개국 중 106개국이 이 유형에 속하는 것으로 나타났다.

보편주의 유형은 북한, 쿠바 등 국영의료체계를 택하고 있는 일부 국가를 제외하면 사실상 국가공영의료체계(National Health Service)를 의미한다고 할 것이다. 유형 분류에서 국영의료체계는 특별히 언급할 필요가 없으므로 여기에서는 주로 국가공영의료체계를 다룬다.

이 유형은 정도의 차이는 있지만 조세(일반 예산)를 주된 재원으로 하는 체계이다. 당연히 전 국민을 대상으로 하는 보편적인(universal) 제도이고, 재정 상태, 연령, 성, 직업, 거주지 등에 무관하게 의료에 대한 접근성에 제한을 두지 않는 것을 목표로 한다. 의료제공자와 접촉 시점에서 진료비는 원칙적으로 무료이다.[4] 이러한 것이 가능하기 위해서 의료공급체계는 국가가 직접 운영하거나 사실상 국가의 관리하에 있는 것이 보통이다. 또, 서비스 공급 측면에서는 환자(소비자)의 필요(need)를 환자 스스로 제기하는 것이 아니라 국가가 주도적으로 평가하고 판단하는 국가중심주의적 접근을 한다는 특성이 있다.

그러나 실제 이런 원칙이 완전히 지켜지기는 매우 어렵다. 예를 들어 제공 시점에 서비스가 무료라는 원칙은 외래든 입원이든 환자가 서비스를 받는 시점에서 진료비 부담을 하지 않는다는 것이다. 그러나 영국이나 스웨덴 같은 나라에서도 초기부터 이런 원칙이 제대로 지켜지지 않았다. 영국에서는 치과와 안과 진료, 약제비 등이 완전 무료의 원칙에서 벗어나 급여범위에서 제외되어 있거나 일부 본인부담이 있다. 포르투갈 등 국가공영의료체계를 택하고 있는 나라들도 실제로는 이런 원칙이 충분히 지켜지지 않고 있다. 급여범위가 제한되고 보장성이 낮아서 민간보험에 의존해야 하는 경우가 많은 것으로 알려져 있다.

---

4 국가공영의료체계를 채택하고 있는 국가에 따라 실제로는 적용 인구, 본인부담 등의 원칙이 지켜지지 않는 경우도 있다.

참고문헌

김창엽(2009), 『건강보장의 이론』, 한울.

Kleczkowski, B.M. et al. (1984), *National Health Systems and Their Reorientation towards Health for All*. (서울대학교 의과대학 의료관리학교실 옮김, 『인류 모두의 건강을 위한 국가보건의료체계의 방향 재설정』, 한울, 1993)

OECD (1987), Financing and delivering health care: A comparative analysis of OECD countries, Paris: Organization for Economic Co-operation and Development.

WHO (2007), *Everybody's Business: Strengthening Health Systems to Improve Health Outcomes: WHO's Framework for Action*, Geneva: World Health Organization.

제17장

보건의료재정과 건강보험제도

1. 보건의료재정

보건의료재정은 재원조달(financing), 재정의 배분(allocation), 그리고 진료-지불보상(payment-reimbursement)을 통칭하는 포괄적 개념이다. 재원조달은 각종 재원을 발굴하여 필요한 재정을 충당하는 것을 말하고, 배분은 조달된 재원이 공급자와 소비자에게 전달되는 내용 및 과정을(예를 들어, 1차, 그리고 2~3차 의료에의 배분), 지불보상은 서비스나 약품, 재료를 공급하는 공급자에게 비용이 어떻게 지불되는가를 의미한다. 재원조달, 배분, 지불보상은 불가분의 관계를 갖는데, 이 장에서는 재원조달과 지불보상을 주로 언급하고자 한다. 우선 재원조달에 관련된 내용을 살펴보면 다음과 같다.

2. 재원조달

최근 의료기술의 발달과 이에 수반되는 의료비 부담의 증가, 그리고 양질의 의료서비스에 대한 소비자의 기대는 보건의료 부문에서 재원조달을 중요한 문제로 부각시키고 있다. 그리고 점차 증가하는 재정부담을 공공부문에서 전적으로 부담하는 것은 거의 불가능한 일이 되고 있으며, 따라서 나라마다 다양한 재원조달방법에 관해 많은 관심을 두기 시작했다. 세계 어느 나라를 막론하고 실제로 보건의료 재원이 다양한데, 자본주의 경제는 물론 중앙통제식 계획경제에서도 어느 하나의 재원만으로는 보건의료가 갖는 각종 목적을 충분히 달성하기 어렵기 때문에 여러 가지 재원을 폭넓게 이용하고 있다. 재원은 크게 공공재원, 준공공재원, 그리고 민간 재원으로 나누어진다.

1) 공공 및 준공공 재원

(1) 일반 조세수입

보건의료를 위한 가장 중요한 재원은 일반 조세수입이다. 일반 조세수입이 총국민소득에서 차지하는 비율은 국가마다 차이는 있지만 상당한 부분을 차지한다. 국제통화기금(IMF)의 조사에 따르면 선진국은 그 비율이 평균 26% 정도이나 개발도상국은 4%에서부터 31%까지 국가마다 다소 차이가 있다. 개발도상국 중 일반 조세수입의 비율이 낮은 국가는 국가의 재정지원능력의 부족으로 인하여 보건의료 부문이 다른 산업에 비하여 낙후된 것이 보통이다.

일반 조세수입은 상업거래 및 이윤에 부과되는 조세, 수출 및 수입에 부과되는 관세, 소득세, 그리고 재산세가 주종을 이루며, 선진국일수록 소득세나 재산세가 그리고 개발도상국일수록 거래세 및 이윤세가 큰 비중을 차지한다. 국민경제의 규모가 커질수록 국제무역이나 국내 상거래에 따르는 세금보다 소득세나 재산세의 비중은 커지게 된다.

일반 조세수입에 의한 보건의료의 재원조달은 다른 공적 사업으로부터의 재원을 보건의료 부문에 이전 · 분배함으로써 혹은 일반 조세수입이 증가할 때 보건의료 부문의 비중을 그대로 유지함으로써 늘어날 수 있다. 국민경제의 규모가 커질수록 조세율이 일반적으로 높아지기 때문에 개발도상국을 비롯한 많은 국가는 경제성장과 함께 보건의료 부문에 더 많이 투입할 수 있으며, 이는 많은 경우 보건의료의 사회화(socialization of health sector)의 정도를 심화시키기도 한다.

OECD 국가 중에서 일반조세를 통하여 보건의료재정을 조달하는 국가는 캐나다, 스웨덴, 영국이 있으며, 중남미의 많은 국가는 근로소득세에서 재원의 상당부분을 조달하고 있고, 미국의 노령자 공공보험인 메디케어(Medicare)는 사회보장세와 일반조세의 공동기여에 의하여 재정을 충당하고 있다.

(2) 부채

부채에 의한 재원조달은 국가재정당국이 국내 혹은 외국에서 돈을 빌려 사업에 대한 재원으로 충당할 때 이루어진다. 예를 들어 우리나라는 1979년을 전후하여 세계은행에서 3천만 달러의 차관을 도입하여 농어촌 지역에 89개 소의 모자보건센터를 설립하여 운영하였다.

국내에서 돈을 빌리는 경우는 국내 저축에서 이자를 지급하고 빌리는 경우와 부채증명서(debt certificate)나 채권(bond)을 발행하고 빌리는 두 가지 경우가 있다. 저개발국가나 개발도상국에서는 일반적으로 채권자인 국민이 채무자인 국가를 신뢰하지 않기 때문에 이러한 방법에 의한 재원조달은 쉽지 않다. 따라서 세계은행이나 혹은 아시아개발은행(Asian Development Bank, ADB) 등의 융자기관으로부터 장기저리의 차관을 얻어 필요한 보건의료사업을 시행하게 된다. 1950~1960년대의 우리나라처럼 현재에도 대부분 저개발국가의 보건의료사업은 이러한 부채에 의한 재원조달 방식을 취하고 있다.

원조의 성격을 띤 차관은 대개의 경우 처음 상당 기간은 이자지급 및 원금상환의 유예를 받게 되며 적용되는 이자율도 상업차관보다 훨씬 낮게 책정된다. 과거에 많은 개발도상국이 이러한 원조성 차관을 도입하여 목표하는 사업을 성공적으로 달성하거나 국가경제를 부흥시키는 원동력으로 사용한 국가도 있었지만, 몇몇 국가는 원금상환도 제대로 못하여 원금상환을 위한 제2의 그리고 제3의 차관을 도입하여 빚더미 위에 앉기도 하였다.

(3) 소비세 수입

부채 또는 일반 조세수입에 의한 재원조달 외에도 소비세 수입에 의한 재원조달이 가능하다. 특히 지방정부일수록 소비세 수입은 전체 수입에서 큰 몫을 차지하며, 소비세 수입을 근거로 한 공공사업이 활발하다. 그러나 소비세는 관리운영이 어렵고 정치적으로 크게 환영받지 못한다는 이유 때문에 선진국을 제외한 개발도상국에서는 재원조달의 좋은 방법이 되지 못하고 있다.

소비세는 공공사업을 위한 중요한 재원은 아니지만 보건의료나 교육 등과 같은 특정사업을 위한 좋은 재원으로 간주되고 있다. 어떤 재화나 용역으로부터 얻어지는 세수를 특정사업의 용도로 사용할 수 있는데, 예를 들어 담배나 주류의 판매에서 얻어지는 세수를 보건의료사업을 위한 재원으로 사용하는 것 등이다. 소비세에 의한 재원조달은 관련 공공사업의 목적이 분명할 때에는 정치적 타당성을 쉽게 가진다는 이점이 있지만, 세금의 성격 자체가 소득 역진적이라는 단점이 있다. 즉, 세금의 효과가 도시영세민이나 농어촌지역 주민에게까지 미쳐 결과적으로 저소득층에게 상대적으로 큰 부담을 안겨줄 수도 있다. 우리나라는 1998년부터 국민건강증진법에 의하여 담뱃세 일부를 국민건강증진을 위한 공공보건의료사업에 사용함으로써 보건의료의 재원조달은 부분적으로 소비세 수입에 의존하고 있다.

(4) 목적세

조세방식에 의한 재원조달의 또 다른 형태는 보건세 혹은 건강세를 거의 모든 국민을 대상으로 징수하여 보건의료의 재원조달에 충당하는 방법이 있다. 공공보건의료를 위하여, 혹은 국민에게 전달되는 제반 보건의료 서비스의 재원으로서 소득의 일정분을 목적세인 보건세로서 징수하게 된다. 경우에 따라서는 부동산 소유자들에게 재산세에 부가되어 일정률이 부과되기도 하고 혹은 자동차와 동산에 목적세가 첨부될 수도 있다. 교육재정 충당을 위하여 교육세를, 국방법 재원으로 방위세를, 그리고 농어촌 지원을 위하여 농특세를 내듯이 보건의료의 재원조달로 보건세를 부담하는 형태이다.

목적세는 그 징수가 비교적 용이하고(행정적 편의성) 따라서 세금징수에 따르는 행정비용이 적다는 장점이 있다. 그리고 소득역진적인 소비세의 경우와는 달리 소득누진적이거나 적어도 소득비례적일 수 있어 사회형평에 부합되는(형평성) 재원조달방법이다. 그러나 무엇보다 큰 문제는 국민의 조세저항이다. 목적세가 보건의료 재원으로 쉽게 채택되지 못하는 가장 큰 이유는 국민적 합의를 끌어내기가 어렵다는 점이다.

(5) 사회보험제도

사회보험은 근로자나 고용주에게 임금의 일정률을 보험료로 납부하도록 강제함으로써 근로자들을 위한 보건의료 서비스 제공의 재원을 마련하는 재원조달체계에 해당한다. 때로는 정부도 재정의 일부분을 담당하게 되며 의료서비스 이용 시 근로자는 얼마간의 금전적 부담을 안게 되기도 한다. 보험료의 부담은 건강에 대한 위험(risk)에 준하기보다는 소득을 기준으로 하며, 따라서 질병발생 확률이 높은 근로자일수록 상대적으로 더 큰 혜택을 입게 된다.

사회보험방식에 의한 재원조달은 보건의료 서비스 제공을 위한 새로운 재원조달방법이란 이점 때문에 우리나라를 위시한 몇몇 개발도상국에서 채택해왔으며 앞으로도 여러 국가에서 고려의 대상이 될 것이다. 사회보험이 갖는 큰 단점은 주로 피고용 근로자나 그 가족들만이 보험 혜택에 포함되는 것이다. 한 국가에서 이들이 차지하는 비중이 실제로 그렇게 크지 않으며 상당부분의 노동자가 농업, 어업 혹은 소규모 자영업에 종사하기 때문에 이들 노동자에 대한 의료보험의 혜택 부여가 큰 문제로 남는다. 한 가지 방법은 점차 의료보험의 혜택을 전체 국민에게로 넓혀가면서 필요한 재정의 조달도 보험료 위주에서 보험료 및 일반 조세수입의 양축으로 이전하는 것이다. 이러한 경우 사회보험제도는 우리나라와 같이 전국민의료보험 제도로 발전하게 된다.

(6) 복권

복권 발행은 민간이 상업적으로 할 수도 있으나 많은 경우 공공사업의 수행을 위한 재원 확보의 방법으로 이용되고 있다. 우리나라 정부가 저소득층을 위한 주택건립에 필요한 재원을 확보하기 위해 주택복권을 발행한 것과 '88 서울올림픽 때 발행한 올림픽복권 등은 복권이 공공재원 조달에 쓰인 실례에 해당된다. 복권을 발행하고 주관하는 기관은 공사(公社)의 성격을 띤 비영리단체이나 국가나 지방정부의 감독과 지시를 받는다. 복권이 특정 사업을 위한 재원 확보 수단으로 쓰인 예는 많으나 복권에서 발생하는 재정 수입이 크지 않기 때문에 많은 국가가 이 방법을 애용하는 것은 아니다.

재원 조달 방안으로서 복권이 가지는 다른 한계는 소득역진성이라는 것이다. 예를 들어 노인병원 건립을 위해 복권을 발행하면 복권의 특성상 주로 중산층 이하의 사람들이 복권을 사게 되고, 결국 노인을 포함한 중산층 이하의 비용부담으로 노인병원이 건립되어 사회보장적인 성격이 퇴색되는 단점이 있다.

2) 민간재원

(1) 고용주 부담

고용주가 보건의료비의 상당부분을 부담하는 것은 우리나라뿐 아니라 외국에서도 보편적인 현상이다. 공무원인 경우에는 국가가, 근로자를 위해서는 기업주가 의료보험료의 일정률을 부담하거나, 의료서비스 비용의 전액 혹은 일부를 부담한다. 때에 따라서는 고용주가 의사를 비롯한 보건의료 인력이나 시설을 구비하고 1차 보건의료 서비스의 대부분을 직접 제공하기도 한다. 특히 광산, 철도, 건설 및 제철산업의 경우에는 기업주가 2차 보건의료 서비스까지도 직접 제공하는 예를 여러 나라에서 발견할 수 있다.

의료비가 증대해 기업주 부담이 늘어날수록 이러한 현상은 두드러지게 나타나는데 그것은 서비스를 직접 제공함으로써 의료비 부담을 줄일 수 있기 때문이다. 좋은 노동력을 확보하기 위하여 고용주가 자발적으로 보건의료비의 부담을 늘리는 것을 고용혜택으로 제시하기도 하며, 때로는 노동쟁의나 타협의 과정을 거치면서 고용주의 보건의료비 부담이 커지기도 한다. 따라서 민간재원으로서의 고용주 부담은 시간이 지날수록 그 중요성이 증대하고 있다.

(2) 민간의료보험

의료보험이 정부나 기타 공공기관에 의하여 조직되고 적용상의 강제성을 띨 때 이것을 사회보험 혹은 사회보장이라고 부른다. 반면에 민간보험에서는 개인 혹은 단체가 민간시장을 통하여 영리 혹은 비영리 조직으로부터 보험을 사게 되며 보험의 가입이나 탈퇴는 개인의 자유의사에 맡긴다. 그리고 보험금 역시 가입자별 유병확률(probability of illness)에 근거하여 산정되기 때문에 민간보험에서는 가입자의 특성에 따라 경제적 부담이 차이를 갖게 되는 특성이 있다.

민간보험은 사회보장제도를 채택하지 않은 나라에서 성행하며 국가에 따라서는 사회보험제도의 보완책으로 민간보험시장이 형성되기도 한다. 예를 들어 영국이나 독일, 그리고 오스트레일리아 등에서는 전국민이 사회보장에 포함되는 것을 원칙으로 하나 소득 상위계층에 대해서는 민간보험의 가입을 허용함으로써 좀 더 양질의 보건의료 서비스에 대한 문호를 개방하고 있다.

국가에 따라 사회보험 속에 대다수 국민을 포함하지 못하는 경우가 있는데, 그런 경우에도 민간보험은 사회보험에서 제외된 국민을 대상으로 형성된다. 우리나라에서도 전국민의료보험이 실시되기 이전인 1977년에서 1989년 사이에 여러 종류의 민간보험이 조직되어 운영되기도 하였다. 예를 들어 '한국 기독교 복음선교본부', '대한반공청년회', '대한불교법상종', '서울 가톨릭 사회복지회', '농협', '청십자', '춘성, 춘천지역의료보험' 등이 그것인데, 주로 사회보험에서 제외되었던 도시 저소득층 주민이나 농어촌 지역주민이 참여하였다.

저개발국가나 개발도상국에서는 개인의 부담능력 부족으로 인하여 민간보험이 큰 역할을 하지 못하는 것이 일반적이며, 선진국일지라도 대개 사회보험이나 기타 사회보장제도의 보완기능만을 담당하기 때문에 보건의료의 재원으로서 큰 몫을 차지하지 못하는 것이 일반적이다.

우리나라는 사회보험제도를 갖추고 있기는 하나 보험의 급여 범위가 포괄적이지 못해 민간보험이 개발되어 확대되고 있는 실정이다. 즉, 보험비급여 항목인 고가 장비 관련 서비스를 주요 급여대상으로 하는 암보험이 대부분의 생명보험회사에서 판매되고 있으며, 약 2,000만 명(2010년 현재 약 1,970만 명)이· 가입한 것으로 추정된다. 암질환만을 대상으로 하는 보험이기는 하나 평균 보험료는 전국민의료보험에서 소비자가 부담하는 평균보험료보다 높기 때문에 일반가계에 상당한 부담이 되며, 가계의 의료비 부담을 높이는 데 결정적인 역할을 하고 있다. 또한 부차적인 문제로 의료의 계급화를 조장하는 원인이 되기도 한다.

(3) 기부금/무상원조

국가에 따라 차이는 있지만 기부금이 보건의료비 총액에서 차지하는 비중은 작지 않다. 기부의 형태는 다양하며 재정지원의 형태를 띠기도 하고, 때로는 특수장비, 특정시설, 소모품이나 약품 등의 물품지원이 될 경우도 있으며, 혹은 의료종사자들에 의한 현물기부(in-kind donation)도 있다. 기부자는 대체로 부호나 대기업 혹은 종교단체가 주종을 이루고, 학생이나 일반 사회단체도 보건의료 서비스를 위한 기부행위를 한다. 경제가 팽창하고 개인소득이 증가할수록 기부금도 늘어나는데 사회의식구조의 변화도 이유가 되겠으나, 개인이나 기업의 경우 무엇보다 기부행위 자체가 재산세 혹은 소득세 감면의 동기를 갖게 되기 때문이다.

개발도상국의 경우 개인이나 기업의 기부는 적은 반면에 외국기관의 기부가 큰 몫을 차지하기도 한다. 국제기관, 예를 들어 UNICEF, 세계은행, CARE, USAID, DFID, WHO 등은 차관이 아닌 기부로 개발도상국의 보건의료 개발에 직접 참여하고 있다. 우리나라는 1980년대 후반부터 기부 수혜국에서 기부국으로 변모하였다. 예를 들어 1988년 소련 아르메니아 대지진 참사, 2002년 터키 대지진, 2004년 인도네시아 쓰나미 참사 때 많은 구호물품과 의료진을 파견하였으며, 아프리카 분쟁지역에 의약품 및 구호물품을 정부 혹은 민간 차원에서 보내는 것도 기부의 형태로 분류할 수 있다. 1996년 OECD에 정식으로 가입함으로써 우리나라는 개발도상국에 대한 보건의료 부문의 기부자로서의 역할을 수행하고 있다.

(4) 가계직접지출

개별 가구의 보건의료에 대한 비용지출은 직접지출과 간접지출로 구분되는데 의료보험료나 사회보험을 위한 조세부담은 간접지출이 되며, 보건의료 서비스를 받는 데 대하여 해당 서비스의 제공자에게, 제공되는 서비스에 상응하는 반대급부를 직접 줄 때 그것은 직접지출이 된다. 의료제도나 보험제도에 따라 국가마다 개별 가구의 총의료비에 대한 직접지출 비율은 큰 차이를 나타낸다. 우리나라는 2011년 현재 총의료비의 37%(건강보험의 경우 총진료비의 약 46%)를 상회한다고 추정되고 있으며, 이것은 외국과 비교할 때 상당히 높은 수준이다(OECD, 2013). 의료기관에의 직접적 비용지출 이외에도 우리 국민은 보약이나 건강식품에 상당한 지출을 하고 있기 때문에 국민의료비 총액 중에서 가계의 직접지출이 차지하는 비중은 다른 나라에 비하여 높은 편이며, 따라서 가계는 정부 못지않은 중요한 재정원인 셈이다.

가계의 직접의료비 지출이 많다는 것은 의료제도의 문제점으로 지적된다. 저소득층은 재정장벽이 높기 때문에 필요한 의료서비스마저 이용하지 못하게 되기 때문이다. 저소득층은 의료이용을 가능한 지연시키다가 불가피한 상황에서 이용할 경우에는 많은 비용을 지출해야 하므로 그들의 보건의료에 대한 욕구가 제대로 해소될 수 있는 의료제도상의 보완이 뒤따라야 할 것이다.

(5) 지역사회의 자구(Communal Self-Help)

개발도상국이나 저개발국일수록 보건의료 부문에 투입되는 경제자원이 한정적일 수밖에 없다. 그것은 우선 경제의 규모 자체가 작아서, 비록 국민총생산의 일정률을 보건의료에 사용한다고 해도 투입되는 절대액이 적기 때문이며, 두 번째로는 보건의료는 상공, 재무, 법률, 국제무역, 기술개발 등과 비교할 때 국가정책 고려의 우선순위에서 뒤지기 때문이다. 따라서 국민건강 수준을 유지 또는 향상시키기 위한 충분한 재원이 확보되지 못하며, 그 대안으로 지역사회가 일종의 자구책을 마련하는 예를 발견할 수 있다. 예를 들어 중국에서는 1차 보건의 상당부분을 정규의사에게 맡기지 않고 지역사회가 직접 맡는 제도를 1980년대 말까지 시행했었다. 즉, 공장이나 마을에서 선발된 소수인원을 단기간 훈련하여 그들로 하여금 간단한 응급처치나 보건교육을 담당하게 함으로써 부족한 재원에 대한 보완 조치를 하였다.

지역사회 자구의 형태는 다양하다. 국가에 따라서는 전통의료(traditional medicine)를 지역사회 자구의 일환으로 이용하기도 하며, 때로는 마을 전체가 보건의료를 위한 공동시설의 건축에 참여함으로써 부족한 재원에 대처하기도 하고, 특정 질병의 방역을 위하여 온 마을이 협동체제를 스스로 구축하기도 한다. 사실상 마을주민 전체가 지역사회 자구에 관한 한 잠정적인 재원이 되는 셈이다.

지역사회 자구가 보건의료 제공을 위하여 상당한 역할을 수행할 수 있음에도 불구하고 많은 국가에서는 이것을 종래의 병원중심 혹은 의사중심의 의료전달체계의 지극히 보조적인 수단으로만 생각하는 경향이 짙다. 지역사회 자구는 병원이나 기타 보건의료 시설에 비하여 투입하는 자원이 훨씬 적은 반면, 주민의 건강보호나 건강증진의 효과는 매우 클 수 있기 때문에 개발도상국이나 선진국을 막론하고 보건계획에서 주요 고려대상이 될 수 있다.

3. 지불보상제도

1) 의료제도와 지불보상제도

보건의료제도의 근간은 지불보상제도에 있다고 해도 과언이 아니다. 인체의 모습이 마치 뼈대의 형성에 의해 가장 큰 영향을 받듯이 보건의료제도의 모습 또한 지불보상 형태에 따라서 좌우된다. 이는 지불보상제도가 동기부여를 통하여 공급자의 의료제공 행태 및 의료자원의 배분을 결정하기 때문이다. 의료부문은 다른 경제부문과는 달리 공급자의 자원배분상의 역할이 매우 크며, 이러한 공급자의 역할에 영향을 미치는 절대적인 요인은 지불보상제도이다. 지불보상제도에서 의료제도의 구성에 영향을 미치는 것은 지불 형태보다는 보상 형태이다. 이것은 특히 공급자의 의료제공 행태가 보상방식에 의하여 크게 영향을 받기 때문이다. 이론적으로 의사는 의료서비스 제공에서 금전적 동기에 좌우되어서는 안 된다. 그러나 실제로는 의사들이 항상 그런 규범적 논리에 의해서만 행동하지는 않으므로 서비스 공급자에 대한 보상의 방법에 대하여 주의 깊게 연구할 필요가 있다. 보상방식에 의해 공급자에 대한 동기부여가 달라지며, 서로 다른 동기에 의하여 공급자의 행태가 결정되고 또한 이런 행태는 의료제도의 구성 및 성과에 결정적인 역할을 한다.

2) 지불보상제도의 형태

현존하는 지불보상제의 종류는 매우 다양하며 세계 어느 나라에서도 똑같은 지불보상제를 실시하고 있지 않다고 해도 과언이 아니다. 즉 비슷한 제도는 찾아볼 수 있으나 동일한 형태가 없음은 그만큼 지불보상제도가 다양함을 시사한다고 할 수 있다.

〈그림 17-1〉은 환자의 지불방법과 공급자 특히 의사에 대한 보상방식을 기준으로 하여 지불보상제도를 분류한 것이다.

먼저 환자 측면에서는 의료비를 질병이 발생하기 전에 미리 의사나 제3자에게 지불하느냐, 아니면 의사의 진료를 받은 후에 지불하느냐에 따라서 선불제와 후불제로 나눌 수 있다. 선불제인가 후불제인가도 중요하지만 그보다는 앞서 언급했듯이 보상제도의 의미가 더 크다. 의사에 대한 의료비 보상방식은 행위당 수가제(fee-for-service), 인두제(capitation), 봉급제(salary), 포괄수가제(DRG/case payment), 총액계약제(global budgeting system) 등으로 나누어진다. 〈그림 17-1〉에서는 보상되는 의료비가 결정되는 시점에 따라 분류하였다.

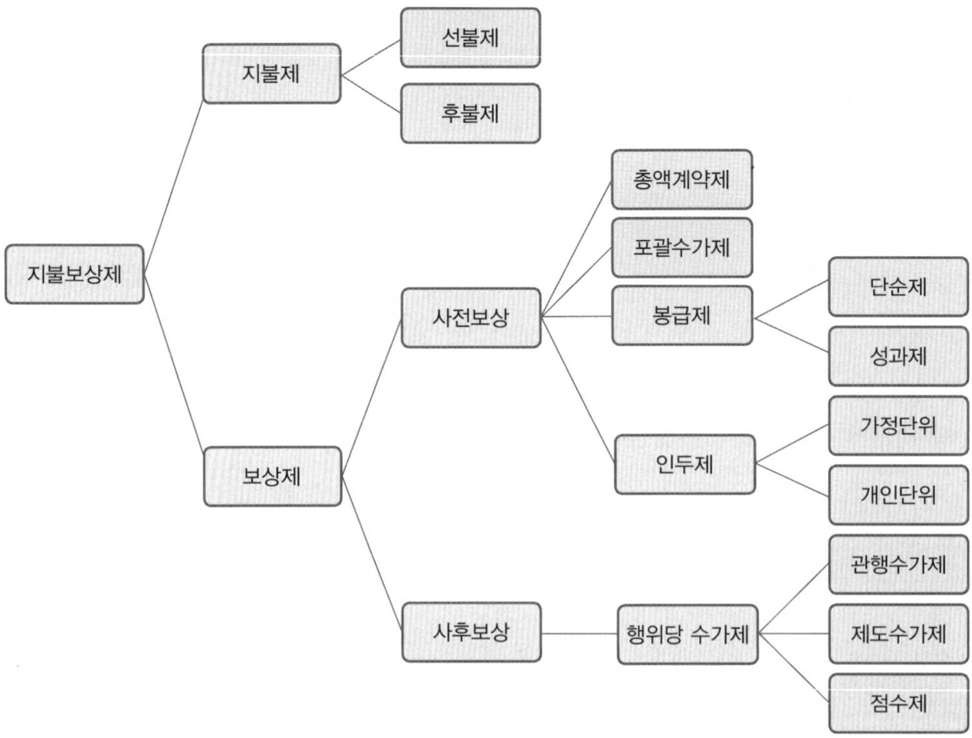

〈그림 17-1〉 지불보상제도의 분류

행위당 수가제에서 의사는 제공된 서비스의 단위당 가격과 서비스의 양을 곱한 만큼 보상을 받는다. 따라서 현실적으로 시행이 용이하고 합리적인 방법이다. 행위당 수가제의 장점은 의사가 적극적인 서비스 제공 욕구를 가지고 새로운 기술의 도입과 연구개발을 촉진하도록 유인한다는 점이다. 반면에 의료인에 의한 과잉진료 및 과잉투약의 가능성이 있으며 시설 및 장비에 대한 과잉투자로 자원이 낭비될 소지가 있다. 그리고 예방이나 건강증진보다는 치료중심의 서비스에 치중하게 되어 환자와 의사 간에 갈등이 생기고 국민의료비 증가의 한 원인이 되기도 한다.

행위당 수가제는 다시 관행수가제, 제도수가제 그리고 점수제로 분류된다. 수가가 시장기능에 의하여 결정되는 경우가 관행수가제에 해당된다. 반면, 정부나 보험조합이 보험에 적용되는 수가를 생산원가에 기준하여 계산한 후 그것을 고시함으로써 공권력에 의한 강제집행형 수가가 제도수가제에 해당된다. 점수제에서는 서비스 행위당에 대한 보상을 일단 점수로 받고 그 점수들이 일정비율에 의해서 금액으로 환산되는 경우를 일컫는다.

봉급제는 서비스의 양이나 제공받는 사람의 수와 관계없이 일정한 기간에 따라 공급자인

의사, 약사, 한의사가 보상받는 방식을 말한다. 봉급을 정하는 기준은 의사의 교육 정도, 전문기술의 정도, 근무시간, 직급 등에 따르며, 국가에 따라서는 봉급 이외에 보너스를 지급하기도 하고 근무 외 시간에 개인환자를 볼 수 있게 하는 유인책을 사용하기도 한다.

봉급제도 면담환자 수나 진단량과 관계없이 일정급여를 주는 단순 봉급제와 성과에 따라 봉급 수준을 달리하는 성과급제로 나누어진다. 단순봉급제는 그 성질상 인두제에 가까운 서비스 제공 형태를 갖게 되고, 성과급제는 오히려 행위당 수가제와 비슷한 양상을 띠게 된다. 단순급이냐 아니면 성과급이냐에 따라 성과에 차이가 나타나기는 하나 공통적으로는 생산성의 향상 등 집단개업이 갖는 장점이 있다.

인두제는 등록된 환자 또는 사람 수에 따라 의사가 보상받는 방식이다. 의사는 개인적으로 또는 집단의 한 부분으로 활동하면서 미리 결정된 양의 수입을 보상받고 일정 기간 등록자에게 의료서비스를 제공한다. 이때 환자에 대한 서비스의 제공량과 의사의 수입은 거의 관계가 없으며 일반적으로 조금이라도 복합한 환자는 후송 의뢰하는 경향이 있다.

포괄수가제는 의사에게 환자 1인당, 혹은 진료일수 1일당, 아니면 질병별로 보수 단가를 설정하여 보상하는 방법이다. 일반적으로 외래의 경우에는 방문당으로 설정되며, 입원의 경우는 질병별로 규정된 수가를 보상한다.

총액계약제는 지불측과 진료측이 미리 진료보수 총액을 정하는 계약을 체결하고 진료측에서는 그 총액 내에서 진료를 담당하나 지불자는 진료비에 구애받지 않고 의료서비스를 이용하는 제도이다. 이 제도는 총의료비의 억제가 가능하고 진료보수의 배분을 진료측에 위임함으로써 개개 의사의 과잉진료에 대해서 단체 내부의 자치에 의한 억제가 기대되므로 의료비의 절감을 가져올 수 있다. 이 제도가 〈표 17-1〉의 사전보상제에 속하게 된 이유는 의사 개개인의 측면에서는 보상이 사후에 결정된다고 할 수 있지만, 진료자와 지불자 전체의 입장에서 보면 진료비 총액이 사전에 결정되기 때문이다.

〈표 17-1〉은 각각의 지불보상방법을 보상단위, 보상시기, 그리고 위험부담의 측면에서 분류하여 비교하고 있다. 보상단위와 보상시기에 관하여는 이미 설명했으며, 위험부담의 의미는 제도의 시행으로 재정적 위험부담을 최종적으로 누가 지느냐의 문제이다. 행위당 수가제 아래서는 소비자인 환자가 재정적 위험을 안게 되며, 공급자는 서비스를 제공하는 만큼의 수입을 얻기 때문에 재정상의 위험은 전혀 없다. 공급자가 안게 되는 부담이 있다면 수입을 많이 얻기 위하여 불필요한 진료를 하였을 때 갖는 도덕적 부담이 있을 수 있다. 인두제의 경우 공급자의 입장에서 보았을 때 등록환자 수에 따라서 이미 연간소득이 확정된 상태에서 만일 진료환자 수가 많아지면 그만큼 진료시간과 재료비 등의 부담이 공급자에게 발생한다. 반면에 환자

〈표 17-1〉 지불보상제도의 내용별 구분

	행위당 수가제	포괄수가제	인두제	총액계약제
보상단위	서비스 행위별	질병별	가입자별	의료기관별
보상시기	서비스 제공 후	질병진단 후	의료이용과 무관	의료이용과 무관
위험부담자	소비자	소비자와 공급자	공급자	공급자

의 경우 질병 유무, 혹은 서비스 이용 과다와 관계없이 추가부담 없이 서비스가 제공되기 때문에 위험부담을 전혀 지지 않는다. 포괄수가제와 총액계약제도 위와 같은 맥락에서 이해할 수 있다.

4. 건강보험제도

1) 의료보험의 이론적 근거

(1) 보험의 개념과 목적

의료보험은 위험기피자가 불확실한 자산의 손실로부터 위험비용을 줄이기 위하여 택하는 경제행위에 해당한다. 즉, 의료보험을 통하여 예기치 못한 질병으로 인한 재산상의 큰 손실을 보험료 부담이라는 정기적인 작은 손실로 대체하고자 하는 목적을 가진다.

의료보험은 궁극적으로 개인의 재산상의 보호, 즉 소득보호를 목적으로 한다. 이러한 보험을 국가나 공공기관이 모든 국민을 대상으로 시행할 때 사회보험이 되며, 이윤을 목적으로 민간기업이 운영할 때 민간보험이 된다. 사회보험이든 민간보험이든 간에 가입자의 소득보호를 궁극적인 목적으로 하는 점은 같다. 다만 사회보험의 경우에는 모든 국민을 강제로 가입하게 하여 보험료 부담 및 의료비용을 통하여 소득계층 간의 상호부조 및 이로 인한 소득재분배를 부차적인 목적으로 할 수도 있다. 이에 비하여 민간보험은 철저히 수혜자 부담원칙을 고수하고 있다. 의료이용을 많이 하는 사람과 보험의 혜택이 큰 사람은 그렇지 않은 사람에 비하여 더 많은 경제적 부담을 안게 된다.

의료보험이 사회보험일지라도 모든 피보험자가 필요로 하는 모든 의료서비스를 제공할 수는 없다. 이것은 어느 국가의 의료보험에서도 마찬가지다. 결국 급여의 범위를 제한할 수밖에 없는데 대개의 경우 생존에 필요한 최소한의 서비스는 제공해야 한다는 최소한의 규정을 채택하고 있다. 그렇다면 최소한의 의미는 무엇인가? 의료서비스를 일반 염증과 같이 빈도수가 많으면서 값이 싼 서비스와 충수절제술과 같이 빈도는 높지 않으나 비용이 높은 서비스로 양분할 때, 최소한의 서비스를 다빈도의 저비용 서비스로 해석할 수도 있으며, 혹은 비용의 고저에 상관없이 개인의 입장에서 생존과 관련된 것이라면 모두 최소한의 서비스에 해당한다는 개념 정의도 가능하다. 우리나라는 의료보험 초기에 전자를 정책기조로 채택하였으며 그러한 보험급여정책이 현재까지도 고수되고 있는 실정이다. 우리나라와 보험제도의 구조가 비슷한 일본이나 독일, 그리고 그들 국가와 비슷한 사회경제 수준의 선진제국은 후자를 최소한의 개념으로 받아들여 급여가 이루어지고 있다. 결국 어떤 개념을 받아들이느냐 하는 것은 정책 선택의 문제이긴 하지만 중요한 것은 어떠한 선택이 보험의 궁극적인 목적인 소득보호를 제대로 할 수 있으며, 그리고 사회보험의 목적인 상호부조를 이룰 수 있느냐에 있다.

(2) 역선택과 단체보험

역선택이란 정보의 비대칭 혹은 불완전성으로 인하여 보험시장에 바람직하지 못한 결과가 초래되는 현상을 일컫는다. 질병확률이 높은 피보험자가 그러한 확률을 감추고서 의료보험에 가입하여 보험자 및 질병확률이 낮은 다른 피보험자에게 손해를 초래할 때 역선택이 발생한다. 의료이용을 많이 하는 역선택의 피보험자로 인하여 보험자는 보험료를 인상할 수밖에 없으며, 질병확률이 낮은 피보험자는 추가적인 부담 때문에 보험가입을 기피하거나 좀 더 값싼 보험자를 찾게 된다. 그 결과 주로 질병확률이 높은 고위험군이 보험에 남게 되면서 보험료는 또다시 인상되고 보험자의 경영이 악화되면서 보험시장 자체가 쇠퇴하는 위험을 안게 된다. 보험시장의 쇠퇴는 소비자에게 필요한 시장이 없어지면서, 궁극적으로 상당한 사회적 비용을 유발할 것이다.

보험자가 신체검사와 같은 예방적 서비스에 대한 보험급여를 기피하는 것도 역선택과 관련이 있다. 예방적 서비스는 그 효과가 장기적으로 나타나는데 역선택으로 피보험자가 보험자를 자주 바꿀 경우에 원보험자가 제공한 예방서비스의 편익이 다른 보험자에게로 귀착될 소지가 많기 때문이다.

역선택으로부터 보험시장을 보호하기 위하여 흔히 쓰이는 방법은 집단보험 가입의 권유이다. 건강한 사람과 병약한 사람이 모두 동일한 자격으로 보험에 가입하며 보험료 부과방식은 위험의 평균수준을 기준으로 평균기준 부과방식이다. 흔히 조세정책을 통하여 보험의 단체가입을 권유하는데 단체가입 피보험자가 내는 보험료는 세금공제의 혜택을 받으니 개인자격으로 가입할 경우에 피보험자가 내는 보험료는 세금공제 혜택을 받지 못하는 정책을 사용한다. 단체가입 보험에서는 의료이용을 잘 하지 않는 건강한 사람이 의료이용을 많이 하는 병약한 사람을 돕는 교차보조가 발생한다. 건강한 사람이 병약한 사람을 돕는다는 점에서 공평한 제도로 볼 수도 있으나, 만일 의료이용을 많이 하는 사람은 부유층이고 적게 하는 사람이 평균적으로 빈곤층이라면 단체보험에 의한 교차보조는 오히려 사회형평을 떨어뜨리는 결과를 낳게 된다.

개인가입이든 단체가입이든 보험자가 민간보험회사인 경우에 이윤극대화가 목적인 보험자는 의료이용률이 높은 고위험군을 기피하면서 이용률이 낮은 저위험군만 선택하여 급여하는 이른바 '위험군 선택(risk selection)'이 존재한다. 보험자는 의료이용이 낮은 저위험군만 피보험자로 함으로써 낮은 보험료만으로도 이윤획득이 가능하기 때문이다. 이러한 공급자에 의한 역선택은 특히 민간보험시장에 존재하는 전형적인 문제로서 정책당국이 해결해야 할 과제에 해당한다. 위험군 선택의 문제 역시 가장 확실한 해결방안은 단체가입의 강제화 또는 평균기준 부과방식의 강제화이다. 즉, 보험가입을 희망하는 모든 사람은 건강 수준과는 상관없이 가입이 허용되어야 하며, 건강 수준과는 무관하게 모든 가입자는 전체 가입자의 평균에 해당하는 보험료를 부담해야 된다.

(3) 도덕적 해이와 비용분담

① 도덕적 해이

일반 재화의 경우 소비자는 재화의 가격 전액을 지불하면서 자원사용에 대한 비용 전체를 떠맡게 된다. 따라서 소비자는 재화의 구매 혹은 자원사용에서 최대한의 편익을 얻으려는 경제적 동기를 가지게 된다. 그러나 소비자가 의료보험의 적용을 받으면 비용의 일부만을 부담하며 따라서 자원의 경제적 사용에 대한 동기를 잃게 된다. 의료보험에서 도덕적 해이(moral hazard)는 의료보험급여와 함께 발생하는 소비자의 소비행태 변화를 일컫는다. 즉 소비자는 단위당 가격이 높거나 혹은 전체 비용이 많이 드는 경제행위를 선호할 것이다. 예를 들어 일부 소비자들은 필요 이상으로 의사방문 횟수를 늘리거나 비싼 서비스의 수혜를 요구할 것이며, 건강을 유지하는 데 주로 의료서비스를 의존하기 때문에 필요한 건강증진 생활을 등한시할 수 있다. 이러한 소비자의 행태는 전체 의료비를 증가시키거나 혹은 병이 발생할 확률을 상승시키는 역할을 한다. 개별 소비자는 이러한 비용증가 행위가 전체 의료비 및 보험료의 수준에 미치는 영향이 미미하다고 생각할 것이나, 만일 대부분 보험가입자가 비슷한 의료이용 행태를 보인다면 전체 의료비 증가와 함께 의료보험료의 상승은 불가피하게 될 것이다. 동창회 모임에서 회식을 하는데 전체 회식비용을 참가자 전원이 동일한 액수로 나눠서 내기로 할 때, 개별 참가자는 비싼 포도주를 먹더라도 자기가 부담하는 비용은 포도주 가격의 극히 일부라는 의식으로 맛있는 고급포도주를 주문하는 것이 바로 도덕적 해이이며, 의료보험에서도 동일한 도덕적 해이가 존재한다.

결국 의료보험은 소비자 가격을 낮추면서 소비자로 하여금 의료서비스를 과소비하도록 하는 동기를 부여한다. 소비자는 필요 이상으로 의사를 자주 방문하거나, 불필요한 고가의 전문서비스를 요구하는 등 의료부문의 낭비, 즉 도덕적 해이를 유발한다.

도덕적 해이는 의료서비스 가격 중 소비자 부담분인 본인부담금을 높임으로써 어느 정도 줄일 수 있다. 이것을 비용분담(cost sharing)이라고 하며, 적당한 본인부담금은 소비자로 하여금 수요량을 줄이거나, 낮은 가격의 서비스를 찾게 하기도 하고, 인내할 수 있거나 자기치료가 가능한 부분은 스스로 해결하게 하는 등 경제적 동기를 부여한다. 결국 불필요한 의료이용 및 자원사용은 줄어든다.

② 비용분담의 종류

비용분담에는 일정액 공제제(deductibles), 정률제(coinsurance), 급여상한제(limit), 정액부담제(copayment), 그리고 정액수혜제(indemnity)가 있다.

일정액 공제제

보험으로 인한 의료의 남용을 막기 위해 의료이용 시 연간 일정한도까지의 의료비를 본인이 부담하게 하고 그 이상에 해당하는 의료비만 의료보험 급여의 대상으로 인정하는 것을 일정액 공제제 혹은 정액제(deductibles)라고 한다. 예를 들어 연 10만 원까지의 의료비는 무조건 이용자 본인이 전액 부담하며 그 이상의 의료비에 대해 의료보험 혜택을 받는다. 정액제를 사용하는 근거는 의료서비스 공급자가 보험자에게 청구하는 진료비 청구서에 소액청구서가 너무 많아서 심사 및 지불을 위한 막대한 행정비용이 초래되기 때문이다.

정액제의 문제점은 아무리 소액이라도 꼭 필요한 의료서비스 이용에 대한 자유로운 접근을 저해할 수 있다는 점이다. 또한 의료이용 시 본인이 부담하는 금액이 가계의 소득수준과 무관하게 일정액으로 정해져 있을 때 고소득층보다 저소득층에게 더 큰 경제적 부담을 줌으로써 의료에 대한 공평한 접근기회를 주지 못하게 되는 형평성의 문제를 안고 있다.

정률제

비용의 100%가 의료보험의 적용을 받기 때문에 발생할 수 있는 소비자들의 도덕적 해이를 막기 위해 보험자가 의료비용의 일정비율만 지불하고 나머지 부분은 본인이 부담하는 방식을 본인 일부부담제 혹은 정률제(coinsurance)라고 한다. 예를 들어 보험자가 의료비용의 30%를 지불해줄 경우에 의료서비스 이용자는 70%의 의료비용을 부담해야 한다.

정률제의 기대효과는 불필요한 의료이용의 억제이다. 일정률의 본인부담방식은 그것이 없을 때보다 의료비의 본인부담이 커지게 되므로 의료이용량도 줄어들 것이다. 그러나 정액제와 마찬가지로 의료비의 일정비율을 본인이 부담하게 함으로써 필요한 의료서비스마저 이용하지 못하게 하는 부정적 효과를 가져올 수 있다는 문제가 있다. 또한 의료보험하에서 본인부담비율이 너무 높아서 의료이용 시 재정적 부담을 느끼는 수요자들은 보험자에 의해 지불되지 않는 본인 부담분에 대해 다시 추가적인 보험을 구입하려는 유인이 생길 수 있다.

급여상한제

의료서비스 이용을 줄이기 위한 또 다른 방법으로 급여상한제(limit)가 있다. 이것은 의료보험에서 지불하는 보험급여의 최고액을 정하여 그 이하의 진료비에 대해서는 의료보험의 혜택을 받고, 최고액을 초과하는 진료비에 대해서는 의료서비스 이용자가 부담하게 되는 방법이다.

급여상한제의 기대효과는 불요불급하며 고액의 진료비를 요하는 의료서비스, 혹은 사치성 의료서비스를 의료보험 급여대상에서 제외하고 전액을 본인이 부담하게 함으로써 의료비의 증가를 억제한다는 점이다. 사치성 의료서비스는 보통 수요의 가격탄력성이 매우 높으므로 전액을 본인이 부담하게 될 때 사치성 고액 의료서비스 이용이 급격히 줄어들 것이며 따라서 의료비 절감 효과가 나타난다.

그러나 고액의 진료비를 발생시키는 의료이용이 사치성 의료서비스에 대한 이용이 아니라 엄청난 비용이 들지라도 건강회복을 위해서 반드시 필요한 의료서비스의 이용일 경우라면 급여상한의 설정으로 의료서비스의 이용이 제약을 받게 될 것이다. 그리고 고액의 진료비를 부담할 만한 잠재적 능력이 있는 소비자라면 개별적으로 고액의 의료서비스를 이용하거나 혹은 고액의 진료비에 대해 추가적인 보험을 구입하여 의료를 이용하려고 하므로 의료비 감소효과가 줄어들 수 있다.

정액부담제

의료이용의 내용이 어떠하든 간에 이용하는 의료서비스 건당 일정액만 소비자가 부담하고 나머지는 보험자가 지불하는 본인부담방법이다. 예를 들어, 진료비 총액이 10만 원이든 20만 원이든 환자는 만 원만을 부담하며 나머지는 보험자가 부담한다. 5천 원 하는 서비스도 환자는 만 원을 부담해야 한다. 이러한 본인부담방법은 불필요한 값싼 서비스의 이용을 억제하는 경제적인 효과가 있다.

정액수혜제

정액부담제와는 반대로 이용하는 의료서비스 건당 일정액만을 보험자가 부담하고 나머지는 환자가 지불하는 본인부담방법으로서 의료이용자에게 상당한 부담이 되는 비용분담제도이다. 예를 들어 어떤 질병군에 대하여 진료비 총액이 10만 원이든 20만 원이든 환자가 보험자로부터 받는 혜택은 5만 원이며 나머지는 환자가 부담한다. 정액수혜제는 단독으로 적용되는 경우가 드물며 다른 본인부담제와 병행하여 쓰이는 것이 보통이다. 5만 원의 혜택을 받는 환자는 가능한 한 5만 원 근처에서 해당 질병을 치료하기를 희망할 것이며, 따라서 그러한 가격을 요구하는 의료제공자나 치료방법을 구하게 될 것이다. 환자의 그러한 요구를 파악한 의료제공자는 환자를 갖기 위하여 가능한 가격을 낮추거나 혹은 꼭 필요한 치료만을 행하는 경쟁을 하게 될 것이다. 즉 정액수혜제의 기대효과는 환자로 하여금 값싼 의료제공자를 찾게 하는 경제적 동기를 부여하며, 추가적으로는 의료서비스의 가격과 질에서 공급자 간의 경쟁을 유도하는 효과를 갖게 될 것이다.

2) 우리나라 건강보험제도

(1) 제도의 성격

한국은 의료보험을 건강보험이라 통칭하고 있다. 한국의 건강보험제도는 모든 국민을 수혜대상으로 포함하는 사회보험이다. 사회보험이 민간의료보험과 다른 것은 앞서 언급한 것처럼, 재원을 주로 사회보험료에서 충당하는데 보험료의 수준은 가입자의 소득수준에 준한다는 것이다. 즉, 사회보험은 "부담능력에 따라 보험료를 내고 필요에 따라 서비스를 이용하게 하는" 제도이며, "가입자의 수혜범위(benefit package)는 모든 가입자에게 동일"한데, 이는 곧 한국의 건강보험의 원칙에 해당한다. 아플 확률이 높은 사람이 더 많은 보험료를 내거나, 혹은 비싼 보험의 수혜내용이 저렴한 보험보다 우월한 민간보험과는 근본적인 바탕을 달리하고 있다.

우리나라 건강보험의 또 다른 특성은 민간의료보험과는 달리 예방이나 건강증진을 수혜범위에 포함하고 있는 점이다. 민간의료보험이 아플 때에 한하여 필요한 서비스의 수혜를 보장하는 데 비하여, 우리나라 건강보험은 아픈 것에 대한 보호는 물론이고, 건강을 유지하거나, 사전에 질병을 예방하거나, 검진을 통한 질병의 조기발견까지도 수혜범위에 포함하고 있다. 이러한 특성을 가진 우리나라의 의료보험은 말 그대로 '건강보험'으로 자리매김을 하고 있다.

(2) 제도의 발전과정

우니라나 건강보험제도는 비교적 짧은 기간에 괄목할 만한 발전을 이룬 제도로, 그 발전과정을 보는 것은 현재의 제도를 이해하는 데 많은 도움이 된다. 〈표 17-2〉에 나타난 대로 1977~1989년의 불과 13년이라는 짧은 시간에 대기업 위주의 직장보험에서 시작하여 모든 국민을 어우르는 전국민사회보험으로 급속히 발전하였다. 이러한 발전의 배경에는 사회안전망으로서 사회보장을 추진한 정부의 정책의지와 그 의지를 뒷받침한 고도경제성장이 있으며, 정

〈표 17-2〉 건강보험의 수혜대상 및 수혜범위 확대과정

연도	적용 인구(%)		적용대상(인구와 급여범위)	관리운영기구		
	건강보험	의료급여		직장조합	지역조합	정부
1977	8.6	5.7	500명 이상 사업장의 근로자 대상	513	-	-
1980	24.2	5.6	300명 이상 사업장의 근로자 대상, 공무원 및 교사(1979년)	602	-	1
1982	44.1	8.0	16명 이상 사업장의 근로자 대상	154	-	1
1990	93.9	9.2	1989년 7월부터 전국민의료보험 실시. 도시 자영업자, 5명 이상 근로자 대상	154	227	1
1995	97.6	3.4	급여 일수를 180일로 확대. CT와 같은 고가의 의료서비스 급여범위 확대	145	227	1
2000	97.3	3.7	1999년부터 365일로 급여 일수 확대. 모든 조합단위 기금 통합			
2001~2009	97.3	3.7	MRI, Stent 등 지속적인 급여범위 확대정책 전개			
2009~2013	96.9	4.1	4대 중증질환 보장성 강화, 노인 임플란트, 치석 제거 등 급여범위 확대			

부의 추진에 대한 국민의 신뢰, 노동조합과 시민사회단체의 정치적 지지, 보험가입자와 비보험자 간의 실질적인 수혜상의 격차로 인한 미가입자의 가입열망 등이 전국민의료보험을 적극 추진하게 한 원동력이 되었다(Yang, 2005a).

1989년에 384개의 의료보험조합으로 구성되었던 전국민의료보험이 2000년에 하나의 건강보험조합으로 통합되면서, 위험의 분산이 조합단위에서 전 국민으로 확대된 것은 획기적인 변화로 기록된다. 예를 들어, 전라남도 고흥군민들만의 위험집합-분산이 국민 전체의 위험집합-분산으로 재편되면서, 지역 간, 사회계층 간 건강보험제도를 통한 사회부조가 가능하게 된 것이다. 즉, 서울의 대기업 직원이 낸 보험료를 전남 고흥군의 고령자가 의료서비스 이용 시에 사용할 수 있게 되는 사회계층 간 상호도움의 구조로 변화된 것이다. 작은 조합단위의 행정구조로 인한 높은 행정비용을 전국민단일조합으로 상당부분 낮출 수 있었던 것도 위의 변화가 가져온 무시할 수 없는 이점에 해당한다.

(3) 제도의 개관

〈그림 17-2〉는 우리나라 의료제도에서 건강보험의 위치와 역할을 나타낸다. 건강보험의 관리운영주체인 국민건강보험공단은 보험금기여자와 의료제공자를 연결하는 가교 역할을 하면서 가입자의 서비스 이용이 건강보호로 이어질 수 있도록 치료, 예방, 건강증진을 포괄하는 프로그램을 운영하고 있다. 건강보험제도의 구체적인 내용을 보면 다음과 같다.

우선 수혜대상인구의 범위를 보면, 2008년 현재 국민의 96.7%가 수혜대상자이며, 나머지 3.7%는 국가 조세수입으로 운영되는 의료급여제도의 수혜자에 해당하며, 그래서 실질적으로 모든 국민이 의료보장의 우산 속에서 보호되고 있다. 건강보험은 의료이용 시 환자의 부담가격을 상당부분 낮추면서, 필요한 서비스에의 환자접근을 크게 향상해온 것으로 보고되고 있다(건강보험통계연보, 국민건강보험공단, 각년도). 지난 30년간 우리 국민의 건강수준이 현저히 향상된 이면에는 다른 요인과 함께 건강보험의 역할이 있었다는 것은 모두가 인정하는 사실이다. 그래서 국민의 의료보장 혜택에 관한 한 우리나라와 타이완은 많은 국가의 성공적인 본보기로 거론되기도 한다. 거시적으로는 우리나라 근대사의 사회발전부문에서 빼놓을 수 없는 업적으로 보아도 무방할 것이다.

그러나 건강보험 재정 측면을 살펴보면 다소 개선의 여지가 발견된다. 2011년 현재, 건강보험의 틀 속에서 지출되는 총지출에서 보험료 수입, 국고지원, 민간의료보험이 각각, 46.0%, 11.0%, 6.0%를 차지하며, 나머지 37.0%는 가입자가 직접 지출하는 본인부담에 해당한다

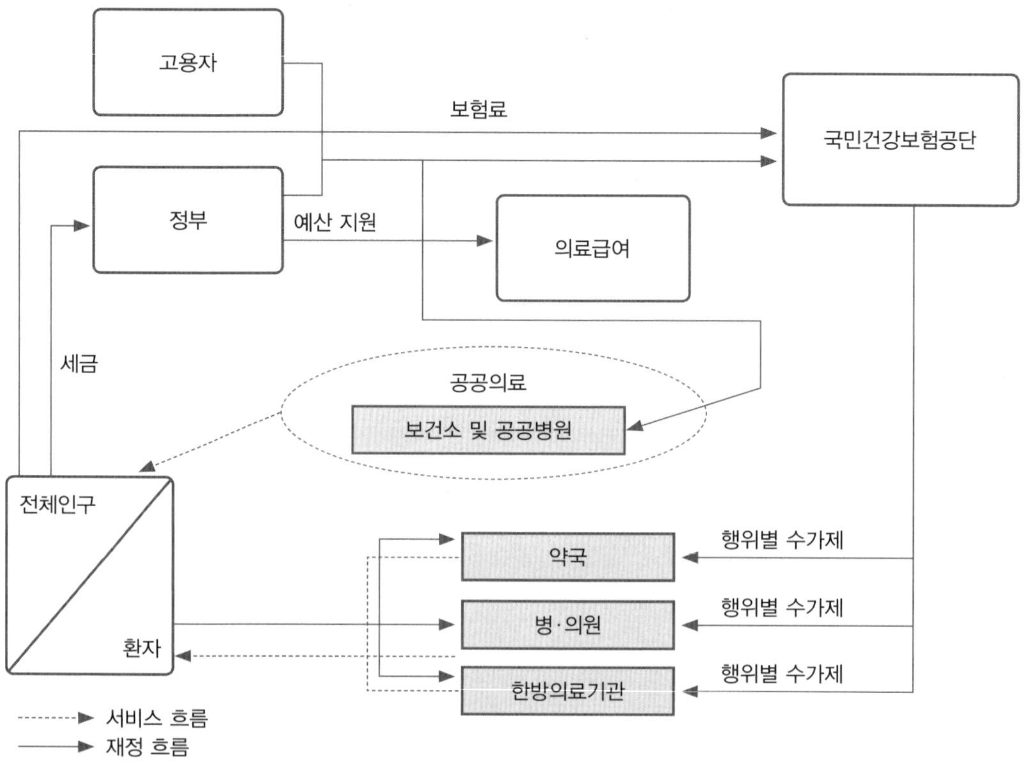

〈그림 17-2〉 보건의료부문 자원의 흐름 및 건강보험제도
자료: 양봉민, 2005.

(OECD, 2013). 37.0%의 본인부담률은 OECD 국가 중에서 본인부담률이 가장 높은 그룹에 속하며, 비율이 낮은 국가인 네덜란드 6%, 프랑스 8%, 영국 10%, 독일 12% 등과 비교해보면 우리나라의 본인부담률이 지나치게 높음을 알 수 있다. 본인부담률이 높다는 것은 건강보험제도의 형평성에 문제가 있음을 의미한다. 형평을 추구하는 사회보험인 건강보험제도의 비형평성은 문제점으로 지적되어왔으며, 이 문제점을 해결하기 위하여 〈표 17-2〉에서 보듯이 그동안 정부는 지속해서 급여확대정책을 추진해왔고, 현재뿐만 아니라 미래에도 당분간은 급여확대정책을 견지할 것으로 예상한다.

우리나라 건강보험재정의 또 하나의 특징은 급속한 재정지출의 팽창이다. 의료보장 관련 재정지출이 늘어나는 것은 어느 나라에서나 나타나는 공통적인 현상이지만, 우리나라는 그 증가현상이 두드러진다. OECD는 2000~2009년 9.3%, 2009~2011년 6.3%의 실질의료비 지출이 증가하였다고 보고하였고, 이는 OECD 국가 중 가장 빠른 증가율이었다(OECD, 2013). 이 보고서는 같은 기간에 한국이 'GDP 대비 의료비지출의 증가율'도 가장 높다고 보고하고 있다. 우리나라에서 의료비지출 증가가 두드러진 것은 여러 가지 요인이 있지만, 무엇보다 인구의 고령화와 신의료기술의 적극적인 도입 및 사용이 가장 중요한 요인으로 유추된다. 그리고 이러한 자원소요 증가 요인들이 여과되지 않은 채 건강보험재정 지출을 압박하게 하는 구조적 요인이 있는데, 그것은 지불보상제도로서의 현행 행위당 수가제이다. 문제는 인구고령화, 신의료기술의 도입 및 사용, 행위당 수가제의 세 가지 요인의 교차작동으로 인한 재정소요는 가까운 장래에 건강보험제도 재정안정을 심각하게 위협하면서 제도 자체의 붕괴를 초래할 수도 있다는 점이다.

우리나라 건강보험제도는 이들 주요 요인에 대한 대비를 서두르고 있다. 우선 신의료기술을 제도적 차원에서 관리하고자 약물에 대한 비용효과성을 검증하는 '선별등재제도'를 2008년 1월에 도입하였다. 비용효과가 입증되는 약물만을 건강보험의 수혜범위에 포함한다는 정책이다. 2010년 현재, 정부는 선별등재제도를 의료기기 및 진단장비 부분에도 확대 · 적용한다는 기본방침을 잠정적으로 정해놓는 상황이다.

둘째, 인구고령화에 따른 대비로 '장기요양보험제도'를 2008년 7월부터 도입한 점이다. 이 제도에 대한 자세한 논의는 다음 절에서 보기로 한다.

셋째, 행위당 수가제의 개선이다. 우리나라처럼 이윤을 추구하는 민간의료가 주도하는 의료제도 하에서 행위당 수가제는 과잉진료 및 의료의 고급화를 유도하여 의료비 상승을 부채질함으로써 의료제도 및 건강보험제도의 효율성을 저하시키는 가장 직접적인 원인이 되고 있다. 이러한 비효율을 막기 위해 정부규제의 한 방법인 수가통제를 시행하고 있는데, 행위당 수가제 하에서는, 소비자 무지로 인한 시장실패가 존재하는 한, 서비스의 양적 증대가 병 · 의원에 의해서 가능하기 때문에, 수가규제만을 통한 제도의 효율성 확보는 기대하기 어렵다. 따라서 지불보상제도를 후불제인 현재의 행위당 수가제에서 선불제의 한 형태로 전환함을 검토할 필요가 있다.

이런 의미에서 1997년부터 시범적으로 시행되고 있는 포괄수가제(Dignosis Related Group, DRG)에 관심이 모아지고 있다. 이는 미국이나 일본 등에서 실시하고 있는 제도로 총진료비 정액제의 성격을 띤다. 2015년 우리나라에 적용되고 있는 분야는 백내장수술(수정체수술), 편도수술 및 아데노이드 수술, 항문수술, 탈장수술, 맹장수술, 제왕절개 분만, 자궁 및 자궁부속기 수술의 일곱 가지로, 이들 진료에 대해서는 의료서비스의 양과 관계없이 사전에 책정된 진료비를 내게 된다.

정부는 포괄수가시범사업을 통해 의료의 질과 건강보험청구 등에 미치는 영향을 분석하여 적용대상 병 · 의원을 점차 확대할 방침이고, 1997년 54개 병원에서 1998년 2월부터는 132

개 병 · 의원으로 늘렸다. 그리고 2005년부터는 모든 병 · 의원을 대상으로 전면적으로 시행하는 것으로 계획하였다. 그러나 막상 2005년이 되면서 병원계의 반대에 부딪쳐 정부의 전면 실시 계획이 유보되었다. 2015년 현재 지역거점 39개 기관에서 시범사업으로 시행하고 있지만, 전면적 시행 여부는 불투명한 상태이다.

그러나 포괄수가제가 계획대로 시행된다고 하더라도 그 제도의 단점 또한 간과하기 어렵다. 미국의 경험을 볼 때 DRG 실시영역(Medicare의 입원)에서는 입원의 재원일수가 단축되고 과잉진료의 여지가 감소되기는 하였으나, 그 영역을 벗어나는 부분(외래, Medicare 아닌 환자들)으로 비용이전이 뚜렷하여 총진료비는 크게 절감되지 않은 것으로 나타난다. 그리고 그 영역 내에서도 진료코드조작(DRG creeping)을 통하여 과잉진료를 하는 경우가 문제점으로 지적된다. 따라서 우리나라는 과잉진료의 여지가 있는 포괄수가제보다는 적극적인 선불제인 총액계약제나 인두제를 고려해볼 만하다.

포괄수가제 실시의 실패는 건강보험제도에 어두운 그림자를 드리우고 있다. 실패로 인한 재정적 영향보다는 실패로 인한 건강보험제도 협상력의 약화는, 앞으로 필요에 따라 지불보상제도의 어떤 유형을 도입한다고 하더라도 그 개혁의 가능성을 현저히 어렵게 하기 때문이다. 그러나 하나 확실한 것은 현재 시행되는 행위당 수가제로는 건강보험제도의 재정지속성은 보장되지 않는다는 점이다. 세계에 내놓아 전혀 부끄럽지 않은 우리의 건강보험제도가 국민건강보호를 위한 항구적인 제도로 존재하기 위하여는 지불보상제도의 개편은 필요충분조건은 아니지만 적어도 필요조건임을 인식해야 한다. 지불보상제도의 개편을 위하여는 면밀하고 용의주도한 준비가 필요하며, 이에는 학술적 · 사회적 · 정치경제학적인 검토가 선행되어야 할 것이다. 이제 앞서 잠시 언급한 '장기요양보험제도'에 대하여 알아보자.

5. 장기요양보험제도

1) 배경

우리나라는 이스라엘(1980), 독일(1995), 룩셈부르크(1998), 일본(2000), 싱가포르(2002), 프랑스(2004), 스페인(2007)에 이어 2008년 7월에 다른 선진국들보다는 비교적 이르게 장기요양보험제도를 도입하였다(세계사회보장기구, 2008). 도입된 장기요양보험제도는 급속하게 진전되는 인구고령화에 대한 보건의료제도 차원의 거시적 대책으로 볼 수 있다. 우리나라 인구구조 고령

〈표 17-3〉 각국의 고령인구 비율과 고령화 속도

	연도			소요연수	
	7%	14%	20%	7%에서 14%	14%에서 20%
일본	1970	1994	2006	24	12
프랑스	1864	1979	2020	115	41
독일	1932	1972	2012	40	40
영국	1929	1976	2021	47	45
이탈리아	1927	1988	2007	61	19
미국	1942	2013	2028	71	15
한국	2000	2019	2026	19	7

자료: 통계청, 『인구동태통계연보』.

화의 속도는 가히 세계 제일의 수준이며, 사회 및 경제 전반에 걸쳐서 그 영향이 나타나고 있다. 〈표 17-3〉에 의하면 고령인구비율이 7%에서 14%로 이행하는 데 초고령화국가인 일본이 24년이 소요된 데 비하여, 한국은 19년으로 빠른 속도로 진행되고 있다. 14%에서 20%로 이행하는 데도 한국의 속도는 세계 어느 나라보다 빠름을 알 수 있다. 고령화의 영향은 사회 전반에 걸쳐서 나타나는데 보건의료도 예외는 아니어서, 건강보험제도는 이미 고령화의 영향권에 진입하였으며, 앞으로 고령화가 계속 진행되면서 그 영향의 정도는 심화될 것이고, 경우에 따라서는 제도에 심각한 부정적인 영향을 줄 수 있다고 판단된다. 〈표 17-4〉는 급속히 증가하는 노인진료비 지출의 정도를 전체 건강보험 지출과 대비하여 보여주고 있다. 건강보험재정 지출에서 놀랄만한 속도와 크기로 노인진료비는 증가하고 있으며, 앞서 본 고령화의 속도에 비추어볼 때, 별도의 조치가 따르지 않는 한 건강보험재정이 파탄의 위험에 처하는 것은 시간문제로 보인다.

또한 핵가족제도의 발달, 여성의 노동참여, 도시화로 인한 마을연대(community bondage)의 약화로 나타난 사회구조의 변화는 노인가족에 대한 전통적인 가정 내 돌봄이 더 이상 가능하지 않게 되었음을 의미하였고, 사회가 이들을 제도적으로 보호할 필요성이 제기되었다. 이러한 변화를 근거로 하여 미래에 대한 준비 차원에서 장기요양보험제도가 출발하게 된 것이다.

2) 추진

장기요양보험제도는 크게 두 가지의 사회적 취지를 가진다. 우선 가장 중요하게는, 늘어나는

〈표 17-4〉 건강보험 진료비 지출에서 고령인구 진료비 지출 비중 (단위: 백만 원)

연도	총진료비(A)	노인인구 진료비(B)	B/A (%)
1985	583,278(100)	27,515(100)	4.7
1990	2,219,773(381)	239,173(869)	10.8
1995	5,977,453(1,025)	728,137(2,643)	12.1
2000	11,873,436(2,036)	2,089,640(7,595)	17.6
2008	34,845,733(5,974)	10,792,598(39,224)	30.9
2013	50,926,219(8,731)	18,085,189(65,728)	35.5

주: ( ) 안의 숫자는 연도별 index, 1985 = 100.
자료: 국민건강보험공단, 『건강보험통계연보』.

노인인구에게 노후의 삶의 질을 어느 정도 배려하는 별도의 제도가 필요하다는 사회적 인식에서 출발하여 실질적으로 노인의 삶의 질을 향상시키자는 취지다. 치매나 각종 노인성질환으로 인한 노인의 삶의 질은 사회적인 문제로 떠올랐으며, 이들 노인을 돌보는 가족들의 재정적 · 정신적 부담 또한 무시하기 어려운 수준에 달하면서, 노인의 삶의 질을 보살피는 별도의 제도가 필요하다는 데 국민적 공감대가 형성된 것이다.

두 번째로는, 앞서 본 것처럼, 폭발적으로 늘어나는 노인에 의한 건강보험재정 소요를 별도의 제도적 장치를 통하여 효과적으로 관리한다는 취지이다. 기존 건강보험제도로 급증하는 노인진료비를 감당하기 어렵다는 현실적인 위험에 대한 대처로 볼 수 있다.

이를 위한 준비로 장기요양준비위원회가 정부 차원에서 구성되어, 2005년 7월~2008년 6월의 3년간 시범사업을 진행하였으며, 공청회 등의 준비과정을 거쳐서 2007년 4월에 국민장기요양보험법이 제정되었다. 이 정책은 2008년 7월부터 시행되었는데 이로써 장기요양보험제도는 한국사회에 다른 사회안전망들과 함께 자리하게 되었다.

3) 수혜대상 및 재원조달

가정내서비스, 시설보호, 현금급여를 제공하는 장기요양보험은 그 수혜대상으로 치매를 포함한 신체적 장애가 있는 65세 이상의 노인과 노인성 장애를 가진 65세 미만의 인구를 포함한다. 그리고 수혜자는 장기요양급여 판정위원회의 적정등급판정을 받은 사람들에 한한다. 2008년 7월 기준으로 14만 7,000명이던 대상자는 2013년 6월 기준으로 32만 8,000명으로 증가하였고, 이 추이는 향후 지속될 것으로 예상된다.

재원은 2015년 현재 국민 각자가 기여하는 건강보험료에 준하여 개인별 보험료에 6.55%(2011년도 이후 보험료율)를 추가하여 부담하는 노인장기보험료가 주이며, 정부(중앙정부와 지방정부)는 당해연도 장기요양보험료 예상수입의 20%에 해당하는 재정을 공단에 지원한다. 수혜자 개인별로 재가서비스는 15%, 시설서비스에는 20%의 본인부담을 하고 있다. 즉, 국민 모두와 정부, 그리고 수혜자가 총급여액을 분담하는 형태인 셈이다. 그러나 대부분의 재정은 국민이 내는 장기요양보험료로 충당되는 셈이며, 미래의 재정소요를 감안해볼 때 연차적으로 보험료의 지속적인 인상이 불가피할 것으로 보여, 향후 제도의 확대 발전과 함께 재정부담 면에서 국민, 특히 65세 미만의 노동계층과의 마찰이 예상된다.

4) 제도의 사회적 의미

장기요양보험은 수혜자 개인, 혹은 그 가족의 재정적 · 정신적 부담을 사회가 나누어 가지는 사회부조제도이다. 좀 더 구체적으로는, 젊은 노동계층이 사회적 지원이 필요한 노인계층을 돕는 제도이며, 또한 건강한 국민이 노인성질환을 앓는 취약계층을 상부상조하는 제도인 셈이다. 젊은 노동계층의 입장에서 보면, 수입에서 일정분을 장기요양보험료라는 이름으로 매달 저축하여, 미래 본인의 노년기에 삶의 질을 유지하기 위하여 그 돈을 사용하는 저축제도로도 해석이 가능하다. 이러한 제도적 장치를 통하여 사회적 지원을 필요로 하는 노인들의 삶의 질은 한층 향상될 것이다.

한편, 장기요양보험은 건강보험제도에서 재정부담의 경감을 의미하기도 한다. 특히, 장기요양을 요하는 상당수의 노인인구로 인한 건강보험재정의 폭발적인 증가를 감안한다면, 이들에 대한 별도의 관리는 건강보험재정이 받는 재정압박을 상당부분 덜어줄 수 있음을 의미한다. 이론적으로는 장기요양보험으로 지원을 필요로 하는 일부 노인계층을 건강보험제도에서 분리하여 별도의 틀 속에서 비용-효과적(cost-effectiveness)으로 관리함으로써 전체적으로 효율성을 제고하는 것으로 되어 있다. 그런데 과연 기대만큼의 건강보험재정 절감, 혹은 제도 전반의 효율을 가져올지는 미지수이며, 앞으로 결과를 지켜보면서 검증해야 할 부분이다. 만일 삶의 질의 증가나 비용효과로 인한 재정절감이 현실화되지 못한다면, 지속적으로 제도의 조율과 수정보완을 시도해야 할 것이다.

6. 보건의료재정과 보험제도: 종합고찰

건강보험과 장기요양보험은 사회에서 소외되기 쉬운 약자를 사회연대의 철학으로 보호하고자 하는 국민적 합의를 근간으로 한다. 이러한 합의가 가능했던 것은 그만큼 우리 사회가 성숙했음을 의미한다. 개인 간에는 성숙도의 차이는 있을 것이다. 그러나 총체적으로 보았을 때 이러한 안전망을 용인한 한국사회는 분명 성숙한 사회이며, 그러한 성숙도는 향후 국가발전에 원동력이 될 것이다. 사회적 약자에 대한 이러한 제도적 보호는 약자들 자신들에게 돌아가는 물질적, 혹은 정신적 혜택뿐만 아니라 이들에게 도움을 주는 나머지 모든 사람에게도 장기적으로는 효용을 안겨다줄 것이다. 즉, 우리 사회는 조금씩 양보하면서 모두를 성장시키는 방법을 선택한 것이며, 이는 우리 모두를 현자로 만들었던 것이다. 세계화, 무한경쟁, 그리고 시장경제를 통하여 물질의 풍요로움은 날로 더해가는데 그 풍요로부터 소외되는 이들을 사회가 돕지 못한다면, 인간으로서의 우리 자신의 가치는 감소할 수밖에 없을 것이다. 따라서 우리가 선택한 사회보험으로서의 건강보험과 장기요양보험은 우리 모두의 인간적 가치를 더욱 크게 하는 근대 한국이 선택한 훌륭한 제도인 셈이다.

한 가지 우려되는 것은 제도의 장기재정 전망이다. 앞서 건강보험제도가 지속가능한 제도가 되기 위하여 해결해야 할 세 가지 과제, 즉 신의료기술의 관리, 고령화사회의 대비, 지불보상제도의 개편을 언급하였다. 신의료기술 관리와 관련하여 약물에 관한 선별등재제가 도입되었으며, 고령화사회와 관련하여 장기요양보험이 도입되기는 하였으나, 건강보험제도의 재정안정화에 어느 정도 기여할지는 미지수이다. 미시적 내용의 미비로 둘 다 도움이 거의 되지 않거나 오히려 재정악화를 초래할 가능성도 있다. 더구나 지불보상제도의 개편은 관련이익단체들의 반발이 예상되면서 논의를 차일피일 미루는 상황이다. 어느 것 하나 제대로 관리되지 않는 상황에서 미래의 건강보험재정에 대한 불안감은 시간이 지날수록 더해지고 있다.

〈표 17-5〉는 고령화가 현재(2005년까지의 상황)와 같이 진행되는 상황에서 고령화로 인한 각국 정부(혹은 공공)의 보건의료 부문 추가재정 소요를 예측한 OECD 자료이다. 일본, 재정소요가 적은 스웨덴, 그리고 OECD 평균을 우리와 선택적으로 비교해보았다. 일본의 추가재정 소요는 2005~2050년 동안 GDP의 1.0%, 스웨덴 0.5%, OECD 평균 1.6%인 데 반하여 우리나라는 같은 기간 동안 GDP의 5.1%가 추가되는 것으로 추정되고 있다. 그래서 2050년이 되면 일본, 스웨덴, OECD 평균보다 더 많은 GDP의 백분율을 공공부문 보건의료비 지출로 사용하게 된다는 것이다(OECD, 2005). 이 자료는 민간부문 지출을 제외한 수치인데, 우리의 민간부문 지출이 일본, 스웨덴, OECD 평균보다 상대적으로 (GDP 비율에서) 더 큰 것을 감안하면,

〈표 17-5〉 고령화가 보건의료 공공부문 재정에 미치는 영향: 3개국 비교

	GDP에서 차지하는 공공부문 의료비 지출 비율 (2005)	2005~2050년 동안 고령화로 인한 GDP 대비 공공 지출 비율의 증가	GDP에서 차지하는 공공부문 의료비 지출 비율 (2050)
일본	6.0	1.0	7.0
한국	2.9	5.1	8.0
스웨덴	5.6	0.5	6.1
OECD 27개국 평균	5.6	1.6	7.2

자료: OECD, 2005.

실로 막대한 추가자원을 투입해야 함을 알 수 있다. 〈표 17-5〉는 고령화 하나만을 고려한 예측치인데, 만일 신의료기술의 영향을 함께 고려한다면 상상을 초월하는 재정부담을 생각해야 할 것이다.

과연 이러한 부담이 가능할 것인가? 누가 부담할 것인가? 결국 국민의 보험료 부담이 궁극적인 답일 텐데, 그것이 현실적으로, 혹은 정치적으로 가능할까? 당장 정권을 잡고, 당장 재선을 희망하는 정치가들은 이러한 장기재정 우려에 대하여 정치적 부담이 있다면 결코 관심을 기울이지 않는다. 일반 국민도 30년 뒤의 문제 때문에 제도가 바뀌거나 부담이 증가하는 것을 원하지 않을 것이다. 그렇다면 이 문제를 어떻게 접근해야 할 것인가? 해결방안은 있을 것 같은데, 그래서 함께 방안을 강구해야 할 터인데, 문제는 현재로서는 일부 연구자들 이외에는 아무도 관심을 두지 않는다는 것이다. 정치의 한계, 혹은 정치가 사회 전반을 압도하는 민주주의의 한계를 실감하게 된다.

참고문헌

국민건강보험공단(각년도), 『건강보험 통계연보』.

김정회 외(2004), 『건강보험환자의 본인부담 진료비 실태조사』, 국민건강보험공단.

명재일(1995), 『보건경제연구: 한국의 국민의료비 추계결과(1985~1992)』.

세계사회보장기구(2008), ISSAfeature.

양봉민(1995), 『건강보장연구: 우리나라 의료제도의 구성과 성과』.

의료보험연합회(각년도), 『의료보험통계연보』.

통계청(각년도), 『인구동태통계연보』.

Cuyler, A.J. et al. (1985), "Alternative Systems of Health Care Provision: An Essay on Motes and Beams," *A New Approach to the Economics of Health Care*, AspenPub.

Donaldson, C. & Genard, K. (1993), *Economics of Health Care Financing: The Visible Hand*, Macmilian.

Elishauser, A. et al. (1993), "Health Care CBA/CEA: An update on the growth and composition of literature," *Med Care* 31(7), S1-S11.

Foubister, T. & Mossialos, E. (2009), "Financing health care in the European Union: Challenges and policy responses," European Observatory.

Glijns, A.C. & Halm, E.A. (1991), *The Changing Economics of Medical Technology*, National Academy Press.

Gordon, M.S. (1998), *Social Security Policies in Industrial Countries*, Cambridge University Press.

Hornbrrok, M.C. & Berki, S.E. (1985), "Practice mode and payment method," *Medicalcare* 23(5).

Miller, R.H. & Luft, H.S. (1994), "Managed care plan performance since 1980," *JAMA* 271(19).

OECD (2005), ECO/CPE/WPI.

OECD (2007), Health Data File.

OECD (2008), Health Data File.

OECD (2013), Health at a Glance.

Pauly, M.V. (1982), "Is Medical care differnet," *Issues in Health Economics, in Luke & Bauer*, USA: AspenPub.

Yang, B.M. (2005a), "*Korea Country Case Study on Social Health Insurance*," In Social Health Insurance: selected case studies from Asia and the Pacific, Geneva: WHO.

Yang, B.M. (2005b), "Selected SHI Cases Studies from Asia and Pacific," *SEARP Regional Publication* 42. WHO.

제18장

보건의료산업

1. 보건의료산업의 의의

전통적으로 의료 분야는 공급자와 소비자 간 정보의 비대칭성, 즉 소비자 무지에 의해 공급자의 영향력이 강하다. 그러므로 일반적으로 경제학적 관점에서 소비자의 합리적 선택이 어렵고 의료공급자 간 경쟁이 제대로 작동하기 어려운 특징이 있다. 따라서 이 분야에서는 비영리적 목적을 가진(혹은 가지리라 기대되는) 의료전문가가 의료의 소비에 있어서 주도적인 역할을 해오고 있어, 결과적으로 의료공급체계는 소비자의 후생이라는 관점에서보다는 기존 공급자의 전문성과 경제적 이해에 강한 영향을 받아온 것이 사실이다.

그러나 사회경제적 변화와 함께, 의료서비스를 보는 시각 역시 기존의 사회복지적 관점이나 공급자 중심적 관점을 탈피하는 것이 필요하다. 즉 서비스를 제공하는 주체가 반드시 공공일 필요도 없고 혹은 민간이라 하더라도 반드시 비영리 기관일 필요는 없다. 의료와 복지 분야에서 그 재원조달과 서비스 제공체계에 있어 공공과 민간의 동반관계의 중요성이 더욱 커지고 있는 것이 세계 많은 나라의 추세이다. 하지만 현재 우리나라 의료기관의 절대 다수는 민간이고 또 상당수의 민간병원은 의사가 주인인 개인영리병원이다. 그 결과 의료기관의 행태가 매우 강한 영리지향성을 갖고 있는 것이 현실이다.

우리나라에서 의료기관 간 경쟁은 더욱 심화되고 있다. 대도시 중심으로 편중된 3차 의료기관들의 입원환자 경쟁은 물론 의원과 2, 3차 병원 간 외래환자를 유치하기 위한 경쟁이 점점 치열해지고 있다. 결과적으로 1, 2, 3차 의료전달체계가 제대로 작동하지 않고, 의료부문에의 무분별한 과잉 투자로 자원의 낭비를 가져와 궁극적으로는 국민 의료비의 상승을 초래하는 결과를 낳고 있다. 즉 우리나라의 의료체계는 민간 위주의 과당 경쟁이 고비용 구조의 비효율성을 야기하면서도 동시에 민간부문이 산업의 혁신을 주도하고 있지도 못하다. 최근 논의되고 있는 의료시장 개방에 따른 국내 의료기관의 경쟁력 강화 요구와 신성장동력 산업으로서 BT(Bio Technology) 중심의 차세대 보건산업을 육성하고자 하는 정책은 보건의료 환경의 변화를 가속할 수 있다.

그러나 모든 유형의 의료서비스 혹은 모든 유형의 의료서비스 기관이 의료산업의 혁신과 발전에 있어 같은 역할을 하는 것은 아니므로 다양한 의료기관의 특성을 고려한 정책적 접근이 필요하다. 그리고 의료서비스는 산업적 관점과 함께, 저렴한 비용으로 양질의 의료를 제공함으로써 국민의 건강을 효율적으로 생산하는 역할도 수행해야 함을 간과할 수는 없다. 즉 의료서비스가 가지고 있는 공익적 특성을 충분히 감안하면서도 고부가가치를 창출할 수 있는 의료관련 분야, 예를 들면 생명공학, 신약, 첨단의료기기 분야 등의 연구개발을 통해서 국가전략산업으로서 성장시킬 수 있을 것이다.

2. 보건의료 서비스의 특성과 의료환경의 변화

1) 보건의료 서비스의 특성

(1) 정보의 비대칭성(소비자 무지)

의료서비스 분야에서는 정보의 비대칭성, 즉 공급자에 비해 소비자가 의료에 대한 지식과 정보가 매우 부족한 소비자 무지 현상이 발생한다. 환자가 스스로 질병에 대해 정확한 진단을 할 수 없으므로 의사는 환자에게 의료라는 서비스뿐만 아니라 진단이라는 정보도 제공하는 것이며, 소비에 필수적인 정보를 제공하는 사람과 최종 서비스를 제공하는 사람이 일치하므로 의료공급자의 영향력은 절대적이다. 따라서 소비자가 서비스의 비용과 효용을 판단하여 합리적인 의사결정을 하는 시장의 경쟁 기전이 제대로 작동하지 않는 경우가 많다. 의료공급자의 영향력이 막대함에 따라 의료서비스 시장의 효율성은 소비자의 경제적 유인보다는 의료공급자에 대해 어떠한 경제적 유인이 제공되느냐에 의해 좌우되는 경향이 강하다.

(2) 재원조달의 공공성

의료 분야는 전통적으로 기본적인 수준의 의료 욕구를 지불 능력에 관계없이 충족해주어야 한다는 사회적 공감대가 강하다(예: specific egalitarianism). 그리고 전 세계적으로 보건의료의 재원조달(healthcare funding)과 서비스전달체계(healthcare delivery)로 나누어, 이 두 기능을 수행하는 데 있어 공공부문과 민간부문이 어떻게 역할분담을 하는가에 따라서 보건의료체계의 특성이 결정된다. 재원조달의 경우 공적 자원에 의존하는 경우가 대부분이어서, 미국을 제외한 거의 모든 선진국에서는 조세나 사회보험과 같은 공적의료보장제도를 통해 전 국민의 의료에 대한 접근성을 보장하고 있다. 따라서 일반적인 사회복지정책과는 달리 경제적 약자에 대한 표적화(targeting)가 아닌 건강상태에 있어서 약자(즉 환자)에 대한 표적화가 역사적으로 보편화되었다고 볼 수 있다. 또 공공재원의 경우 소득에 연계된 재원조달을 통해 형평성을 제고할 수 있고, 또 공공부문의 지불자인 경우 소수 혹은 독점적 지불자인 경우가 많아서 의료공급자와 의료비용을 좀 더 쉽게 통제할 수 있다는 장점이 있다. 우리나라 역시 사회보험의 방식을 통해서 공공재원을 마련하고 있으나 환자본인부담 등 민간부문의 재원 부담 역시 큰 비중을 차지하고 있는 것이 특징이다.

(3) 다양한 형태의 의료제공체계

의료재원조달에 있어서 공공성이 강한 것과는 대조적으로 의료제공체계(Healthcare Delivery System)는 각 나라의 정치철학이나 역사성 등에 의해 영향을 받아 다양한 형태를 보이고 있다. 즉 공공의료기관, 민간비영리의료기관, 민간영리의료기관의 상대적 중요성은 나라마다 다르다. 예를 들어 영국, 캐나다, 북유럽 국가들은 병상의 절대다수가 공공병상이고, 미국은 민간비영리병상이 다수를 차지하고 소수의 영리병원이 존재한다. 반면 일본과 타이완 그리고 우리나라는 의료서비스의 공급을 대부분 민간에 의지하고 있는데 서양과는 달리 의사가 주인인 개인 영리병원의 수가 상당하다는 특성이 있다. 공공의료기관이 절대다수를 이루는 나라는(예: 영국) 공공병원의 효율성을 높이기 위해 내부시장(internal market) 등의 창출을 통한 관리 개혁에 힘쓰고 있다. 따라서 의료공급체계에 있어 효율성의 제고가 정책의 주요 방향임을 알 수 있다.

2) 보건의료 환경의 변화

(1) 인구고령화

우리나라는 출생률의 급격한 저하와 기대 수명의 증가로 인하여 매우 빠른 인구고령화를 경험하고 있다. 노인인구는 의료에 대한 수요가 높아서 인구노령화는 의료비의 상승을 가져올 가능성이 높다. 노인은 고혈압, 당뇨, 암 등과 같은 만성적이고 장기적인 치료를 요하는 질환이 있는 경우가 대부분이어서 의료이용이 오랫동안 지속되는 경우가 많다. 따라서 의료제공 역시 노인층의 만성퇴행성 질환을 고려해야 하고 나아가 노인들의 신체 기능 저하에 따른 사회적 서비스(social care)의 수요 증대에 따른 장기요양제공 체계의 확립이 필요하다(권순만, 2006). 즉 장기요양과 같은 사회적 서비스는 의료기관이 아닌 요양시설에서 제공하는 것이 훨씬 비용-효과적이고 더 나아가 시설보다는 지역사회나 가정(home)에 기반한 제공체계의 확립이 더 효과적이다.

(2) 소득증대와 의료에 대한 관심 증가

일반적으로 소득의 상승과 함께 의료에 대한 수요는 증가하고 수요의 유형 역시 고급화, 다양화된다. 나아가 삶의 질에 대한 관심의 증가로, 생명과 직결되는 기존의 필수적인 측면의 의료뿐 아니라, 필수적이지는 않지만 삶의 질, 편의, 쾌적함과 관련된 의료의 다양한 측면에 대한 인식이 높아지고 있다. 따라서 (공공) 의료보장 역시 모든 유형의 의료에 대한 보장의 개념보다는 필수적 성격의 의료에 좀 더 초점을 맞출 필요가 있다. 또 환자의 의료소비자로서의 인식이 제고되어 기존의 권위주의적 의료문화, 의료공급자 중심의 의료의사결정에 대한 소비자의 문제제기가 증가하여 소비자 주권, 환자 참여, 소비자 만족의 중요성이 높아지고 있다. 소비자는 권리 의식의 증대에 따라, 의료에 대한 지불의 대가로 높은 의료의 질을 기대하고 요구하게 되었다.

(3) 의료기술 발전

의료 분야는 매우 빠르게 기술이 발전하고 있어서 새로운 치료법, 의료기기와 장비, 신약 등은 과거에 비해 빠른 진단 그리고 종래 고치지 못했던 질환의 치료를 가능하게 하고 있다. 하지만 고가의 의료기술은 환자의 건강 향상과 수명의 연장과 같은 효과가 크기도 하지만 그와 동시에 비용이 매우 높아서 그 도입과 사용은 의료비를 크게 압박하고 있다. 특히 소비자 무지가 존재하는 상황에서 공급자의 경제적 유인과 의사유인수요(physician induced demand)에 의해, 불필요하거나 비용-효과적이지 않은 의료기술이 도입되고 사용되어 의료자원 배분의 왜곡이 야기되기도 한다. 반면 정보기술의 발전은 필름 없는 병원, 근거중심의 의료(evidence-based medicine), 임상 의사결정 지원체계(clinical decision support system), 임상정보와 경영정보의 통합을 통한 전략적 의사결정과 같은 의료기관 경영의 혁신, 그리고 Ubiquitous Health와 같은 의료제공과 소비에 있어서 패러다임의 변화를 가속하고 있다(안선주 · 권순만, 2005). 나아가 정보기술의 발전과 인터넷의 보급은 환자의 정보 획득의 증가와 이에 따른 의료소비자의 보다 적극적인 역할의 증대를 가져올 수 있다.

(4) 의료비용의 지속적 상승

인구고령화, 소득증가, 의료기술의 발전은 지속적인 의료비용의 상승을 야기하고 있어서 의료비용의 절감을 위한 의료체계의 개혁이 세계적인 추세이다. 예를 들어 의료기술의 효과와 사회적 비용에 대한 합리적 평가와 이에 기초한 합리적 이용이 더욱 중요해지고 있다. 또 의료비용을 절감하기 위해 의료공급자의 경제적 유인구조를 변화시키고자 하는 진료비지불제도의 개혁이 세계적으로 활발하게 이루어지고 있다. 의료비용의 지속적 상승이 국가 경제에 큰 부담이 됨에 따라 비용절감과 국민의 건강 향상이라는 보건정책적 목표와 의료산업 및 관련 바이오 · 제약 산업의 발전이라는 산업정책적 목표 간에 전략적 조화가 더욱 중요해지고 있다. 예를 들어 의약품 가격의 수준은 한 나라의 국민의료비에 직접적인 영향을 미치지만, 이는 동시에 제약산업의 연구 개발, 나아가 산업경쟁력에 영향을 미칠 것이므로 보건정책과 산업정책 간의 균형이 필요하다.

3. 의료서비스 산업의 경쟁력

서비스 산업의 특성상 환자의 이동비용이 소요되고 개인 차원의 서비스라는 성격을 고려하면, 의료산업 그 자체가 경제성장의 동력 혹은 무역 흑자의 원천이 되기는 쉽지 않다. 의료관광의 성공 사례로 최근 자주 인용되고 있는 싱가포르는 지정학적 위치, 경제적 허브로서 성공 여부가 국가의 생존을 좌우해온 절박함과 역사성, 그리고 막강한 경제권을 가진 동남아시아 화교권의 의료 수요가 집중되는 등 싱가포르의 특수한 상황과 함께 이해해야 한다.

품질에 있어서 세계적인 경쟁력을 갖추지 못하고, 인건비 등의 상승으로 인해 가격경쟁력 역시 후진국에 비해 뒤쳐질 때 산업의 국제경쟁력을 상실하는 제조업의 경험 역시 의료서비스 산업에 해당된다. 즉 의료의 질이 아시아 최고라고 보기 어렵고, 가격(비용) 역시 후진국에 비해 그 경쟁력을 갖추고 있지 않으므로 우리나라가 의료허브의 역할을 통해 아시아 지역의 의료수요를 소화하는 데에는 많은 장애 요인이 존재한다. 제조업에 있어 제품의 품질을 하루아침에 향상시킬 수 없듯이, 의료서비스 산업 역시 의료의 질을 향상시키는 것은 많은 시간이 소요되며, 특히 의료의 질은 의료를 제공하는 인적 자원(human capital)의 질을 높이고 제반 제도적 비효율성을 개선해야 하므로 오히려 제조업의 경우보다 품질의 향상에 많은 비용과 시간이 소요된다.

이처럼 의료관광이나 의료허브처럼 특수한 경우가 아닌 경우, 의료산업의 경쟁력은 바이오산업이나 제약산업과 같이 부가가치 효과가 높은 산업의 발전에 어떻게 공헌할 수 있는가의 관점에서 이해할 필요가 있다. 이 경우 의원과 중소병원 등을 포괄하는 모든 의료기관이 아니라, 의료서비스 연구개발 능력을 통해 제약산업이나 바이오산업 혁신에 전략적 연계를 가질 수 있는 선도적인 소수의 의료기관이나 대학병원만이 주된 논의의 대상이 될 것이다.

대다수 의료기관의 경우, 적정한 의료비용으로 양질의 의료를 제공함으로써 국가의 의료비를 적정화하고 국민의 건강 수준을 향상시키는 것이 국가 경제의 경쟁력에 기여하는 길이다. 예를 들어 외국인 환자를 유치해서 벌어들이는 이익보다 우리나라 의료체계의 비용-효과성을 높이는 것이 오히려 경제적 이익이 클 수도 있다. 우리나라의 국민의료비 수준은 OECD 국가에 비해 낮은 편이나 기대 수명 역시 낮은 수준이다. 따라서 국민의료비 수준의 적정화는 물론 국민건강 수준을 향상시킬 수 있는 노력을 계속해나가야 할 것이다.

WHO나 OECD에서 한 나라 의료체계의 성과를 논의할 때 사용하는 주요 지표는 국민건강의 수준과 분포(즉 건강 수준이 다양한 인구집단에 대해 얼마나 형평성 있게 분포되어 있는지), 소비자 만족도나 의료 접근도의 수준과 분포, 그리고 의료비용 지출에 있어서 수준과 부담의 분포 등이다. 모든 의료기관을 포괄하는 의미에서 한 나라 의료산업의 경쟁력은, 위와 같이 정의된 국가 의료체계의 성과를 높이는 데 의료산업이 얼마나 효과적으로 기여하는가를 의미하는 것이다.

따라서 의료산업의 경쟁력은 모든 의료기관과 관련하여 국가의 건강수준/의료비용의 관점에서 의료체계의 전반적인 성과를 보는 차원, 그리고 바이오산업이나 제약산업과 같은 관련

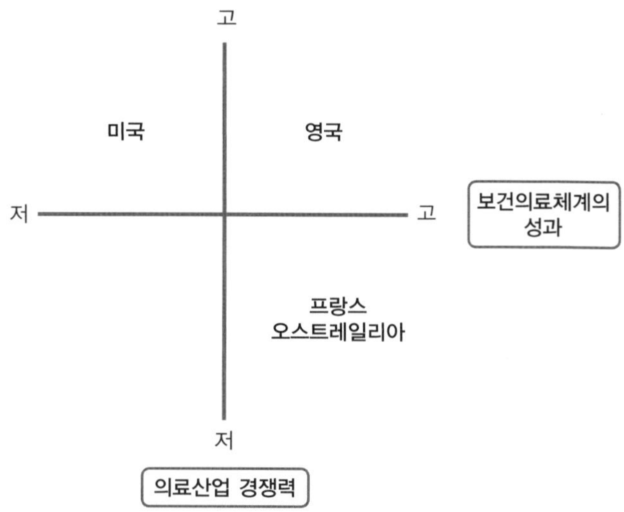

〈그림 18-1〉 보건의료체계와 의료산업의 경쟁력

첨단산업의 경쟁력에 기여하는 소수의 선도적 의료기관의 성과와 역할이라는 차원에서 차별화해 논의할 필요가 있다.

보건의료체계의 전반적인 성과에서 보면, 미국은 GDP의 15%를 상회하는 의료비 수준 그리고 여전히 전 국민을 커버하는 공적의료보장체계가 존재하지 않는다는 점에서 의료체계의 성과가 낮다고 할 수 있다. 반면 영국, 프랑스, 오스트레일리아는 비교적 낮은 의료비로 전 국민을 커버하는 의료보장체계를 가지고 있다. 의료산업 경쟁력의 관점에서는 미국은 제약산업과 의료기술에 있어서 세계적인 혁신을 선도하고 있으나, 프랑스와 오스트레일리아는 의료비용 억제에 정책의 우선순위를 두어 의료산업의 경쟁력이 높지 않다. 반면 영국은 조세로 운영되는 포괄적인 국가의료보장체계와 공공의료체계를 가지고 있으나 동시에 제약산업과 바이오산업에 대한 전략적 지원을 통해 의료산업의 경쟁력 또한 높은 편이다. 이러한 영국의 예는 우리에게 많은 것을 시사한다(그림 18-1).

4. 의료서비스 산업의 현황과 문제점

1) 병원 수

우리나라의 병원 수는 지속해서 증가하고 있다(그림 18-2). 우리나라 의료기관은 대부분 민간에서 설립 · 운영하고 있으며, 병원들은 의원에서 시작해서 그 규모를 확대해온 경우가 대부분이다. 따라서 OECD 회원국인 다른 나라들과는 달리 우리나라는 공공병원의 비율이 낮고(약 11%), 공공병상의 비율 역시 약 18%로, 일본 36%, 미국 33%, 독일 49%, 프랑스 65%, 캐나다 99%, 영국 96% 등에 비해 매우 낮은 특징이 있다(표 18-1). 나아가 기존 공공병원들이 수행하는 공공의료의 기능 역시 취약한 실정이다(권순만, 2004; 이경희 · 권순만, 2003). 그리고 의료법상 영리법인 병원은 허용되지 않아 법인 병원은 모두 비영리법인의 형태이나, 비영리법인 병원이라도 실질적으로는, 법인화되기 이전에 병원을 소유했던 의사가 소유와 경영에 있어 절대적인 영향을 미치는 경우가 많다. 그 결과 병원의 소유와 경영이 분리되어 있지 않고 전문경영인이 아닌 의사가 경영하는 병원이 대다수이다.

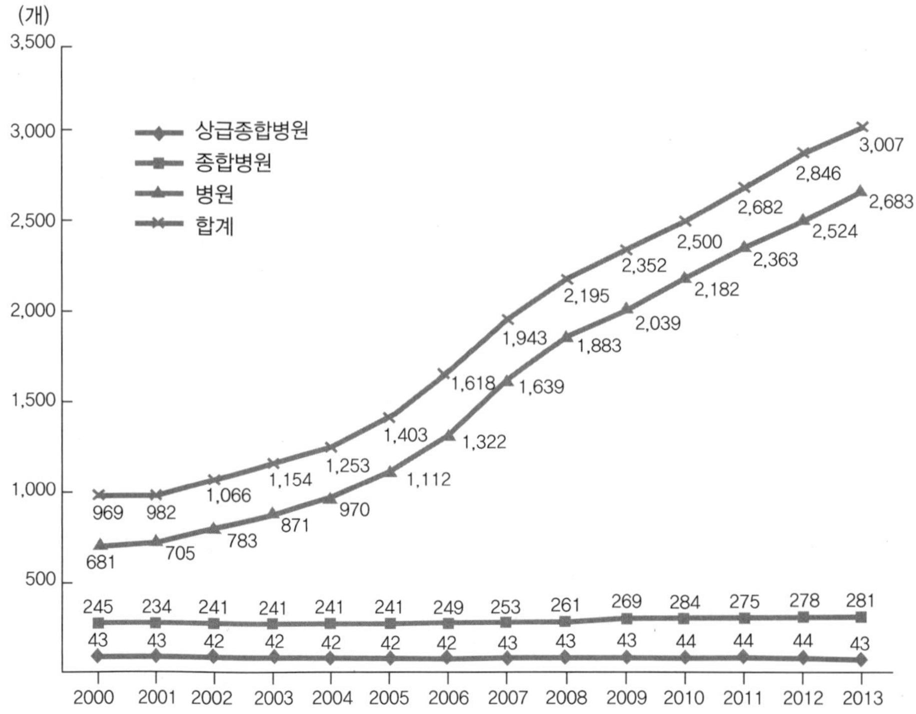

〈그림 18-2〉 우리나라 연도별 병원 현황(2013년)
자료: 국민건강보험공단, 2013.

〈표 18-1〉 우리나라 설립주체별 병원 현황(2013년) (단위: 개소, %)

설립주체		개수			
		상급종합병원(%)	종합병원(%)	병원(%)	의원(%)
공공	국립(National)	0(0.0)	1(0.4)	9(0.3)	22(0.1)
	공립(Public)	0(0.0)	29(10.3)	41(1.5)	8(0.0)
	특수법인	10(23.3)	20(7.1)	95(3.5)	177(0.6)
공공 소계		10(23.3)	50(17.8)	145(5.4)	207(0.7)
비영리	학교법인	29(67.4)	36(12.8)	21(0.8)	20(0.1)
	종교법인	0(0.0)	0(0.0)	1(0.0)	4(0.0)
	사회복지법인	1(2.3)	1(0.4)	44(1.6)	49(0.2)
	사단법인	0(0.0)	0(0.0)	12(0.4)	131(0.5)
	재단법인	1(2.3)	22(7.8)	43(1.6)	91(0.3)
	회사법인	0(0.0)	0(0.0)	1(0.0)	81(0.3)
	의료법인	2(4.7)	103(36.7)	849(31.6)	152(0.5)
비영리법인 소계		33(76.7)	162(57.7)	971(36.2)	528(1.9)
개인	개인	0(0.0)	69(24.6)	1,547(57.7)	27,590(97.4)
개인 소계		0(0.0)	69(24.6)	1,547(57.7)	27,590(97.4)
기타	군병원	0(0.0)	0(0.0)	20(0.7)	3(0.0)
기타 소계		0(0.0)	0(0.0)	20(0.7)	3(0.0)
합계		43(100.0)	281(100.0)	2,683(100.0)	28,328(100.0)

자료: 국민건강보험공단, 건강보험심사평가원, 2013.

2) 고용과 경영

향후 고용에의 파급효과가 적은 경제성장의 경향이 지속될 때에는, 의료서비스 산업과 같은 노동집약적인 서비스 산업의 고용 창출효과가 매우 중요해질 것이다. 우리나라는 병상당 고용자 수가 0.66명으로 의료서비스 분야의 고용유발효과가 외국에 비해서 낮은 편이다(표 18-2). 그 이유는 병원에서 비용 절감을 위해 고용의 규모를 늘리지 않기 때문이며, 그 결과 외국이라면 간호 인력이 수행하는 상당 부분의 업무를 가족과 같은 비공식 인력 혹은 가족이 별도로 고용한 간병인이 담당하고 있는 기형적 행태가 지속되고 있다. 또 고용 유발 효과가 높은 요양병원, 노인요양서비스, 간병서비스 등이 미비한 것도 한 원인이라 할 수 있다. 그러나 의료서비

〈표 18-2〉 OECD 주요 국가의 병상당 고용자 수(2011년) (단위: 명)

국가	미국	노르웨이	캐나다	프랑스	독일	영국	한국
고용자 수	6.43	5.44	6.24	3.11	1.87	7.1	0.66

자료: OECD, Health Data 2011.

〈표 18-3〉 전체 산업 중 의료서비스 산업의 비중 변화 (단위: 개, 명)

	사업체 수			종사자 수		
	1999	2001	2013	1999	2001	2013
전 산업	2,927,330	3,046,554	3,676,876	12,920,289	14,109,641	19,173,474
의료업 (%)	40,203 (1.37%)	44,429 (1.46%)	125,703 (3.41%)	337,810 (2.61%)	394,762 (2.80%)	1,325,849 (6.92%)

주: 의료업에는 병원, 의원, 공중보건 의료업 및 기타 의료업이 포함됨.
자료: 통계청, 각년도.

스 산업의 고용이 산업 전체의 고용에서 차지하는 비중이 아주 크지는 않지만 이 비중은 계속해서 증가하고 있고(표 18-3), 특히 인구노령화에 따른 장기요양 서비스에 대한 수요의 증가는 노인요양산업 관련 인력의 고용을 더욱 증가시킬 것으로 전망된다.

3) 의료의 질

대한의학회의 최근 발표에 따르면, 우리나라의 임상의학 수준은 주요 진료과는 많은 경우 선진국의 80%를 상회하는 것으로 나타났다. 선진국 대비 90% 이상인 진료과목은 흉부외과, 순환기내과, 일반외과, 마취과, 방사선종양학과, 이비인후과, 호흡기내과이고, 반면 선진국 대비 75% 이하인 진료과는 응급의학과, 혈액종양내과, 신경내과, 핵의학과 등으로 나타났다. 그리고 주요 암 치료 수준은 선진국의 90% 이상을 상회하는 것으로 나타났다.

하지만 이러한 의료기술의 발전은 특정 분야, 특정 병원에 국한된, 즉 비급여 항목과 대형 · 전문병원에 국한된 특징이라고 할 수 있다. 의료기술별 편차가 심해 결과적으로 최상의 의료와 그렇지 못한 의료가 혼재되어 있어 질적 불균등이 심각한 상태라고 할 수 있다. 게다가 의료진의 부적절한 의료행위로 인해 발생한 병원 감염, 재검사, 재입원 등은 다시 병원의 수익으로 연결되기 때문에, 병원들이 의료의 질을 개선시키려는 유인이 낮으며, 이러한 낮은 질적 수준은 국내 의료서비스 전반에 대한 신뢰 하락이라는 결과를 낳고 있다(이진석, 2005).

나아가 환자가 경험하는 최종적인 치료의 결과는 의사의 진료 수준 이외에도 제반 진료환경과 정책 및 관리체계에 의해 결정되는데, 이러한 요소들을 포괄하는 의료의 질 관리체계는 아직 미흡한 실정이다. 예를 들어 의원, 병원, 3차 의료기관을 유기적으로 연결하는 의료전달체계가 제대로 작동하지 않기 때문에 중증도가 높지 않은 환자들이 불필요하게 3차 의료기관에 집중되고, 정작 중증질환 환자들이 필요한 진료를 적재적소에 제공받지 못한 결과 의료의 질이 낮아질 수 있다. 또 시설이나 인력과 같은 투입요소에 근거한 관리가 여전히 의료 질 관리의 주된 패러다임이고, 치료의 결과로 환자의 건강이 얼마나 향상되었는가에 대한 결과 중심의 질 관리는 매우 미흡하다.

4) 후진적 경영체계

많은 의료기관(특히 중소 의료기관)은 지속적인 경영 압박과 도산을 경험하고 있다고 호소하고 있다. 반면 일부 의료기관들은 끊임없이 병상과 시설 규모를 확대하고 있어서, 병원산업도 병원 간 경영체계 및 경영자의 차이에 따라 경영성과의 변이가 큰 것으로 파악된다. 전반적으로 우리나라는 아직도 의료공급자 중심의 문화가 의료서비스 산업의 주된 철학이고, 의료전문가 중심의 권위주의적 임상의사결정에 있어서 소비자의 역할이 여전히 미미하다. 소비자 만족의 중요성에 대한 발상의 전환을 통해, 다양한 치료법의 선택에 있어서 일방적이 아닌 쌍방적 의사소통, 소비자 참여와 주도가 필요하다. 이러한 의료서비스 산업 경영의 후진성은 병원산업에 대한 진입장벽의 존재, 그리고 경영전문인이 아닌 의료전문인(의사)에 의한 소유와 경영이 유지되고 있는 우리나라 병원산업의 특성과도 밀접히 관련되어 있다.

5) 비효율적인 의료체계

우리나라의 의료체계는 지극히 분절된(fragmented) 상태의 비효율적인 체계이며 의료기관 간 역할 분담이나 연계가 이루어지지 않고 대신 중복과 과잉 투자가 보편화되어 있다. 대표적인 예로, 일차 진료의사와 전문의 간, 의원과 병원 간, 외래와 입원 간, 일반 병원과 3차 병원 간, 급성기 병원과 장기요양병원 간 기능 분담이 이루어지지 않고 오히려 그들 간에 대형화와 외형 위주의 출혈 경쟁 양상을 보이고 있다. 의원에서도 입원 기능을 가지고 있고 병원에서 외래 진료의 비중이 상당히 큰 상황에서, 의원, 병원, 3차 병원 간 효율적인 역할 분담보다는 환자유치 경쟁이 치열하다. 의료기관 간 전략적 제휴와 네트워크의 활성화를 통해, 규모의 경제 효과와 같은 의료기관 간 합병의 긍정적인 효과를 거두면서 그와 동시에 경영관리에서의 부정적인 효과를 최소화하기 위해 노력하는 외국의 병원산업과는 대조적이다. 또 장기요양 병상의 부족으로 장기 환자들이 저렴한 요양병원이나 요양시설 대신 값비싼 급성기 병원의 병상을 점유하는 비효율적 행태가 만연한 실정이다(이른바, 사회적 입원, social admission).

의료기술의 발달은 사회적 비용을 제대로 고려하지 않은 고가의료장비의 도입, 효과가 불확실한 환자에 대한 사용의 증가 등의 문제를 야기하고 있다. 병원들 간의 (왜곡된) 경쟁은 적절한 고가의료장비의 도입과 적정 의료기술의 사용을 유발하기보다는, 오히려 장비 투자비용을 회수하고, 병원의 수익을 높이기 위한 유인수요(induced demand) 등의 왜곡된 진료 행태를 낳을 가능성이 높고, 이는 결과적으로 의료비용의 상승을 초래하게 될 것이다. 우리나라는 고가 의료장비의 도입에 있어 세계적인 선두를 달리고 있지만 우리의 경제 수준이나 건강 수준이 이를 정당화하는 것은 결코 아니다.

6) 건강보험의 보장성 미흡

전 국민을 커버하는 사회보험체계임에도 불구하고 우리나라 의료보험의 보장성은 취약한 편이다. OECD Health Data 2014의 주요지표에 따르면, 우리나라는 GDP 대비 국민의료비에서 가계 직접부담의 비율이 35.9%로 OECD 평균인 19.0%보다 훨씬 높은 편이었고, 최소비율을 나타낸 네덜란드의 6.0%보다는 약 6배 높은 비율이었다(보건복지부, 2014). 역설적으로, 우리나라 보건의료에 있어 공공재원의 역할은, 의료부문에서 민간부문의 역할이 가장 강하다고 인식되고 또 전 국민을 대상으로 하는 의료부문 공적재원체계를 가지고 있지 않은 미국과 비슷한 수준에 머물고 있는 실정이다. 이러한 저보험료-저급여 구조는 대상 인구의 확대에 초점을 두어왔던 초기 의료보험정책의 역사적 산물로 볼 수 있다. 즉 단기간에 의료보험 대상 인구를 확대하기 위해서는 저 보험료체계가 필요하였고 따라서 급여 역시 제한적인 체계가 유지되어 왔다. 따라서 건강보험이 질병으로 인한 경제적 재난으로부터 국민을 보호하는 제도로 역할하기보다는, 저렴한 가격으로 의료를 이용하는 제도로 이해되는 실정이다. 이제 급여 확충은 건강보험제도의 역할 정립을 위해 반드시 해결해야 할 과제이다.

현재의 건강보험은 보험료를 적게 납부하는 대신, 높은 본인부담금으로 인해 막상 질병이 발생했을 때에는 비용 지출이 과다하게 되어, 위험분산이라는 보험의 기능을 제대로 수행하지 못하고 있다. 특히 건강 수준이 낮아서 많은 의료이용을 필요로 하는 계층이나 경제적 취약 계층은 과도한 본인부담금으로 인한 경제적 부담이 더욱 크다. 건강보험이 전 국민을 커버함에도 불구하고 의료이용 시 환자가 부담하는 비용이 큰 현실은 우리나라 의료제도와 의료보험에 대한 소비자의 불만을 야기하는 요인 중 하나이다.

흔히 의료보험의 수가 규제가 의료서비스 산업의 발전을 저해한다는 의견도 있으나, 환자가 병원을 방문 시 본인부담이 36%에 이른다는 사실에서 볼 수 있듯이, 실제로는 수가 규제를 받지 않은 민간의료시장이 상당히 크다는 것을 알 수 있다. 외국도 의료시장에 있어서 의료공급자의 가격을 규제하지 않는 경우는 거의 없으므로 수가 규제가 우리나라 의료산업의 후진성을 야기한다고 보기는 어렵다(권순만, 1999). 민간의료보험의 경우 현재 진입규제가 있는 것이 아니고 단지 사업의 불확실성 때문에 민간의료보험자들이 진입하지 않고 있다.

5. 의료서비스 산업의 경쟁력 강화 방안

1) 질 향상과 소비자 만족 제고

의료서비스의 질 향상을 위해서는 소비자 만족도를 의료산업의 가장 중요한 가치로 받아들이고 의료기관 차원에서 전사적 의료의 질 관리(Total Quality Management, TQM)나 지속적인 의료의 질 관리(Continuous Quality Improvement, CQI)와 같은 효과적인 질 관리 노력을 경주하여야 할 것이다. 또 의과대학의 교육체계와 의료인력의 수련과정에서 의학지식의 효과적 확산과 관리뿐 아니라 소비자 중심적 사고의 중요성이 제고되어야 할 것이다. 환자의 치료 결과를 극대화할 수 있도록 객관적인 최신 의학지식과 근거들에 기반하여 의사의 임상의사결정이 이루어져야 할 것이다(이른바 근거중심의학, evidence-based medicine).

나아가 의료기관들이 질 관리 노력을 기울일 수 있도록 의료기관 평가제도를 효과적으로 운영해야 한다. 의료서비스 질 평가와 '수가 차등화'와 같은 평가 결과에 따른 인센티브 시스템의 도입으로 의료기관의 질 향상 노력을 촉진해야 할 것이다. 동시에 과잉진료나 부당청구 행위를 억제할 수 있는 제도도 마련되어야 할 것이다. 이러한 제도를 통해 의료기관에 의료의 질 향상을 위한 방향을 제시함과 동시에, 소비자에게 정보를 제공하여 의료기관을 합리적으로 선택할 수 있도록 하여 의료서비스 시장에서의 경쟁 역시 촉발할 수 있다. 단, 평가도구의 신뢰도를 높이고, 투입(시설, 인력)과 과정 중심보다는 결과(outcome, 즉 환자 건강 상태의 증진) 중심의 평가가 활성화되어야 하며, 이를 위해 환자 중증도를 정확하게 보정할 수 있어야 한다. 만일 환자 중증도를 제대로 보정하지 못하고 치료의 결과만을 측정한다면, 의료기관은 중증도가 높은 환자를 기피할 수 있다.

2) 시장의 활성화를 위한 정보 제공

빠르게 변화하는 의료기술의 효과에 대해 의료공급자가 정확한 정보를 의료소비자에게 전달하는 것은 의료기술을 효과적으로 이용하는 데 중요하다. 따라서 제반 의료서비스, 의료기술, 의약품 등의 효과성, 안전성, 경제성에 대한 연구를 활성화하고, 이러한 정보를 기준으로 합리적인 의료제공에 대한 임상가이드라인(practice guideline)을 만들어 공급자와 소비자에게 제공해야 한다. 나아가 의료공급자가 그러한 임상가이드라인을 따르도록 경제적 유인을 제공할 필요가 있다.

소비자 무지에 의한 정보/지식의 실패는 보건의료 부문에 있어 시장(경쟁)의 실패를 야기하는 가장 중요한 요소이다. 따라서 소비자에게 필요한 정보를 제공하는 것은 소비자가 의료공급자를 선택하는 데 있어 합리적인 의사결정을 하는 데 도움이 된다. 이는 의료서비스 산업에서의 시장 기능을 활성화하고 효율성을 높이는 효과적인 방법이다. 이를 위해 의료부문에서 광고의 규제도 완화해야 한다. 광고에 의해 소비자 무지가 악용될 가능성도 있으나 과대광고와 허위광고를 지속적으로 모니터한다면 광고가 가지는 정보 제공의 순기능을 높일 수 있다.

3) 효율적 경영체계 확립과 정보기술의 활용

지금까지 우리나라 병원은 소규모 개인병원에서 시작해 조금씩 규모를 확장해온 병원이 많다. 이러한 병원들은 내부 경영에 있어 설립자이자 원장인 의사가 주도적인 역할을 하는 경우가 대부분이어서, 본격적인 기업으로서 병원의 경영 활동은 상당히 낙후되어 있다. 의료서비스 산업의 경영효율성을 제고하기 위해서는 경영의 투명성 확보, 경영 전문인의 역할 증대, 회계기준의 적용 등이 필요하다.

의료산업의 경영체계를 효율화하기 위해서는 정보기술의 발전을 효과적으로 활용하여 의료의 질 관리체계의 향상, 경영 혁신과 소비자 만족을 가져올 수 있을 것이다. 예를 들어 단순히 환자의 진료기록을 저장하고 검색하는 수준을 넘어 의학인공지능체계와 데이터 마이닝 기법을 이용한 지능형 임상정보체계를 활용함으로써 IT를 기반으로 한 의료의 질 관리가 가능하게 될 것이다(예: E-Critical Pathway). 또 잘못된 약물용법 처방이나 약물 간 상호작용에 의한 부작용을 예방하여 의료과실을 줄이고, 의사들의 의료제공 행태를 비교 · 분석하여 진료 행위를 표준화할 수 있을 것이다. 환자 진료 이외의 지원체계에 있어서, 실시간의 환자 이동 및 수익관리 상황의 파악, 의료기기의 이용률과 병상 가동률 등 운영관리 목적의 데이터들을 실시간으로 수집, 파악, 조치할 수 있는 시스템을 구축할 수 있을 것이다.

궁극적으로는 기존의 의료공급자 중심 의료기록으로부터 탈피하여 환자중심의 의료기록 시스템이 필요하다. 여러 의료기관에 분산되어 있는 환자의 진료 및 건강에 대한 정보를 환자를 중심으로 통합하여 관리하는 데 있어서 보험자가 중요한 역할을 수행할 수 있다. 즉 환자 일생에 걸친 임상기록을 통합된 시스템으로 구축하는 전자건강기록(electric health record)을 구축하여 관리하는 것인데 이를 위해서는 자료의 입력과 저장하는 데 표준화가 필요하다. 물론 개인의 프라이버시의 보호와 정보 보안이라는 난제를 해결해야 하지만, 전자건강기록의 구축은 환자의 의료이용을 모니터함으로써 과다 의료이용과 과다 의료제공에 따른 비효율성을 줄이는 데도 기여할 수 있을 것이다.

4) 산업구조 합리화

분절되어 비효율적인 현재의 의료체계를 개선하기 위해서는 의료서비스 산업구조의 합리화가 필요하다. 우선 의료기관의 시설/인력 기준에 대한 규제 완화를 통해 다양한 형태와 기능의 병원이 설립될 수 있도록 하여야 한다. 예를 들어 특정 진료 부문에 특성화하여 경쟁우위를 가질 수 있는 전문 병원제, 그리고 개원의가 병원의 시설과 장비를 사용할 수 있는 개방 병원제와 같은 형태의 의료기관을 도입할 수 있겠다. 개방형 병원 체계를 통해 의원과 병원이 상호 보완적인 관계를 맺고 시설과 장비를 공유할 수 있다면 낭비적 경쟁이 줄어들 수 있다. 또 인구고령화 추세에 비해 그 공급이 매우 부족한 실정인 장기요양병원과 노인요양 시설의 확충이 시급하므로 민간부문의 투자 확대를 위한 정책적 수단을 강구해야 한다.

나아가 전략적 제휴(strategic alliance)의 형태인 의료기관 네트워크화를 통해 외래, 입원, 재활, 요양에 이르는 통합적 의료체계(integrated delivery system)를 활성화하고 환자가 적재적소에서 치료를 받음으로써 건강의 극대화와 비용의 절감을 추구할 수 있을 것이다. 예를 들어 1차, 2차, 3차 의료기관 간 자발적인 환자 후송과 회송체계를 확립하고 의료장비의 과잉 투자를 막기 위해 고가 의료 장비를 공동으로 이용할 수도 있을 것이다. 이러한 통합적 의료체계에 있어서 앞서 언급한 정보기술은 신경망의 역할을 할 것이다. 이러한 전략적 제휴가 활성화된다면 개별 병원 간의 경쟁이 아닌 병원을 중심으로 한 병원의료체계(health care system) 간의 경쟁으로 의료시장에서의 경쟁 양상이 변화할 수 있다.

미국의 경우 관리의료(managed care)라는 민간의료보험이 자체의 의료체계를 구성하면서 의료기관 간 네트워크가 증가된 측면도 있고, 한편으로는 민간의료보험이 강력한 시장지배력을 이용하여 공급자들을 압박함에 따라 의료공급자들이 보험자에 대해 교섭력을 강화시키는 수단으로서 병원 간 네트워크가 활성화된 측면도 있었다. 의료기관 간 협력과 네트워크가 활성화되기 위해서는 의료수가의 책정, 수입의 배분, 의료과실이 발생했을 때의 책임 문제 등에 대한 제도적 개선이 필요할 것이다.

5) 연관 산업과 동반관계

의료는 일반 제조물과는 달리 특수한 몇 가지 분야를 제외하면 환자의 국제적 이동이 많지는 않으나, 연구중심의 대학병원이나 선도적 의료기관은 국내 바이오산업이나 제약산업과의 동반관계를 통해 관련 산업에 막대한 부가가치를 창출할 수 있다. 따라서 이러한 연구중심 대학병원과 선도적 의료기관에 대해서는 병원의 수입을 위해 환자 진료에 의존할 필요가 없도록 정부의 재정 지원이 필요하다.

즉 보건산업 진흥과 의료기술 개발을 위해서는 정부의 의료서비스 산업정책에 있어서 선택과 집중이 절대적으로 중요하다. 선도적 의료기관과 일반 의료기관에 대해 차별화된 정책수단을 시행하고, 제약/바이오산업과 선도적 의료기관 간 협력 증대를 위한 제반 제도적 · 재정적 지원이 필요하다.

6) 의료보장의 내실화

의료서비스 산업에 경쟁과 시장 기전의 역할을 증대할수록 사회적 약자에 대한 안전망 구축과 건강보험제도의 내실화가 필요하다. 건강보험의 보장성을 강화하기 위해서는 보험료의 인상을 통해 급여를 확대하여 위험분산의 효율성과 의료비 부담의 형평성을 제고해야 한다. 가입자 입장에서는 보험료를 많이 내는 대신, 급여의 확대로 인하여, 아플 때 지불하는 비용은 오히려 감소하게 되고 따라서 의료 분야에 대해 총 지불하는 금액의 기대액(expected expenditure)은 크게 증가하지 않을 것이고, 과다한 의료비의 위험으로부터 보호받을 수 있다.

원래 보험은 재난적 성격(catastrophic)의 비용 지출에 대한 보장을 목표로 하지만 우리나라의 건강보험 급여는 중증의 질환 또는 고액진료비에 대한 급여가 경증의 질환에 대한 급여에 비해 높지 않은 왜곡된 구조를 가지고 있다. 따라서 고비용이 요구되는 질병의 치료에 대한 보장을 높이고, 대신 비용지출이 높지 않은 경미한 질환에 대한 보장은 낮추는 급여구조의 개편이 바람직하다. 다만 저비용-경미한 질병이라도 의료이용이 많아 의료비 지출의 경제적 부담이 큰 계층을 위해서는 의료비(총액)본인부담금 상한제를 이용하여 상한선 이상의 지출에 대해서는 사후적으로 보상해주는 정책을 통해, 급여구조의 개편이 형평성을 악화할 수 있는 가능성에 대비할 필요가 있다.

7) 진료비지불제도의 개편

현행의 행위별 수가제는 의료공급자에게 효율성 제고의 경제적 유인을 주지 못한다. 행위별 수가제는 청구 심사 절차의 복잡성으로 인한 비효율성이라는 단점 외에도 의료기관으로 하여금 수가 규제의 압박을 피하기 위해 오히려 사회적 효율을 감소시키는 행태를 보이도록 유도할 수 있다. 즉 가격이 규제될 때 소득을 증가시키기 위해 불필요한 의료를 제공하거나(예: 불필요한 검사의 증가, 외래 방문 횟수의 증가), 수가 규제의 영향을 회피하기 위해서 급여의 대상이 아닌 비급여 의료서비스를 더 많이 제공하는 행태가 일반적이다.

행위별 수가제가 가지고 있는 많은 비효율성을 극복하기 위해서는 진단명(Diagnosis Related Groups, DRGs) 기준-선지불제(Prospective Payment System) 혹은 포괄수가제의 도입이 필요하다. 이는 입원환자의 치료에 소요된 실제 비용과 관계없이 진단명별로 병원이 보험자로부터 받을 수 있는 진료비가 미리 결정되어 있어서 병원에게 강력한 비용 절감의 유인을 주는 것이다. 포괄수가제도는 미국의 노인을 위한 공적의료보장제도인 Medicare에서 1980년대에 도입되어 의료비 절감과 의료산업의 경쟁력 강화에 긍정적인 영향을 미쳤고, 현재 전 세계적으로 도입이 확산되고 있다(권순만, 1998). 우리나라에서 포괄수가제는 수년간에 걸친 시범사업을 통해 의료비용을 절감하고 의료제공 과정의 효율성을 높일 수 있는 가능성을 보이고 있으나, 의료공급자들의 반대에 부딪쳐 전국적 확대 정책이 여전히 표류하고 있다.

진료비지불제도는 의료서비스 산업에서 경쟁의 효과에도 영향을 미친다. 행위별 수가제에서는 의료기관에서 환자를 치료하는 데 소요된 비용을 보험자가 사후적으로 보상해주므로 병원이 비용절감에 대한 경제적 유인이 없다. 따라서 병원들이 주로 고가의료장비와 첨단치료기법을 도입하는 방법으로 비용 절감보다는 외형 위주의 경쟁을 함으로써 병원 간 경쟁이 오히려 사회적 비용을 증가시키는 비효율을 야기한다. 그러나 포괄수가제에서는, 병원 간 경쟁이 증가할수록 병원들이 비용 절감의 강한 압력을 받게 되어 사회적 효율의 증대로 귀결될 것이다(박하영 · 권순만 · 정영호, 2008).

6. 맺는말

의료서비스 제공 체계를 산업적 관점에서 보는 것은 보건의료 분야의 전통적인 시각에 있어 큰 변화를 의미하는 것이다. 전통적인 시각은 소비자보다는 의료전문가(공급자) 중심의 관점을 반영하는 것이나, 이제는 제약, 의료기기, 생명공학 분야와 함께 의료산업을 구성하는 중요한 영역인 동시에 여타 의료관련 산업에서 생산된 제품이나 기술이 소비되는 과정에 있어 가치사슬(value chain)과 연관되어 의료서비스 산업을 이해할 필요도 있다.

하지만 모든 유형의 의료서비스를 산업적 관점에서 보는 시각 역시 한계가 있다. 즉 의료서비스 산업은 의료기술과 바이오산업 등의 혁신과 밀접한 관계를 가지는 선도적/연구중심의 의료기관과 그러한 부가가치의 창출과 큰 관련이 있지 않는 의원과 (중소)병원과 같은 대다수 의료기관으로 구성된다. 따라서 두 유형의 의료서비스 기관에 대해 차별화된 정책 수단을 사용하는 것이 효과적이다.

나아가 이러한 패러다임의 변화는 우리나라 의료서비스 산업에 관한 정책과 법, 제도의 근본적인 변화를 통해 이루어지는 것이 효과적이며, 의료허브 또는 의료관광의 관점으로 보는 것은 그 장기적인 효과가 여전히 불확실한 것이 사실이다. 향후 기존의 우리나라의 보건의료의 상황을 철저하게 점검하고 정책의 우선순위를 두어 정책현안을 해결해 나가는 것이 바람직한 정책 방향이다. 특히 의료서비스가 가지고 있는 공익적 특성을 충분히 고려하여 의료산업의 혁신과 건강보험 재정건전화 및 보장성 강화 등을 동시에 추구함으로써 적절한 비용으로 국민의 건강을 증진하는 비용-효과적인 보건의료체계를 구축해야 할 것이다.

참고문헌

국민건강보험공단 · 건강보험심사평가원(2013), 『2013 건강보험통계연보』.

권순만(1998), 「미국의 병원 정책」, 『병원경영학회지』 3(1), 239-260.

권순만(1999), 「의료산업과 가격구제: 효과와 개혁방안」, 『한국정책학회보』 8(2), 255-271.

권순만(2004), 「공공의료제공체계의 현황과 정책과제」, 『정부학연구』 10(2), 8-32.

권순만(2006), 「인구고령화와 의료비 지출 및 장기요양제도 도입의 정책 과제」, 『사회보장연구』 22(2), 1-22.

박하영 · 권순만 · 정영호(2008), 「병원 시장의 경쟁 특성과 병원 행태」, 『보건행정학회지』 18(1), 1-20.

보건복지부(2014), 『OECD Health Data, 2014』.

안선주 · 권순만(2005), 「의료기관의 정보 보안 수준 측정을 위한 평가 모형 개발」, 『병원경영학회지』 10(4), 98-112.

이경희 · 권순만(2003), 「지방공사 의료원의 경영성과에 영향을 미치는 요인 연구」, 『보건행정학회지』 13(2), 101-124.

이진석(2005), 「의료서비스 산업화론의 문제점과 대응방안」, 『건강보험포럼』, 2005(봄).

통계청(각년도), 『1999, 2001, 2013 전국 사업체 기초통계조사』.

OECD(2011), OECD Health Data.

제19장

보건정책결정

1. 보건정책의 의의

보건정책은 건강의 향상을 위한 정부의 정책을 의미한다. 건강은 인간이 가진 기본적인 욕구로서 다른 욕구(예, 경제적 욕구, 정치적 욕구 등)를 충족할 수 있는 전제조건이 되므로, 시장에서의 경쟁 역시 경쟁에 참가하는 개인들의 건강이 전제될 때 공정한 보상이라는 조건을 충족할 수 있다.

정책이란 사회적 가치를 배분하는 제반 의사결정과 행위들로 구성되어 있다. 또 정부의 정책은 정부에 의한 사회적 가치의 배분을 의미하므로 권위와 강제성을 가질 수 있다. 정부의 정책은 제반 정치, 경제, 사회적 환경과 제도, 권력과 이해관계, 그리고 나아가 정책결정자의 가치, 능력, 의사결정 방식 등에 영향을 받는다. 그리고 정책은 과정으로서, 정부의 개입을 필요로 하는 정책문제가 무엇인지 결정되면(정책의제의 채택, agenda setting), 정책문제를 해결하기 위한 정책 수단을 선택하고 자원배분의 방법을 모색하며(정책형성, policy formulation), 정책을 집행하고(policy implementation), 이를 평가하게 된다(policy evaluation) (Walt, 1994).

정부정책에 대해서는 학문 분야에 따라 다양한 접근이 가능하다. 정부정책의 결정과 실행은, 사회적 문제를 해결하기 위한 다양한 방법에 대한 사유 및 분석과 함께 다양한 이해집단들의 이해를 조정하는 것이 필수적이다. 사회적 문제의 분석, 정책 대안의 모색, 최적 정책 수단의 평가와 선택 등에 있어서는 예를 들어 합리적 분석과 경제학적 접근이 매우 유용할 수 있다. 하지만 정부의 정책은 필연적으로 이해 당사자들의 이해 득실과 관련되므로 다양한 이해관련집단의 이해의 조정을 위한 협상이 중요할 수 있으며, 이러한 이해의 파악과 조정과정에 있어서는 예를 들어 정치학적 관점이 매우 유용할 수 있다(Reich, 1995).

정부정책은 반드시 사회의 여러 이해집단 간에 자원과 이익의 재분배를 초래한다. 정책의 결과, 이익을 얻는 집단과 손실을 보는 집단이 존재하게 되며, 즉 정부정책은 어떤 그룹이 얼마만큼을 얻거나 혹은 잃을 것인가를 결정한다. 만일 정책이 시행될 경우 강력한 이익집단이 손실을 볼 것이 너무도 분명하다면 그 집단의 반대로 그러한 정책은 시행되기 어려울 것이다. 또한 정부정책이 지나치게 특정 이익집단에게 이익이 된다면 그러한 정책은 정당성을 얻기 어려울 것이다. 따라서 정책에 있어서는 정치적 연합, 이해집단을 잘 관리할 수 있는 정치통솔력, 혹은 정책에 의해 손실을 보는 집단에 대한 보상 등이 전략적으로 중요할 것이다.

2. 보건정책이론

보건정책이론을 다양하게 분류할 수 있으나 여기에서는 사회중심의 거시적 이론(정치학과 정치경제학적 관점), 정책결정 과정 중심의 미시적 이론, 그리고 경제학적 관점의 시장실패이론으로 편의상 나누어 고찰하고자 한다. 이들 이론은 상반된 견해라기보다는, 정부정책의 어떤 측면에 주로 초점을 맞추고 있느냐에 따라 차이가 있다고 볼 수 있다.

1) 사회중심이론(거시이론, 권력 모형, Power): 정치학, 정치경제학적 관점

거시적 정책이론에서는 정책 결정에 누가 가장 큰 영향을 미치는가에 관심을 둔다.

(1) 계급이론

계급이론(Marxist approach)은 자본주의 사회의 지배적인 계층(생산수단의 소유자, 자본가) 혹은 그들의 연합이 정부의 정책을 좌우한다는 관점이다(Bambra et al., 2003). 따라서 국가의 역할은 매우 소극적이며 단지 지배계층의 이익에 봉사하고 그들의 이익을 실현하기 위한 수단일 뿐이다. 하지만 수정된 형태의 계급이론은, 자본주의 사회의 장기적 이익을 위해서는 국가가 때로는 지배계층의 이해와 반하는 정책을 택하기도 하고 혹은 지배계층 간의 이해 상충이 있을 때 그들의 이익과 합치되지 않는 정책이 채택될 수도 있음을 제시하기도 한다.

계급이론에 있어서는 보건의료체계 역시 자본주의 생산 양식의 한 부분으로 인식된다.

보건의료 서비스에 있어서 국가의 개입은 건강한 노동력 확보와 사회적 불안의 감소 및 예방을 위한 수단으로 지배계층이 요구하기도 한다. 또는 권력 자원(power resource)이론에 의하면 보건의료정책 혹은 복지정책은 노동자계층 투쟁의 산물로 인식된다. 여기에 따르면 사회계층(social class) 간의 권력의 균형이 복지정책과 분배제도를 결정하는데 이는 의회민주주의라는 매개체를 통해 구체적인 정책으로 나타난다. 따라서 노동자계층의 정치적 세력화(power mobilization)와 이를 정치적으로 반영하는 데 용이한 좌파적 이념을 가진 정당(예: 노동당, 사회민주당 등), 의회 구성, 권력 연합 등의 역할이 중요하다. 나아가 노동자의 정치적 영향력이 복지제도에 영향을 미침과 동시에, 복지제도는 노동자의 권리와 경제력을 향상하므로 사회복지제도는 노동자의 정치적 영향력과 단결을 위한 조건이 되기도 한다.

계급이론적 관점에 따르면, 국가의 재정위기는 국가의 개입을 감소시켜 노동자계층에게 불리한 방향으로 보건복지정책이 개편될 가능성이 있다. 예를 들어 정신질환자나 노년층과 같이 생산성이 낮은 집단에 대한 의료서비스 제공의 비형평성이 문제가 될 수도 있고, 건강 수준에 있어서 사회계층 간 비형평성에 있어서 경제적 요소나 계층이 중요함을 강조하고 있다. 따라서 계급이론은 보건의료정책에 있어 거시적인 경제, 정치적 요소들의 중요성을 제시하는 강점이 있다. 대신 정책 결정 과정 등의 미시적 분석에는 한계가 있고, 또 현대 사회에 있어서 자본가-노동자의 구분보다 훨씬 다양화되는 계층들이 정부정책에 어떤 영향을 미치는가를 설명하는 데에는 한계를 보일 것이다.

(2) 다원주의

다원주의(Pluralism)이론은 다양한 이해관계 집단 간의 갈등, 협상, 조정, 연합 등에 의해 정책이 결정된다는 것이다(Kingdon, 2002). 이 이론에 의하면 자원이 다양한 집단에 광범위하게 분포되어 있어서 특정 집단이 보건의료정책을 좌우하지는 않는다. 이는 경제학의 완전경쟁시장 모형과 유사한 점이 있는데, 다양한 이해관계 집단의 경쟁에 의해 정부정책에 효율적인 결과가 도출될 수 있다는 관점을 다원주의이론이 내포하고 있기 때문이다. 이때 국가의 역할은 소극적이며, 이해집단 간 이해의 조정자로서 중립적 위치를 지키며 특정 집단을 선호하거나 차별하지 않는 것이다. 이러한 상황에서는 이해관계 집단의 구성과 그들이 가진 자원, 선호 등이 정부정책에 중요한 영향을 미칠 것이다.

다원주의이론의 강점은 구체적인 정책 사안에 있어서 개인, 집단이 정책 과정에 미치는 다양한 영향에 대한 미시적인 분석이 가능하다는 것이다. 즉 정책의 특성에 따라 그리고 이해관계 집단의 역할에 따라 다양한 정책 결과가 가능할 수 있음을 보여줄 수 있다. 하지만 다원주의이론은 보건의료에 있어서 공급자 집단이 소비자 집단에 대해 필연적으로 가지는 우월한 영향력을 설명하기 어려운 단점이 있다.

(3) 구조주의적 접근

구조주의적 접근(structural approach)에서 구조적 이해(structural interest)는 보건의료 서비스가 어떻게 조직화되느냐에 따라 영향을 받는 것으로 정의된다(Ham, 1999). 가장 강력한 이해집단은 의료공급자(dominant interest)로서 그들의 이해는 기존의 경제, 정치, 사회적 제도에 의해 지원을 받는다. 그와 반대로 소비자의 이해는 보건의료정책에 제대로 반영되지 못하는 경우가 많다(repressed interest). 정책결정자나 기업은 주도적인 이해집단의 영향력에 대해 경우에 따라 도전이나 제어를 할 수도 있다(challenging interest).

구조주의적 접근의 분석 단위는 계급이론과 다원주의이론의 중간 정도이며 보건의료 부문의 현실을 반영하는 관점으로 볼 수 있다. 즉 사회계층(계급)에 의해서만 보건의료정책을 설명하는 것은 한계가 있고, 또 정책에 따라 이해집단의 영향력이 바뀐다는 다원주의이론 역시 의료공급자의 영향력이 막중한 보건의료 부문을 제대로 설명하는 데에는 한계가 있기 때문이다.

구조주의적 접근에 의하면 보건의료정책에 미치는 영향력에 특정집단(의료공급자)이 지속적인 우위를 점하게 된다. 의료공급자들은 보건의료에 대한 지식의 우위뿐 아니라, 건강의 개념을 생의학적(bio-medical) 모형으로 해석하여, 의료를 건강에 영향을 미치는 가장 중요한 요인으로 환자에게 인식시킴으로써 전문가로서의 자율성(professional autonomy)을 유지하고, 나아가 보건의료정책 과정에 지속적으로 개입하여 영향을 미치는 것을 정당화한다. 이러한 의료공급자들의 강력한 영향력은 보건의료정책에 있어서 광범위하고 획기적인 변화보다는 점증적 변화를 더 가능하게 하는 경향이 있다.

2) 국가중심이론(미시이론, 과정 모형, Process): 정책학, 행정학적 관점

앞서 살펴본 거시적 관점의 사회중심이론에서는, 보건정책에서 국가의 역할보다는 여타 핵심적인 이해당사자의 역할에 더 초점을 맞추고 있다. 반면 국가중심의 미시적 이론에서는 행정학적/관리적 관점에서 정책 과정과 제반 관리적 기전의 역할에 더 초점을 맞춘다(Walt, 1994).

(1) 합리모형

합리적 모형(Rational Model)은 정책이 목표를 잘 설정하고, 설정된 정책 목표를 달성하기 위한 제반 정책 수단이 가지는 비용과 편익을 분석하며 이를 통해 순편익(편익과 비용의 차이)이 가장 큰 정책 수단이 선택되는 합리적 과정을 상정한다. 따라서 정책결정자는 지식과 정보를 충분히 가지고 있어서 정책의 목적, 정책 수단, 그에 따른 비용과 편익을 정확하게 파악하고 있다고 가정된다. 이러한 합리적 모형에 의하면 정책은 포괄적이고 객관적이며 합리적인 방법으로 형성되고 집행될 것이다.

하지만 합리적 모형의 가정과는 달리 현실적으로는 정책 문제의 인식, 해결 방법의 모색 등에 있어서 정책결정자의 역량이 한계를 가질 수 있다. 즉 정책결정자는 불완전한 지식, 정보와 시간의 제약하에서 의사결정을 하는 경우가 많을 것이다. 나아가 정책결정자의 의사결정은 자신이 가진 가치체계에 의해 영향을 받을 것이고, 이러한 가치체계는 정책문제의 인식에서부터 영향을 미칠 것이다. 나아가 정부정책은 제도와 정책이 가지고 있는 역사성(경로의존성, path dependence)에 의해서도 제한을 받을 것이다.

(2) 점증모형

합리적 모형이 가정하는 것과 같은 정책결정자의 합리적인 의사결정이 현실적으로는 불가능할 때가 많다. 정책 과정은 많은 경우 정치적 과정을 거쳐야 하고 객관적인 의사결정이 어려운 경우가 많다. 따라서 점증모형(Incremental Model)은 좀더 현실적인 모형으로서 이해당사자 간의 상호 조정과 협상의 중요성을 강조하고, 정책을 통한 대폭의 변화보다는 점증적인 변화에 초점을 맞춘다. 정책 문제의 인식에서부터 정책 수단의 모색과 채택 그리고 정책의 집행에 이르기까지 합리적인 과정에 의해서라기보다는 현실의 다양한 제약 조건하에서 점증적인 변화를 추구할 수밖에 없다는 점을 강조한다.

하지만 이러한 점증모형의 한계로는, 기존의 체제 유지적인 성격이 강하여 획기적인 변화를 설명하는 것이 불가능하다는 점을 들 수 있다. 또 정책을 설명할 수 있는 객관적인 기준이 결여될 수 있다는 점, 정책이 협상에 의해 좌우됨으로써 방향성 없이 표류할 가능성이 있는 점 등을 들 수 있다.

(3) 혼합모형

혼합모형(Mixed Scanning)은 인간의 제한적 합리성(bounded rationality)에 기초하여, 합리모형과 점증모형을 절충함으로써, 합리적인 모형은 현실적으로 실현이 어렵지만 점증적인 모형 역시 비효율적이라고 상정한다. 따라서 그 대안으로서 근본적인 방향의 설정은 합리적 과정에 의해 이루어지지만, 합리적으로 설정된 방향을 향해 이동하는 것은 점증적인 과정을 통해 이루어진다고 설정한다.

3) 시장실패의 교정과 형평성 제고: 경제학적 관점

경제학적 관점에서 볼 때 정부는 일반적으로 효율성(efficiency)과 형평성(equity)을 제고하기 위하여 공공정책을 실행한다(Poterba, 1996; Rice, 1997).

(1) 효율성

시장의 실패(market failure)로 특징지어지는 민간부문의 불완전성(실패)에 의해 비효율이 야기되는 경우 정부가 개입하는데, 이는 크게 1) 시장에서 경쟁의 실패, 2) 공공재(public good), 3) 외부효과(externality), 4) 정보의 실패(information failure), 5) 의료보험에 의한 시장 실패로 구별된다. 효율성이란 한계사회편익(marginal social benefit)과 한계사회비용(marginal social cost)이 일치하는 수준에서 생산과 소비가 이루어짐으로써 사회적 자원이 가장 효율적으로 배분됨을 의미하며, 한계사회편익이 한계사회비용보다 큰[작은] 경우 과소[과다] 생산과 소비에 의한 비효율, 즉 사회적 후생의 손실(welfare loss 혹은 deadweight loss)이 발생한다.[1]

① 경쟁의 실패

경쟁의 실패는 시장에서 소수 공급자에게 시장점유율이 집중되어 가격이 상승하고 이에 따라 생산과 소비가 감소함에 따른 사회후생의 손실을 의미한다. 기술과 혁신에 의한 시장점유율의 증가는 문제가 되지 않으나 공급자가 의도적으로 독점하는 경우는(예를 들어 인위적 진입장벽) 독점금지법이나 불공정거래행위의 규제에 의해 제한을 받을 것이다. 전기, 가스, 수도 등과 같

1 따라서 이러한 효율성을 배분적 효율(allocative efficiency) 혹은 파레토 효율(Pareto efficiency)로 정의한다.

은 공익산업(public utility)에서 흔히 볼 수 있는 규모의 경제에 의한 자연독점(natural monopoly)의 경우에는 생산효율성을 위해 정부가 해당 기업에게 시장에서의 독점적 공급을 용인하는 대신에 독점기업의 가격과 생산량을 규제하는 방법을 사용하고 있다.

면허라는 진입장벽을 가진 의료인력에 많이 의존하는 보건의료 역시 경쟁 제한이 필연적이다. 물론 보건산업이 자연독점이라고 볼 수는 없으나 면허제도라는 진입장벽에 의한 경쟁의 실패라는 관점에서 볼 때 정부 개입이 어느 정도 근거를 가진다고 볼 수 있다. 즉 정부는 의료분야에 법률적 진입장벽을 도입하고 이에 따른 시장지배력의 남용을 억제하기 위해 의료공급자의 행태를 규제하는 것이다. 결과적으로 의료산업이 자연독점은 아니지만, 이 분야의 정부규제는 자연독점산업의 규제와 비슷한 외형적인 형태를 띠게 되었다. 하지만 독점기업의 적정수익률을 결정함으로써 가격을 규제하는 (이른바 rate of return regulation) 자연독점산업과는 달리, 의료시장에는 훨씬 더 많은 수의 공급자가 존재하는 현실을 고려하면 보건의료 분야의 가격규제와 같은 정부규제가 일반적인 자연독점산업의 규제보다 훨씬 더 복잡하리라는 것을 쉽게 예상할 수 있다.

② 공공재

공공재는 배제불가능성(nonexclusion, 수혜자를 재화의 혜택으로부터 배제할 수 없음)과 소비에서의 비경합성(nonrivalry in consumption, 수혜자가 추가됨에 따른 한계비용이 0)이 존재하는 재화이다. 이 경우 소비의 한계비용이 '0(zero)'이므로 가격 부과가 비효율적이다. 또한 가격을 지불하지 않은 소비자를 배제할 수 없으므로 수혜자들의 무임승차 경향에 의해 민간부문에서는 공공재가 과소공급되거나 아예 공급되지 않으므로 공공부문이 공공재의 제공을 위해 강제로 재원을 조달하게 된다. 공중보건사업, 의료 분야의 연구개발은 공공재이기 때문에 정부의 역할이 필수적이라 할 것이다. 하지만 일반적인 의료서비스는 수혜자를 배제할 수 있고 소비에서의 경합성이 존재하는 사유재이므로 정부의 역할은 다른 각도에서 이해되어야 한다.

③ 외부효과

경제주체의 의사결정의 편익이나 비용이 제삼자에게까지 미칠 때 그리고 그 의사결정자가 본인의 행위에 의해 타인이 누리는 편익이나 부담하는 비용을 고려하지 않을 때 외부효과가 발생한다. 사회적 한계비용[사회적 한계편익]이 개인적 한계비용[개인적 한계편익]보다 커서 과다 생산이나 소비[과소 생산이나 소비]가 발생하여 사회적 후생의 손실이 있을 때, 부의 외부효과(negative externality)[정의 외부효과(positive externality)]라고 한다. 건강과 관련된 외부효과로는 예방접종(정의 외부효과)을 들 수 있으며, 공해나 환경오염은 대표적인 부의 외부효과로서 환경규제정책의 이론적 근거를 제공한다.

의료서비스와 직접 관련된 외부효과로는 소비에 있어서의 외부효과를 들 수 있다. 개인의 효용이 본인의 소비 수준뿐 아니라 타인의 소비 수준에 의해서도 영향을 받는다면, 그 개인은 경제적으로 빈곤한 이웃의 소비(예를 들어 의료이용)가 증가할 때 본인의 효용도 증가하므로 빈곤한 이웃의 의료이용이 정의 외부효과를 가지는 것이다. 사람들이 이러한 형태의 효용함수를 가진다면 저소득계층의 의료이용을 보조하기 위해 도움을 줄 용의가 있을 것이고, 이것은 소득 수준에 따라 차별화된 보험료를 지불하는 사회보험의 이론적 토대를 제공한다.

④ 정보의 실패

소비자가 소비에 따른 한계편익이나 한계비용을 제대로 평가할 수 없을 때 과다 소비 혹은 과소 소비의 문제가 발생한다. 소비자가 소비에 있어서의 한계편익을 과대평가(예, 효능의 과대평가)하거나 한계비용을 과소평가(예, 부작용의 과소평가)하는 경우 과다 소비에 의한 사회후생의 손실이 발생하며, 반대로 한계편익을 과소평가하거나 한계비용을 과대평가하는 경우에는 과소 소비에 의한 후생의 손실이 야기된다. 소비자 무지는 나아가 소비자가 비용-효과적인 공급자를 선택할 수 있는 능력을 제한함으로써 시장에서의 경쟁이 제한될 수밖에 없는 결과를 야기한다. 이러한 정보의 실패를 보완하기 위하여 정부는 흔히 제품의 표준화, 성분 표시의 의무화, 과대광고와 허위광고의 규제 등을 시행하고 있다. 또한 정보의 실패는 소비자안전규제정책(제조물책임)과 근로자의 작업장안전규제정책의 이론적 근거를 제공한다.

의료서비스의 경우에는 소비자 무지가 더욱 심각하다. 의료인력의 면허라는 진입장벽도 소비자 무지와 정보의 부족으로부터 소비자를 보호하기 위해 최저수준의 자격요건을 갖춘 인력에 면허를 부여함으로써 간접적으로 의료서비스의 질을 관리하려는 시도이다. 또 소비자 무지에 의해 의료공급자가 불필요한 의료를 제공하거나 의료서비스의 가격이 쉽게 인상될 가능성이 높으므로 보건의료 분야에서는 정부가 의료서비스의 가격을 규제한다. 의료이용에 있어서 소비자보다는 의료공급자의 역할이 더 중요하기는 하지만 공급자의 무지 역시 존재한다. 의료기술과 지식이 급변하는 환경에서 새로 개발되는 다양한 치료법의 효능과 위험요소에 대해 의료공급자가 가지는 지식획득의 한계와 불확실성의 증가는 이른바 지역별로 의료이용 행태에 많은 편차가 존재하고(small area variation) 이는 공급자의 지식과 진료 행태의 변이(medical practice variation)에 기인함이 밝혀지고 있다(Phelps, 1992).

정부에서는 소비자와 공급자가 가지는 이러한 정보와 지식의 한계에 의한 사회적 비효율을 줄이기 위해서 유용한 정보를 이들에게 전해줄 수 있다. 일반적으로 정보는 공공재적 성격을 지니므로 민간부문에서 막대한 비용을 들여서 소비자와 공급자에게 유용한 정보를 제공할 경제적 인센티브가 없다. 따라서 정부가 직접 의료기술과 치료법에 관해 필요한 정보를 창출하여 공급하는 역할이 중요하다.

⑤ 의료보험에 의한 시장실패

건강 상태의 불확실성에 의한 치료비용의 불확실성, 나아가 이에 따른 경제적 위험을 분산하기 위해 의료보험이 존재한다. 하지만 의료보험은 아픈 사람과 건강한 사람 간 비용의 부담을 통해 효과적으로 경제적 위험을 분산시키는 순기능과 함께 의료의 과다한 이용이라는 역기능도 있다. 즉 소비자 무지(정보의 실패)가 소비자의 합리적인 소비의사결정 능력을 제한하는 반면, 의료보험은 도덕적 위해(moral hazard) 현상으로 합리적으로 의사결정을 할 소비자의 인센티브를 대폭 감소시킨다. 예를 들어 보험에 가입하면 소비자의 탐색에 따른 한계편익이 감소하므로 비용-효과적인 의료공급자를 탐색하고 이용할 인센티브가 줄어들고 또 의료서비스 이용 시 가격인하 효과에 의해 의료이용이 증가하여 결과적으로 과다 소비와 같은 후생의 손실을 야기한다.

(2) 형평성

의료에 있어서 정부의 역할은 효율성 혹은 시장실패만으로 설명하는 데는 한계가 있다. 예를 들어 의료서비스가 가지는 특성에 의해 발생하는 시장실패는 거의 모든 나라에 대해 공통으로 발생한다. 하지만 각 나라의 의료체계는 매우 다른 특성을 보이고 있어서 효율성이나 시장실패에 근거해서 각 나라의 보건의료정책을 설명하기에는 큰 한계에 부딪치게 된다. 경제적 지불능력에 의해 건강이 결정되는 것에 대한 사회적 거부감 혹은 필요한 의료에 대한 접근도를 경제적 지불능력에 관계없이 보장해주어야 한다는 인식(이른바 특정 영역에서의 형평성, specific egalitarianism) 등이 존재한다.

형평성이 갖는 의미는 다양하다. 적극적 의미에서 형평성은 평등 혹은 동일성(equality)을 의미할 수도 있다. 이 경우에도 무엇을 동일하게 하려는 것인지, 예를 들어 의료에의 접근성인지, 실제 의료이용인지 아니면 건강 상태를 동일하게 하려는 것인지에 따라 정부의 역할 혹은 정부정책의 수단은 달라진다. 단순히 의료에의 접근성을 보장하는 경우에 비해 건강 상태의 평등을 목표로 하는 경우, 정부의 역할은 훨씬 포괄적이 되고 그러한 목표를 달성하는 것 역시 더욱 어려울 것이다. 이러한 평등성에 대한 사회적 인식과 정책 목표의 결정은 궁극적으로 그 나라의 사회, 문화적 환경과 가치체계에 의해 좌우될 것이다. 예를 들어 미국에서는 결과의 형평보다는 공평한 기회의 보장이라는 차원에서 형평성을 강조한다. 의료서비스에서도 (완전하지는 않지만) 소비자의 합리적 선택이 가능하여 시장에서의 경쟁이 사회적 효율을 증가시킬 수 있으며, 개인의 다양한 선호에 의해 여러 형태의 의료서비스와 보험상품이 제공되어야 한다고 믿는다.

소극적 의미에서 소득계층 간 부의 재분배로 대표되는 형평성의 문제를 해결하기 위하여 정부는 주로 조세정책에 의존하는데 일반적으로 소득세의 경우 소득재분배를 위해 누진세(소득이 높을수록 세율이 높은 경우)를 도입하는 것이 그 대표적인 예이다. 나아가 의료에 필요한 재원을 조달하는 방법에 따라 소득재분배에 미치는 영향은 달라진다(Mossialos et al., 2002). 소득세를 의료재원 조달의 주요 기전으로 할 경우 의료정책의 소득재분배 효과는 매우 커진다. 일반적으로 소득에 비례해서 보험료를 부과하는 사회보험의 경우, 조세에 의존하는 의료보장정책에 비해서는 소득재분배 효과가 덜하다. 하지만 보험료가 소득과 무관한 민간보험제도에 비해서 사회보험은 소득재분배 효과가 더 크다.

소득재분배의 일차적이고 가장 효과적인 정책수단은 조세제도이고 의료서비스에 필요한 재원을 어떻게 조달하는가가 소득재분배에 큰 영향을 미치지만, 의료서비스가 어떻게 제공되는가 역시 소득재분배에 영향을 미칠 수 있다. 빈곤층에게 무상으로 혹은 민간의료기관에 비해 저렴하게 의료를 제공하는 공공의료기관의 역할이 큰 경우에도 의료제공의 형평성은 더 높아질 것이다. 나아가 의료서비스의 공급과정과 관련하여 의료의 접근도가 형평성의 중요한 척도가 될 수 있다. 의료보험하에서도 경제적(본인) 부담의 과중이나 의료기관의 지리적 불균등 분포에 의해 소득계층 간 의료이용에 차이가 생김으로써 형평성이 저하될 수 있기 때문이다.

(3) 비시장실패: 공공선택 이론의 관점

위에서 살펴본 정부의 역할, 즉 의료 분야에서 시장실패를 극복하고 형평성을 제고하기 위해 정부가 개입한다는 관점은 정부가 궁극적으로 공공의 이익을 위해 봉사하고 또 정부의 개입은 사회적 순편익을 증가시킨다고 가정하고 있다. 하지만 민간부문의 한계 혹은 시장의 실패뿐 아니라 정부부문 역시 실패할 수 있다(nonmarket failure 혹은 government failure). 만일 시장(민간부문)뿐 아니라 정부 역시 실패할 수 있는 요인들이 존재한다면 시장의 실패가 정부의 개입을 자동적으로 정당화하지는 않는다. 시장의 실패를 교정하여 효율성을 제고하고 형평성을 증진하고자 했던 정부의 정책 역시 실패할 수 있기 때문이다. 이런 경우에는 시장의 실패와 정부의 실패의 상대적 크기를 비교한 후 시장실패의 크기가 정부실패의 크기보다 클 때 정부의 정책적 개입이 정당화될 수 있을 것이다. 만일 잠재적인 정부실패의 크기가 시장실패의 크기보다 더 클 때에는 정책적 개입을 통해 시장실패를 교정하는 것은 사회적 순편익을 증가시키지 못할 것이다.

이러한 정부실패 이론은 모든 행위자가 궁극적으로 자신의 이익(이해)을 극대화하는 것을 목표로 한다고 가정하고 있다. 즉 정부의 개입이 공익을 위한 것이 아니라 사적 이익을 추구하는 것을 목표로 할 수 있다는 것이다. 이른바 공공선택(public choice) 이론에서는 자신의 이익을 추구하는 이해관계 집단(정책의 수요자)과 국회의원/관료(정책의 공급자)의 행동에 의해 정부개입 혹은 정책의 결과가 사회적 비효율을 낳는다고 보고 있다. 예를 들어 정부관료가 규제의 대상자에 의해 포획(capture)되어 오히려 피규제자의 이해를 위하는 방향으로 규제정책이 집행될 수도 있다. 규제기관에서 정책을 담당했던 관료들이 임기를 마치고 피규제산업의 주요 임원으로 취직하는 경우도 많다. 따라서 모든 정책은 적어도 표면적으로 사회적 순편익의 증가를 목표로 하지만, 정책당사자의 동기와 이해관계 그리고 관련 이해관계 집단의 역할을 파악함으로써 정책의 실제 효과를 정확히 평가할 수 있을 것이다. 예를 들어 의료공급자에 대한 면허제도, 의과대학 입학생 규제 등의 이른바 진입규제정책은 의료의 질을 향상시키는 편익이 있는 반면, 의료공급자 간 경쟁을 제한함으로써 비효율을 낳는 사회적 비용 역시 존재한다(Graddy, 1991).

거의 모든 정부 정책은 필연적으로 부와 이익의 재분배를 야기한다(Evans, 1997). 그렇다면 정책을 통해 자신의 이익이 증가되는 집단은 그러한 정책을 선호하고, 반대로 정책에 의해 손해를 보는 집단은 정책을 반대할 것이다. 따라서 이해관계 집단은 정책의 채택에 중대한 영향을 미친다. 그런데 정부 정책에 소수의 이해관계 집단은 다수의 국민에 비해 정책에 더 강력한 영향을 미친다. 이해관계 집단에는 소수지만 이해를 중심으로 이미 조직화되어 있고 지식, 정보, 경제적 자원 등을 더 많이 보유하고 있으며, 더욱 중요한 측면은 이해집단 구성원 개개인에게는 이해가 더 집중되어 있다는 것이다.

예를 들어 정책이 소수의 이해집단 구성원에게는 비용이 발생하는 반면, 다수 국민에게 편익을 준다고 가정하자. 하지만 국민 전체에게 돌아가는 편익은 (설사 그것이 매우 크다 하더라도) 국민 개개인의 관점에서는 적은 반면 이해집단이 부담하는 비용은 (설사 그것의 전체적인 크기는 적다 하더라도) 구성원 개개인의 입장에서는 크다. 따라서 이해집단의 구성원들은 그러한 정책에 대해 더욱 강력한 반대를 표명하는 데 반해 일반 국민들은 비록 정책을 찬성하더라도 강력하게 찬성을 표현할 경제적 유인이 약한 것이다. 나아가 이해집단은 일반 국민에 비해 더 많은 자원을 보유하여 로비력이 강하므로, 전체 사회적 차원에서는 편익이 큰 정책이라 하더라도 소수 이해집단의 반대에 의해 정책이 무산될 가능성이 매우 높다. 의약분업 정책이 그 필요성이 있었음에도 오랫동안 채택되지 못했고, 어렵게 채택되어 실행되는 과정에서도 많은 어려움을 겪었던 것은 이러한 이해집단(의료공급자)의 강력한 영향력 때문이었다(Kwon & Michael, 2005). 반대로 전체 국민의 관점에서는 불필요한 정책이라 하더라도 이해집단의 이익을 위해 채택되는 경우도 있을 것이다.

3. 보건정책에 영향을 주는 요소: 통합적/비교정책(comparative policy)적 관점

여러 나라의 보건의료정책을 비교하여 연구한 결과로부터, 보건의료정책에 영향을 미치는 요소들을 다음과 같이 정리할 수 있다. 다만 각 나라가 처한 독특한 정치, 사회, 경제적 상황이 다를 수 있고, 나라와 구체적인 상황에 따라 어떤 요소가 보건정책에 더 영향을 주는지는 다를 수 있다.

1) 정치제도: 의회, 행정부 등 정치제도의 구성과 정책결정의 관행

보건의료 부문의 정부 정책에는 가치(예를 들어 효율성과 형평성의 상대적 중요성)가 중요하고 사회적 차원에서 가치의 결정과 배분은 정치제도에 의해서 이루어지므로 보건정책에는 정치제도와 정치과정이 중요한 역할을 한다. 정치제도는 정부의 정책과정에서 이해관계 집단들이 어떤 역할을 하고 어떤 시점에서 어떻게 거부권(veto power)을 행사하는지를 좌우하기도 한다(Emmergut, 1992).

영국이나 뉴질랜드와 같은 의원내각제(소위 Westeminster system)에서는 의회에서의 다수당에 의해 행정부가 구성되므로 정책이 의회를 통과하는 것은 비교적 쉽다. 대부분의 정책은 입안과정에서는 구체적이지 않고 대신 정책의 집행과정에서 구체화되므로 정책이 실제로 집행되는 과정에서 의료공급자와 같은 이해집단의 영향력이 반영될 수 있다. 독일이나 네덜란드에서는 조합주의적(corporatistic) 정책결정의 전통에 의해 이해집단들(예: 노조, 의료공급자, 정당, 금융기관 등)이 주요 정책결정에 큰 영향을 미치므로 주요 이해집단 간 이해의 조정이 중요하다.

미국에서는 행정부와 의회가 견제와 균형을 이루고 있고, 정책이 의회를 통과하는 과정에서 국회의원 그리고 그들 간의 연합이 매우 중요하다. 이해집단들은 의회를 통해 정책에 영향을 미치므로 정책은 (집행과정이 아닌) 그 형성과 채택과정에서부터 매우 세부적으로 구체화된다.

예를 들어 영국에서는 1991년 보수당 대처 정부에 의해 이른바 내부시장(internal market) 도입이라는 비교적 급진적인 보건의료 개혁에 의해서 의료공급에 있어서 경쟁적 요소들이 도입되었으나 개혁의 구체적인 모습은 정책의 집행과정에서 많이 변화하였다. 독일은 이해집단 간 조정이 중요하므로 급진적인 변화의 가능성은 낮고 대부분 보건의료정책은 점진적인 변화를 추구한다. 미국은 의회와 행정부 간의 견제 그리고 이해집단(예: 의료보험회사)의 강력한 로비에 의해 1990년대 초반의 의료개혁안이 국회를 통과하지 못하고 좌초되었다.

또 민주주의 제도는 보건복지정책에 영향을 미칠 수 있다. 민주주의 제도에서 다수의 국민이 시장의 위험으로부터 보호를 요구한다면 복지국가의 역할이 증대되고 투표의 역할이 중요해지며 권리로서의 사회복지제도가 발전할 것이다. 하지만 민주주의가 보건복지제도의 발전에 긍정적인 영향을 미친다는 관점의 한계는, 역사적으로 전제권력하에서 민주주의를 억제하기 위한 수단으로 사회보장제도가 태동했다는 점(예: 비스마르크), 미국 같은 경우에는 민주주의의 발전에 비해 복지제도의 발전이 늦어진다는 점 등을 들 수 있다. 또한 행정부와 관료의 역할이 클수록 복지국가의 역할이 강하다는 관점 역시 존재한다. 즉 정부의 역할이 클 때에는 이해관계 집단의 역할이 상대적으로 약화되고, 관료가 국가 역할 증대에 대해 나름대로 이해를 하므로 보건복지제도의 역할이 커진다는 것이다.

2) 철학과 역사성

보건의료정책은 효율성과 형평성이라는 가치의 조화 그리고 시장(개인) 대비 정부(사회)의 역할에 대한 각 나라의 철학과 국민의 기대에 의해 크게 영향을 받는다. 각 가치의 우열을 분석적으로 밝히는 것은 어렵고 또 나아가 어떠한 가치를 선택하느냐에 따라 자원과 사회구성원 간 이익의 배분이 달라지므로 어떠한 가치를 택할 것인가는 필연적으로 정치적 선택이 된다. 이러한 각 나라의 가치의 차이에 따라 보건의료 부문에 각기 다른 정부개입의 정도와 유형이 존재하게 된다. 예를 들어 북유럽(Scandinavian) 국가에서는 형평성을 매우 중요한 철학으로 받아들이고 있으나, 미국에서는 형평성보다는 시장에서의 경쟁을 통한 효율성을 더 강조하는 경향이 있다. 북유럽국가들은 매우 충실한 보건복지제도를 가지고 복지국가의 전형이 되어 있는 반면, 미국은 시장중심적인 복지제도에 따라서 매우 제한적인 복지정책을 고수하고 있다.

시장의 역할을 강조하는 견해는 기본적으로 건강에 대한 개인의 책임을 강조한다. 반면 보건의료에 있어 정부의 역할을 강조하는 견해는 건강에 있어 개인보다는 국가의 책임을 더 강조한다. 보건의료에 있어서 정부의 중요성은 보건의료 부문의 발전 단계에 따라 달라질 수도 있다. 예를 들어 저개발 상태에서는 감염성 질환, 위생 문제에 의한 사망률이 높을 것이고 따라서 공중보건위생의 증진, 정부의 보건정책이 인구의 건강 증진에 높은 효과를 보일 것이다. 하지만 경제, 사회 및 보건 분야의 개발이 진척될수록 질병의 양상이 바뀌면서 정부 정책이 국민 건강에 미치는 영향이 감소할 가능성이 있다. 따라서 개발 단계에 따라 개인의 역할이 정부에 비해 상대적으로 커질 가능성이 높다.

보건의료정책이나 의료보장제도가 전 국민을 포괄하는가(Universalism) 역시 중요하다. 철학과 역사성이 의료보장제도의 전 국민 포괄 여부에 영향을 주지만 정부 역시 제도에 대한 광범위한 지지층 확보와 관련하여 제도의 발전에 영향을 미친다. 즉 의료보장제도가 전 국민을 포괄하고 보장성이 높을수록 보건의료정책에 대한 중산층의 지지와 관심을 확보함으로써 기존 제도의 질을 향상하는 것이 쉬운 반면, 제도의 포괄성이 낮고 중산층에게 민간보장제도로의 이탈(opt-out)을 허용한 경우 중산층의 의료보장정책에 대한 지지는 감소하고 오히려 기존 의료보장제도의 질이 더욱 낮아질 가능성이 있다.

역사성(Path Dependence, Institutional Stickiness, Policy Legacy) 또한 보건의료정책에 영향을 미치는 중요한 요소이다(Tuohy, 1999). 보건의료정책의 형성과 집행은 과거의 역사적 전통과 유산으로부터 자유롭지 못하다. 또 가족, 비공식적인 사회적 지지망(support network), 종교 기관들이 복지제도에 있어서 어느 정도 국가의 역할을 대신할 수도 있다. 예를 들어 유럽대륙 특히 남부 유럽은 가톨릭 교회와 종교적 유산이 문화, 가족 기능, 복지에 큰 영향을 미쳐왔다. 미국은 권위와 억압을 피하여 새로운 세계를 찾아온 이민들의 전통에 의해 개인의 책임을 중시하고 정부의 역할에 회의적이며 따라서 작은 정부 그리고 제한적인 보건복지정책을 선호한다.

3) 건강의 개념과 결정요인

건강의 개념과 그 결정요인은 건강의 향상을 궁극적인 목표로 하는 보건정책의 방향(기조)을 결정하고 따라서 보건의료 부문의 자원배분을 결정하게 된다. 만일 건강이 개인적(individualistic)이고 치료(curative)중심의 생의학적(bio-medical) 관점에 의해 정의된다면 신체의 생화학적 기능과 질병의 병리학적 과정이 강조되어 마치 신체는 수리(repair)의 대상이 되는 기계처럼 간주될 수도 있다. 질병 발생이 개별화되고, 미생물이나 세균에 의한 개인의 질병 발생

위험을 최소화하는 것이 강조된다면, 의료전문인의 주도에 의한 치료중심, 의료기관 중심의 의료체계가 정당화될 것이다. 따라서 이러한 생의학적 건강의 개념은 의료공급자의 이해를 위해 조작되고 강화될 수도 있다.

반면 건강에 대한 사회적 관점을 중요시한다면, 개인보다는 집단과 사회의 건강 나아가 건강을 결정하는 사회적 요인(환경, 경제, 사회체계)을 강조하고, 단순히 질병이 없는 상태보다는 신체의 기능과 복지가 중요하며, 사후적인 치료보다는 사전적인 예방이 중요해진다. 나아가 건강과 질병의 정의 역시 사회나 문화에 의해 영향을 받는다. 예를 들어 정신질환의 정의는 나라마다 혹은 문화권에 따라 다르고 따라서 인류학적 관점이 중요할 수 있다. 집단(지역사회)을 강조하고, 영양, 환경개선, 행위변화 등이 의료보다 건강에 더 중요할 수 있다는 이러한 사회적 관점은 바로 보건학이 추구하는 철학이기도 하다.

현실적으로는 의료에 대한 비판적 시각이 커지면 건강에 대한 사회적 관점이 상대적으로 더 관심을 끌고, 예방접종이나 첨단의료기술의 효과가 각광을 받으면 건강에 대한 생의학적 관점이 더 높은 관심을 받게 되는 경향이 있다. 따라서 보건정책에는 건강의 결정요인에 대한 균형잡힌 시각이 필요하다. 의료공급자의 역할에 대한 관점 역시, 마르크스적 관점(계급이론)에 따르면 의료공급자는 지배계층의 이익을 위해 의료체계를 관리하는 소극적인 역할을 하지만, 구조주의적(structuralist) 관점에 따르면, 의료전문인은 매우 적극적이고 큰 영향을 미친다.

건강의 결정요인에 대한 사회적 관점을 강조하면, 정부의 지원과 정치적 의지, 사회복지정책의 기조, 정치과정에의 참여 등과 같은 정치적 요소가 중요해진다(Reich, 1994). 건강에 영향을 미치는 제반 요소들을 고려하여 정책을 수립하고 이를 집행하는 것은 궁극적으로 정부이므로 정치적 요인들은 매우 중요하다. 건강의 개념을 확대할수록 정부정책의 영역과 책임은 (단순히 보건정책을 넘어서) 증대된다. 예를 들어 교육 수준이나 소득 수준이 높은 사람일수록 건강 수준이 높다는 것이 밝혀지고 있으므로 교육정책과 빈곤(소득보장)정책이 중요하며, 환경정책, 기타 규제적 법률(작업장 안전, 자동차 안전, 담배세금, 주류세금 등) 등이 모두 건강에 영향을 미친다. 따라서 건강한 공공정책(Healthy Public Policy)이라 하여 건강에 영향을 미치는 모든 요소를 고려한 정부의 정책이 중요함이 강조되기도 한다. 하지만 건강한 공공정책의 관점은, 정책수단 간 협조(coordination)의 문제(특히 각각의 정책 수단이 정부 내 다른 부서의 소관으로 되어 있는 문제), 여러 정책적 요인들이 건강에 미치는 영향을 정확히 구분하기가 쉽지 않다는 등의 한계를 가진다.

4) 산업화와 경제발전

산업화와 경제발전은 사회복지제도에 영향을 미치는데, 경제발전이 성숙함에 따라 사회복지정책이 필요하게 되고 또 가능하게 되기 때문이다. 근대화, 산업화와 경제발전에 따라 가족, 교회, 지역사회 등 전통적인 사회제도의 역할이 약화되고 사회적 이동, 도시화, 개인화, 시장에의 의존화가 심화되어 보건복지정책의 필요성이 증가한다. 나아가 경제발전에 따라 보건복지제도를 운용할 수 있는 재정 여건, 즉 사회적 · 경제적 잉여가 축적되고 또 근대적 조직체계, 즉 관료제와 같이 국가가 보건복지정책을 운용할 수 있는 행정 역량 역시 가능해진다. 또는 개방 경제(open economy)와 같이 수출에의 의존도가 높은 경우에는 노사간 갈등을 국가 혹은 조합적 조정 기전을 통해 조정할 필요가 높으므로 복지국가의 역할이 클 수 있다.

산업화와 경제발전이 보건복지정책에 영향을 미친다는 관점에서는 국가의 경제력, 예를 들어 인구당 GDP가 사회복지 지출을 설명하는 중요한 요소이다. 하지만 이러한 관점의 한계로는 이 이론이 때로는 국가 간 차이를 설명하지는 못한다는 것을 들 수 있다. 예를 들어 북구유럽 국가들과 미국은 경제발전의 수준이 매우 높음에도, 북구유럽 국가들의 보건복지제도는 미국에 비해 훨씬 포괄적이다. 나아가 정부의 사회복지에 대한 지출 그 자체가 보건복지정책의 성숙도에 관한 척도로 사용되기에는 한계가 있다. 단순히 지출 수준만이 아니라 수혜 대상, 조건, 급여 수준 등 제도의 구체적인 모습이 보건복지제도의 수준을 나타내는 더 중요한 요소이기 때문이다.

참고문헌

Bambra, C., Fox, D., & Scott-Samuel, A.(2003), *Towards a New Politics of Health*, University of Liverpool.

Emmergut, E.(1992), *Health Politics: Interests and Institutions in Western Europe*, Cambridge University Press.

Evans, R.(1997), "Going for the gold: The redistributive agenda behind market-based Health Care Reform," *J of Health Politics, Policy and Law* 22(2), 427-465.

Graddy, E. (1991), "Interest Groups or the Public Interest-Why Do We Regulate Health Occupations?" *J of Health Politics, Policy and Law* 16, 25-49.

Ham, C.(1999), *Health Policy in Britain* (4th ed.), Palgrave Macmillan.

Kingdon, J.(2002), "The Reality of Public Policy Making," In M. Danis, C. Clancy, & L. Churchill (eds.), *Ethical Dimensions of Health Policy*, Oxford University Press.

Kwon, Soonman & Michael, R. (2005), "The changing process and politics of health policy in Korea," *J of Health Politics, Policy and Law* 30(5), 1003-1026.

Mossialos, E., Dixon, A., Figueras, J., & Kutzin, J. (2002), *Funding Health Care: Options for Europe*, Open University Press.

Phelps, C.(1992), "Diffusion of Information in Medical Care," *J of Economic Perspectives* 6(3), 23-42.

Poterba, J.(1996), "Government intervention in the markets for education and health care: How and why," In V. Fuchs (ed.), *Individual and Social Responsibility*, University of Chicago Press.

Reich, M.(1994), "The political economy of health transitions in the Third World," In L. Chen, A. Kleinman, & N. Ware (eds.), *Health and Social Changein International Perspective*, 413-451.

Reich, M. (1995), "The politics of health sector reform in developing countries," In P. Berman (ed.), *Health Sector Reform in Developing Countries*, 59-99.

Rice, T.(1997), "Can markets give us the health system we want?" *J of Health Politics, Policy and Law* 22(2), 383-426.

Tuohy, C.(1999), *Accidental Logics: The Dynamics of Change in the Health Care Arena in the United States*, Britain and Canada, Oxford University Press.

Walt, G.(1994), *Health Policy: An Introduction to Process and Power*, Witwatersland University Press.

제20장

보건의료의 경제성 평가

1. 경제성 평가의 의미와 방법

1) 평가의 의미

인간의 욕구는 무한한 데 반하여 자원의 양은 한정되어 있다. 즉, 우리는 희소성의 문제를 안고 있는 셈이다. 희소성의 문제는 정도의 차이는 있지만, 세계 모든 나라가 안고 있는 공통의 문제이다. 부자 나라든 가난한 나라든, 열대지역이든 한대지역이든, 500년 전이든 현재든 희소성의 문제는 우리 모두에게 희소한 자원을 현명하게 그리고 아껴 써야 한다는 제약을 안겨주고 있는 셈이다.

결국 자원은 희소하기 때문에 한정된 자원을 어떤 곳에 배분하고 어떤 곳에 배분하지 않을 것인가를 선택해야 한다. 어떠한 선택에든 선택의 기준이 필요한 법이다. 어떤 때에는 정치적 기준이 사용되고, 또 어떤 경우는 사회적 합의가 기준이 될 수도 있으며, 일인 독재체제하에서는 독재자의 판단이 절대적인 기준이 되기도 한다.

자원의 희소성을 해결하는 다른 하나의 수단으로 최근 들어 많이 사용되는 기준은 경제성 평가이다. 경제성 평가는 어떤 사업의 경제적 효율성 여부가 희소한 자원배분의 판단 기준이 되는 것이다. 즉 경제성 평가는 사회의 편익을 가져다주는 대안을 선택하는 하나의 기술적 도구에 해당한다.

보건의료 부문에서도 가용자원의 제약 때문에 어떤 보건의료 사업을 시행하는 데 경제성을 고려한 자원의 배분에 관심이 집중되고 있다. 더구나 보건의료 부문에 대한 지출이 계속 증대되고 또한 의료비 지출이 GNP에서 차지하는 비중이 점점 더 커지는 추세에 있는 오늘날에는, 자원의 추가적인 배분에 못지않게 중요한 과제는 기존 가용자원의 효율적인 활용이 될 수 밖에 없다.

예를 들어, 미국의 오바마(Obama) 행정부가 의료보험개혁을 시도한 것은 전 국민 의료보험도입 그 자체가 중요하기도 하지만, 미국 GNP의 16% 이상이 소요되는 의료부문의 자원이 미국인의 건강보호에 효율적으로 사용되지 못한다는 경제적 비효율의 문제에서 비롯된다고 볼 수 있다.

이러한 자원의 효율적인 배분을 위해서는 판단의 2차적인 기준이 필요한데 그 기준에는 효율성과 형평성, 두 가지가 있다. 효율성에는 분배적 효율과 기술적 효율이 있다. 한정된 자원으로부터 얻어지는 배분이 모든 사회구성원의 만족을 더는 증대시킬 수 없게 배분되었을 경우를 분배적 효율이라고 한다. 기술적 효율은 최소의 비용으로 최대의 산출을 얻는 생산 기술상의 효율성을 의미한다.

정책을 평가하는 데 형평성은 보통 소득분배상의 공평을 뜻한다. 아무리 효율적이라 하더라도 공평하지 못한 경제정책을 이상적이라 말할 수는 없기 때문에 효율성의 기준에 추가하여 형평성의 기준이 요구된다.

이 장의 내용은 효율성에 대하여, 그중에서도 주로 기술적 효율을 얻기 위한 경제적 평가방법에 대하여 논하고 있다. 비용-편익 분석과 같은 평가기법이 분배적 효율을 도외시하는 것은 아니나 분석의 기법상 주로 기술적 효율의 문제를 다룬다. 형평성을 고려하기 위해서는 기법의 수정이 필요하지만, 이 장의 범주를 벗어나기 때문에 형평성이 고려된 평가방법은 여기서는 고려하지 않는다.

2) 경제성 평가의 발전과정

경제성 평가의 개념은 지금부터 300여 년 전인 17세기 중반 영국의 의사인 리처드 페티(Richard Petty)가 "의료를 통해 구해낸 생명의 가치가 그 비용을 초과하기 때문에 의료에 투자를 해야 한다"라고 주장한 데서 시초를 찾을 수 있다. 공식적으로 경제성 평가가 등장한 것은 1936년에 제정된 미국의 홍수방지법(The Federal Flood Control Act)에 "편익이 누구에게 돌아가는가에 상관없이 예상되는 비용과 편익을 비교하는 원칙"이라고 명기됨으로써 공공투자 결정이 갖는 사회적인 성격이 명확히 나타나게 되었다. 1958년 엑스타인(Eckstein), 멕켄(McKeon), 크루틸라(Krutilla) 등의 연구논문이 발표됨으로써 경제성 평가는 일대 전기를 맞게 되었다. 이러한 연구논문들은 후생경제학적 측면에서 공공투자의 기준을 정립하였다는 점에서 의미가 크다.

1960년대 이후 경제성 평가는 세계 각국에서 공공사업의 타당성 여부를 판단하는 분석기법으로 광범위하게 사용되었는데, 1960년대 후반부터는 보건의료사업 평가에도 본격적으로 적용되었다. 근래에 들어 세계 각국에서는 보건산업의 유용성을 비용-편익 분석 및 비용-효과 분석 등 경제성 평가를 통하여 사회경제적인 측면에서 평가하고 있다. 특히 선진국에서는 새로 개발되는 의학기술이나 의약품은 그 효능이나 효과만을 측정하는 데 그치지 않고 경제성 평가를 통해 경제적인 유용성을 판단하는 사례가 늘고 있다.

보건의료 부문에의 경제성 평가의 사용은 질적으로 그리고 양적으로 빠른 성장을 나타내고 있다. 그 방법론 및 보건사업에 관련한 연구는 각종 학회와 발표회, 포럼 등을 통하여 지속적으로 발전하고 있는데, 특히 국내에서는 보건의료기술평가학회(KAHTA)와 보건경제정책학회가 중심이 되어 전문가적 논의가 활발히 진행되고 있으며, 국제적으로는 국제의료기술평가(Health Technology Assessment International, HTAi)와 의약품 경제성평가 및 성과연구학회(International Society of Pharmacoeconomics and Outcomes Research, ISPOR)가 중심이 되어 방법론에 대한 논의와 연구, 그리고 실제 연구사례들이 보고되면서, 질적인 성장을 거듭하고 있다. 이러한 학술활동은 관련 전문가들이 배출되는 창구의 역할을 하기도 한다.

일례로 Pubmed를 통하여 "cost"와 "cost analysis" 범주에 속한 논문을 검색해보면, 1986~1999년에는 66,416개의 관련논문을 찾을 수 있고, 2000년 이후 2014년까지는 23,574개의 논문이 검색된다. 양적으로 괄목할 만한 성장으로 보이며 관련된 전문서적의 증가와 그 내용의 다양성을 고려한다면 질적인 발전도 병행되고 있음을 짐작할 수 있다.

우리나라는 2008년 이후 건강보험제도에서 신약 및 기존 등재약의 경제성 평가에 관련된 '선별등재제도'가 건강보험정책으로 도입되면서 경제성 평가가 본격적으로 발전되는 계기를 마련하게 된다. 물론 그 이전에도 경제성 평가에 대한 논의나 전문가 배출이 주로 대학 차원에서 이루어지기는 하였지만, 선별등재제도를 통하여 경제성 평가의 인식 확산 및 인력배출의 필요성이 강하게 인식되었고, 관련하여 여러 방면의 학술적 · 제도적 · 정책적 보완이 이루어졌다.

3) 평가의 개념

경제성 평가(economic evaluation, economic appraisal)는 비용-편익 분석, 비용-효과 분석을 비롯

하여 비용-효용 분석, 비용최소화 분석 등을 포괄하는 용어로, 어떤 사업에 투입된 비용과 그 결과 나오는 산출물을 비교 · 검토함으로써 경제적 효율성을 평가하는 분석방법이다. 이러한 경제성 평가의 개념에는 다음과 같은 두 가지 요소가 포함되어 있다.

첫째, 경제성 평가는 투입과 산출 양자를 다룬다. 때때로 이는 비용과 편익으로도 표현되는데, 어떤 사업을 평가하고자 할 때 비용에 대한 고려 없이 편익만 볼 수 없고, 반대로 편익에 대한 고려 없이 비용만 따질 수는 없다.

둘째, 경제성 평가는 선택의 문제에 관심을 둔다. 자원의 희소성은 인간생활의 모든 영역에서 선택의 상황을 불가피하게 만들며, 경제성 평가는 희소한 자원의 사용방법을 결정하는 하나의 기준이 된다.

이러한 두 가지 요소에 근거해 경제성 평가를 정의한다면, 경제성 평가란 선택대상이 되는 여러 대안을 비용과 결과 양 측면에서 비교분석하는 것이다.

그러나 경제성 평가는 정책결정 자체와는 다르다. 정책결정은 경제적 요인뿐만 아니라 정치적 타당성, 사회적 타당성, 보건학적 타당성 등의 여러 가지 요인이 고려된 뒤에야 이루어지기 때문이다. 따라서 경제성 평가의 가치는 보건의료 부문에서의 정책결정을 위한 기초자료 제공자의 역할을 하는 데 있다(이 부분은 4절에서 추가로 설명됨).

그러나 현실적으로 자원배분을 위한 정책결정에서 다른 부문의 평가보다도 경제성 평가의 상대적 중요성이 매우 크며, 앞으로 그 중요성이 더욱 커질 것으로 예측된다. 지속적인 인구증가, 개인의 욕구증가, 과학기술의 발전으로 인한 다양한 선택폭으로 인하여 미래는 현재보다 자원부족의 정도가 더 심화할 것이며, 이와 함께 자원배분에 관한 계층 간, 지역 간, 직역 간 이해관계자들 간의 대립은 더욱 깊어질 것으로 예상된다. 결국은 대다수가 동의하는 기준을 찾을 수밖에 없는데, 경제성 평가가 가장 합리적인 수단이기 때문이다.

2. 각종 평가방법

1) 평가의 범주에 따른 평가요소

드루먼드 등은 보건사업에 투입되는 비용과 해당 사업에서 나오는 산출 간의 상호관계에서, 평가하고자 하는 산출의 범주에 따라 평가방법이 달라짐을 〈그림 20-1〉과 같이 나타내고 있다(Drummond et al., 2005).

비용은 해당 보건사업에 투입된 직접비용, 간접적으로 소요된 비용을 포괄하는 간접비용, 그리고 자원사용과는 관련은 없으나 사회적 관점에서 보았을 때 비용으로 간주될 수 있는 무형의 비용을 포함한다. 예를 들어, 30대 남성이 HIV/AIDS로 사망한 경우, 질병 발생에 따르는 치료비용, 예방하였을 경우 예방비용, 사망 시의 입원 및 장례비용 등이 직접비용이 되며, 질병으로 인한 노동력 감퇴 및 사망으로 인한 노동력의 상실이 사회적 관점에서 간접비용이 된다. 그리고 환자 본인이 에이즈환자라는 이유로 사회에서 소외되거나 격리되는 데 따른 심리적 고통, 환자 가족이 안게 되는 심리적 고통은 무형의 비용으로 간주된다. 실제 대부분의 연구에서 무형의 비용은 언급은 하지만 비용계산에 포함하지 않는 것이 보통이며, HIV/AIDS의 경우와 같이 직접비용과 간접비용은 많지 않으나 무형의 비용이 크다면 예외적으로 무형의 비용을 추정하기도 한다.

보건의료사업은 궁극적으로 건강의 증진을 산출(output)로 한다. 그러나 편의상 혹은 상황에 따라서 산출은 효과로 측정되기도 하고, 효용 혹은 편익으로 측정되기도 한다. 〈그림 20-1〉에 의하면 비용으로 측정되는 자원의 투입은 어느 평가방법이나 동일하지만, 산출을 어느 범주까지로 보느냐에 따라서 평가방법은 달라진다. 예를 들어 비용최소화 분석은 산출과는 무관하게(특히 산출이 양적으로나 질적으로 동일한 경우) 비용의 상대적 크기만을 비교분석하게 되며, 비용-효과 분석은 자연단위로 측정된 효과를 비용과 상호 비교함으로써 보건사업의 여러 대안 중에서 경제적으로 가장 효율적인 사업을 선택하게 하는 경제분석기법에 해당한다. 만일 사업의 시행으로 인한 건강증진상의 효과를 질보정수명(Quality Adjusted Life Year, QALY. 수명의

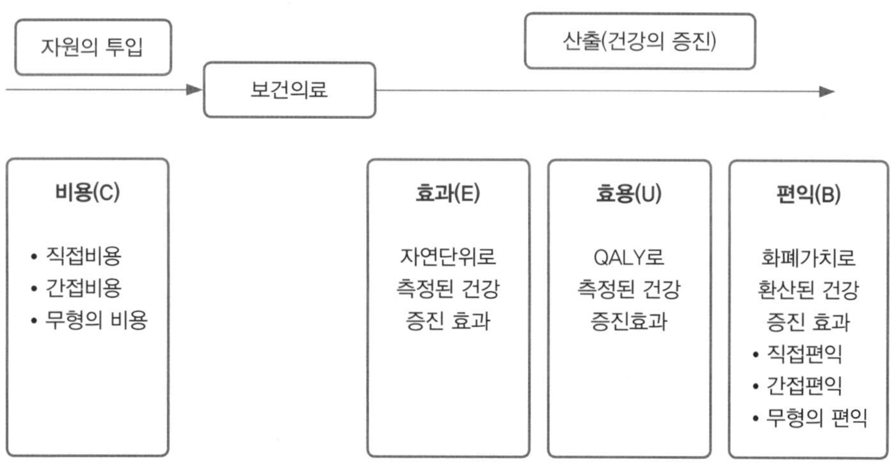

〈그림 20-1〉 보건의료부문의 경제성 평가요소

자료: Drummond et al., 2005.

양적 연장에 삶의 질적인 측면을 추가 고려한 지표)으로 측정하여 사업 대안 간의 경제성을 비교하고자 하면 비용-효용 분석을 하게 되며, 건강증진의 직 · 간접 효과를 모두 화폐가치로 환산하여 비용과 비교함으로써 가장 경제적인 대안을 찾는다면 그것은 비용-편익 분석이 된다.

2) 제반 평가기법

이제 평가요소의 논의를 넘어서 모든 평가기법을 간단히 소개하고자 하며 그 개요는 〈표 20-1〉과 같다. 평가항목이 비용이냐 산출이냐 혹은 둘 다이냐, 그리고 평가대상 사업의 수가 단수 혹은 복수냐에 따라 여러 종류의 평가기법이 존재한다. 이들 기법은 기술적 차원에서 비교적 단순한 평가기법과 일반적인 경제성 평가로 양분되는데, 우선 단순평가기법을 한데 묶어서 간단히 설명하면 〈표 20-2〉와 같다.

〈표 20-1〉 평가기법의 분류

		평가항목		
		비용 단일	산출 단일	비용 및 산출
평가대상 사업 수	단수	비용기술	산출기술	비용-산출기술 비용-편익분석
	복수	비용비교분석	효과비교분석 영향비교분석	비용최소화 분석 비용-효과분석 비용-효용분석 비용-편익분석

〈표 20-2〉 단순평가기법의 내용 설명

평가기법	내용 설명
비용기술	단일 보건사업에 소요되는 제반 비용만을 열거하고 내용을 설명함
산출기술	단일 보건사업의 결과로 나타나는 산출만을 열거하고 그 내용을 평가함
비용-산출기술	단일 보건사업에 소요되는 제반 비용 및 그 사업의 결과로 비롯되는 여러 가지 실적을 열거하고 그 내용을 설명하지만, 비용과 산출을 직접 비교하지 않음
비용비교분석	몇 가지 보건사업 대안의 시행에 드는 제반 비용을 열거하고, 비용항목별로 혹은 총소요비용을 사업대안 간에 비교, 분석함, 즉 비용을 기준으로 몇 가지 대안을 비교 평가함
효과비교분석	비교 대상이 되는 보건사업의 시행 결과로 나타나는 제반 실적치를 열거하고, 개별 실적치별로 혹은 합산된 총 실적치를 시행되는 사업대안 간에 비교하여 분석함, 즉 실적치를 기준으로 사업대안을 비교 평가함
영향비교분석	보건사업의 시행은 여러 가지 직접 및 간접 영향을 사업 대상과 그 주변에 미치게 되는데, 계량화되는 실적물에 국한하기보다 사업의 결과로 나타나는 제반 유형, 무형의 영향을 보건사업 간에 비교하고 평가함

3) 일반적인 경제성 평가방법

평가대상 사업 수가 다수이고 평가항목이 복수인 일반적인 경우에는 앞서 소개한 것처럼 비용최소화 분석(cost-minimization analysis), 비용-효과분석(cost-effectiveness analysis), 비용-효용분석(cost-utility analysis), 그리고 비용-편익분석(cost-benefit analysis)을 선택적으로 사용할 수 있다. 이들 평가방법은 많이 사용되기 때문에 좀 더 구체적인 설명이 필요하다. 각 기법이 사용되기 위한 전제조건, 평가방법, 사용되는 실제의 예, 그리고 기법의 특징을 정리하면 다음과 같다.

(1) 비용최소화 분석

- 조건: 여러 사업대안이 가져다주는 결과가 동일하다.
- 방법: 사업시행에 소요되는 제반 비용을 추계한 후 최소의 비용이 소요되는 대안을 선택한다.
- 예: 맹장염수술이나 내시경과 같은 시간을 요하는 진료를 받은 데 입원치료(hospital admission)를 받는 것과 간이수술진료소(day surgery unit)에서 입원 없이 치료를 받을 경우에 비용최소화 분석을 통하여 좀 더 경제적인 방법을 선택할 수 있다.
- 비고: 앞의 비용비교분석과의 차이점은 비용비교분석은 사업의 결과나 실적을 전혀 규명할 필요가 없는 데 반해 비용최소화 분석은 규명을 해야 한다는 것이다. 즉, 비용최소화 분석의 경우 나타나거나 예상되는 사업시행의 결과가 동일할 때에 한하여 비용분석을 행하며, 그 결과 가장 적은 비용이 소요되는 방법을 선택한다.

(2) 비용–효과분석

- 조건: 여러 사업대안이 가져다주는 효과(실적이나 결과)는 그 성격은 동일하지만 성취 수준이 다르다.
- 방법: 비용 한 단위당 최대의 효과가 있거나 혹은 단위 효과당 최소의 비용이 드는 대안을 선택한다.
- 예: 직장에 근무하는 고혈압 환자를 진료할 때 그들이 근무하는 직장에 방문간호하는 방법과 환자로 하여금 병원을 방문하여 치료를 받게 하는 방법이 있다. 두 방법 모두 수은(Hg) 수치를 떨어뜨리는 것은 마찬가지나 각 방안에 드는 비용과 결과로서 나타나는 Hg 하락의 정도는 다를 수 있다. 비용-효과분석을 통하여 Hg 감소 한 단위당 소요비용을 추계함으로써 경

제적인 대안을 규명할 수 있다.

- 비고: 비용-효과분석은 측정하고자 하는 효과(실적 혹은 결과)가 동일한 성질이면 비교되는 대안의 성격에 무관하게 다소 광범위하게 적용되는 분석방법이다. 예를 들어 수명연장(life year saved)이 측정되는 효과라면 심장수술과 신장이식수술도 비용-효과 분석의 대상이 된다. 즉, 두 수술 중 단위 비용당 어느 것이 더 수명연장 효과가 있느냐 하는 것을 계산하게 된다. 한 예로 미국의 오레곤 주에서는 수명연장의 관점에서 여러 질병을 비용-효과 분석한 후 그 순위를 정부의 보건예산할당 기준으로 삼고 있다.

(3) 비용-효용분석

- 조건: 여러 사업대안이 가져다주는 산출물은 단수 혹은 복수가 될 수 있으며, 산출물의 종류 및 양이 사업대안 간에 동일할 필요가 없다. 다만 사업에서 비롯되는 효용은 건강일수(healthy days) 혹은 질보정수명(QALY)으로 비교를 위하여 동일하게 측정되어야 한다.
- 방법: 건강일수 하루당 혹은 질보정수명 1년당 최소의 비용이 소요되는 방안이나 혹은 비용 한 단위당 최대의 효용을 갖는 대안에 국가나 지역의 보건의료자원이 우선 배분된다.
- 예: 조기 출생한 저체중 신생아에 대한 치료방법은 여러 가지가 있을 수 있다. 그중 가장 비용-효용적인 방법은 단위 비용당 질보정수명을 최대로 하는 치료법이다.
- 비고: 이 분석법은 비용-효과 분석과 매우 유사하나 다만 효과가 효용이란 이름으로 건강일수나 질보정수명으로 나타난다는 점에서 제한적이며, 따라서 좁은 의미의 비용-효과분석으로 볼 수 있다. 그러나 적용의 범위는 비용-효과분석보다 더 넓다고 볼 수 있다. 왜냐하면 서로 다른 성격의 보건사업들이라도 질보정수명으로 최종산출이 만들어진다면 비용-효용분석이 적용될 수 있기 때문이다. 예를 들어, 환경사업과 보건사업 간의 상대적 효율성도 비용-효용분석으로 가늠할 수 있게 된다.

(4) 비용-편익분석

- 조건: 하나 또는 둘 이상의 사업대안에 대한 경제성을 평가하는 기법으로, 사업에서 비롯되는 산출물의 양이나 질은 사업 간에 동일할 필요가 없다. 즉, 서로 다른 산출물을 갖더라도 그들 산출물이 금액화될 수 있는 한 비용-편익분석이 사용될 수 있다.
- 방법: 첫째, 어떤 사업에 소요되는 비용과 편익을 세분화한다. 둘째, 세분화된 비용과 편익을

항목별로 계량화한다. 셋째, 계량화된 비용과 편익에 할인율을 적용하여 현재가치를 계산한다. 넷째, 계산된 비용과 편익의 현재가치를 비교하여 경제적 효율성을 평가하거나(하나의 사업의 경우), 혹은 여러 대안에서 편익-비용의 비율이 가장 높은 대안을 선택한다.

• 예: 하나의 사업의 경우, 소요되는 제반 비용과 사업의 시행으로 현재 및 장래에 예상되는 총편익을 금액화하여 비용과 편익을 비교함으로써 그 사업의 경제성을 평가한다. 예를 들어 안전벨트의 착용이 사고 예방을 통한 생명의 연장에 얼마나 기여할 것이냐를 분석할 때 안전벨트의 착용에 소요되는 비용과 구조된 생명의 가치를 계량화하여 양자의 비교를 통해 안전벨트 제도의 경제적 효율성을 논할 수 있다. 그리고 여러 사업대안이 있는 경우에는 각 사업대안의 비용과 편익을 추정하여 경제적으로 가장 효율적인 사업대안을 선택하여 먼저 자원을 배분한다.

• 비고: 비용-편익분석은 경제성 분석에서 가장 완벽한 분석기법이기는 하나 편익의 금액화라는 문제가 가장 어려운 점으로 대두된다. 그 외에도 미래 편익이나 비용을 현재가치로 환산할 때 할인율을 사용해야 하는데 할인율의 선택에도 현실적인 어려움이 따른다.

(5) 각 방법의 특성 비교

이상과 같이 위의 네 가지 분석기법은 상호 교환적이라기보다 각기 나름대로 특성이 있다. 따라서 연구주제나 연구목적이 그 특성과 부합할 때 해당기법을 선택해 사용할 것이다. 이들 특성을 측정되는 비용의 종류, 산출물의 크기 및 동질성, 그리고 산출치의 종류에 따라 정리해보면 〈표 20-3〉과 같다.

〈표 20-3〉 경제성 분석에서 비용과 산출의 측정

분석기법	비용측정	산출규명	산출측정
최소비용	화폐단위	동일한 산출물 및 산출량	없음
비용–효과	화폐단위	동일 종류의 산출, 서로 다른 수준의 달성	자연단위(예: 연장된 수명연수, 저하된 혈압치 등)
비용–편익	화폐단위	단수 혹은 복수의 산출물, 사업대안 간에 동일할 필요가 없음	화폐단위
비용–효용	화폐단위	단수 혹은 복수의 산출물, 사업대안 간에 동일할 필요가 없음	건강일수 혹은 질보정수명

3. 경제성 평가의 보건학적 의의

경제성 평가가 희소한 자원의 효율적 배분을 찾는 점에서 여타 학문 분야에서 경제성 평가의 역할과 보건학에서의 역할에는 하등의 차이가 없다. 자원의 희소성은 경제의 다른 분야와 마찬가지로 보건의료 분야에서도 나타나는 현상으로, 우리는 이 문제를 해결하기 위한 도구로 경제성 평가를 사용하는 것이다. 다만 보건의료 분야에서 경제성 평가는 상대적으로 더 중요한 기능을 할 수 있다고 주장하는 것은 가능하다. 이는 국민의료비가 GDP에서 차지하는 비중이 증가하는 추세에서 나타나듯이(OECD, 2008) 보건의료 부문에 대한 자원배분의 크기는 지속해서 증가할 뿐만 아니라, 비중(백분율)의 증가에서 나타나듯이 경제의 다른 부분을 잠식해 가는 추세에서, 사용하는 자원의 효율적 사용이라는 과제는 그 중요성이 한층 더해지기 때문이다.

특히 우리나라는 그러한 증가 추세가 두드러지며(OECD, 2008), 고령화의 빠른 속도로 인한 보건의료자원 부족의 문제는 다른 어느 나라보다 더 심각할 것이라는 예측을 감안할 때(OECD, 2005) 보건의료 부문의 자원의 효율적 사용은 중요한 사회적 과제가 되며, 따라서 경제성 평가와 같은 비교적 객관적이고 합리적인 수단에 대한 기대는 커지게 된다. 개별환자의 진료가 아닌 국민 전체에게 시의적절한 보건의료 서비스를 제공해야 하는 과제를 안고 있는 보건학적 관점에서 경제성 평가는 부분적으로 그 역할을 담당하게 되는 것이다.

'선별등재제도'에 의하여 정부의 보건정책에 경제성 평가가 도입된 것은 최근의 일이지만, 경제성 평가는 그동안 우리 보건의료 분야에서 연구방법론으로 꾸준하게 연구되고 사용되어왔다. 약물에 대한 경제성 평가 이외에 우리나라에서도 경제성 평가는 다음과 같은 보건학 분야에서도 시도되었다.

- 각종 예방사업의 비용-편익분석
- 장기요양제도의 비용-편익분석
- 질병의 사회적 비용(다수)
- 고가의료장비의 비용-편익분석
- 1차 보건의료사업의 비용-효과분석
- 모자보건사업의 비용-편익분석
- 가정간호사업의 비용-편익분석
- 도시지역 보건지소사업의 경제성 평가
- 의약분업의 경제성 평가

이상의 우리나라 연구사례에서 잘 나타나듯이 경제성 평가는 보건학 분야 전반에 걸쳐서 시도되고 연구되는 연구방법론으로 자리를 잡고 있다. 선별등재제도와 같이 정부가 정책 차원에서 추진하는 경우에는 강제성이 전제되기에 경제성 평가가 사용되는 것은 당연하다고 하겠으나, 그렇지 않은 경우에도 보건학 분야에서 비교적 활발히 사용되고 있으며, 보건의료자원 배분을 위한 의사결정자의 입장에서 본다면 매우 중요한 정보가 될 수 있기에 그 사용을 직접 요구하거나 혹은 간접적으로 장려하고 있다고 해도 과언이 아닐 것이다.

4. 경제성 평가의 위치와 한계

경제성 평가는 방법론으로서 대단히 중요하지만, 그 결과에 대한 지나친 신뢰나 강한 주장은 오히려 합리적 판단을 그르칠 수 있다는 점에서 경제성 평가의 위치와 한계를 짚어보고자 한다. 우선 〈그림 20-2〉와 같이 경제성 평가는 선택의 상황에서 하나의 기준을 제시한다. 그러나 앞서 언급한 것처럼 경제성 평가가 선택과 관련된 모든 문제에 해답을 줄 수 있는 것은 아니다. 그 이유는 첫째, 경제성 평가가 선택의 문제에 있어서 유일한 기준이 아니기 때문이다. 의사결정 과정에서 경제성 평가로 표현된 효율성은 중요한 평가요소의 하나이지만, 형평성과 그 밖의 여러 요인도 함께 고려되어야 하기 때문이다.

둘째, 경제성 평가는 기술적 평가(technical appraisal)를 대체하는 것이 아니라 보충하는 것

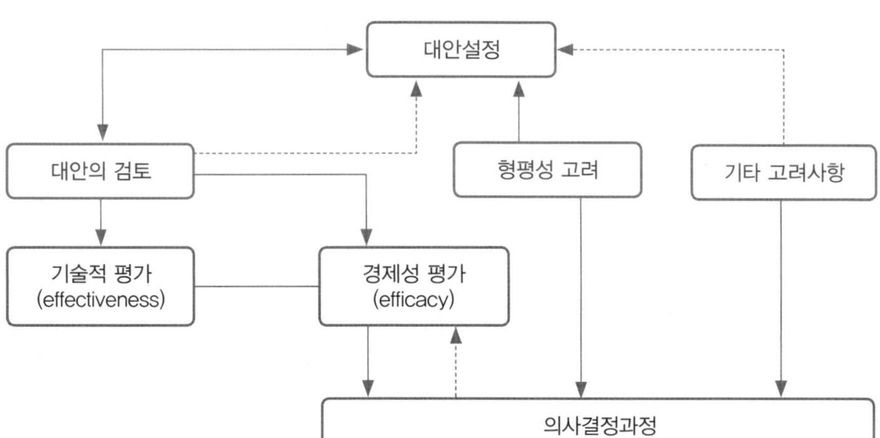

〈그림 20-2〉 의사결정과정에서 경제성 평가의 위치
자료: 양봉민, 2013.

이다. 적절하게 이루어진 기술적 평가가 없다면 경제성 평가를 수행하는 것은 의미가 없다. 예를 들어 금연프로그램 시행에 대한 경제성 평가는 금연프로그램의 효과에 대한 잘 설계된 역학 연구 등이 있어야 이를 바탕으로 경제성 평가를 수행할 수 있지만, 이러한 기술적 평가가 없다면 경제성 평가는 불가능하다. 그래서 경제성 평가에서는 대부분은, 여러 전문가가 서로 협력하면서 제대로 된 결과를 도출할 수 있게 된다.

요약하면, 경제성 평가는 중요하고 그 중요성이 점차 더해가고는 있지만, 경제성 평가 그 자체로서 의사결정은 아니며, 의사결정을 위한 유일한 정보도 아니고, 경제학자들이 독단적으로 제대로 된 결과를 낼 수 있는 것도 아니다. 경제성 평가를 공부하고, 연구하고, 그리고 결과를 사용하는 모든 사람이 이러한 경제성 평가의 위치와 한계를 제대로 인지하는 것은 합리적 자원배분결정을 위하여 필요하다고 하겠다.

참고문헌

배은영 · 김정회 · 최상은(2005), 『의약품 보험급여제도의 경제성 평가자료의 활용방안 및 평가지침 개발』, 건강보험심사평가원.

양봉민 외(2013), 『보건경제학』, 나남출판사.

이준구(1998), 『미시경제학』, 법문사.

정기준(1986), 『미시경제이론』, 법문사.

조순(1987), 『경제학 원론』(3판), 법문사.

Drummond, M., Stoddart, G.L., & Torrance, G.W. (1993), *Methods of the Economic Evaluation of Health Care Programmes*, Oxford University Press.

Drummond, M.F. (1980), *Principles of Economic Appraisal in Health Care*, Oxford University Press.

Drummond, M.F., Sculpher, M.j., Torrance, G.W., O'Brien, B.J., & Stoddart, G.L. (2005), *Methods for the Economic Evaluation of Health Care Programmes* (3rd ed.), Oxford University Press.

Estaugh, S.R. (1992), *Medical Economics and Health Finance* (2nd ed.), Anburn House Publishing Company.

Feldstein, M. (1974), "Econometrics studies of health economics," In M. Intriligator & D. Kendrick (eds.), *Frontiers of Quantitative Economics* Ⅱ, Amsterdam, North Holland.

Feldstein, P.J. (1993), *Health Care Economics* (4th ed.), Delmar Publishers Inc.

Folland, S., Goodman, A.C., & Stano, M. (1993), *The Economics of Health and Healthcare*, Prentice Hall.

Grosse, R.N. & Plessas, D.J. (1984), "Conuting the Cost of Primary Health Care," *World Health Forum* 5(3), 226-230.

Klarman, H., Francis, J., & Rosenthal, G. (1968), "Cost-effectiveness analysis applied to the treatment of chronic renal disease," *Medical Care* 6(1), 48-54.

Logan, A.G., Milne, B.J., Achber, C., Campbell W.P., & Haynes, R.B. (1981), "Cost-effectiveness of a worksite Hypertension Treatment Programme," *Hypertension* 3(2), 211-218.

Monney, G. (1994), *Key Issues in Health Economics*, Prentice Hall.

OECD (2005), Projecting OECD Health and Long-term Care Expenditures: What are the Main Drivers? *ECO/CPE/WPI*.

OECD (2008), Health Data File.

제21장

의약품관리와 의약품정책

의약품은 질병을 치료하고 국민 건강을 향상하는 데 중요한 역할을 한다. 과거에는 치료가 불가능했던 질병들도 약을 통해 치료가 가능해졌으며, 고혈압과 같은 만성질환은 평생 약을 복용하면서 관리하기도 한다. 질병 치료에 약품의 중요성이 증대한 만큼 의약품에 대한 지출이 빠른 속도로 증가하고 있다. 〈표 21-1〉을 보면 우리나라의 약품비 증가 추이를 알 수 있는데 2000년에 약 6조 1천억 원이던 것이 2012년에 약 19조 2천억 원으로 3.1배 증가하여 연평균 10.2%의 증가율을 기록하였다. 같은 기간 우리나라 총의료비 지출에서 약품비가 차지하는 비중은 가장 최근인 2012년을 제외하고 22~23% 수준을 유지하는 것을 알 수 있다.[1] 또한 국내총생산(GDP)에서 약품비가 차지하는 비중은 1.0%에서 1.5%로 증가하였다.

약제비가 증가하는 요인은 크게 의약품 사용량 증가와 가격 요인으로 나누어볼 수 있다.

〈표 21-1〉 우리나라 약품비 지출 추이 (단위: 백억 원, %)

연도	2000	2001	2002	2003	2004	2005	2006	2007	2008	2009	2010	2011	2012
약품비	612	717	783	958	1,054	1,157	1,326	1,418	1,531	1,685	1,851	1,955	1,925
총의료비 중 약품비 비중	22.8	21.9	22.3	24.0	24.3	23.6	23.9	22.7	22.5	22.0	21.5	21.3	19.8
GDP 중 약품비 비중	1.0	1.1	1.1	1.2	1.3	1.3	1.5	1.5	1.5	1.6	1.6	1.6	1.5

자료: OECD Health Data, 2015.

1 2012년 새로운 약가 정책 도입 및 약가 일괄 인하가 실시되었다.

의약품 사용량 증가와 관련된 요인은 인구노령화, 만성질환의 증가 및 의약품 오 · 남용 등을 꼽을 수 있고, 가격 요인은 신약에 대한 급여 및 고가약 처방 확대 등을 들 수 있다. 이들 요인 가운데 인구노령화 및 만성질환의 증가, 그리고 신약의 끊임없는 개발은 인구사회학적 환경의 변화와 이에 대응하는 인간의 기본적인 행위에 해당하여 그 자체에 큰 변화를 기대하기는 어렵다. 의약품 오 · 남용이나 고가약 처방 확대 등의 행위에 변화를 줄 수 있을지 모르나 이 또한 쉬운 일만은 아니다.

대부분 나라는 의약품의 도입 및 사용에 대해 관리를 한다. 이는 양질의 약에 대해 모든 국민의 접근성을 향상하는 동시에 의약품에 대한 지출이 과도하게 발생하지 않도록 하기 위함이다. 우리나라에서도 의약품에 관한 급여 관리, 약가 관리 등 다양한 방식으로 의약품에 대한 관리를 시행하고 있다. 의약품에 관한 이런 정책들을 이해하기 위해서는 의약품의 특성 및 의약품 정책의 목표를 먼저 이해해야 한다.

1. 의약품의 특성

1) 의약품의 사회경제적 특성

일반적으로 보건의료 서비스가 지닌 특성상 시장에 의존하는 자원배분은 실패할 가능성이 높은 것으로 알려져 있다. 의약품도 예외는 아니다. 이는 의약품을 이용하는 과정에서 발생하는 몇 가지 특성, 즉 의약품에 대한 정보의 비대칭성, 의사에 의한 처방 및 제3자 지불이라는 특성 때문인데, 이로 인해 의약품시장의 기능은 불완전해질 수밖에 없다(Drummond et al., 1997; Harris et al., 2001).

정보의 비대칭성(asymmetry of information)이란 소비자가 의약품에 대한 정보가 부족하여 자신의 질병에 어떤 약이 적합한지, 약품 사용의 결과가 어떠할지에 대해 정확히 알 수 없음을 의미한다. 자연히 약품 사용은 의사의 처방에 의존할 수밖에 없는데 전문의약품일수록 약품 사용에 대한 의사의존성이 높다. 또한 대부분의 보건의료제도에서는 의약품에 대한 비용지불이 보험자를 통한 제3자 지불방식으로 이루어진다. 제3자 지불방식에 의하면 의약품의 시장가격보다 훨씬 낮은 가격으로 의약품을 소비할 수 있기 때문에 환자에 의한 직접 지불(direct payment)보다 의약품 소비가 증가한다.

이러한 사회경제적 특성들은 상호 복합적으로 작용하여 의약품에 대한 지출이 과다하게 늘어나게 하고, 결국 시장에 의한 자원배분에 비효율성을 발생시킨다. 이 때문에 대부분의 나라에서는 약품 급여 범위와 가격에 대한 규제를 통해서 의약품시장의 불완전성을 보완하려는 노력을 기울이고 있다.

2) 의약품의 산업적 특성

특정 질병을 치료하는 의약품시장의 구조는 선발 오리지널 약품과 후발 제네릭 약품들로 이루어진 과점(oligopoly) 시장이다. 의약품을 생산 · 공급하는 산업적 차원에서 다음과 같은 특성이 이러한 과점적 구조와 관련되어 있다.

(1) 높은 연구개발 비용

제약산업은 연구개발(R&D) 비용의 비중이 매우 높다. 새로운 약을 개발하기 위해서는 수많은 실험이 필요하며 이에 드는 비용은 엄청나기 때문인데, 보통 매출액의 15~20%를 연구개발비로 지출한다. 높은 연구개발 비용은 그 자체가 진입장벽으로 작용하며, 연구개발에 성공하여 신약을 생산 · 판매하게 될 경우 투자된 비용을 회수할 수 있는 제도적 장치가 없다면 제약회사의 연구개발을 촉진하는 데 어려움이 따른다.

(2) 특허권

특허는 "다른 사람들이 특정 발명품을 만들거나 이용 또는 판매하는 행위를 금지할 수 있는 권리"를 말한다(Folland et al., 2004). 의약품 특허제도는 많은 연구개발 비용을 투자하여 신약개발에 성공한 제약회사를 보호하기 위한 조치이다. 특허권이 유지되는 기간에는 신약개발 기업 이외에는 해당 약품의 생산 · 판매가 금지되어 신약개발 기업에 독점을 허용하고 있다. 신약개발을 장려하기 위해 불가피한 제도이기는 하지만, 높은 독점가격을 유지함으로써 환자나 보험자의 경제적 부담을 증가시키는 측면이 있다.

(3) 높은 판촉비용

대체할 치료방법이나 치료약물이 없는 특수한 경우를 제외하고 대부분의 의약품은 많은 대체

의약품이 있다. 이런 상황에서 제약회사는 자사 의약품에 대한 소비자의 인지도를 높이고, 의료공급자나 약사로 하여금 자사 의약품을 처방 혹은 판매하도록 함으로써 일정한 시장을 확보할 필요가 있는데, 이를 위해 매우 높은 광고 및 판촉 비용을 지출하고 있다. 특히 우리나라 제약회사는 매출액 대비 광고 및 판촉 비용이 매출액 대비 연구개발 비용보다 훨씬 높은 것으로 알려져 있다(양봉민, 2002). 경쟁 제품이 다수 존재하는 의약품시장에서 일정한 시장을 확보하고 매출을 늘리기 위한 제약회사의 과다한 판촉활동이 리베이트와 같이 법이 허용하는 범위를 넘어서는 경우가 종종 발생하여 사회적 물의를 일으키기도 한다. 또한 높은 광고 판촉비용은 약가에 반영되어 소비자의 부담을 늘리게 된다.

2. 의약품정책의 목표

의약품 관련 정책 목표는 크게 건강정책 측면에서의 목표와 산업정책 측면에서의 목표로 나눌 수 있다.

1) 건강정책 측면의 목표

건강정책 측면에서 의약품정책의 목표에는 양질의 의약품(quality drugs)에 대한 접근성(access) 보장, 적정 수준의 약제비 관리(cost containment) 등이 있다.

첫째, 의약품에는 치료효과뿐만 아니라 부작용이 있기 때문에 양질의 의약품(quality drugs)을 국민에게 제공하는 것은 매우 중요하다. 의약품의 효능(efficacy)과 안전성(safety)에 대한 보장이 필요한데, 소비자가 이를 판단하기는 쉽지 않기 때문에 정부의 일정한 규제가 필요하다.

둘째, 새로운 치료약물이 개발되었을 때 필요한 모든 환자에게 약품에 대한 접근성(access)을 보장하는 것 또한 중요하다. 신약을 통한 치료비용이 매우 높은 경우 환자 개인의 경제 수준에 따라 약에 대한 접근성이 달라진다면 이는 형평성에 어긋나는 것이다. 실제 새로 개발된 항암제는 치료효과가 개선된 반면 약품 가격이 매우 비싼 경우가 많은데, 보험 적용이 충분히 되지 않을 경우 경제적인 이유 때문에 약물치료를 중단해야 하는 일이 종종 발생한다. 개인의 경제 수준과 무관하게 필요한 의료서비스를 이용하는 것을 수평적 형평(horizontal equity)이라 하는데, 의약품 사용이 질병 치료에 필수적인 경우라면 수평적 형평이 이루어질 수 있도록 약품에 대한 보편적 접근성을 보장하는 일이 필요하다.

셋째, 건강을 위해 사용할 수 있는 개인이나 사회의 자원이 한정되어 있기 때문에 의약품 사용이 효율적으로 이루어지도록 할 필요가 있다. 의약품 오·남용이나 과도하게 높은 약가 책정 등은 자원배분의 비효율을 초래하기 때문에 이에 대한 관리가 필요하다. 대부분의 나라에서 약품 사용량 증가, 고가 약품 도입 등으로 약제비 지출이 증가하고 있어 이를 감소시키는 것이 중요한 정책 목표가 되고 있다. 이를 위해 약품 사용량에 대한 규제, 약가 통제 혹은 환자 본인부담제 등의 정책수단을 활용하고 있다.

2) 산업정책 측면의 목표

건강정책 측면의 의약품정책의 목표를 달성하려면 많은 규제정책을 시행할 수밖에 없는데, 이는 제약산업의 위축을 초래할 수 있다. 의약품 관련 정책 수립에 있어서 가장 염두에 두어야 할 산업정책적인 측면은 연구개발의 활성화이다. 신약 개발은 많은 실패와 비용이 수반되지만, 일단 신약 개발에 성공하면 해당 제약회사는 특허권 보장을 통해 많은 경제적 이득을 누릴 수 있다. 그뿐만 아니라 신약 개발은 제약산업의 고용을 촉진하고 나아가 수출 증가 등으로 이어져 경제 전반에 미치는 파급효과가 증대할 수 있다. 의약품에 대한 지나친 규제정책이 자칫 연구개발을 위한 투자의욕을 저하시킬 경우 신약 개발을 통해 얻을 수 있는 사회적 편익을 상실하게 되는 문제가 있으므로 의약품정책을 수립하는 데 이에 대한 고려도 필요하다.

3. 의약품 관련 주요 정책

1) 의약품 가격정책

증가하는 약제비를 억제하기 위해 정부가 사용할 수 있는 정책의 하나가 바로 약가를 적정수준에서 유지하는 것이다. 약가를 통제하는 방법으로는 직접적인 약가 통제, 이윤 규제 및 참조가격제 등이 있다.

(1) 약가 통제

약제비 증가를 억제할 수 있는 가장 직접적인 방법의 하나는 약가를 통제(price control)하는 것

〈표 21-2〉 주요 EU 국가의 약가 산정과 국제 비교 현황

국가	국제 약가 비교
벨기에	프랑스, 독일, 룩셈부르크, 네덜란드의 공장 출하가격
덴마크	그리스, 포르투갈, 스페인, 룩셈부르크 제외(단, 리히텐슈타인 포함)한 유럽 공장 출하가격 평균
핀란드	EU 도매가격 평균
아일랜드	덴마크, 프랑스, 독일, 네덜란드, 영국의 도매가격 평균
이탈리아	룩셈부르크 및 덴마크를 제외한 EU 공장 출하가격의 가중평균
네덜란드	벨기에, 프랑스, 독일, 영국의 공장 출하가격 평균
포르투갈	프랑스, 이탈리아, 스페인에서 동일제품의 공장 출하가격의 최저가

자료: Mrazek & Mossialos, 2004.

이다. 신약 개발에서 연구개발 비용 등 많은 매몰비용이 발생하지만 실제로 약품 생산단계에서의 한계비용은 매우 낮은 수준이다. 따라서 일정 기간 특허를 인정함으로써 연구개발 투자에 대한 보상을 어느 정도 인정하면서도 약품 가격이 지나치게 높게 책정되지 않도록 할 필요가 있다. EU 국가의 경우 영국과 독일을 제외하고 모두 특허 신약에 대해서도 직접적인 가격통제를 시행하고 있다(Mrazek & Mossialos, 2004).

약품 가격을 결정하는 방법으로는 국제 약가 비교, 협상, 약가재평가, 실거래가 상환제 등이 있다. 국제비교에 의한 약가 산정은 외국에서 자주 사용되는 약가 결정방법이다. 〈표 21-2〉는 주요 EU 국가의 약가 산정에 있어서 국제 비교 현황을 보여준다. 예컨대, 핀란드는 EU의 평균 도매가격을 기준으로 약가를 산정하는데, 이때 병용 수입(parallel import) 약품의 가격도 포함하여 비교한다(Mrazek & Mossialos, 2004). 우리나라도 2006년 12월 '약제비 적정화 방안' 도입 이전에는 신약의 가격을 결정할 때 주요 선진국인 A7(미국, 영국, 프랑스, 독일, 이탈리아, 스위스, 일본) 약가를 참조하는 방식을 적용한 바 있다.

약가 결정 시 보험자와 제약회사 간 협상을 통하거나 사전에 정해진 기준에 따라 약가를 결정하기도 한다. '약제비 적정화 방안' 시행 이후 우리나라에서 신약에 대한 보험급여가 결정되면 국민건강보험공단과 제약회사 간에 약가 협상을 통해 가격을 결정한다. 제네릭 의약품의 경우에는 이미 등재된 품목 수 및 보험에 등재되는 순서에 따라 체감 방식으로 약가를 결정해왔다. 예컨대, 오리지널 의약품의 특허 만료 이후에 최초로 도입되는 제네릭은 오리지널 약가의 68% 이하로, 2~5번째 도입되는 제네릭은 이미 등재된 제품의 최고가의 85% 이하로, 6번째 이후에 도입되는 제네릭은 이미 등재된 제품 중 최저가의 90% 이하에서 결정되었다. 2012년

4월부터는 등재순서와 무관하게 제네릭 의약품 가격은 특허 만료 전 오리지널 약가의 53.55% 수준에서 결정되고 있다.

최초로 약가가 결정된 이후 일정 기간이 지나면 약가를 다시 조정하거나 인하하는 경우도 있다. 우리나라에서 2012년 4월 약가 일괄 인하 이전에 시행된 약가재평가 제도가 이에 해당한다. 약가재평가란 의약품 최초 등재 시에 참고하였던 외국의 약가 변화 등을 반영하기 위해 3년마다 상한금액을 조정하는 것을 말하는데, 만일 국내 약가가 A7 평균가격보다 높을 경우에는 초과분만큼 약가를 인하하게 된다.

실거래가 상환제는 이미 보험에 등재된 의약품에 대해 실거래가에 근거하여 보험상환금액을 조정하는 방식으로 약가를 관리하는 것을 말한다. 실거래가 적용 이전에는 고시가를 적용하였는데, 후자는 고시된 보험상환액(A)보다 의료기관이 낮은 금액(B)으로 의약품을 구매할 경우 일정한 마진(A-B)이 발생하는 것을 인정하던 방식으로 의약분업 도입 전인 1999년 11월 폐지되었다. 실거래가의 경우에는 보험자가 정한 의약품별 상한금액 이하에서 실제로 거래되는 가격을 보험에서 상환하는데, 제약회사나 의료공급자 모두 실거래가를 낮출 경제적 유인이 없기 때문에 실제로는 상한금액의 약 99% 선에서 실거래가가 형성되는 것으로 보고되어 실거래가 상환제를 통한 약가 인하는 큰 효과를 거두지 못한 것으로 평가된다.

(2) 이윤 규제

약가 통제가 매우 적극적인 약가정책이라면 이윤 규제(profit control)는 보다 간접적인 약가정책에 해당된다. 이윤 규제 방식에 의한 약가정책을 구사하는 대표적인 나라는 영국인데, 국민보건서비스(National Health Service, NHS. 영국의 보건의료제도)에 공급되는 상품명 약품(brand name drugs)의 가격을 간접적으로 규제하는 약가규제제도(Pharmaceutical Price Regulation Scheme, PPRS)를 운영하고 있다. 가령, 2,500만 파운드 이상의 약품을 NHS에 공급하는 제약회사는 매출이 50만 파운드 이상인 약품과 이를 생산하는 데 투자된 자본비용 등을 포함하는 연간 재정보고서를 제출하도록 하여 해당 제약회사의 수익성을 평가하는데, 이윤율이 21%를 초과하지 못하도록 규제하고 있다. 만일 이윤율이 이를 초과할 경우에는 약가를 인하하거나 보건부에 초과이윤을 반납하거나 향후 계획된 약가 인상을 연기하는 등의 방법으로 이윤을 감축해야 한다(Mrazek & Mossialos, 2004).

이윤 규제의 성과에 대한 평가는 엇갈린다. 직접적인 약가 통제보다는 다소 느슨한 형태의 정책이기 때문에 약가 인하에는 그리 성공적이지 못하다고 할 수 있는데, 영국의 약가가

EU 국가 중에서 높은 편에 속하는 것이 이를 증명한다. 반면, 약품에 대해 일정한 이윤을 보장해주기 때문에 혁신적 신약을 개발할 능력이 있는 제약회사로 하여금 비교적 많은 연구개발 비용을 투자하도록 권장하는 효과가 있다.

(3) 참조가격제

참조가격제(reference pricing)는 일정한 성분 혹은 치료효과가 동일한 약품들을 하나의 그룹으로 분류한 후 동일 그룹 내 약품에 대해서 보험자가 지불하는 금액을 사전에 설정하는 것을 말한다. 이때 제약회사는 의약품 가격 설정을 자유롭게 할 수 있지만, 참조가격을 초과하는 부분에 대해서는 환자 본인이 부담해야 한다. 의사가 참조가격보다 비싼 약품을 처방할 때 환자 본인부담이 발생하는 것에 대해 설명을 해야 하고, 이에 따라 환자가 저가의 약품으로 대체를 원하게 되면 약제비 지출이 감소할 것으로 기대된다.

참조가격제는 약품을 어떤 방법으로 분류하느냐 그리고 참조가격을 어떤 수준에서 설정하느냐에 따라 나타나는 효과가 달라진다. 먼저, 약품 분류는 동일한 그룹에 속한 약품들은 서로 대체 가능해야 한다는 조건을 충족해야 하는데, 동일 성분 혹은 동일 약효군으로 분류하는 것이 대표적이다. 동일 성분에 대해 참조가격을 시행하는 것은 해당 성분 내 오리지널과 다수의 제네릭 의약품이 존재할 때 대체 가능성이 있다고 판단하기 때문이다. 동일 약효군은 성분의 범위를 넘어 약효가 동일 혹은 유사하다고 인정되는 다수의 성분 혹은 약품들을 대상으로 참조가격을 적용하는 것을 말한다. 참조가격은 적용대상 의약품 가격의 평균값, 중앙값, 최저가 등 다양한 수준에서 설정될 수 있다.

참조가격제의 효과에 대해서는 논란이 있다. 참조가격이 적용되는 약품군의 경우 참조가격보다 가격이 높은 약품의 가격을 낮추는 효과가 있지만, 참조가격보다 가격이 낮은 약품의 가격을 참조가격 근방으로 인상할 수도 있고, 참조가격이 적용되지 않는 의약품의 가격을 인상하는 일종의 '풍선효과'가 있을 수 있다. 또한 가격에 비탄력적인 일정한 환자군을 확보한 제약회사가 참조가격보다 높은 가격을 유지할 경우에는 오히려 환자의 경제적 부담만 늘리는 결과가 나타난다.

참조가격제 효과에 대한 논란은 제도 도입의 비일관성으로 나타나는데, 네덜란드에서는 참조가격제를 폐지하려고 하는 반면, 프랑스에서는 참조가격제를 도입하려고 하고 있다(McGuire et al., 2004). 우리나라에서도 의약분업 시행 이후 참조가격제 도입을 검토하였으나 환자의 본인부담 증가 등의 이유로 아직 시행되지 않고 있다.

2) 의약품 급여정책

의약품에 대한 가격정책 못지않게 급여정책 또한 의약품 관련 정책 목표를 달성하는 데 매우 중요하다. 의약품 급여 관련 주요 정책으로는 상환목록, 비용분담 등이 있다.

(1) 상환목록

의약품에 대한 급여정책 가운데 의약품 사용을 규제할 수 있는 방법으로 보험약품 상환목록(formulary)을 작성하는 것이 있다. 상환목록의 종류로는 보험에서 급여하지 않는 의약품의 목록(일명, negative list)을 운영하는 것과 보험에서 급여하는 의약품 목록(일명 positive list)을 운영하는 것이 있다. 전자는 임상적 효과나 가격 등을 고려하여 특별히 보험에서 급여하지 않는 것을 제외하고는 모두 보험 급여의 대상이 되는 반면, 후자는 보험에서 급여할 약품만을 상환목록에 포함하기 때문에, 일반적으로 후자의 보험 적용 대상 약품이 전자보다 적다.

공적 의료보장제도를 근간으로 하는 대부분의 유럽 국가에서는 포지티브 리스트 방식을 적용하고 있으며, 민간 의료보험 중심의 미국에서도 민간보험과 메디케이드(Medicaid)에서 포지티브 리스트 방식을 채택하고 있다(McGuire et al., 2004). 우리나라에서는 오랫동안 네거티브 리스트 방식을 적용해왔으나, '약제비 적정화 방안'의 하나로 2007년부터 포지티브 리스트, 즉 선별등재목록 방식으로 전환하였다.

선별등재목록 방식하에서 신약의 급여 여부를 결정하는 요소로는 임상적 유용성, 비용효과성, 보험재정에 미치는 영향, 외국의 등재 여부 및 등재 가격, 기타 국민 건강에 미치는 영향 등이 포함된다(이태진, 2008). 선별등재목록이 적용되기 전에 건강보험에서 급여되던 기등재 의약품은 잠정적으로 보험급여를 인정하되, 2007년부터는 50개 약효군에 대해 재평가를 통해 치료적 가치 및 경제적 가치가 우수한 의약품만 선별하고 나머지는 원칙적으로 급여에서 제외하는 기등재 의약품목록 정비사업을 추진하였으나, 2010년부터 약가일괄인하로 변경되었다.

선별목록에 포함된 등재 의약품은 일반적으로 비등재 의약품보다 가격이 다소 낮아진다. 그럼에도 제약회사의 입장에서 비급여보다는 보험에 등재되는 것을 선호하는 경향이 있는데, 이는 의약품에 대한 비용을 환자가 직접 지불하기보다는 보험자를 통한 제3자 지불방식이 더 보편적인 현상이기 때문에 보험 등재 여부가 의약품 매출에 결정적인 영향을 미친다. 따라서 다소 낮은 가격이라도 더 많은 시장 확보를 위해 보험 등재를 선호하게 되는 것이다.

(2) 비용분담

의약품에 대한 상환목록이 특정 의약품의 보험급여 여부를 결정하는 것이라면, 비용분담(cost sharing)은 보험급여 대상 의약품에 대해 환자가 얼마나 약제비를 부담하느냐의 문제이다. 일반적으로 의약품에 대해 보험이 적용되면 환자의 본인부담이 낮아져 약품에 대한 수요의 탄력성이 낮아지게 되고, 약품소비량을 늘리거나 비싼 약품을 선호하게 되어 결국 약제비 지출을 증가시키게 된다.

보험급여 의약품에 대한 과도한 약제비 증가를 억제하기 위해 대부분의 나라에서는 일정 수준의 비용을 환자가 부담하도록 하고 있다. 약제비에 대한 환자 본인부담 방식은 정액제(flat-rate payment), 정률제(co-insurance), 일정액 공제제(deductible) 등이 있다. 먼저 정액제는 처방전당 혹은 처방약 종류당 일정액의 비용을 환자가 지불하는 것을 말한다. 예컨대, 영국에서는 개원의(GP)가 발행한 처방전을 들고 약국에서 약을 구매할 때마다 일정액(6.30파운드)을 환자가 지불해야 한다(Thomson & Mossialos, 2004). 정률제는 발생한 약제비 총액의 일정 비율을 환자가 지불하는 방식인데, 우리나라에서는 약제비 총액의 30%를 환자가 부담하고 있다. 일정액 공제제는 일정 기간 환자가 부담해야 할 본인부담액의 상한을 정하고 이를 초과하는 약제비에 대해서만 보험자가 비용을 지불하는 방식이다.

4. 의약품 경제성 평가

보험자가 보험에서 급여될 의약품을 선별하거나 약가를 산정하는 과정에서 고려하는 요소가 여러 가지 있겠지만, 최근 들어 많이 활용되는 수단의 하나가 바로 경제성 평가(economic evaluation)이다. 경제성 평가는 보건의료 부문의 각종 사업, 진단기술, 약품 등에 투입된 비용과 산출물을 비교함으로써 경제적 효율성을 평가하는 분석기법이다.

1) 의약품 경제성 평가의 필요성

의약품에 대한 경제성 평가가 필요한 이유는 건강보험재정 등 건강을 위해 사용할 수 있는 자원은 한정된 반면, 새로운 약품이 끊임없이 개발돼 나오고 있어 약품을 선별해서 사용할 수밖에 없기 때문이다. 가령, 동일한 치료 목적의 약품 X와 Y 두 종류가 있는데, 수명을 1년 연장하기 위해 약품 X는 100만 원이 드는 반면 약품 Y는 120만 원이 든다면 약품 X를 선택하는 것이 더욱 효율적인 자원배분에 해당된다. 이때 두 약품 모두 동일한 1년의 수명을 연장한다는 것은 약물 치료로 인한 결과(outcome)에 해당하고, 이를 각각의 비용(cost)과 비교함으로써 더욱 효율적인 약품을 선택하게 되는데, 바로 이러한 의사결정을 도와주는 것이 경제성 평가다. 의약품 선택에 있어서 경제적 효율성 외에도 대상 환자의 규모, 형평성 등 고려해야 할 요소가 많이 있지만, 경제성 평가의 사용이 보건의료기술 전반으로 확대되고 있는 것 또한 현실이다.

2) 의약품 경제성 평가의 유형과 의사결정

경제성 평가의 유형은 산출물의 성격이나 측정방법에 따라 비용최소화 분석(cost minimization analysis), 비용-효과분석(cost-effectiveness analysis), 비용-효용분석(cost-utility analysis), 비용-편익분석(cost-benefit analysis)으로 구분한다. 이 가운데 의약품 경제성 평가는 비용-편익분석을 제외한 다른 세 가지 방법이 주로 사용된다.

〈표 21-3〉은 신약의 효과 개선 정도 및 비용의 상대적 크기에 따라 적용하는 경제성 평가 방법 및 의사결정을 보여주고 있다. 보험에 새로 등재하려는 약품의 효과가 이미 등재된 약품의 효과와 비교하여 비열등 혹은 유사한 경우에는 비용최소화 분석을 적용하게 되고, 이때 투약비용 혹은 치료비용이 기등재 약품보다 낮으면 보험에 등재될 가능성이 크다. 보험에 새로 등재하려는 약품의 효과가 이미 등재된 약품의 효과보다 개선된 경우에는 비용-효과 혹은 비

〈표 21-3〉 신약의 비용 및 효과에 따른 의사 결정

기존 약품 대비 신약의		분석 방법	의사결정
효과[1]	비용		
비열등 혹은 유사	낮음	비용최소화	투약비용 등이 낮을 경우 급여 가능성 높음
	동일/높음		투약비용 등이 높을 경우 급여 가능성 낮음
개선	낮음/동일	비용-효과/비용-효용	비용 절감이 발생하는 우월적인 (dominant) 신약 선택
	높음		ICER[2] 값의 크기를 고려하여 급여 여부 결정

주: 1) 신약의 효과가 열등한 경우에는 굳이 급여할 이유가 없으므로 제외함.
2) ICER = (신약 투여 비용 - 비교약 투여 비용) / (신약 효과 - 비교약 효과)

용-효용 분석을 수행해야 하는데, 이때 효과가 개선된 신약의 비용이 더 적게 든다면 이에 대한 급여는 우위 전략(dominant strategy)에 해당한다. 좀 더 일반적인 경우로, 만일 효과가 개선된 신약의 비용이 더 높은 것으로 추정되면 점증적 비용-효과비(Incremental Cost-Effectiveness Ratio, ICER)를 산출하여 그 크기에 따라 급여가능성을 판단하게 된다.

ICER는 신약 및 비교 대상 약품의 비용 차이(incremental cost)를 효과 차이(incremental effectiveness)로 나눈 것으로, 1단위의 효과를 더 얻기 위해 추가로 지불해야 하는 비용이 얼마인지를 의미한다. 수명 연장 1년당 비용(cost per life-year gained) 혹은 질보정수명 연장 1년당 비용(cost per QALY)의 형태로 나타내는데, 가령 수명 1년을 연장하는 데 소요되는 비용이 낮을수록 급여 결정에 유리하며, 각 사회가 수명 1년 연장을 위해 지불할 수 있는 최대치 혹은 임계치(threshold)를 초과할 경우에는 급여 결정에 불리하게 작용할 수 있다. ICER의 임계치에 대해서 공식적으로 결정된 바는 없지만, 각 나라의 1인당 국민소득, 즉 경제 수준과 어느 정도 관련이 있는 것으로 여겨지나, 이에 대해 형평성의 관점에서 적지 않은 비판이 제기되고 있다.

3) 의약품 경제성 평가의 활용

(1) 경제성 평가와 급여 결정

특정 약품에 대한 보험급여 여부를 결정하는 데 경제성 평가를 활용할 수 있다. 우리나라에서는 신약을 건강보험 급여목록에 등재하고자 할 때 경제성 평가 결과를 제출해야 한다. 또한, '약제비 적정화 방안' 시행 이전에 건강보험에서 급여되던 약품들을 급여목록에 계속 포함시킬지 여부를 결정하는 데도 임상적 유효성과 함께 경제성 평가가 중요한 요인으로 작용한 바 있다. 외국의 경우는 1993년 오스트레일리아가 처음으로 의약품 급여제도(Pharmaceutical Benefits Scheme, PBS)의 적용을 원하는 의약품에 대해 경제성 평가 결과 제출을 의무화한 이후, 캐나다의 온타리오주(1994년), 브리티시콜럼비아주(1995년)에서 비슷한 제도를 시행하였으며, 유럽에서도 많은 나라가 의약품 급여 결정을 위해 경제성 평가 제출을 의무화하였다.

많은 나라가 의약품 급여 결정에 경제성 평가 제출을 의무화한 중요한 이유 가운데 하나는 임상적 효과가 개선된 신약은 제약회사에서 대부분 높은 가격을 희망하기 때문이다. 신약 중에는 과거에 치료방법이 없던 질병을 치료할 수 있는 혁신적 신약(innovative drug)과 이미 존재하는 약품의 제형, 함량, 투여경로 등을 개선한 신약(me-too drug, 일명 개량 신약)이 있는데, 대부분의 신약은 후자에 해당한다. 이처럼 제형, 함량, 투여경로 등을 약간 변경하는 대신 가격이 높아진 신약을 보험에 등재하는 것이 과연 타당한지를 판단하는 데 경제성 평가가 중요한 역할을 할 수 있다.

한편, 신약에 대한 경제성 평가 자료를 준비하고 이를 보험자가 검토하여 급여 결정을 내리기까지 일정한 비용과 시간이 소요된다. 따라서 치료가 시급한 환자의 의약품에 대한 접근성이 문제가 될 수 있다. 특히, 신약의 임상적 효과에 대한 자료가 불충분하거나, 제약회사가 제시한 가격에서 신약이 비용-효과적이지 않을 경우 해당 약품에 대한 급여 결정이 지연되는 문제가 발생하기도 한다.

한정된 자원의 효율적 사용을 위해 의약품에 대한 경제성 평가를 적용하는 과정에서 발생하는 약에 대한 접근성의 문제를 해결하기 위해 조건부 급여(conditional coverage)나 위험분담(risk sharing)과 같은 보완 장치들이 사용될 수 있다. 조건부 급여는 임상적 효과에 대한 자료가 충분하지 않더라도 환자의 치료가 시급하다고 판단될 경우 일단 신약에 대한 급여를 시작한 후 일정한 기간이 지나 임상적 효과에 대한 자료를 축적하게 되었을 때 경제성 평가를 통해 급여의 지속 여부를 결정하는 것을 말한다. 위험분담의 경우는 조건부 급여처럼 일정한 기간이 지난 후에 경제성 평가를 수행하는데, 만일 신약이 비용-효과적이지 않을 경우 그동안 제약회사가 얻은 경제적 이득의 일부를 어떤 형태로든 환자나 사회에 환원하는 방식을 말한다.

(2) 경제성 평가와 약가 산정

약가를 산정하는 데 경제성 평가가 간접적으로 활용되기도 한다. 예를 들어, 특정 약품이 주어진 가격에서 경제성 평가를 시행했을 때 비용-효과적인 경우에는 해당 가격을 유지할 수 있지만, 비용-효과적이지 않은 경우에는 가격을 낮추어서 비용효과성을 충족시키게 되므로 경제성 평가가 약가 산정에 활용될 수 있다. 실제로 오스트레일리아에서는 의약품에 대한 경제성 평가 결과를 참고하여 약가산정위원회(Pharmaceutical Benefits Pricing Authority, PBPA)에서 가격을 결정한다. 우리나라에서는 기등재 의약품 재평가에 경제성 평가를 적용하였는데, 비용-효과적이지 않은 의약품은 급여에서 제외되어야 하지만 가격 인하를 통해 비용효과성을 충족시키는 방향으로 정책을 시행한 경험이 있다.

한편, 경제성 평가는 약가를 인하하는 수단으로서뿐만 아니라 적정 가격을 산정하는 데도 균형적으로 활용할 필요가 있다. 기존에 치료방법이 없는 질병을 치료할 수 있는 혁신적인 신약(innovative drug)을 개발한 경우에는 해당 약품이 지닌 가치에 상응하는 가격 산정(value-based pricing)이 이루어져야 신약에 대한 끊임없는 연구개발을 유도할 수 있다.

참고문헌

양봉민(2002), 『보건경제학』, 나남출판.

이태진(2008), 「의약품 보험 급여 및 가격 결정과 경제성 평가의 활용」, 『예방의학회지』 41(2), 69-73.

Drummond, M. et al. (1997), *Methods for the Economic Evaluation of Health care Programmes* (2nd ed.), Oxford University Press.

Folland, S., Goodman, A., & Stano, M. (2004), *The Economics of Health and Health Care* (4th ed.), Prentice Hall. (박윤형 · 정우진 역(2005), 『보건의료경제학』, 대한의사협회 의료정책연구소)

Harris, R. et al. (2001), "Current methods of the U.S. Preventive Services Task Force: a review of the process," *American Journal of Preventive Medicine* 20(3S), 21-35.

McGuire, A., Drummond, M., & Rutten, F. (2004), "Reimbursement of pharmaceuticals in the European Union," In E. Mossialos, M. Mrazek, & T. Walley, *Regulating Pharmaceuticals in Europe: Striving for Efficiency, Equity and Quality*, Open University Press.

Mrazek, M. & Mossialos, E. (2004), "Regulating pharmaceutical prices in the European Union," In E. Mossialos, M. Mrazek, & T. Walley, *Regulating Pharmaceuticals in Europe: Striving for Efficiency, Equity and Quality*, Open University Press.

OECD (2015), Health Data 2015.

Thomson, S. & Mossialos, E. (2004), "Influencing demand for drugs through cost sharing," In E. Mossialos, M. Mrazek, & T. Walley, *Regulating Pharmaceuticals in Europe: Striving for Efficiency, Equity and Quality*, Open University Press.

| 제5부 |

환경과 생태건강

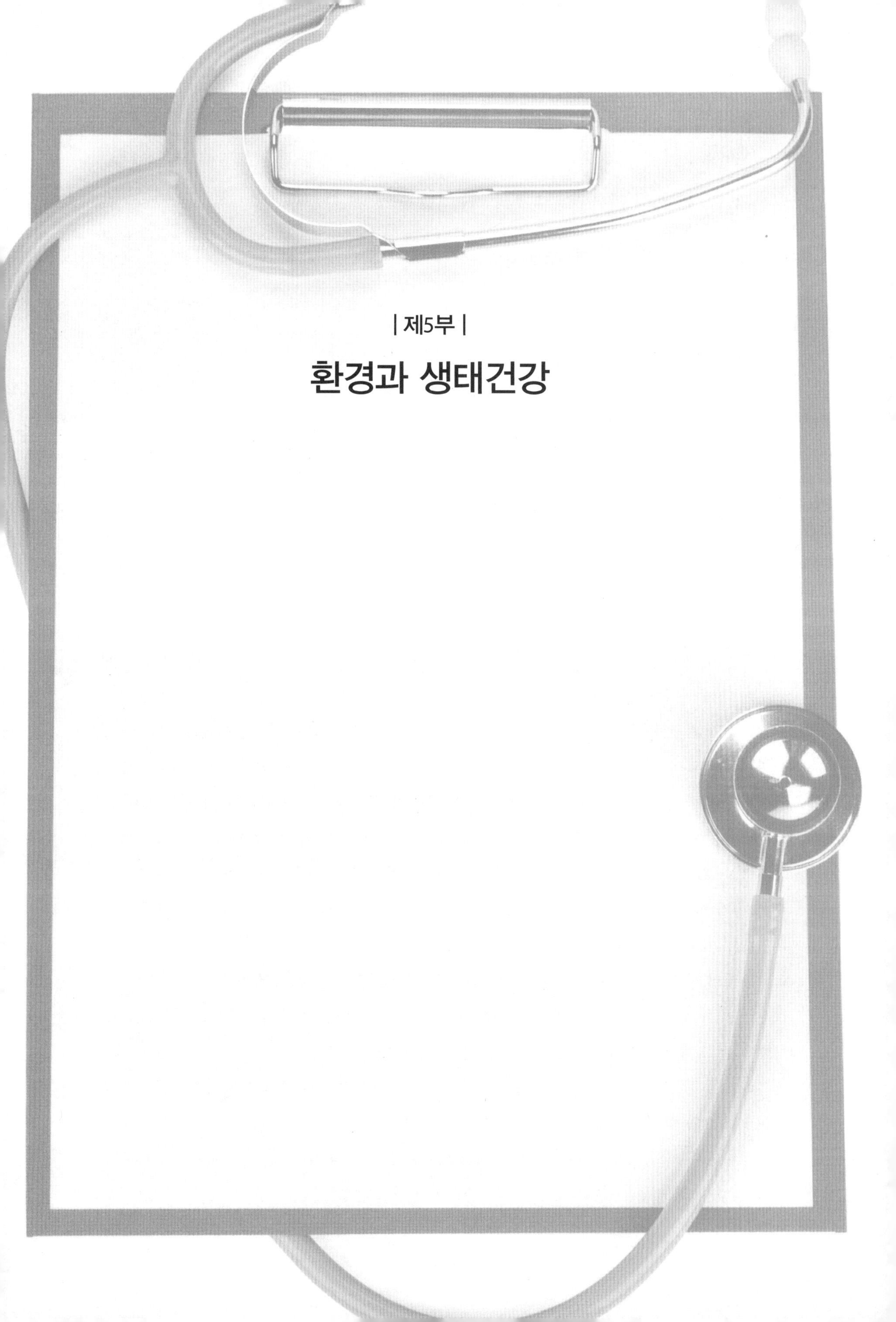

제22장

대기오염과 건강

1. 대기오염

1) 대기의 성상

대기오염 문제를 다루려면 먼저 주 대상이 되는 대기에 대한 여러 가지 물리 · 화학적 성상 및 구조에 대해 파악하는 것이 중요하다.

대기란 지구 주위를 둘러싸고 있는 일종의 기체집단으로서 대략 지표에서 600~1000㎞ 높이까지 비균일적으로 존재하고 있다. 이러한 대기의 총 질량은 약 5.3×10^{21}g 정도이며, 이것을 압력단위로 환산하면 지표면 1㎠당 평균 1㎏의 무게에 해당되는 공기량에 싸여 있는 것이 된다. 그러나 대기는 지구중력에 의해 지구 주위를 둘러싸고 있기 때문에 상대적으로 지구 표면에 가까이 위치한 공기층일수록 그 위의 공기층에 눌려 밀도가 높아지게 되며, 상층 대기로 갈수록 공기 밀도는 급격히 감소한다. 대략 전체 대기 질량의 90%가 하층 16㎞ 정도 내에 분포하고 있으며, 99.9%의 양은 하층 48㎞ 이내에 존재한다.

대기의 수직 온도 분포를 살펴보면, 인간이 생활하고 있는 지표면 부근의 대기 온도는 15℃(288°K) 정도이며, 이러한 온도는 고도가 높아질수록 하강하게 된다. 그리고 권역별로 고도에 따른 수직 온도 분포는 서로 다른 형태를 보이고 있다.

대기의 구조는 크게 대류권, 성층권, 화학권, 전리권 등으로 이루어져 있으며, 이 중 대류권이 대기오염 현상과 밀접한 관계를 맺고 있는 대기기층이 된다.

대체로 공기의 밀도는 대류권에서 성층권으로 그리고 화학권(chemosphere)에서 이온권

(ionosphere)으로 상승할 때 감소한다. 이온권 상부에서는 대류권과 비교할 때 가스분자가 거의 없고 그 간격도 상당히 벌어진다. 이온권과 화학권에서는 태양에너지의 흡수와 산란이 일어나고 이로 인하여 에너지 스펙트럼 분포 및 대류권과 성층권에 도달하는 우주광(cosmic ray)의 양이 변화하기 때문에 관심의 대상이 되는 층이다. 성층권에서는 오염물, 특히 지상 원자폭탄 시험 및 화산 폭발 등에서 발생하는 파편들의 광역 이동이 일어나고 태양에너지의 흡수 및 산란도 일어난다. 이 성층권의 하부에는 유해한 자외선을 흡수하는 오존층이 존재한다. 광역 대기오염을 연구하는 학자들은 불화염화탄소(CFCs, 프레온가스)와 지구 표면이나 비행기에서 배출된 다른 가스들의 장기간 축적에 의한 오존층의 변화에 관심을 가지고 연구하고 있다.

대류권은 대기 중 최하의 기층으로서 공기 밀도가 가장 크며, 대략 지표로부터 고도 11㎞의 범위에 걸쳐 있다. 대류권 내의 기층은 불안정하여 여러 가지 기상현상이 일어나며, 특히 고도상승에 따른 기온하강이 평균 -0.65℃/100m의 율로 일어나 대류권 최상층부(대류권계면)에서의 평균온도는 약 -56℃에 이르고 있다. 이러한 대류권은 다시 지표면 거칠기의 영향을 받고 있는 지상 1㎞ 이내의 지구경계층과 그 이상의 자유대기로 구분한다. 대류권 내에서 일어나는 각종 기상현상을 다루는 학문이 기상학이며, 특히 대류권 중 지구경계층의 기상현상에 국한하여 다루는 학문이 미기상학 분야이다. 대기오염현상을 다룰 때 필수적으로 고려되는 학문 분야로서 미기상학을 들 수 있는데, 이는 대기오염물질의 확산에 영향을 미쳐 농도 변화에 큰 영향을 줄 수 있는 각종 기상요소에 관한 내용을 취급하고 있기 때문이다.

2) 대기오염의 정의

근본적으로 대기오염이란 공기 중에 외부물질의 존재를 의미한다. 대기오염 문제는 이러한 외부물질의 농도가 인간의 복지를 방해할 때 일어난다. 대기오염의 더 자세한 정의는 Engineers Joint Council에 의하여 "대기오염이란 먼지, 훈연, 가스, 연무, 악취, 연기 또는 수증기 등과 같은 오염물질이 한 가지 또는 그 이상으로 실외대기에 존재하면서 그 양, 특성 및 지속성이 인간이나 동물, 식물의 생활과 재산에 해를 끼치거나 생활과 재산의 편안한 향유를 부당하게 방해하는 상태"라고 정의하고 있다.

따라서, 대기오염이란 오염되지 않은 공기에 이물질이 혼입되어, 그 결과로서 인간에게 직·간접적으로 피해를 유발할 경우로 정의할 수 있을 것이다.

대기오염을 규정하는 또 다른 방법은 "오염되지 않는" 혹은 "정상적인" 건조공기의 조성을 먼저 규정하고 이와 같은 조성에서 더 많은 양으로 존재하면서 인간, 동물, 식물, 혹은 물

〈표 22-1〉 오염되지 않은 대류권 건조공기의 가스상 조성

	ppm(vol)	㎍/㎥
질소	780,000	8.95×10^8
산소	209,400	2.74×10^8
수분	–	–
아르곤	9,300	1.52×10^7
이산화탄소	315	5.67×10^5
네온	18	1.49×10^4
헬륨	5.2	8.50×10^2
메탄	1.0~1.2	$6.56 \sim 7.87 \times 10^2$
크립톤	1.0	3.43×10^3
질소산화물	0.5	9.00×10^2
수소	0.5	4.13×10^1
크세논	0.08	4.29×10^2
유기성 증기	ca 0.02	–

질에 해를 주는 조성물질 혹은 대기조성과 다른 물질들을 대기오염물질로 분리하는 것이다. 〈표 22-1〉은 오염되지 않은 대류권 건조공기의 가스상 조성을 보여준다. 오염되지 않는 공기란 인간과 인간으로 인한 활동이 지구상에 존재하지 않는다고 가정할 때의 공기의 조성을 의미한다. 이미 수천 년 동안 인간이 대기를 오염시키고 난 뒤 대기의 조성을 알 수 있는 도구와 의지를 가지게 되었기 때문에, 오염되지 않은 공기의 정확한 조성을 아는 것은 불가능하다고 할 수 있다. 바다, 극 지역, 사막, 혹은 산과 같이 가장 고립된 지역에서의 공기도 정확하게 표현하면 희석된 오염공기라고 할 수 있다. 실제 대기는 단순히 가스의 건조 혼합이 아니라 다른 구성물, 즉 물과 유기액체의 증기 및 부유하고 있는 입자상 물질을 포함하고 있다. 응축 가능한 유기 증기의 농도는 수증기와 비교하면 너무 낮아서 실제 건조공기와 습윤공기의 차이는 수증기의 존재 여부에 달려 있다. 대기 중 수증기의 양은 거의 완전한 건조상태(0%)로부터 과포화 상태(4%) 사이에서 급격하게 변화한다. 〈표 22-2〉는 습윤공기(수증기 농도: 31,200ppm)일 때의 대기 조성을 보여주고 있다.

〈표 22-2〉 오염되지 않은 대류권 습윤공기의 가스상 조성

	ppm(vol)	㎍/㎥
질소	765,500	8.67×10^8
산소	202,900	2.65×10^8
수분	31,200	2.30×10^7
아르곤	9,000	1.47×10^7
이산화탄소	305	5.49×10^5
네온	17.4	1.44×10^4
헬륨	5.0	8.25×10^2
메탄	0.97~1.16	$6.35 \sim 7.63 \times 10^2$
크립톤	0.97	3.32×10^3
질소산화물	0.49	8.73×10^2
수소	0.49	4.00×10^1
크세논	0.08	4.17×10^2
유기성 증기	ca 0.02	–

3) 대기오염물질의 종류와 영향

(1) 대기오염물질 배출원

대기오염물질 배출원은 인간의 활동과 관계없이 오염물질을 발생시키는 자연적 배출원(natural source)과 이에 반하는 인위적 배출원(anthropogenic source)으로 크게 나눌 수 있다. 주요한 자연적 배출원의 예를 들면 다음과 같다.

- 화산 폭발: 입자상 물질, SO_2, H_2S, 메탄가스 등이 발생, 영향을 광범위하게 미침
- 산불: 다량의 연기, 불연소 탄화수소, 일산화탄소, 이산화탄소, 질소산화물 및 재 등이 발생, 가시도 및 태양광선의 감쇠현상 초래
- 먼지폭풍: 다량의 입자상 물질 발생, 가시도 악화현상 초래
- 해양: 해염입자 형태로 입자상 물질 배출, 금속과 페인트 부식 유발
- 식물: 주요 탄화수소 배출원, 숲 상공에 나타나는 푸른색의 박무는 나무에서 배출되는 휘발성유기화합물이 대기 반응을 통하여 형성되는 것으로 알려져 있음(Tombach, 1978)

배출원을 물리적 배출 형태로 다시 분류하면 크게 고정배출원(stationary sources)과 이동배출원(mobile sources)으로 나누어진다. 이들은 다시 점오염원(point sources), 선오염원(line sources), 면오염원(area source)으로 구분된다.

발전소, 도시폐기물 소각로, 대규모 공장과 같이 하나의 시설이 다량의 오염물질을 배출하는 것을 점오염원이라 하며, 면오염원은 주택과 같이 일정지역 내에 소규모 발생원이 다수 모여 오염물질을 발생함으로써 해당 지역 내에 오염문제를 발생시키는 것이다. 선오염원의 대표적인 것은 자동차로서 이는 도로를 중심으로 오염물질을 발생시켜 도로 주변에 대기오염 문제를 일으킨다.

일반적으로 점오염원은 높은 굴뚝에서 배출되기 때문에 그 영향범위가 넓고, 면오염원과 선오염원은 배출구가 낮아 대기확산이 잘 이루어지지 않기 때문에 지표면에 더욱 직접적인 영향을 미치는 특성이 있다.

(2) 대기오염물질의 종류

대기오염물질은 물리적인 성상에 의한 것과 생성과정에 의한 것으로 분류된다. 전자는 다시 가스상 물질과 입자상 물질로 크게 나눌 수 있고, 후자는 1차 오염물질(primary pollutant)과 2차 오염물질(secondary pollutant)로 분류될 수 있다.

1차 오염물질은 배출원에서 직접 배출된 물질을 말하며 다음과 같은 공정에서 생성된다.

- 연소공정(combustion process): 이산화탄소, 일산화탄소, 이산화황, 일산화질소
- 산업공정(industrial process): 황화수소, 암모니아, 염화수소, 불화수소
- 용제 및 가솔린: 알칸(alkane), 알켄(alkene) 및 방향족 물질(aromatic)

이 외에 PAH 및 다이옥신은 산업공정과 연소과정에서 배출되는 1차 오염물질도 다소 복잡한 분자구조로 되어 있으며 유독성 대기오염물질로 언급되기도 한다.

2차 오염물질은 1차 오염물질과 오염되지 않은 대기 사이에서 일어나는 화학적 반응에 의하여 생성된 물질을 의미하며 스모그, 박무, 여러 형태의 식물피해 등과 같은 대기오염을 유발한다. 이와 같이 각각의 2차 오염물질이 특정 1차 오염물질과의 화학적 반응을 통하여 어떻게 생성되는지를 알고 이를 토대로 각 1차 오염물질의 배출허용량을 제어함으로써 궁극적으로 2차 오염물질을 효율적으로 제어할 수 있다.

가스상 물질은 연소, 합성, 분해 시 발생하거나 물리적 성질에 의해서 발생하는 기체상의

〈표 22-3〉 우리나라의 대기환경기준

항목		기준	측정방법
아황산가스 (SO_2)		연간 평균치: 0.03ppm 이하 24시간 평균치: 0.14ppm 이하 1시간 평균치: 0.25ppm 이하	자외선 형광법 (pulse UV fluorescence method)
일산화탄소 (CO)		8시간 평균치: 9ppm 이하 1시간 평균치: 25ppm 이하	비분산적외선분석법 (non-dispersive infrared method)
이산화질소 (NO_2)		연간 평균치: 0.05ppm 이하 24시간 평균치: 0.08ppm 이하 1시간 평균치: 0.15ppm 이하	화학발광법 (chemiluminescent method)
먼지	총먼지 (TSP)	연간 평균치: 150μg/㎥ 이하 24시간 평균치: 300μg/㎥ 이하	베타흡수선법(β-Ray absorption method) 고용량 공기포집법(high volume air sampler method)
	미세먼지 (PM-10)	연간 평균치: 80μg/㎥ 이하 24시간 평균치: 150μg/㎥ 이하	베타흡수선법(β-Ray absorption method)
오존 (O_3)		8시간 평균치: 0.06ppm 이하 1시간 평균치: 0.1ppm 이하	자외선분광광도법 (UV photometric method)
납 (Pb)		3개월 평균치: 1.5μg/㎥ 이하	원자흡광광도법 (atomic absorption spectrophotometry)

물질로서 황산화물, 일산화탄소 및 오존 등을 말하며, 입자상 물질은 물질의 파쇄, 선별 등 기계적 처리 또는 연소, 합성, 분해 시에 발생하는 고체상 또는 액체상의 미세한 물질을 말한다.

대기오염물질은 대부분 기체상태나 미세한 입자상 물질로 대기 중에 배출되기 때문에 쉽게 확산되어 피해영역이 넓어지며, 호흡기를 통하여 흡입되기 때문에 폐나 기관지 등 호흡기 계통의 질병을 유발한다. 특히, 자동차 배출가스는 도로 위 30~50㎝에서 배출되기 때문에 사람이나 생물체에 더욱 많은 영향을 미치고 피해를 준다.

우리나라에서는 환경보전법상에 대기환경기준을 정하여 대기의 질을 유지하고자 노력하고 있으며, 대기환경보전법상에 대기오염물질 배출허용기준을 마련하여 대기오염물질 배출시설에서 배출되는 대기오염물질의 농도를 규제하고 있다. 우리나라의 대기환경기준은 〈표 22-3〉과 같다. 일반적으로 사용되는 대기오염물질의 분류는 대기오염물질의 물리적인 성상에 따른 분류로써 이에 대하여 자세히 살펴보면 다음과 같다.

① 입자상 대기오염물질

대기오염물질 중 입자상 대기오염물질이 차지하는 분율은 9% 정도이다. 대기 중 입자상 물질의 입경 범위는 0.001~500μm 정도이나, 0.1~10μm 범위의 입경을 갖는 입자상 물질이 대부

〈표 22-4〉 입자상 대기오염물질의 정의와 특징

명칭	정의와 특성
입자상 물질 (particulate matter)	• 대기 중 입자상 물질들의 총칭, • 고체입자(particle), 액체입자(droplet) 모두를 포함
재(fly ash)	• 연소 시 발생한 미세한 회재입자 • 불완전 연소한 연료를 포함
검댕(soot)	• 타르에 젖은 탄소입자가 뭉친 것
에어로졸(aerosol)	• 대기 중 고체 혹은 액체입자가 분산되어 있는 것 • 입자의 크기: 0.001~100μm
먼지(dust)	• 파쇄, 연마, 폭파 등과 같은 물리적 작용으로 형성된 고체입자 • 모체의 성질을 가짐, 체분리 가능
미스트(mist)	• 액체가 증발 응축한 것, 또는 분무에 의해 생성된 액체입자 • 입자의 크기: 1μm 이하~20μm
안개(fog)	• 증기가 응축되거나 액체가 분리되어 생성된 액적, 눈에 보이는 미스트 • 100μm보다 큰 입자는 빗방울 형성
훈연(fume)	• 연소, 승화 또는 증류와 같은 화학적 반응에 의해 생긴 고체입자 • 1μm보다 작은 입자로 체분리 불가
연기, 매연(smoke)	• 불완전 연소에 의하여 생기는 입자 • 보통 1μm 이하 광학적인 밀도가 전제됨
연무(haze)	• 대기 중 약간의 수증기를 가진 입자가 주변의 입자와 합쳐진 것
스모그(smog)	• 연기와 안개가 결합된 형태로 광화학적 반응 생성물과 수증기가 결합되어 형성된 자극성의 에어로졸 • 입자의 크기: 1~2μm 이하

분이며 입자상 대기오염물질은 적은 양에 비하여 환경에 미치는 피해는 심각하다.

입자상 대기오염물질은 대기 중에서 입자상 물질 자신의 무게에 의하여 대체로 침강 분리되는 강하분진과 무게가 가벼워서 침강 분리가 잘 되지 않는 부유분진으로 크게 나눌 수 있으며, 입자상 대기오염물질의 종류는 〈표 22-4〉와 같다.

입자상 대기오염물질의 고정 발생원은 분진의 고정 발생원인 일반가정, 상가, 공장 그리고 발전소이며, 주요 고정 발생원은 화석연료(석탄)를 사용하는 화력발전소이다. 분진의 발생공정은 여러 가지가 있으나 가장 중요한 발생공정은 화석연료의 연소공정이다. 자동차와 같은 이동배출원에서 발생되는 입자상 대기오염물질은 연료의 불완전연소에 의한 탄소, 탄화수소, 그리고 연료첨가제 중에 포함된 금속에 의한 금속성 재 등이 있다.

입자상 대기오염물질은 대류권 내의 대기 중에 부유하면서 가시도에 영향을 미치며, 특히 입경 0.1~1μm 정도의 입자들이 시야에 방해를 준다. 일반적으로 입자상 대기오염물질은 고도

2km 이하의 대기 중에 존재하면서 햇빛을 산란하여 입경에 따라 다양한 광학적 효과를 나타낸다. 그러나 대규모 화산 폭발의 경우와 같이 입자상 대기오염물질들이 성층권까지 상승하게 되면, 지구로 입사되는 태양빛을 차단하여 지구의 평균기온을 낮출 수도 있다. 이와 같이 입자상 대기오염물질이 대기권 내에 존재하는 위치에 따라, 단순한 광학적 효과를 유발할 뿐만 아니라 지구의 기후에도 영향을 미칠 수 있다. 또한, 입자상 대기오염물질은 입자 표면에 가스상 오염물질 혹은 중금속 등을 부착하고 있는 경우가 대부분이기 때문에 인체와 생물체에 많은 악영향을 미칠 수 있다. 인체에 호흡을 통하여 입자상 대기오염물질이 침투하는 경우 입경이 10μm보다 큰 입자들은 호흡기에서 효과적으로 제거되나, 약 0.5~10μm 사이의 입자들은 폐에까지 도달하여 침전될 수 있다. 특히, 2~4μm 정도의 입자들이 폐에 가장 잘 침전되며, 이러한 입자들은 표면에 여러 가지 독성물질을 부착하여 인체 내로 운반하는 역할을 하게 된다. 따라서, 10μm보다 작은 입자상 대기오염물질들이 인체에 대한 영향이 크며, 우리나라에서는 1995년 1월 1일부터 PM-10 대기기준이 입법화되어 10μm보다 작은 입자들의 대기 중 농도를 별도로 측정하여 관리하고 있다. 황산화물과 연관되어 입자상 대기오염물질의 대기 중 농도가 증가하면, 상부 호흡기 감염이나, 심장병, 기관지염, 천식과 폐렴 등을 유발하고, 독성을 가진 중금속 훈연(fume) 등은 인체나 동물에 치명적인 피해를 줄 수 있다.

② 가스상 대기오염물질

가스상 대기오염물질에는 황산화물(SO_x), 질소산화물(NO_x), 탄화수소(HC), 할로겐화합물, 일산화탄소(CO), 산화제(oxidant), 오존(O_3) 그리고 이산화탄소(CO_2) 등이 있으며, 우리나라에서는 총 16개 항목으로 분류하여 규정하고 있다. 이들 중 중요한 가스상 대기오염물질은 황산화물과 질소산화물이며, 대부분의 가스상 대기오염물질은 화석연료의 연소과정에서 주로 발생한다.

황산화물(SO_x)

여러 가지 황화합물 중 황산화물이 가장 중요한 가스상 대기오염물질이며, 주로 화석연료의 연소공정에서 발생한다. 화석연료의 연소공정에서 발생하는 황산화물은 연료 중에 포함된 유기황과 무기황 중의 일부가 연소되어 발생되며, 아황산가스(SO_2)의 발생량이 대부분을 차지한다. 아황산가스는 무색의 자극성 기체로 환원성이 있으며, 수분이 있으면 아황산으로 각종 색소를 표백한다. 또한, 대기 중에서 광화학반응이나 촉매반응에 의하여 다른 대기오염물질과 반응하고 2차 오염물질을 형성하는 특징이 있다. 대기 중에서 수분과 반응하여 황산을 생성하고 산성비의 원인이 되기도 한다.

사람이나 동물이 아황산가스에 노출되면 기관지 수축현상이 일어난다. 일반적인 경우 아황산가스 농도가 5ppm 이상이 되면 인체에 반응이 나타나지만 민감한 사람은 1~2ppm에서도 가벼운 반응을 보인다. 동일한 아황산가스 농도에서도 습도가 낮은 경우에는 피해가 작지만 미립자 혹은 황산 등 흡입성 물질이 혼합되어 있는 경우에는 피해가 증가한다.

식물의 경우 잎의 하부 기공으로 침투한 아황산가스는 해면조직과 색상조직을 파괴한다. 따라서 광택이 없고 건조한 잎의 주변과 잎맥에 반점이 형성되고 이로 인해 잎의 수분이 상실되고 건조되어 황갈색 혹은 상아색으로 퇴색하여 죽게 된다.

질소산화물(NO_x)

가스상 대기오염물질 중 질소산화물에는 N_2O, NO, NO_2, NO_3, N_2O_3, N_2O_4, N_2O_5 등이 있다. 이러한 질소산화물 중에서 NO, NO_2가 가장 중요하며, 일반적으로 질소산화물(NO_x)이라고 하면 이 두 물질을 말한다. 자연상태에서 상당량의 질소산화물이 생물학적으로 발생되나, 배출농도가 적고 주변 지역으로 거의 확산되지 않으므로 자연적인 발생원에 의한 환경오염은 무시해도 좋다. 인위적으로 발생되는 질소산화물은 화석연료의 연소과정에서 주로 발생한다. 질소산화물은 질소원의 종류에 따라 대개 연료질소산화물(fuel NO_x)과 열적질소산화물(thermal NO_x)로 분류된다. 연료질소산화물은 연료 중에 포함된 질소가 산화분위기 내에서 질소산화물로 전환된 것을 말한다. 그러나 황산화물과는 달리 연료질소산화물은 연료 중에 포함된 질소가 모두 질소산화물로 전환되지는 않으며, 경우에 따라 다르지만, 연료에 포함된 유기질소의 최대 60% 정도만이 질소산화물로 전환되는 것으로 알려져 있다. 반면에 열적질소산화물은 연료를 연소시키기 위하여 공급된 공기 중의 질소가 1000℃ 이상의 고온 산화분위기에서 산소와 결합하여 생성된 것이다. 화석연료의 연소과정에서 배출되는 질소산화물은 대부분이 열적질소산화물에 해당되며, NO_2보다 NO의 배출량이 월등히 많다. 열적질소산화물의 배출원으로는 화력발전소, 산업용 보일러 이외에도 내연기관을 사용하는 자동차와 선박 등 이동오염원도 중요한 배출원이다.

화석연료의 연소과정에서 질소산화물은 대기 중에서 여러 가지 2차 오염물질을 형성하는 특징이 있으며, 중요한 2차 오염물질은 질산, 오존과 광화학 스모그 등을 들 수 있다. 이산화질소(NO_2)는 대기 중에서 수산화라디칼(OH)과 반응하여 질산(HNO_3)을 생성하며, 이것은 산성비의 원인이 된다. 또한, 질소산화물은 광화학반응에 의하여 오존(O_3)을 생성한다. 성층권 내에 존재하는 오존은 인간에게 유익하게 작용하지만, 지표면 근처에 존재하는 오존은 강력한 산화제로써 인체와 생태계에 악영향을 미친다.

질소산화물이 대기 중에서 탄화수소화합물과 공존하는 경우에는 다음과 같은 광화학반응에 의하여 광화학 스모그를 형성한다.

$$
\begin{array}{llll}
RH & + OH\bullet & \rightarrow R\bullet & + H_2O \\
R\bullet & + O_2 & \rightarrow RO_2\bullet & \\
RO_2\bullet & + NO & \rightarrow RO\bullet & + NO_2 \\
RO\bullet & + O_2 & \rightarrow HO_2 & + RCHO \text{ (aldehyde)} \\
HO_2 & + NO & \rightarrow NO_2 & + OH\bullet
\end{array}
$$

이와 같이 생성된 광화학 스모그는 기도축소, 눈, 코와 목구멍 등을 자극하고 많은 호흡성 질환을 유발하는 것으로 알려져 있다.

일산화질소(NO)는 무색의 기체로 인체와 생물체에 대한 영향이 그다지 크지 않고 이산화질소는 적갈색 스모그를 유발하며, 0.2~0.6ppm 정도에서도 면과 나일론 섬유를 탈색시킨다. 식물의 경우에는 이산화질소의 농도가 25ppm을 초과하면 급성피해를 야기시킨다. 인체에 대하여 급성 혹은 만성 피해를 유발하며, 급성의 경우 코를 강하게 자극하고 폐충혈, 폐수종, 기관지염과 폐렴을 유발시켜 결국 사망에 이르게 한다. 1~3ppm 정도의 농도에서 냄새를 느낄 수 있으며, 500ppm에서는 즉시 폐수종을 유발하고 1일 이내에 사망한다. 만성적인 피해의 경우 10~40ppm 정도의 농도에 장기간 노출된 사람은 만성 폐섬유화 및 폐수종을 일으킨다고 보고되어 있다.

일산화탄소(CO)

일산화탄소는 무색, 무미 그리고 무취의 가스로 화석연료의 연소 시 탄소가 산소가 부족한 상태에서 불완전연소하였을 때 발생된다. 특별한 경우 고온에서 이산화탄소와 탄소와 함께 분해되어 일산화탄소를 생성하는 경우도 있다. 화석연료의 연소 시 연료와 연소장치의 종류, 연소장치의 조업 상태, 즉 연소온도, 체류시간, 공기비 등에 따라 일산화탄소의 발생량은 크게 다르다. 화력발전소는 화석연료를 대량 소모하기 때문에 대기오염물질의 중요한 고정 발생원이지만, 화력발전소의 연소관리가 매우 철저하기 때문에 일산화탄소의 배출량은 다른 오염원에 비하여 상대적으로 적다. 오히려, 주택난방과 교통기관에서 발생되는 일산화탄소의 배출량이 대부분을 차지한다.

일산화탄소는 공업적으로 매우 용도가 많은 가스로써 일산화탄소의 강한 환원력을 이용하여 금속산화물을 환원하는 데 주로 사용된다. 이 외에도 일산화탄소를 원료물질로 하여 메탄올, 시안화물, 알데하이드, 케톤 그리고 금속탄화물의 생산에 이용되기도 한다. 도시 대기 중의 일산화탄소 농도 수준에서는 일산화탄소가 물질이나 식물에 뚜렷한 피해를 미치지는 않지만, 인체에는 좋지 않은 영향을 미친다. 일산화탄소는 산소보다 헤모글로빈에 대한 친화력이 200배 정도 더 커서 적은 양의 일산화탄소로도 인체 내 산소운반량을 현저히 감소시킨다. 인체가 일산화탄소를 흡입하면 혈류 내 탄화헤모글로빈(COHb)을 형성하여 혈류의 산소운반량이 감소하며, 이 때문에 뇌의 활동이 영향을 받고 심장박동이 빨라지는 산소결핍현상이 나타난다.

오존(O_3)

오존은 성층권의 오존층 내에 존재하여 유해한 자외선을 차단하는 역할을 하지만, 지표면 근방의 대기 중에도 0.04~0.1ppm의 낮은 농도로 존재한다. 지표면 근방에 존재하는 오존은 번개에 의하여 자연적으로 발생하기도 하고 고전압선 주변의 방전에 의하여 생성되기도 하며, 질소산화물의 광화학반응에 의하여 2차 오염물질로 생성되기도 한다.

오존은 탄화수소화합물과 함께 광화학 스모그를 형성하여 인체에 피해를 주기도 하지만 자극성이 강하고 산화성이 큰 가스로서 오존 그 자체만으로도 인체와 생물체에 큰 피해를 준다. 인체는 0.02~0.05ppm 정도에서 냄새를 감지할 수 있고, 0.1ppm에서 30분 이상 노출되면 두통을 일으킨다. 0.1~1.0ppm 정도에서는 눈에 영향을 주어 시각장애를 일으키고 폐포 내의 공기확산능력을 떨어뜨린다. 0.8~1.7ppm 정도에서는 폐충혈이 일어나고, 9ppm이 되면 폐수종을 유발한다. 만성중독의 경우에는 기관지 천식 이외에 폐, 장 등을 악화시키고 체내 효소계를 교란시켜 DNA, RNA에 작용하여 유전인자에 변이를 초래할 수 있다.

식물의 경우 잎의 울타리세포를 파괴하여 얼룩모양의 반점을 만들고, 심하면 해면상조직까지 파괴하여 잎을 백색 혹은 황갈색으로 탈색시킨다. 고무의 경우에는 고무표면에 열화현상을 유발한다. 따라서 오존이 성층권에 존재하는 경우에는 인간과 생태계에 매우 유익하지만, 지표면 근방에 존재하는 경우에는 심각한 피해를 줄 수도 있다.

(3) 대기오염물질의 영향

① 악취

일시적 대기오염물들은 그 종류와 양에 따라 악취를 발생한다. 특히 황화합물은 인간의 역치

〈표 22-5〉 대기오염물질별 발생원과 인체에 미치는 영향

항목	발생원	피해	환경기준
아황산가스 (SO_2)	B-C유 또는 석탄의 연소과정	• 인체 호흡기질환 • 식물의 성장 피해	연간: 0.03ppm 24시간: 0.14ppm 1시간: 0.25ppm
먼지 (TSP)	연료 연소, 시멘트공장, 도로 등에서 비산	• 아황산가스와 결합하여 호흡기 질환 유발	연간: 150㎍/㎥ 24시간: 300㎍/㎥
일산화탄소 (CO)	산소가 부족한 상태에서 연료가 연소할 때 발생	• 혈액 중의 헤모글로빈과 결합하여 산소공급 저조, 두통, 현기증 유발	8시간: 9ppm 1시간: 25ppm
이산화질소 (NO_2)	자동차 배기가스, 질산을 사용하는 표면처리공정	• 코와 인후 자극 • 호흡기에 나쁜 영향 • HC와 함께 광화학 스모그 발생	연간: 0.05ppm 24시간: 0.08ppm 1시간: 0.15ppm
탄화수소 (HC)	휘발유가 연소되지 않은 상태에서 배출되거나 연소에 의하여 크래킹을 일으킬 때 주로 발생	• NO_2와 혼합될 경우 강렬한 햇빛에 의하여 광화학 스모그 생성	
오존 (O_3)	이산화질소와 탄화수소가 햇빛과 반응하여 생성	• 눈 자극, 농작물 피해	8시간: 0.06ppm 1시간: 0.1ppm
납 (Pb)	자동차 배기가스(유연 휘발유 사용 용해시설 등)	• 중독 시 신경염 및 두통, 현기증 등 유발	3개월: 1.5㎍/㎥

는 매우 낮기에 쉽게 감지된다.

② 인체 건강

오염물들은 인간의 호흡기 관련 질환(기관지, 폐암, 폐질환)에 지대한 영향을 미치고 있다. 아울러 돌연변이성(오존의 경우)도 내재하고, 발암성도 가지고 있다. 또한 상승작용효과도 있어서 이산화황의 경우 미세입자가 존재하면 인간 호흡기에 미치는 영향은 더 커진다(표 22-5).

③ 물질 손상

주로 부식, 침적 · 제거, 직접 · 간접적 화학물질 영향, 전기화학적 부식(Tombach, 1982)에 의해 생긴다. 특히 오래된 건물이 많은 유럽지역에서 문제가 심하다(표 22-6).

④ 생태학적 효과

식물은 대기 중에 존재하는 오존, 이산화황, 질산화물, 불소, PAN, 에틸렌 등에 의하여 치명적인 손상을 입는다. 가축도 몇 가지 오염물에 그러한 양상을 보이며, 주로 불소화합물(중화학공업의 배출물), 비소(구리공업)에서 나타난다.

〈표 22-6〉 대기오염에 의한 물질 손상

물질	손상 형태	주요 손상 오염물	타 환경요인	측정방법	경감방법
금속	부식, 녹	이산화황, 산성가스	습기, 공기, 염, 분진	부식물 제거 후 손실무게 측정, 감소 강도, 표면 특성 변화	표면코팅 처리, 항부식성 물질 대체, 환경요인 제거
건축물	표면 침식, 흑색 피상 형성, 오염	이산화황, 산성가스	기계적 침식, 분진, 습기, 온도변화, 염, 진동, 이산화탄소, 미생물	무게, 표면반사도 손실, 공간적 변화, 화학물 조성 측정	세척, 수지 투입, 환경요인 제거
세라믹, 유리	표면 침식, 표면 피상 형성	산성가스 (특히, 불소 함유)	습기	표면반사도, 빛전달손실, 두께, 화학조성 변화 측정	코팅 처리, 항침식성물질 대체, 환경요인 제거
페인트, 유기코티물	표면 부식, 탈색, 오염	이산화황, 황화수소	습기, 오존, 분진, 기계적 침식, 미생물, 태양광	노출된 페인트 무게손실 측정, 표면반사도, 두께	재칠함, 항부식, 탈색물로 대체
마그네틱 저장기 (테이프)	기록 손상	분진	습기, 부식	시그널질, 물리화학적 분석	환경요인 제거, 단기적 세척, 재카피
종이	무름, 탈색	이산화황	습기, 마모, 제조 중 투입된 산성물질, 미생물	감소된 접힘력, pH 변화, 분자량 측정, 인장력	합성코팅, 조정된 환경하에 저장, 탄산성화, 유기고분자물질 투입
사진	부분 얼룩	이산화황	분진, 습기	가시적, 현미경적 조사	환경요인 제거
섬유	인장력 감소, 오염	황, 질산화물	분진, 습기, 빛, 마모, 세척	감소된 인장력, 화학적 분석, 표면반사도	대체물 사용, 고분자물질 투입
염색물	변색, 탈색	질산화물, 오존	빛, 온도	반사도, 색도측정	대체물, 환경요인 제거
가죽	약화	이산화황	마모, 제조 중 잔류 산성물	인장력 감소, 화학적 분석	환경요인 제거, 고분자물질로 강화, 대체시킴
고무	갈라짐	오존	태양광, 마모	탄성력 감소, 강도, 균열빈도와 깊이 측정	항산화제 첨가, 항균열성 물질로 대체

⑤ 기상학적 변화

거시적으로 오염물은 기상학적 인자들에 영향을 미친다. 가시도는 태양복사의 감소(도시 탁도), 이산화질소의 광흡수, 분진의 광산란에 의해 줄어든다. 특히, 미세입자 중 광 파장(0.40~0.70㎛)과 비슷한 범위에 있는 것들이 큰 영향을 미친다.

⑥ 산성침적 영향

산성침적이란 건식, 습식 침적에 의해 기인한 황산, 질산, 염산과 같은 산성물질이 일으키는 현상이다. 이 현상은 1차 수용체(무식생의 토양표면), 2차 수용체(식생 및의 토양), 3차 수용체(지류의 범람에 의한 물을 수용하는 호수)에 영향을 미친다. 북미, 북유럽의 호수들은 완충능력의 한계로 이런 산성침적에 민감한 반응을 보인다. 이런 호수들은 산성비가 내리면 3단계의 양상을 보인다. 1단계(중탄산염호수)에서는 완충력의 지속적 감소가 나타나고, 2단계(전이호수)에서는 완충력의 한계로 황산이온과 금속 등이 증가하기 시작한다. 마지막 단계(산성호수)에서는 pH가 안정화되고, 산-민감성 종들은 제거된다.

⑦ 이산화탄소의 영향

전 지구적으로 연소공정에 의한 인위적 이산화탄소 배출의 증가가 문제시되고 있다. 그리고 결국 이의 증가는 지구온난화를 초래할 것이라는 결과를 낳을 것이다. 산업화 이전 이산화탄소의 농도는 270~290ppm이었다. 그러던 것이 산업화 이후에는 연간 1ppm 이상의 증가로 330~340ppm으로 증가하였다.

⑧ 성층권 오존에의 영향

프레온가스에 의한 성층권 내의 오존량의 감소도 문제다. 오존은 대류권에서는 안정하나, 성층권에서는 광분해된다. 결국 성층권 내 오존의 감소는 지구 표면까지 이르는 자외선의 양을 제한하는 보호막 역할을 저하하는 결과를 초래할 것이다.

2. 대기오염관리

1) 대기오염관리의 내용

대기질 관리(air quality management)란 그 용어 자체가 내포하고 있는 바와 같이 생태계에 관련된 모든 종류(등급)의 대기질을 관리하는 것으로 정의할 수 있다.

인간을 비롯하여, 지상의 모든 생물체는 생명을 유지 존속하기 위하여 특정 수준 이상의 대기질을 필요로 한다. 이때 일정 수준 이상의 양질의 대기상태(피해 영향이 없거나 허용될 수 있는 피해 정도)로 개선하거나, 혹은 유지시키기 위하여, 대기질의 모든 면을 통합적인 관점에서 효과적으로 관리하는 제반 작업을 대기질 관리의 주요 목적이라고 할 수 있다.

이러한 대기질 관리를 효과적으로 수행하기 위해서는 많은 학문영역의 과학적 지식에 대한 응용이 필수적이며, 특히 그중에서도 대기질의 정확한 평가를 위한 대기질 모니터링, 오염원과 착지점 사이의 양적관계를 규명할 수 있는 모델링기법, 그리고 피해를 정량적으로 규명할 수 있는 위해도 평가 및 관리기법과 사회 · 경제 · 정책적인 분석기법 등이 중요하게 활용된다.

효과적인 대기질 관리대안을 수립 · 시행하기 위해서는 무엇보다도 먼저 대기질 현황을 정확히 측정 · 평가하는 작업이 이루어져야 한다. 대기오염물질의 시간적 · 공간적 농도변화 특성을 정확하게 파악할 수 있도록 대기질 모니터링 계획 및 실행이 이루어져야 하며, 측정된 대기질 자료에 관한 정확한 진단이 이루어져야 한다.

이러한 대기질 진단을 위해서는 무엇보다도 합리적인 평가척도의 수립이 필수적이다. 보편적으로 널리 사용되고 있는 평가척도로는 대기질 환경기준과 일반시민들의 대기질에 대한 이해도를 제고하기 위한 대기질지수 방법이 있다.

여기서, 과학적이고 객관성의 바탕하에서 제시되는 준거치(criteria)와 그 당시의 여러 가지 여건을 고려하여 설정되는 대기질 환경기준은 그 의미와 목적이 상실되지 않도록 기준치의 제정 및 수정이 필요하며, 대기질 지수방식 역시 지수산정방식의 합리성 및 현실성이 요구된다.

대기질 평가를 위한 또 하나의 중요한 방법 중의 하나가 대기오염물질의 시간적 · 공간적 농도변화 특성에 영향을 미치는 각종 변수를 수학적으로 표현하여 대기질을 산정(예측)할 수 있는 대기질 모형의 도구를 이용하는 방법이다.

이 방법은 사용 모형에 대한 검증(validation) 및 보정(calibration) 과정이 선결될 경우, 모니터링 방식이 갖고 있는 대기질 평가의 한계성(측정수, 측정방식의 정확도 등)을 보완함으로써 그 활용도를 제고할 수 있다. 특히 오염원과 착지점(피해지점)의 양적관계의 규명이 가능해짐으로써 대기질 관리대안의 선정 및 평가에 유용한 정보를 제공할 수 있는 장점이 있다.

모니터링 및 모델링 방식에 의해 도출된 대기질 농도자료는 궁극적으로는 특정 수준의 대기질에 의해 야기되는 피해평가에 초점이 맞추어진다. 이때 피해평가는 인체에 직접 영향을 미치는 인체보건학상의 직접적인 피해평가와 간접적인 피해평가로 구분할 수 있다. 그중 특히 중요한 부분은 인체보건학상의 직접적 피해평가 영역인데, 이는 특정한 유해 대기오염물질에 노출됨으로써, 발생할 수 있는 인체피해 정도에 대한 계량적인 정보를 제공할 수 있는 위해도 평가(risk assessment) 기법이 요구된다. 특정 대기오염물질에 대한 위해도 평가자료는 공학적 · 경제적 · 정치적 · 사회적인 관심영역을 포함한 규제책에 대한 최종적 의사결정에 중요한 정보

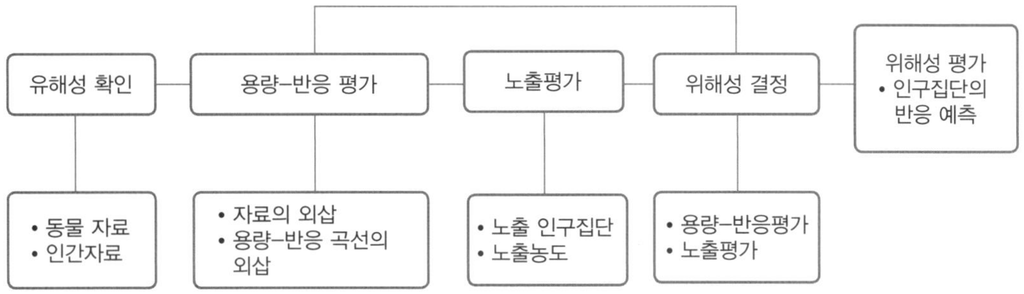

〈그림 22-1〉 위해성 평가의 주요 내용

를 제공할 수 있다.

위해성 평가 과정은 역학적 · 임상학적 자료를 포함한 인간에 대한 자료 및 동물자료 등을 적절한 방법론(모형을 이용한 외사방법 등)을 통해 특정 노출조건에서의 건강피해 정도를 정량적인 자료로 평가해내기 위하여 아래와 같은 과정을 거친다(그림 22-1).

① 유해도 확인(hazard identification)

② 용량-반응평가(dose-response assessment)

③ 노출평가(exposure assessment)

④ 위해도 결정(risk characterization)

위와 같은 위해성 평가 결과를 토대로 특정 위해물질의 허용가능한 오염수준을 합리적으로 규명할 수 있으며, 이들 자료를 토대로 위해도를 저감시킬 수 있는 적절한 방안을 수립할 수가 있다.

최적의 관리방안을 도출하기 위해서는 위해도 평가자료와 아울러 경제적 · 정치적 · 기술적인 분석자료 및 일반시민의 정보(여론)를 함께 고려하여 최종 대안을 선정하며, 이를 적절한 규제 및 법규를 통하여 최종 대안을 실행에 옮기게 된다.

일반적으로 대기질 관리의 최종 대안의 방향은 지형 및 기상학적 요인에 의해 결정되는 대기오염물질과 혼합가능한 공기량의 제어보다는, 각종 방지시설의 통제, 합리적인 공정개선, 연료의 대체 등의 방식을 통해 최종 연기배출구에서의 대기오염물질 농도를 낮추거나, 특정 피해 지점의 농도가 낮아질 수 있도록 오염원 재배치 등이 중요한 내용이 된다.

2) 대기오염관리의 방법

(1) 대기질 모니터링

일반적으로 도시지역의 대기질의 시간적 · 공간적 농도변화 특성을 규명하기 위하여 실시하는 대기질 모니터링은 다음과 같은 주요 목적(기능)이 있다.

- 대기질의 특성 규명
- 배경 농도 자료의 획득
- 대기질 환경기준의 부합성 판정
- 모형의 검증 및 보정
- 대기질의 변화 경향 결정

모니터링의 주요 목적이 무엇이냐에 따라서 모니터링의 일부 내용(측정항목, 측정위치 등)이 변경될 수 있다.

(2) 모델링기법

오염물질 배출량과 착지점 농도의 관계의 정립을 위해서 오염물질의 발생, 대기 중으로의 방출 및 운송, 확산, 변환, 제거 등 자연계에서 일어나고 있는 현상을 모사한 대기질 예측모형이 사용되어왔다.

대기질 예측모형의 경우, 분류관점에 따라 여러 가지 모형군으로 분류되어 사용되며, 그 중 하나의 분류방법은 오염원의 제반 특성과 오염물질의 대기 중의 확산에 영향을 끼치는 요소를 결합하여 착지점에서의 농도를 예측하는 오염원중심모형과 착지점에서의 실측치를 토대로 하여 각종 오염원의 기여도를 추정하는 착지점모형으로 구분하는 방법이다.

오염원중심모형은 지금까지 우리나라의 경우, 환경영향평가 등 여러 가지 모형 사용의 목적에 따라 주로 대기확산모형이 사용되어왔다. 그러나 이러한 대기확산모형의 경우, 극히 제한된 환경적 조건(많은 가정, 단순화)하에서 대기질 농도를 예측하게 되는 문제점 및 입력자료의 불확실성 문제 등 현실적으로 적용하기에 많은 한계를 내포하고 있다. 특히 단기 평균화 농도의 예측 시 그에 따른 정확한 오염원 자료 및 기상자료를 정리 · 개발해야 하는 점에 있어서, 많은 어려움이 존재하기 때문에 오차가 발생할 수 있는 큰 단점을 안고 있다.

착지점모형은 그 이론적 원리 및 개념이 간편할 뿐 아니라 기상 및 오염원 자료의 정확성이 상대적으로 덜 필요하며, 기존에 목록화되어 있지 않는 오염원에 대한 정보도 알아낼 수 있는 등 사용목적에 따라 그 유용가치가 제고될 수 있다. 물론 착지점모형도 범주화된 오염원의 구성요소 간에 공선(collinearity)관계가 존재할 경우, 각 오염원의 기여도 정량에 문제점을 야기하는 한계점을 갖고 있지만, 적절히 사용된다면 그러한 문제점은 해소될 수 있으며, 특히 대기확산모형과 연계되어 사용될 경우, 대기확산모형이 안고 있는 여러 단점을 보완하여 모형의 예측력을 높일 수 있다.

참고문헌

John, H. Seinfeld & Spyros N. Pandis (1997), *Atmospheric Chemistry and Physics: From Air Pollution to Climate Change*, John Wiley & Sons.

Wark, K., Warner, C.F., & Davis, W.T. (1998), *Air Pollution: Its Origins and Control* (3th ed.), Addison-Wesley.

제23장

환경미생물과 건강관리

1. 환경과 인체에서 미생물의 중요성

지구상의 생명체 중 가장 많은 수의 개체로 존재하는 것은 눈에 보이지 않는 작은 미생물들이다. 현재 지구상에는 약 70억 명의 인구가 존재하나, 불과 1그램의 흙에는 10억 마리 이상의 미생물이 존재하는 것으로 알려져 있다. 미생물은 지구상에 존재하는 탄소, 질소, 인 등의 원소를 가장 많이 차지하며, 지구상 생물량(biomass)의 약 60%를 차지하는 것으로 알려져 있다. 또한 일반적인 물 및 토양 환경뿐 아니라, 극지, 심해저, 화산지구 등의 극한 환경에도 각종 미생물이 존재하여, 생태계 내에서의 물질순환에 필수적인 역할을 하고 있다.

지구 생태환경뿐만 아니라, 인체에도 다수의 미생물이 존재한다. 성인의 몸은 약 60~100조 개의 세포로 구성되어 있는데, 이것의 10배에 달하는 미생물이 인간의 몸에 살고 있으며, 이 미생물들은 사람 유전자의 100배 이상의 유전자를 보유하고 있다. 이러한 미생물은 대사, 신체의 발달, 질병의 예방 등에 중요한 역할을 한다. 따라서 인체 질병을 이해하기 위하여 인체에 존재하는 미생물 유전체에 대한 분석이 2007년부터 시작된 인체 마이크로비옴 프로젝트(human microbiome project, HMP) 등을 통해 수행되고 있다. 그러므로 미생물의 연구는 환경의 보존 및 인체의 질병 등을 이해하는 데 필수적인 요소이다.

2. 미생물학의 발전사

최초로 미생물을 묘사한 인물은 1665년 현미경을 발명하여 곰팡이의 구조를 밝힌 영국의 로버트 후크(Robert Hooke)라는 과학자로 알려져 있다. 1684년 렌즈가공이 취미였던 안톤 반 레벤후크(Anton van Leeuwenhoek)라는 네덜란드의 상인이 현미경을 이용하여 최초로 세균을 발견하였다. 그 후 100여 년 동안은 미생물학의 발전이 더디다가, 19세기 중반에서 20세기 초반에 와서야, 루이 파스퇴르(Louis Pasteur)와 로버트 코흐(Robert Koch)라는 과학자의 공헌으로 미생물학은 획기적인 발전을 하게 되어, 미생물학의 황금기(Golden Age of Microbiology)를 맞이하게 된다. 파스퇴르는 포도주 등의 발효(fermentation) 단계에서 미생물이 관여함을 규명하였고, 저온살균법(pasteurization)을 개발하였다. 또한 그는 유명한 백조 목 플라스크(swan-neck flask)를 이용하여 생물체의 자연발생설을 부정하였으며, 미생물과 질병의 연관성에 대한 가설을 세웠다. 로버트 코흐는 고체배지를 이용한 미생물의 순수배양법(pure culture)을 개발하였으며, 탄저병(anthrax)을 연구하여 미생물 병인론(germ theory of diseases)을 완벽하게 증명하였고, 그 과정에서 코흐의 가설(Koch's postulates)을 제창하였다.

20세기에 접어들어, 미생물학은 더욱 비약적인 발전을 하게 되었다. 영국인 과학자 로날드 로스(Ronald Ross)는 모기가 말라리아 병원균을 전파한다는 사실을 규명하였으며, 데이비드 브루스(David Bruce)는 쩨쩨 파리가 아프리카의 수면병을 전파한다는 사실을 규명하였다. 쿠바 원정대를 이끌었던 미국의 월터 리드(Walter Reed)는 황열병(yellow fever)을 전파하는 것이 모기라는 것을 밝혔다. 이러한 연구결과는 유럽이 아프리카 및 중남미 신대륙을 식민지화하는 중요한 계기가 되었다.

1930~1940년에는 전자현미경의 개발과 함께 바이러스 연구가 비약적으로 발전하였다. 또한 플레밍의 페니실린 등 항생제의 발견 등으로 획기적인 새로운 치료법이 소개되었다. 1940년대에 유전물질의 존재와 그 화학적 구성이 DNA라고 밝혀지고, 제임스 왓슨(James Watson)과 프랜시스 크릭(Francis Crick)에 의하여 DNA의 이중나선구조가 밝혀졌다. 그리고 1960~1970년대에 들어오면서, 유전자 코드의 판독이 가능해지고 염기서열 분석이 가능하게 되었다. 유전자의 분리, 조작, 증폭 등이 가능하게 되어 유전공학 및 생명공학이 새롭게 탄생하게 되었고, 분자유전학의 시대(Age of Molecular Genetics)가 열리게 되었다. 그리고 1995년에 헤모필루스 인플루엔자(*Haemophilus influenza*)의 유전체가 판독이 되고, 2000년에 사람의 전체 유전체가 판독이 되어 게노믹스(genomics), 프로테오믹스(proteomics) 등의 오믹스의 시대(Age of Omics)가 열리게 되었다.

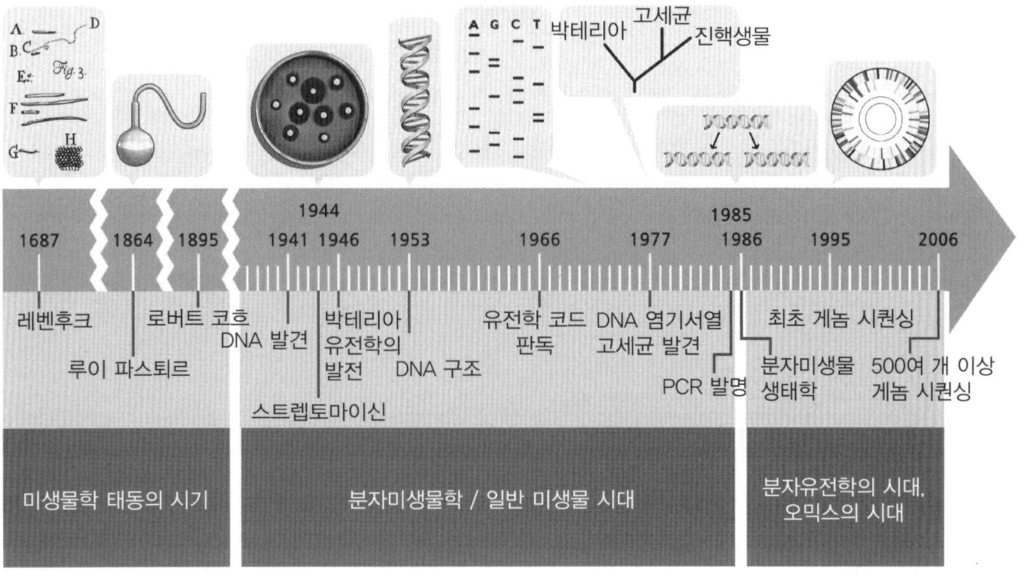

〈그림 23-1〉 미생물학의 발전사

3. 미생물의 분류체계

미생물은 모양, 유전적 · 생리적 특성 등이 다른 매우 다양한 종류로 존재하며, 일반적으로 세균(bacteria), 균(fungi), 바이러스(virus), 원생생물(protozoa), 그리고 기생충(helminth) 등으로 구성되어 있다. 지구상의 생명체는 핵(nuclei)의 유무 등의 생물학적 특성에 따라, 크게 원핵생물(prokaryote)과 진핵생물(eukaryote) 두 종류로 나눌 수 있다. 원핵생물은 핵이 존재하지 않는 세포의 구조로 이루어져 있으며, 세균 등이 원핵 미생물에 속한다. 진핵생물은 균, 원생생물 등의 고등 미생물과 사람, 식물 등으로 함께 구성되어 있다. 1969년에 로버트 위태커(Robert Whittaker)는 전체 생물체를 동물계(Animalia), 식물계(Plantae), 진균계(Fungi), 원생생물계(Protista) 및 원핵생물계(Monera) 등의 5계(Kingdom)로 분류하여 과학계에서 큰 호응을 받았다. 또한 칼 우스(Carl Woese)는 현대의 분자생물학 및 생화학적 정보를 기반으로 하여, 전체 생물체를 고세균을 포함하는 원시세균영역(Archaea), 전통적 세균을 포함하는 진정세균영역(Eubacteria), 그리고 4계를 포함하는 진핵생물영역(Eukarya) 등의 세 영역(domain)으로 다시 나누었다. 한편 바이러스는 복제 능력을 갖춘 생물체의 특징을 일부 가졌으나, 대사 등의 능력이 없는 생물체의 필수조건을 갖추지 못해, 어떠한 계에도 포함되지 않고 있다. 미생물의 분류체계는 〈그림 23-2〉에 정리되어 있다.

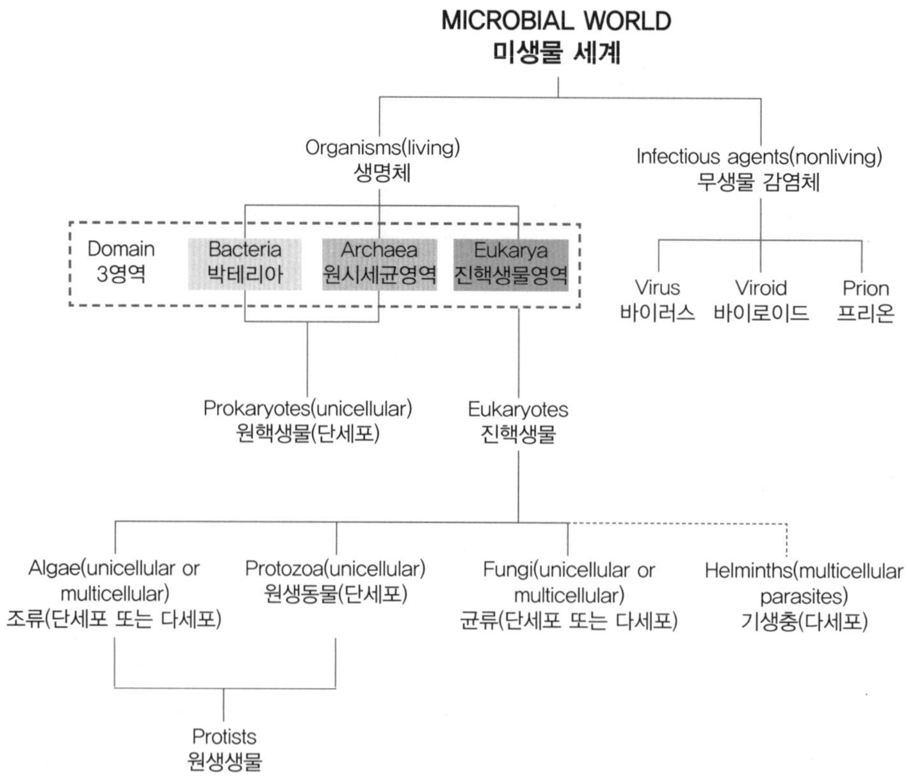

〈그림 23-2〉 미생물의 분류체계 모식도

- 나노미터(㎚) = 10^{-9}미터
  = 0.000000001미터
- 마이크로미터(㎛) = 10^{-6}미터
  = 0.000001미터
- 밀리미터(㎜) = 10^{-3}미터
  = 0.001미터
- 1미터 = 39.4인치

- 1옹스트롬(A) = 10^{-10}미터
- 1마이크론(μ) = 10^{-6}미터

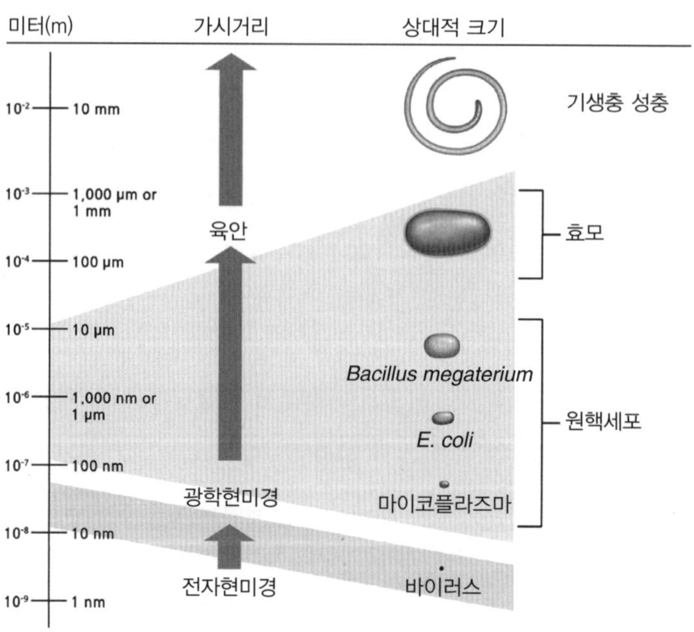

〈그림 23-3〉 미생물의 크기 비교

미생물의 크기는 nm(10^{-9}m)의 단위부터 수 mm의 단위까지 다양하게 존재하나, 일반적으로 세균의 단위는 μm(10^{-6}m)를 사용한다. 대표적인 예로 포도구균의 직경은 1μm이고, 탄저균의 크기는 약 1.3 × 10.0μm이다. 바이러스의 경우는 일반적으로 nm의 단위로 폴리오바이러스의 직경은 약 10~20nm, 아데노바이러스 등의 직경은 70~100nm이다. 원생동물 및 조류의 경우는 일반적으로 1~100μm의 크기이다. 미생물의 크기 비교는 〈그림 23-3〉에 나타나 있다.

4. 미생물의 종류

1) 바이러스

바이러스(virus)는 유전형질을 전달하는 핵산(nucleic acid)과, 핵산을 둘러싸는 캡시드(capsid)로 구성되어 있는 매우 단순한 구조로서, 바이러스의 종류에 따라 외피물질(envelope)이 존재하는 것도 있다. 생물과 무생물의 특성을 모두 가지고 있으며, 다른 숙주의 감염을 통해 증식이 가능하다. 바이러스는 대사활동이 없어 진정한 세포성 독립체가 아니므로, 5계의 분류시스템에 포함되어 있지 않다. 바이러스는 절대 세포내 기생생물(obligate intracellular parasites)로써, 감염숙주로는 세균, 곰팡이, 동물, 식물 등으로 다양한 5계의 생물체를 감염시킬 수 있다. 그러나 각 바이러스는 각각의 감염숙주에 특이적으로 감염하여 증식한다.

바이러스 입자는 전자현미경이나 전리방사선 방법 등을 이용하여 측정할 수 있다. 크기는 대략 20~400nm 이상까지 존재한다. 바이러스는 핵산의 종류(RNA vs. DNA; double stranded vs. single stranded), 외피의 유무(naked vs. enveloped), 캡시드(capsid)의 대칭성(icosahedral, helical, pleomorphic) 등에 따라 분류가 가능하다. 바이러스의 구조는 〈그림 23-4〉에 나타나 있다. 그리고 바이러스의 분류체계는 〈표 23-1〉에 나타나 있다.

감염이 가능한 성숙한 바이러스 입자를 비리온(virion)이라고 한다. 바이로이드(viroid)는 바이러스보다 좀 더 간단한 구조로서, 단백질 캡시드 없이 짧은 핵산(RNA)으로만 구성되어 있다. 바이로이드는 주로 식물체에 질병을 야기하는 것으로 알려져 있다. 또한 감염성 단백질체(prions)는 핵산이 존재하지 않는 단백질로만 구성되어 있다. 가장 알려진 질병으로 bovine spongiform encephalopathy(BSE) 일명 광우병 등이 있으며, 신경세포의 퇴화(neurodegenerative diseases) 등의 질병의 원인체로 알려져 있다. 바이러스, 바이로이드, 프리온(prion)의 생물학적 특성의 차이점은 〈표 23-2〉에 나타나 있다.

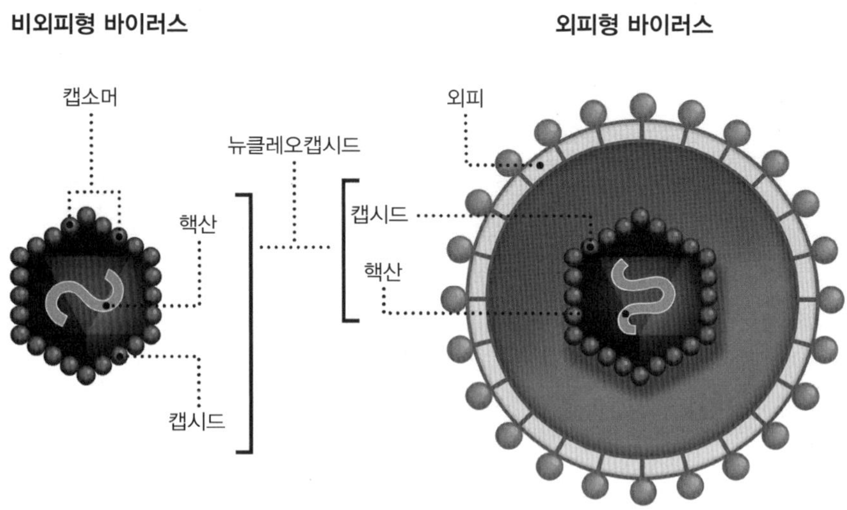

〈그림 23-4〉 바이러스의 구조

〈표 23-1〉 바이러스의 분류체계 예 (Baltimore classification) (볼티모어 분류법)

Class	게놈 설명	예
I	Double-stranded DNA genome(2중 가닥 DNA 게놈)	헤르페스 바이러스, 수두 바이러스(Herpesvirus, pox virus)
II	Single-stranded DNA genome(외가닥 DNA 게놈)	닭 빈혈 바이러스(Chicken anemia virus)
III	Double-stranded RNA genome(2중가닥 RNA 게놈)	레오바이러스(Reovirus)
IV	Single-stranded RNA genome of positive sense (외가닥+센스 RNA)	폴리오바이러스(Poliovirus)
V	Single-stranded RAN genome of negative sense (외가닥–센스 RNA)	인플루엔자 바이러스, 광견병 바이러스(Influenza virus, rabies virus)
VI	Single-stranded RNA genome that replicate with DNA intermediate(DNA 중간매개체로 역전사되는 외가닥 RNA 게놈)	레트로 바이러스(Retroviruses)
VII	Double-stranded DNA genome that replicates with RNA intermediate(RNA 중간매개체로 전사되는 2중가닥 DNA 게놈)	B형 간염 바이러스 (Hepatitis B virus)

2) 세균

세균(bacteria)은 원핵세포(prokaryotes)로서 핵막이 존재하지 않고, 단일세포로 구성되어 있다. 세균은 세균의 형태, 그람(Gram) 염색성, 운동성, 홀씨 유무, 생화학적 성상, 생리학적 성상, 유전자 염기서열, 면역혈청학적 성상, 병원성 등의 다양한 생물학적 특징으로 분류된다. 세균의

〈표 23-2〉 바이러스(virus), 바이로이드(viroid), 프리온(prion)의 비교

	바이러스	바이로이드	프리온
핵산	+	+	−
단백질(캡시드)	+	−	+
외피	+/−	−	−
감염성	+	+	+

모양은 구균(*coccus*), 간균(*bacillus*), 나선균(*spirilla*) 등으로 다양하다. 또한 진핵생물과는 달리 미토콘드리아, 엽록체 등의 세포기관이 존재하지 않으며, 이분법으로 증식하여 번식한다. 세포벽은 펩티도글리칸(peptidoglycan)으로 만들어져 특징적인 세포벽으로 구성되어 있으며, 세포벽의 구조에 따라 그람 양성균 및 그람 음성균으로 나눌 수 있다. 세균은 매우 다양한 대사활동 수행이 가능하여 일반적인 환경조건뿐만 아니라, 극지, 화산, 심해저 등과 같은 극한의 환경에서도 발견되고 있다.

3) 균류

균류(fungi)는 진핵생물로서 단세포 생물(unicellular)인 효모(yeast)와 다세포생물(multicelluar)인 곰팡이(mold)로 구분할 수 있다. 곰팡이는 하나의 계를 이루고 10만여 종이 동정되었으며, 인간이나 동물에 질병을 일으키는 종은 약 100여 종이 알려졌다. 곰팡이는 1) 접합균류(Zycomycota), 2) 자낭균류(Ascomycota), 3) 담자균류(Basidiomycota), 4) 불완전균류(Deuteromycota)로 나누어진다. 균류는 실처럼 된 가늘고 긴 균사(hypha)로 구성되어 있으며, 엉킨 형태의 집합체인 균사체(mycelium)를 형성한다. 균사의 세포간 격막(septum)의 유무에 따라, 격막이 있는 균사체(septate)와 격막이 없는 균사체(aseptate)로 나누어진다. 균류는 조류, 식물 등과는 달리 광합성을 하지 않고, 주위 환경에 효소를 배출하고 용해된 영양분을 흡수하여 생존한다. 균사세포의 벽은 독특한 키틴(chitin)으로 구성되어 있다. 균사의 생식은 주로 포자(spore)를 통하여 이루어지며, 적당한 환경에서 발아하여 균사가 되고 균사체를 형성한다.

4) 조류

조류(algae)는 단세포 또는 다세포로 구성된 진핵생물로, 세포 내에 엽록소(chlorophyll)가 존재

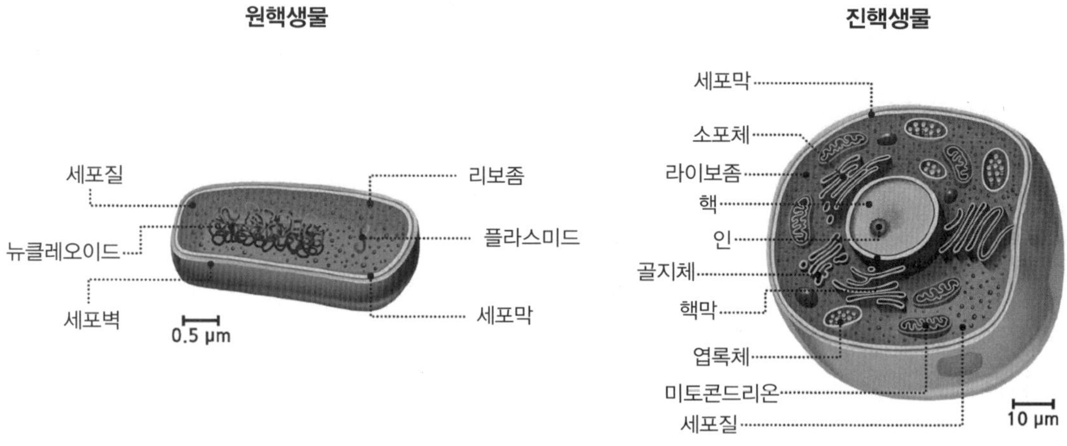

〈그림 23-5〉 원핵생물과 진핵생물의 구조 비교

하여 광합성을 한다. 광합성을 하는 진핵생물인 식물과 비슷하지만, 주로 단세포로 이루어져 있어 미생물로 분류된다. 조류는 담수 및 해양에 존재하며, 해양에서 광합성을 수행하여 유기물을 합성하여 다양한 해양생태계의 근간을 이루는 중요한 역할을 한다. 조류는 녹조류(green algae), 규조류(diatom), 편모조류(flagellate algae) 등이 있으며, 종류에 따라 간독소(hepatotoxin), 신경독소(neurotoxin), 내부독소(endotoxin) 등의 조류 독성을 생성하기도 한다. 또한 과잉번식하면 수질에서 부영양화를 초래하기도 한다.

5) 원생동물

원생동물(protozoa)은 다양한 종류의 진핵생물이며, 육지 또는 수질에서 단세포로 서식한다. 유기물을 분해하여 생존을 하며, 대부분은 운동성이 존재한다. 운동성에 따라 섬모충강(Ciliata), 편모충강(Mastigophora), 육질충강(Sarcodina), 포자충강(Sporozoa)의 4개의 강으로 분류된다. 미생물 중에서 세균은 원핵생물로 분류되고, 곰팡이, 조류, 원생동물 등은 진핵생물로 분류되며 차이점은 〈그림 23-5〉에 나타나 있다.

5. 미생물과 인체질병

1) 미생물과 연관된 질병의 종류

현재까지 50만 개 이상의 미생물 종이 알려져 있으며, 지속적으로 그 수가 증가하고 있다. 이 중에서 약 2,000여 종의 미생물이 다양한 인체질병을 야기하는 것으로 알려져 있다. 미생물의 노출로 인한 대표적 인체질병의 예로는 결핵, AIDS, 독감 등과 같은 감염성 질병이 존재한다. 또한 미생물에 대한 인체 내의 과민반응(hypersensitivity)으로 인한 질병이 발생하기도 한다. 또한 세균, 곰팡이, 조류 등의 미생물은 다양한 종류의 독소(내독소, 곰팡이 독소, 신경독소 등)를 배출하여 독성관련 질병을 야기하기도 한다. 이와 함께, 다양한 종류의 바이러스들은 암의 중요한 원인체로 알려져 있다. 예를 들면 B형과 C형 간염 바이러스(hepatitis B virus, hepatitis C virus)는 간암의 원인체, 인유두종 바이러스(human papilloma virus, HPV)는 자궁암의 원인체로 알려져 있다. 마지막으로 장내 미생물 등은 인체의 대사 및 면역 반응에 매우 중요한 역할을 하는 것으로 알려져 있으며, 비만, 당뇨 등의 만성병과의 연관성이 보고되고 있다.

2) 병원성 미생물 전파 경로

감염된 사람에게 존재하거나 오염된 환경매체에 존재하는 미생물이 사람에 노출되면 질병이 야기된다. 일반적으로 호흡기 질병의 경우 공기를 매개로 하거나 악수 등의 직접적 접촉에 의하여 질병이 전파된다. 또한 식중독 등의 소화기 질병의 경우 환자에게 직접적으로 전파되기도 하고, 식수나 식품 등을 통하여 전파되기도 한다. 또한 파리, 모기 등의 매개체(vector)를 통하여 전파되거나 출산을 통해 신생아에게 전파(perinatal)되는 등 감염경로가 다양하다.

3) 미생물에 의한 질병발생 요인

미생물에 의한 인체에서의 질병발생은 크게 1) 숙주 요인, 2) 병원체 요인, 3) 환경적 요인에 의하여 결정된다.

(1) 숙주 요인

숙주(사람)의 유전적 · 생리학적 · 면역학적 상태 등은 미생물 감염에 의해 질병이 발생되는 중요한 요인이다. 사람의 연령, 성별, 면역상태, 영양상태, 다양한 유전적 요인, 피로, 기타 만성질병의 유무 등의 유전 및 생리학적 요인뿐만이 아니라, 생활 습관, 개인위생 등의 형태 등이 질병발생의 중요한 요인이 된다.

(2) 병원체 요인

질병을 일으키는 병원성 미생물의 특성이 질병발생의 중요한 요인이 된다. 한 예로 바이러스는 바이러스가 감염할 때 특정 숙주만 감염하는 숙주의 특이성이 존재한다. 또한 감염성(infectivity), 침습성(invasiveness), 병원성(pathogenicity), 독성(virulence), 숙주의 면역회피 능력, 항생제 내성 등의 특성들이 질병발생의 중요한 요인이다. 이와 함께 병원성 미생물의 환경매체에서의 생존능력, 다양한 환경조건에 대한 저항성 등은 특히 수인성 및 식중독 바이러스 등의 환경을 매개로 하는 질병의 중요한 요인으로 작용한다.

(3) 환경적 요인

숙주 및 병원체 요인과 함께 다양한 환경적 요인도 질병의 발생에 중요한 요인이 된다. 인구밀도의 증가, 항생제 오남용, 고밀집 가축사육 방식, 기후변화 등과 같이 산업혁명 이후 발생한 여러 가지 사회 및 환경의 변화는 다양한 종류의 신종 병원성 미생물의 출현을 야기하고, 인체가 이에 노출되는 직접적 원인이다.

6. 미생물 유발 질병의 예방기술의 예

1) 백신

백신(Vaccine) 투여는 미생물에 의한 감염병 질병을 예방 및 치료하기 위해, 인체에 투여하여 면역반응을 촉진하는 방법이다. 백신 투여 후 약 1~3주 후에 항체 등의 면역반응이 성립된다.

백신은 종류에 따라 약독화 백신(attenuated vaccine)과 불활성 백신(inactivated vaccine) 두 종류로 크게 나눌 수 있다. 약독화 백신은 인공적으로 약독한 균주를 만들어 미생물의 복제능력은 유지하나 독성이 제거된 백신이다. 약독화 백신은 현재 MMR(measles, mumps, rubella), BCG 백신 등이 사용되고 있다. 이에 반해, 불활성 백신은 미생물을 가열처리, 포르말린 및 자외선 조사 등으로 사멸시켰으나 항원성은 잃지 않은 불활성화된 미생물로 이루어진 백신이다. 이러한 불활성 백신은 콜레라, 인플루엔자 등의 백신이 있다.

2) 화학요법

화학요법(chemotherapy)이란 인체에는 해를 미치지 않고, 병원성 미생물을 사멸시키는 약을 사용하는 요법을 말한다. 페니실린 등의 항생제 발견으로 다양한 감염성 질병의 예방 및 치료에 사용되었으며, 최근에는 과남용으로 항생제 저항성 등과 같은 문제가 야기되기도 하였다. 화학요법제는 크게 항생물질(antibiotics)과 화학요법제(chemotherapeutics)의 두 가지로 나눈다. 항생물질은 페니실리움(Penicillium), 바실러스(Bacillus), 액티노마이시스(Actinomyces), 스트렙토마이시스(Streptomyces) 등의 진균류 미생물이 생성한 2차 대사산물이며 다양한 기작을 통하여 세균을 불활성화하는 작용을 한다. 화학요법제는 인공적으로 합성한 항균활성 물질로써, 이소니아지드(isoniazid), 설폰아마이드(sulfonamide), 파라아미노살리실산(pare-aminosalicyltc acid) 등이 있다. 항균제는 작용 대상 미생물의 범위에 따라 넓은 범위의 미생물에 작용하는 광역범위 항균제와 좁은 범위의 미생물에 작용하는 협역범위의 항생제로 나눌 수 있다.

3) 멸균 및 소독

수질, 공기, 표면 등의 환경 매체에 존재하는 병원성 미생물을 제거하는 방법으로 멸균(sterilization)과 소독(disinfection)이 있다. 멸균은 물리화학적 처리를 수행하여, 모든 미생물을 완전히 사멸시키는 방법이다. 멸균의 방법으로는 고압증기 멸균법(autoclave), 여과멸균법(filtration), 방사선(X-선, γ-선, β-선) 등을 이용한 멸균법, 화염멸균법(flaming sterilization), 건열멸균법(dry heat sterilization) 등이 있다. 그러나 소독은 물리화학적 방법을 사용하는 점은 비슷하나, 모든 미생물을 사멸시키는 것은 아니고 주로 유해한 병원성 미생물을 크게 저감시켜 감염의 유해도를 줄이는 방법이다. 알코올류(ethyl alcohol, isopropyl alcohol), 염소(chlorine), 오존(ozone), 자외선, 할로겐 및 중금속 등의 물리화학적 방법이 흔하게 사용된다.

7. 기타 미생물의 응용

미생물은 인체질병의 치료 이외에도 산업적으로 다양하게 응용되고 있다. 미생물은 매우 다양한 환경에서, 매우 다양한 대사활동을 수행하여, 고등생물이 할 수 없는 다양한 생화학 반응을 수행할 수 있다. 예를 들면 매우 다양한 온도조건, 염분조건에서 생존 가능하며, 산소가 아닌 다른 화학물질을 호흡에 이용할 수 있다. 이러한 미생물의 특성은 다양한 분야에 미생물을 이용 가능하게 하는 필수적인 역할을 한다. 예를 들면 농업에서 질소고정 등의 매우 중요한 역할을 수행하고, 또한 다양한 난분해성 화학물질을 분해할 수 있는 능력이 있으며, 메탄 및 에탄올과 같은 바이오에너지 생산을 가능하게 한다. 또한 효모 및 유산균 등을 이용한 발효음식은 인류의 역사와 함께 오랫동안 이용되어왔다. 최근에는 유전공학 등의 기술 발전으로 인하여 다양한 질병에 대한 백신 제조, 진단, 치료약 등의 생산에 적용이 가능하여 산업적으로 많이 활용되고 있다.

8. 결론

미생물은 지구에서 가장 많은 생명체로 인류의 질병 및 산업에 매우 중요한 역할을 해왔다. 1960년대 후반에서 1980년에 이르는 시기에는 미생물로 인한 전염병 등의 질병은 충분히 조절될 수 있으며, 인간이 미생물에 의한 질병에서 해방될 것으로 예상하기도 하였다. 그러나 최근의 다양한 신종전염병 등의 발생 등으로 보면 이러한 예상은 오판이었고, 미생물로 인한 질병은 앞으로 지속적으로 인류와 함께할 것으로 보인다. 근래에 눈부시게 발전하는 생명공학은 질병에 대한 기초연구 및 백신과 치료약의 개발 등에 중요한 역할을 할 것으로 예상된다. 이와 함께 유해 미생물의 환경에서의 모니터링, 노출평가, 저감 및 조절 등의 환경보건학적 접근은 질병을 예방하고 건강한 사회를 이루는 데 필수적일 것으로 예상된다.

참고문헌

이건섭(2002), 『병원 미생물학』, 고려의학.

한국환경보건학회(2008), 『환경보건학』, 신광출판사.

Edward, A. (2002), *Microbes and Society: An Introduction to Microbiology*, Jones and Bartlett Publishers Inc. (권기석 외 역(2004), 『미생물학 입문』, 월드사이언스).

Michael, T. Madigan, & John M. Martinko (2006), *Brock Biology of Micro or Ganisms* (11th ed.), Prentice Hall.

Nester, E., Anderson, D., Roberts, J.C.E., & Nester, M. (2003), *Microbiology: A Human Perspective* (4th ed.), McGraw-Hill.

제24장

수질과 환경보건

1. 물의 순환

지구상 수자원의 총량은 13억 5,700㎦으로 추정되고 있으며, 이 중 97%가 해수(seawater)이고, 3%만이 담수(freshwater)로 추정된다. 담수 중 3/4 정도가 빙산의 형태로 남극이나 북극 지방에 분포되어 있고, 1/4 정도만이 지표수(surface water), 지하수(groundwater), 대기권 내의 수분의 형태로 지구상에 존재하고 있다.

지구상에서 지표면이나 대양으로부터 물이 증발하여 대기 중에 수분인 구름의 형태로 체류하고, 다시 강수(precipitation)의 형태로 지표면이나 대양에 강하한다. 비, 눈의 형태로 강하한 물은 식물에 의해 흡수되거나 증산(transpiration)되며, 또는 지표로 유출(runoff)되어, 일부가 지하로 침투(percolation)하여 지하수를 형성하기도 한다. 지표와 지하로 유출된 물은 하천이나 대양으로 흘러들어가며, 다시 증발에 의하여 대기 중으로 되돌아가게 된다. 이와 같이 물이 지구상에서 증발, 강수, 증산, 침투, 유출 등 여러 과정을 거쳐 순환하는 현상을 물의 순환(water cycle)이라고 한다.

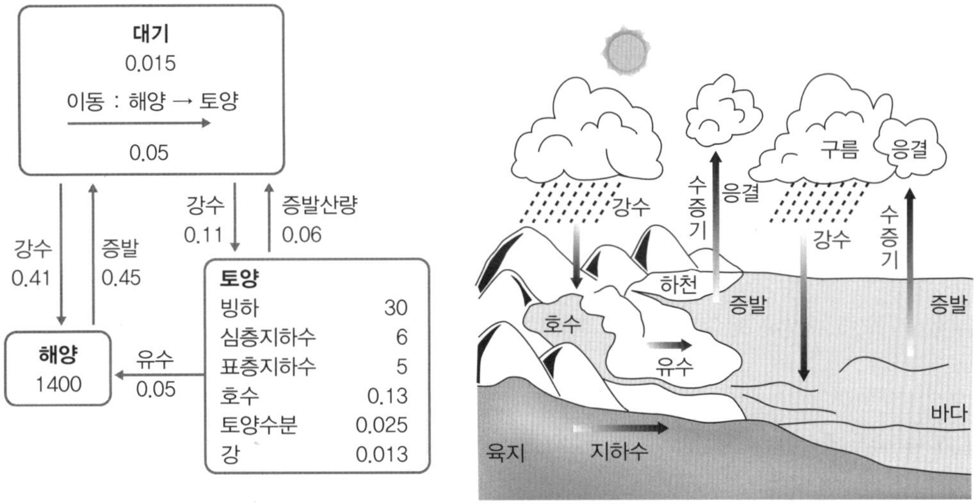

〈그림 24-1〉 전 지구적인 물 순환 과정
주: 수량 단위는 10^{15}㎥, 유량단위는 10^{15}㎥ y^{-1}.

2. 수질관리의 분야와 역사

1) 수질관리의 분야

수질 분야는 전통적으로 정수처리(water treatment)와 폐수처리(wastewater treatment)의 두 분야로 나뉜다. 정수처리의 목적은 물을 상수원으로부터 처리를 통하여, 그 목적에 따라 사용할 수 있는 형태로 처리하는 것을 의미한다. 정수처리는 상수원과 물의 사용목적에 따라 다르게 된다. 중요한 상수원은 강이나 호수 등의 지표수와 지하수를 포함하고 있다. 정수처리된 물의 주된 목적은 음용수(drinking water)나 농업용수, 또는 산업적인 사용 등이다.

반면 하 · 폐수처리의 목적은 일단 사용되고 난 물을 처리하는 것이다. 하 · 폐수는 가정이나 공장에서 발생하여 관(pipe)을 통하여 수거되어, 하 · 폐수 처리장에서 물리적 · 화학적 · 생물학적 처리를 거쳐서 강이나 바다와 같은 수환경으로 돌아가는 것으로 의미한다. 폐수처리 공정 또한 사용된 물의 오염 정도, 그리고 어느 수환경으로 처리장 유출수가 나가는지에 따라서 달라진다.

최근까지 정수처리 분야와 하 · 폐수처리 분야는 서로 다른 분야로 인식되어왔으나, 그 기전에 흐르는 원칙들은 거의 같고, 또 현재는 처리수의 수질 향상에 대한 요구가 많아 그 구분이 점점 모호해지고 있다. 특히 가뭄 등의 기후변화 등으로 인하여 지표수의 부족 현상이 심화되고 있는 현실에서 폐수를 재이용하게 될 경우 정수처리와 비슷한 정도의 처리를 요구하게 된다. 또한 최근에는 먹는 물로 인한 인간의 건강뿐 아니라, 지표수 등의 수환경에 있는 생태계의 건강에도 관심을 가지는 추세이고, 전 세계적으로 기후변화로 인한 물부족 현상이 심해지므로 '물의 재이용(water reuse)'의 필요성이 증대됨에 따라 정수처리와 하폐수처리의 구분이 점점 모호해지고 있다. 또한, 수질 분야에서 오염물질의 거동(fate and transport), 수서 생태학 등의 전통적인 수처리나 폐수처리 틀을 벗어나는 분야로 범위가 확대되고 있다.

2) 수질관리의 역사

수질오염의 역사를 살펴보면, 정수처리와 폐수처리가 왜 수질관리에서 주된 분야가 되어 왔는지 알 수 있다. 이 분야는 원래 "수질 위생(sanitation) 또는 수질 보건(public health)"으로 발전되어왔다. 제목에서 보는 바와 같이 수질과 위생, 그리고 건강과 접목된 19세기 중반의 사건들과 밀접하게 연관이 되어 있다. 이 시기 이전에는 인간과 가축의 분뇨를 통한 음용수와 식품의 오염을 통하여 위생 문제들이 대두되었다. 그 당시에는 도시에서 발생하는 분뇨를 효과적으로 처리하는 수단이 없었기 때문에, 이로 인하여 수자원들이 많이 오염되어 있었다. 그 결과 콜레라, 장티푸스, 장염 등이 유럽의 도시들에 창궐하고 있었다.

19세기 중반의 중요한 사건들이 수질 위생 분야를 발전시키게 된 계기가 되었다. 채드윅(Edwin Chadwick) 경은 이 당시 영국 도시의 일반적인 도시민들의 건강 상태를 조사하는 것을 계기로 기소되었다. 그의 보고서에 의하면 영국 도시민들의 건강 상태는 부적절한 위생과 깨끗한 상수원의 공급과 적절한 분뇨처리 배수 시스템의 부재에서 기인한다고 주장했다. 물론 이 개념은 현재의 수질관리에 이용되는 개념이긴 하지만, 그 당시 채드윅의 주장은 혁명적이었다. 이후 1854년 런던에 콜레라가 발병해 약 10,000명의 사망자가 발생하는 사건이 일어났다. 그 당시 의사인 스노우(John Snow)는 콜레라 환자들의 발생에 관한 지도를 만들었다. 그 지도를 분석한 결과, 런던 도시의 콜레라 환자의 발생지점과 지하수 우물 펌프 주변이 일치하는 것을 확인할 수 있었다. 이에 런던 공무원들에게 우물 펌프를 제거하고, 시민들은 다른 곳에서 음용수를 얻게 하였더니, 그 후 콜레라에 감염된 환자가 급속히 줄어들었다. 이는 음용수로 사용하는 물과 질병의 직접적인 관계를 아주 극명하게 보여주는 현상이었다. 또한 1870년 후반에 코흐(Robert Koch)는 감염성 질병은 미생물에 의하여 기인한다는 코흐의 가설을 입증하였다. 그 결과 최초로 채드윅 경이 제안한 음용수의 분리 시스템과 분뇨처리 시스템들이 영국에

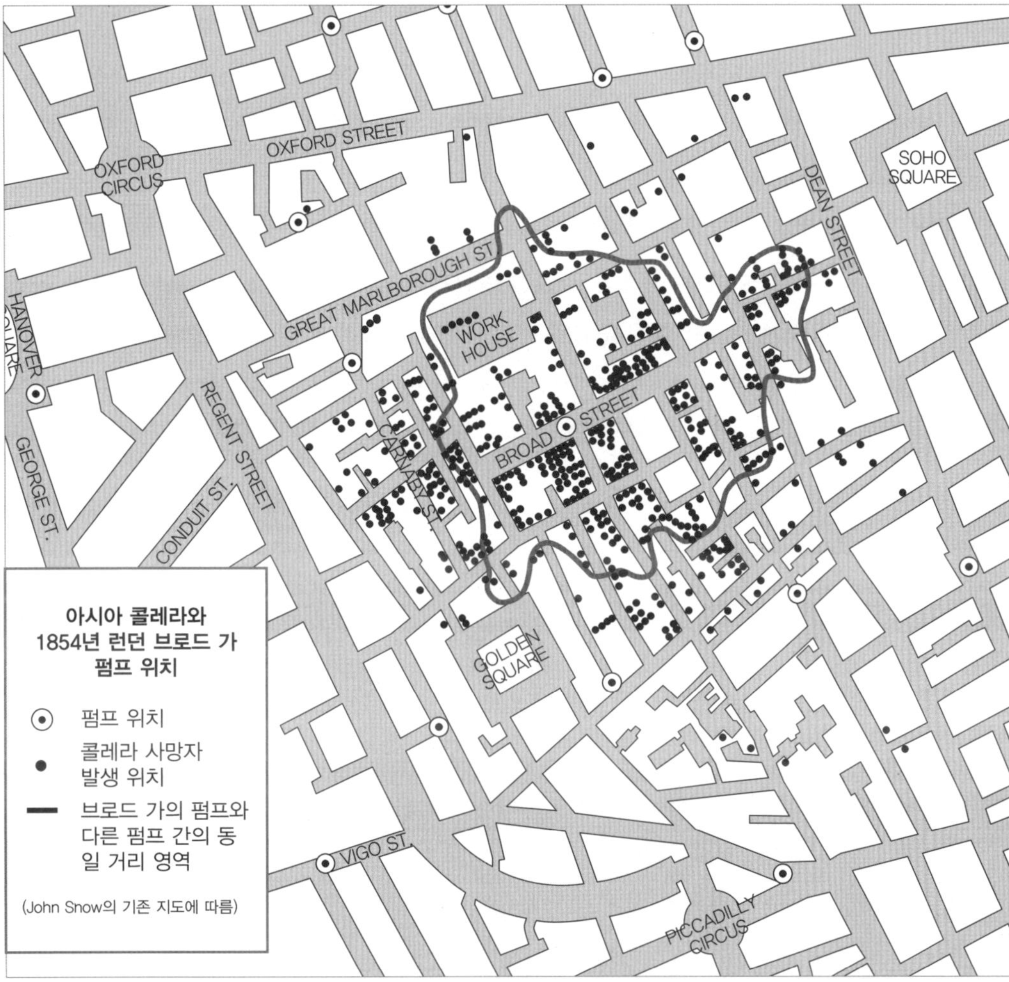

〈그림 24-2〉 1854년 런던시 브로드 가(Broad Street)의 먹는 물 펌프 근처의 콜레라 환자 발생을 보여주는 지도

자료: Cosgrove, 1909.

서 도입되기 시작했으며, 유럽의 다른 나라들과 미국 등에서도 도입하게 되었다.

3) 정수처리의 역사

물에 포함된 병원균으로 인한 질병의 전염을 막기 위한 정수처리 공정의 중요한 두 가지 기술은 여과공정(filtration)과 화학적 살균공정(chemical disinfection)이다.

여과공정은 1804년 스코틀랜드의 파이슬리(Paisley) 지역에서 정수처리에 처음으로 도입하여 사용하였다(Baker, 1981). 이 공정은 입자가 큰 자갈층을 먼저 통과시키고, 다음에 입자가 작은 모래를 통과시켜 물을 여과하는 공정이다. 이 당시는 물과 질병과의 관계가 알려지지 않은 시대로 이때의 여과공정의 주된 목적은 물을 단지 깨끗하게 만들기 위한 것이었다. 물론 이 여과공정은 현재에도 사용하는 중요한 정수처리 공정이다.

화학적 살균공정은 화학적 산화제를 넣어 물에 있는 미생물을 살균하는 과정이다. 현재 우리나라나 미국에서 가장 많이 사용하고 있는 살균제는 염소소독(chlorine)이다. 반면에 유럽이나 캐나다에서는 오존(ozone) 살균을 정수처리공정에 사용하고 있다. 정수처리공정에 염소소독을 처음으로 도입한 것은 1908년에 미국 뉴저지의 Jersey City 정수처리장이고, 오존 소독은 1893년 네덜란드에서 처음으로 도입하였다.

4) 하폐수 처리의 역사

인간의 분뇨를 모아서 처리하는 현대적인 개념의 하폐수 처리 시스템은 19세기 중반에 영국에서 처음으로 도입되었다. 그 이전에는 일반적으로 도시민들이 밤에 분뇨를 모아 길가에 놔두면, 청소부가 마차(honey wagon)로 수거하는 형식이었다. 이렇게 수거된 분뇨는 시골 지역으로 옮겨 농지나 토양 등에 비료로 사용하였다. 따라서 이들 분뇨를 'night soil'이라고도 불렀다.

현대적인 수세식 화장실과 위생적인 하수구의 사용은 19세기 중반에 비로소 시작되었다. 그러나 이때까지만 하여도 발생한 하수를 모아 처리를 하지 않고 강이나 바다로 내보냈다. 이 결과 인간의 건강과 관련된 많은 문제를 야기시켰다. 그 이후 19세기 말에 영국과 미국 등을 중심으로 하폐수 처리공정이 처리장에 도입되기 시작하였다.

3. 수질오염원과 수질오염물질

1) 수질오염원

물을 오염시키는 오염의 발생원, 즉 오염원은 점오염원(point sources)과 비점오염원(nonpoint sources)으로 구분한다. 점오염원은 오염물질이 한 지점에서 강이나 호소 등의 수역으로 집중 배출되는 오염발생 장소를 파악할 수 있는 오염원을 말하며, 비점오염원은 오염물질이 집중적으로 수역으로 배출되는 것이 아니라, 분산되어 배출되는 오염원을 말한다. 점오염원으로 대

〈표 24-1〉 점오염원과 비점오염원의 비교

구 분	점오염원	비점오염원
배출원	공장, 가정하수, 분뇨 처리장, 가두리양식장, 축산농가 등	논, 밭, 임야, 대지, 도로, 대기 중의 오염물질 등
특 징	• 인위적 • 배출지점이 특정 • 한 지점으로 집중적 배출 • 자연적 요인에 영향을 적게 받아 계절적인 변화 작음 • 차집 용이, 처리효율 높음	• 인위적 및 자연적 • 배출지점이 불특정 • 희석, 확산되면서 넓은 지역으로 배출 • 계절에 따른 변화가 심하여 예측이 곤란함 • 차집 곤란, 강우의 영향을 받아 처리효율이 일정치 않음

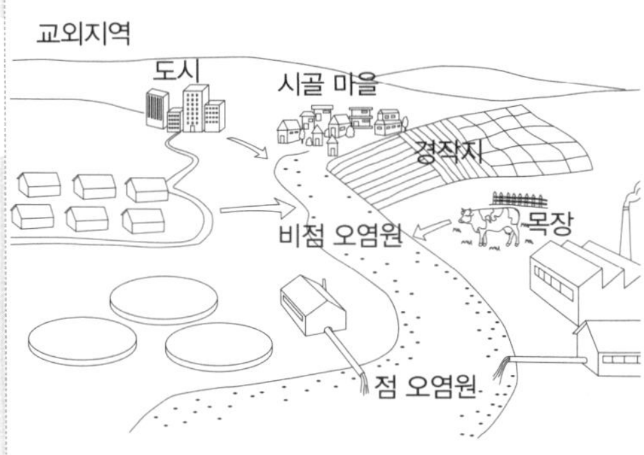

자료: 환경부, 2008.

표적인 것은 '생활하수'와 '공장폐수'가 있다. 각 점오염원에서 배출되는 하수 또는 폐수는 하수관망으로 통하여 한곳으로 집중되어 수역으로 방출되기 때문이다. 비점오염원은 도시지역, 농경지, 산림지역, 광산지역 등에서 비가 오면 우수(runoff)와 함께 배출되는 오염물질을 의미한다.

특히 최근에는 비점오염원에 대한 관심이 높아지고 있다. 세계적으로 수질오염원은 이전에는 주로 BOD나 COD의 일반 유기물질의 총량 또는 호수나 하천의 부영양화의 근본원인 중 하나인 질소나 인의 제거에 중점을 두어 수질관리를 해왔다. 또한 점오염원인 가정이나, 공장 등에서 발생하는 하폐수들은 규제가 강화되고 처리기술들이 발달되기 때문에 비교적 제어가 가능하다. 이에 비하여 특히 지표 수역에 유입되어 수서생태계에 영향을 주는 오염물질 중, 비점오염원은 점오염원보다 발생원을 파악하기도 힘들고, 그로 인하여 또한 규제하기가 어렵다. 비점오염원에서 대표적인 것은 농지에서 발생하는 비료나 농약, 도시의 도로에서 발생하는 중금속, 폐유나 부유물질, 그리고 대기 중에서 침적(deposition)되는 대기오염물질들이 있다. 이들을 비점오염원을 잘 관리하여야 강이나 호소 등의 수역의 오염도를 효과적으로 저감시킬 수 있게 된다. 이처럼 수질관리 분야에서 최근의 경향은 점오염원 관리에서 비점오염원의 관리로 전환이 되고 있다.

2) 수질오염물질

오염원에서 배출되는 일반적인 오염물질을 분류해보면 다음과 같다.

(1) 산소 소모물질

물속에 녹아 있는 산소를 용존산소(dissolved oxygen)라고 한다. 물속의 용존산소가 소모되는 가장 큰 원인은 산소를 소모시키는 오염물질이 물속에 있기 때문이다. 산소를 소모시키는 물질은 유기물질과 무기물질이 있으며, 대부분의 산소소모는 유기물질이 물속에 존재하는 호기성(aerobic) 미생물에 의하여 생물학적으로 분해되는 과정에서 일어난다.

물속의 무기물질, 예를 들어 암모니아(NH_3) 등이 화학적으로 산화할 때도, 용존산소가 소모되는데, 일반적으로 산소의 소모량은 유기물질의 경우보다 훨씬 적은 편이다. 용존산소는 물속에서 존재하는 생물의 생존에 필수적인 물질이며, 물속의 오염물질을 제거하는 역할을 하고 있다. 그러므로 산소소모물질은 수질오염의 대표적인 오염물질로 평가되고 있다.

(2) 영양물질

물속에서 광합성을 해 성장하는 생물 중에 대표적인 것은 조류(algae)이다. 광합성 생물의 성장에 필요한 무기물질을 흔히 영양물질(nutrients)이라고 한다. 물속의 영양물질은 질산염, 인산염 등 질소(nitrogen)와 인(phosphorus)을 포함하는 무기염류이다. 물속의 영양물질이 과다하면 조류가 과대 성장하고, 이에 따라 조류가 사멸하여 유기성 오염물질이 되기 때문에 수질을 악화시킨다. 이처럼 물속의 영양물질은 부영양화(eutrophication)를 일으켜 수질악화에 영향을 준다.

(3) 유기물질

여러 가지 제품에 사용되고 있는 합성 유기물질은 미생물에 의한 생물학적 분해에 저항성을 가지고 있어, 물속에서 잘 분해가 되지 않고, 오랫동안 지속되며, 낮은 농도에서도 독성을 나타낸다. 플라스틱, 섬유, 용제, 세제, 페인트, 살충제, 식품첨가물, 의약품 등의 유기물질이 각종 하 · 폐수에 함유되고 강이나 하천 등에 존재하게 된다. 이와 같은 유기물질들은 인간의 건강에 위협이 되고 있기 때문에 우리나라 먹는 물 수질기준에 "유해영향유기물질"로 구분되어 있다.

또한 유기물질들은 위에서 언급한 바와 같이 주된 산소 소모물질이기도 하다.

(4) 무기물질

중금속인 납(Pb), 비소(As), 수은(Hg), 카드뮴(Cd), 6가크롬(Cr^{6+}) 등의 발암성 물질과, 셀레늄(Se), 수은(Hg), 시안(CN) 등과 같이 인간에게 건강영향을 미치는 물질들이 있으며, 우리나라 먹는 물 수질기준에 "유해영향무기물질"로 규제하고 있다.

3) 수질오염의 지표

수질오염의 지표(indicator)는 크게 이화학적인 지표와 생물학적인 지표로 분류할 수 있다. 여러 가지 오염지표 가운데, 중요하게 사용되는 오염지표는 다음과 같다.

(1) 수소이온농도

수소이온농도는 pH로 표시되며, 수소이온농도의 역수의 상용대수($pH = -log[H^+]$)로 표시한다. pH는 외부로부터의 산성 및 알칼리성 물질이 유입되면, 쉽게 변화를 받기 때문에 오염 여부를 판단하는 좋은 지표가 된다.

(2) 용존산소

용존산소(Dissolved Oxygen, DO)는 물속에 녹아 있는 산소량이다. 일반적으로 용존산소량은 수온이 낮을수록, 기압이 높을수록 증가하며, 물속의 염류의 농도가 높을수록 감소한다. 용존산소는 물속에서 서식하는 생물의 생존에 절대적으로 필요하고, 물속의 유기오염물질을 이산화탄소로 산화시켜 물을 정화하는 데 중요한 역할을 하기 때문에 수질을 평가하는 데 있어서 중요한 지표로 사용되고 있다. 하천 상류의 깨끗한 물에는 거의 포화에 가까운 정도의 용존산소가 들어 있으나 가정에서 버린 물, 공장에서 버린 물, 기타 썩을 수 있는 물질로 오염되어 그 양이 점점 적어지며, 용존산소가 없으면 하천은 썩게 된다. 용존산소량이 2ppm 이상이면 물에서 냄새가 나지 않으며, 물고기가 살 수 있는 용존산소량은 4ppm 이상이다. 용존산소량의 값이 크면 클수록 깨끗한 물이라 할 수 있다.

(3) 생화학적 산소요구량(BOD)

물속의 유기물질이 호기성(aerobic) 미생물에 의하여 20℃에서 5일간 분해되어 안정화되는 데 요구되는 산소요구량을 생화학적 산소요구량(Biochemical Oxygen Demand, BOD)이라 한다. 물속의 유기물질은 그 종류가 너무 많아 각각의 양을 분석하여 정량화하기가 어렵다. 따라서 각각의 유기물질을 분석하지 않고, 수중에 포함되어 있는 유기물질이 미생물에 의해서 호기성 분해될 때 소비된 산소량을 측정하여 유기물질의 양을 간접적으로 알아내는 방법으로, 물의 오염을 확인하는 중요한 지표이다. 수질오염은 하천, 호수, 바다 등에 생활하수나 산업폐수가 들어가게 되면 그 물속에 산화되기 쉬운 물질이 들어 있기 때문에 발생한다. 물속에 사는 공기를 좋아하는 호기성 미생물이 물속의 유기물질을 산화 분해하는 데 쓰이는 물속에 녹아 있는 산소의 양을 mg/L 또는 ppm 단위로 나타낸 것이 BOD이다. BOD가 높다는 것은 그 물속에 분해되기 쉬운 유기물이 많음을 의미하므로 수질이 나쁘다는 것을 뜻한다. 수질환경 기준에는 상수원수 1급수는 BOD 1ppm 이하, 상수원수 2급수는 BOD 3ppm 이하가 되도록 규정하고 있다.

(4) 화학적 산소요구량(COD)

유기물질이 들어 있는 물에 과망간산칼륨이나 중크롬산칼륨 등의 수용액을 산화제로 넣으면 유기물질이 산화된다. 화학적 산소요구량(Chemical Oxygen Demand, COD)은 물속의 유기물질이 산화제에 의하여 화학적으로 분해될 때 필요한 산소 요구량이며, 이때 쓰인 산화제의 양에 상당하는 산소의 양을 mg/L 또는 ppm으로 나타낸 것을 COD값이라고 한다. COD는 미생물에 의하여 잘 분해가 되지 않는 난분해성 유기물질이 포함된 물에서의 유기물질의 오염도를 알아보는 데 사용되고, 분석에 걸리는 시간도 4시간 이내이므로 편리하다. COD값이 적을수록 유기오염물질이 적게 들어 있어 수질이 좋고, COD값이 클수록 오염물질이 많이 들어 있어 수질이 나쁨을 의미한다.

(5) 부유물질(Suspended Solid, SS)

부유물질(Suspended Solid, SS)은 입자의 크기가 2mm 이하로 물속에서 침전되지 않고, 현탁되어 있는 입자상 고형물이다. 부유물질은 여과용지에 일정량의 물을 여과한 후 건조된 무게를 정량하여 측정한다. 우리나라는 장마철에 하천의 부유물질 농도가 높고, 부유물질에 미생물이나 유기물질이 많이 흡착되어 있는 경우가 많다.

(6) 세균

세균에 의한 수질오염을 나타내는 오염지표는 일반세균과 대장균군이 주로 사용된다. 보통 한천배지에서 30℃에서 18시간 내지 24시간 배양했을 때 나타내는 세균의 수를 일반세균이라 한다. 일반세균 수는 생물학적으로 분해 가능한 유기물질의 농도에 대한 지표가 된다. 대장균군(*Escherichia Coli*, 일명 *E. Coli*)은 사람이나 동물의 장 속에 존재하는 세균으로 대장균군은 자체의 병원성은 거의 없으나, 수인성 전염병의 가능성을 간접적으로 나타내서 수질오염의 중요한 오염지표로 사용되고 있다.

대장균은 또한 총대장균군(total coliform)과 분원성대장균군(fecal coliform)으로 나뉘는데 총대장균은 그람음성 무아포성 간균으로 35~37℃에서 유당을 분해하여 가스 또는 산을 발생하는 호기성 또는 통성혐기성균을 일컫는다. 분원성 대장균군은 온혈동물의 배설물에서 발견되는 그람음성 무아포성의 간균으로 44.5℃에서 유당을 분해하여 가스 또는 산을 발생하는 모든 호기성 또는 통성혐기성균을 말한다. 특히 분원성 대장균군은 배설물에 존재하는 세균으로 분원성 대장균군이 검출되면 분변성 오염을 일으켰다는 것을 의미한다.

이처럼 대장균군, 분원성 대장균군 등을 지표미생물(indicator microorganism)이라고도 한다. 지표미생물이 중요한 것은 물에서 수십만 가지의 미생물들을 모두 분석하는 것은 불가능하므로 이들 지표미생물이 물에서 검출되면 이 물은 미생물로 오염되었을 가능성이 높다는 것을 의미하기에, 지표미생물은 중요하다. 특히 분원성 대장균이 검출된다는 것은 이 물이 인간이나, 가축의 분뇨로 오염되어 병원성 미생물로 오염되었을 가능성이 크다는 것을 의미한다. 따라서 먹는 물에서는 이들 대장균군이나 분원성 대장균군이 검출되어서는 안 된다. 우리나라 먹는 물 수질기준에서는 총대장균군이 100mL에서 검출되지 아니할 것을 규정하고 있다.

4) 수질오염의 형태

(1) 중금속 오염

공장, 산업폐수 등에 포함되어 있는 수은(Hg), 납(Pb), 카드뮴(Cd), 크롬(Cr) 등은 물에 분해되거나 안정한 화합물로 되지 않고 혼합 상태로 남아 수질을 오염시킨다. 그리고 물에서 퇴적물로 흡착되어, 먹이연쇄과정에서 이들 퇴적물이 식물성 플랑크톤에서 커다란 물고기까지 음식물을 통하여 몸 속으로 이동, 축적되게 된다. 중금속에 노출이 되면 신경마비, 중추신경계 장애, 고혈압, 암 등 여러 심각한 질병을 일으킨다.

(2) 농약 등 유기오염물질의 오염

공장 등에서 독성 유기오염물질들과 농지 주변에서 다양한 농약들이 인근 호수나 하천으로 유입되어 수질을 오염시킬 수 있다. 특히 DDT 등과 같은 난분해성 유기오염물질들이 물로 유입되면 분해가 잘 안 되어 퇴적물에 흡착되면서 먹이연쇄로 고등동물까지 축적되어 피부염이나, 기형아, 암 등의 여러 질병 등의 원인이 된다.

(3) 부영양화에 의한 녹조현상

부영양화(eutrophication)란, 하천, 호수, 강이나 바다에 유기물을 함유한 생활하수와 분뇨가 과량 유입되어, 미생물이 유기물을 다량 분해함에 따라, 수역에 질소(N)나 인(P) 등의 영양분이 많아지는 현상이다. 즉 자정능력을 넘는 대량의 유기물이나 염류가 강, 바다에 유입되면 수역은 분해산물 또는 이차생성물 등의 영양염류가 풍부해지는 현상이 일어난다. 이로 인하여 수초와 녹조류가 다량 번식하고 생물학적 산소요구량(BOD)이 증가하여서 용존산소 부족으로 물고기 등 수중생물이 살 수 없게 된다.

특히 녹조현상이란 호수나 강에 질소나 인 등의 영양 염류의 과다로, 남조류(일명 cyanobacteria) 등의 녹조류가 대량으로 번식하여 물빛이 녹색으로 변하는 것을 말한다. 또한 녹조류가 대량 번식하게 되면 유기물 증가와 이에 따른 산소농도 고갈로 인하여 수질악화와 같은 문제를 야기한다. 이뿐 아니라, 조류에서 기인하는 흙냄새와 같은 냄새를 유발하는 지오스민(geosmin)이나 2-MIB와 같은 이취미 물질과 독소물질인 마이크로시스틴, 아나톡신 등이 검출되기도 한다. 이러한 녹조현상을 막기 위해서는 생활하수를 충분히 정화하여 영양염류가 바다나 호수로 유입되지 않도록 해야 한다.

〈표 24-2〉 하천의 생활환경기준

등급		기준								
		수소 이온 농도 (pH)	생물화학적 산소요구량 (BOD) (mg/L)	화학적 산소 요구량 (COD) (mg/L)	총유기 탄소량 (TOC) (mg/L)	부유 물질량 (mg/L)	용존 산소 량 (mg/L)	총인 (T-P) (mg/L)	대장균군 (군 수/100mL)	
									총 대장균군	분원성 대장균군
매우 좋음	Ⅰa	6.5~8.5	1 이하	2 이하	2 이하	25 이하	7.5 이상	0.02 이하	50 이하	10 이하
좋음	Ⅰb	6.5~8.5	2 이하	4 이하	3 이하	25 이하	5.0 이상	0.04 이하	500 이하	100 이하
약간 좋음	Ⅱ	6.5~8.5	3 이하	5 이하	4 이하	25 이하	5.0 이상	0.1 이하	1,000 이하	200 이하
보통	Ⅲ	6.5~8.5	5 이하	7 이하	5 이하	25 이하	5.0 이상	0.2 이하	5,000 이하	1,000 이하
약간 나쁨	Ⅳ	6.0~8.5	8 이하	9 이하	6 이하	100 이하	2.0 이상	0.3 이하	–	–
나쁨	Ⅴ	6.0~8.5	10 이하	11 이하	8 이하	쓰레기 등이 떠 있지 않을 것	2.0 이상	0.5 이하	–	–
매우 나쁨	Ⅵ	–	10 초과	11 초과	8 초과	–	2.0 미만	0.5 초과	–	–

비고: 1. 등급별 수질 및 수생태계 상태

가. 매우 좋음: 용존산소가 풍부하고 오염물질이 없는 청정상태의 생태계로 여과 · 살균 등 간단한 정수처리 후 생활용수로 사용할 수 있음

나. 좋음: 용존산소가 많은 편이고, 오염물질이 거의 없는 청정상태에 근접한 생태계로 여과 · 침전 · 살균 등 일반적인 정수처리 후 생활용수로 사용할 수 있음

다. 약간 좋음: 약간의 오염물질은 있으나 용존산소가 많은 상태의 다소 좋은 생태계로 여과 · 침전 · 살균 등 일반적 정수처리 후 생활용수 또는 수영용수로 사용할 수 있음

라. 보통: 보통의 오염물질로 인하여 용존산소가 소모되는 일반 생태계로 여과, 침전, 활성탄 투입, 살균 등 고도의 정수처리 후 생활용수로 이용하거나 일반적 정수처리 후 공업용수로 사용할 수 있음

마. 약간 나쁨: 상당량의 오염물질로 인하여 용존산소가 소모되는 생태계로 농업용수로 사용하거나, 여과, 침전, 활성탄 투입, 살균 등 고도의 정수처리 후 공업용수로 사용할 수 있음

바. 나쁨: 다량의 오염물질로 인하여 용존산소가 소모되는 생태계로 산책 등 국민의 일상생활에 불쾌감을 주지 않으며 활성탄 투입, 역삼투압 공법 등 특수한 정수처리 후 공업용수로 사용할 수 있음

사. 매우 나쁨: 용존산소가 거의 없는 오염된 물로 물고기가 살기 어려움

아. 용수는 해당 등급보다 낮은 등급의 용도로 사용할 수 있음

자. 수소이온농도(pH) 등 각 기준항목에 대한 오염도 현황, 용수처리방법 등을 종합적으로 검토하여 그에 맞는 처리방법에 따라 용수를 처리하는 경우에는 해당 등급보다 높은 등급의 용도로도 사용할 수 있음

2. 화학적 산소요구량(COD) 기준은 2015년 12월 31일까지 적용한다.

자료: 환경부, 2015.

〈표 24-3〉 하천의 사람의 건강보호기준

원소	기준값(mg/L)
카드뮴(Cadmium)	0.005
비소(Arsenic)	0.05
시안(Cyanide)	검출되어서는 안 됨(검출한계 0.01)
수은(Mercury)	검출되어서는 안 됨(검출한계 0.001)
유기인(Organophosphorus compound)	검출되어서는 안 됨(검출한계 0.0005)
폴리크로리네이티드비페닐(Polychlorinated biphenyls)	검출되어서는 안 됨(검출한계 0.0005)
납(Lead)	0.05
크롬(Chromium)	0.05
음이온계면활성제(ABS)	0.5
사염화탄소(Carbon tetrachloride)	0.004
1,2-디클로로에틸렌(1,2-dichloroethane)	0.03
테트라클로로에틸렌(Tetrachloroethlyene)	0.04
디클로로메탄(Dichloromethane)	0.02
벤젠(Benzene)	0.01
클로로포름(Chloroform)	0.08
디에틸핵실프탈레이트(Bis(2-ethylhexyl)phthalate)	0.008
안티몬(Antimony)	0.02

비고: 호소의 사람의 건강보호기준도 이와 같다.
자료: 환경부, 2015.

(4) 적조현상

바닷물에 생활하수, 공장폐수 등이 다량 유입되면, 쌍편모류(Gymnodinium Gonyaulax)가 많이 증식하여 바닷물이 붉은색 또는 적황색을 띠는 현상이 나타나는 현상을 적조현상이라고 한다. 적조현상에서 유발되는 독소와 산소 부족으로 바닷물고기, 조개류가 죽게 된다. 그리고 이렇게 독소로 오염된 물고기, 조개류를 사람이 먹으면 식중독을 일으키고, 심할 경우 생명을 위협할 수도 있다. 적조현상을 유발하는 여러 원인 중 해수의 온도 상승과 장마, 폭우 등으로 영양염류의 과다 유입이 가장 주요한 원인이다.

〈표 24-4〉 호소의 생활환경기준

등급		기 준									
		수소 이온 농도 (pH)	화학적 산소 요구량 (COD) (mg/L)	총유기 탄소량 (TOC) (mg/L)	부유 물질량 (SS) (mg/L)	용존 산소 량 (DO) (mg/L)	총인 (T-P) (mg/L)	총 질소 (T-N) (mg/L)	클로로 필-a (Chl-a) (mg/㎥)	대장균군 (군 수/100mL)	
										총 대장균군	분원성 대장균군
매우 좋음	Ⅰa	6.5~8.5	2 이하	2 이하	1 이하	7.5 이상	0.01 이하	0.2 이하	5 이하	50 이하	10 이하
좋음	Ⅰb	6.5~8.5	3 이하	3 이하	5 이하	5.0 이상	0.02 이하	0.3 이하	9 이하	500 이하	100 이하
약간 좋음	Ⅱ	6.5~8.5	4 이하	4 이하	5 이하	5.0 이상	0.03 이하	0.4 이하	14 이하	1,000 이하	200 이하
보통	Ⅲ	6.5~8.5	5 이하	5 이하	15 이하	5.0 이상	0.05 이하	0.6 이하	20 이하	5,000 이하	1,000 이하
약간 나쁨	Ⅳ	6.0~8.5	8 이하	6 이하	15 이하	2.0 이상	0.10 이하	1.0 이하	35 이하	–	–
나쁨	Ⅴ	6.0~8.5	10 이하	8 이하	쓰레기 등이 떠 있지 않을 것	2.0 이상	0.15 이하	1.5 이하	70 이하	–	–
매우 나쁨	Ⅵ	–	10 초과	8 초과	–	2.0 미만	0.15 초과	1.5 초과	70 초과	–	–

비고: 1. 총인, 총질소의 경우 총인에 대한 총질소의 농도비율이 7 미만일 경우에는 총인의 기준을 적용하지 않으며, 그 비율이 16 이상일 경우에는 총질소의 기준을 적용하지 않는다.

2. 등급별 수질 및 수생태계 상태

가. 매우 좋음: 용존산소가 풍부하고 오염물질이 없는 청정상태의 생태계로 여과 · 살균 등 간단한 정수처리 후 생활용수로 사용할 수 있음

나. 좋음: 용존산소가 많은 편이고, 오염물질이 거의 없는 청정상태에 근접한 생태계로 여과 · 침전 · 살균 등 일반적인 정수처리 후 생활용수로 사용할 수 있음

다. 약간 좋음: 약간의 오염물질은 있으나 용존산소가 많은 상태의 다소 좋은 생태계로 여과 · 침전 · 살균 등 일반적 정수처리 후 생활용수 또는 수영용수로 사용할 수 있음

라. 보통: 보통의 오염물질로 인하여 용존산소가 소모되는 일반 생태계로 여과, 침전, 활성탄 투입, 살균 등 고도의 정수처리 후 생활용수로 이용하거나 일반적 정수처리 후 공업용수로 사용할 수 있음

마. 약간 나쁨: 상당량의 오염물질로 인하여 용존산소가 소모되는 생태계로 농업용수로 사용하거나, 여과, 침전, 활성탄 투입, 살균 등 고도의 정수처리 후 공업용수로 사용할 수 있음

바. 나쁨: 다량의 오염물질로 인하여 용존산소가 소모되는 생태계로 산책 등 국민의 일상생활에 불쾌감을 주지 않으며 활성탄 투입, 역삼투압 공법 등 특수한 정수처리 후 공업용수로 사용할 수 있음

사. 매우 나쁨: 용존산소가 거의 없는 오염된 물로 물고기가 살기 어려움

아. 용수는 해당 등급보다 낮은 등급의 용도로 사용할 수 있음

자. 수소이온농도(pH) 등 각 기준항목에 대한 오염도 현황, 용수처리방법 등을 종합적으로 검토하여 그에 맞는 처리방법에 따라 용수를 처리하는 경우에는 해당 등급보다 높은 등급의 용도로도 사용할 수 있음

3. 화학적 산소요구량(COD) 기준은 2015년 12월 31일까지 적용한다.

자료: 환경부, 2015.

〈표 24-5〉 폐수배출허용기준 (1) (생물화학적 산소요구량 · 화학적 산소요구량 · 부유물질량)

구 분	1일 배출량 2,000㎥ 이상			1일 배출량 2,000㎥ 미만		
	생물화학적 산소요구량 (BOD) (mg/L)	화학적 산소요구량 (COD) (mg/L)	부유 물질량 (SS) (mg/L)	생물화학적 산소요구량 (BOD) (mg/L)	화학적 산소요구량 (COD) (mg/L)	부유 물질량 (SS) (mg/L)
청정지역	30 이하	40 이하	30 이하	40 이하	50 이하	40 이하
가 지역	60 이하	70 이하	60 이하	80 이하	90 이하	80 이하
나 지역	80 이하	90 이하	80 이하	120 이하	130 이하	120 이하
특례지역	30 이하	40 이하	30 이하	30 이하	40 이하	30 이하

비고: 1. 하수처리구역에서 '하수도법' 제28조에 따라 공공하수도관리청의 허가를 받아 폐수를 공공하수도에 유입시키지 아니하고 공공수역으로 배출하는 폐수배출시설 및 '하수도법' 제27조 제1항을 위반하여 배수설비를 설치하지 아니하고 폐수를 공공수역으로 배출하는 사업장에 대한 배출허용기준은 공공하수처리시설의 방류수 수질기준을 적용한다.

2. '국토의 계획 및 이용에 관한 법률' 제6조 제2호에 따른 관리지역에서의 같은 법 시행령 별표 20 제1호 차목 및 별표 27 제2호 타목(별표 20 제1호 차목에 따른 공장만 해당한다)에 따른 공장에 대한 배출허용기준은 특례지역의 기준을 적용한다.

자료: 환경부, 2015.

5) 정수처리 및 하폐수처리

수처리는 크게 정수처리와 하폐수처리 공정으로 나눈다. 상수원인 지표수나 지하수를 소비자인 가정이나, 공장 또는 농업용수로 처리하는 공정을 정수처리(water treatment)라 하고, 소비자들이 사용하고 모아진 물은 처리하는 공정을 하폐수처리라고 한다. 특히 가정에서 사용된 물을 하수처리(sewage treatment), 공장에서 사용된 물은 폐수처리(wastewater treatment)라고 한다.

(1) 정수처리공정

대표적인 정수처리공정은 스크린-응집-침전-여과-소독 공정으로 나뉜다.

① 응집(coagulation)

정수처리장을 들어온 물은 스크린과 중력 등을 이용하여 조대입자들을 거르게 된다. 이후, 작은 입자들은 잘 침전이 되지 않고 부유된(suspended) 상태로 존재하는데, 이 부유물질들을 응집제(coagulant)를 이용하여 응집을 시켜 밀도가 물보다 커지게 되어 침전시키는 것을 응집 과정이라고 한다. 이 과정을 통하여 물의 탁도(turbidity)가 현저히 감소하게 된다.

② 침전(sedimentation)

응집제를 첨가하여 밀도를 증가시킨 후 침전이 되면 침전조에 모아져 상등수는 다음 처리 과정으로 이동하게 된다.

③ 여과(filtration)

이 과정에서는 모래여과 등의 공정을 이용해서 매우 작은 입자들이나, 원생동물(protozoa) 등과 같은 비교적 큰 미생물들을 제거하게 된다.

④ 소독(disinfection)

염소(chlorine)나 오존 소독 공정을 이용하여 미생물을 불활성화 또는 살균하는 공정을 의미한다.

이 외에 고도정수처리(advanced water treatment)를 하는데, 최근 하폐수에는 미량 유기물질들이 많이 포함되어, 주로 활성탄이나 오존 공정들을 통하여 난분해성 유기물질들을 흡착이나 산화과정을 통하여 제거하게 된다.

(2) 하폐수 처리

가정이나 공장에서 발생하는 하폐수 중의 오염물질은 크게 물에 녹아 있는 용존성 형태와 녹지 않은 형태인 부유물질(suspended solid) 형태로 나뉜다. 물에 녹아 있는 형태는 주로 유기물과 질소화합물이다. 이들 용존성 유기물질들이나 질소화합물은 미생물들에 의하여 분해되게 되고 이 과정에서 수중에 산소를 소모하게 된다. 하폐수가 방류되는 곳은 하천이나 호소, 또는 바다이므로 용존산소가 부족하게 되면, 부패가 진행되고 하천이나 호소의 존재하는 물고기가 폐사하게 되어 생태계가 변하게 된다. 따라서 이들 하폐수를 처리하여 오염물질들을 제거하여야 한다.

하폐수 공정은 일차적으로 하폐수 중의 협잡물이나 침전물을 제거하는 물리적 처리(1차 처리), 유기물, 질소화합물 또는 부유물질을 미생물을 이용하여 처리하는 생물학적 2차 처리 공정, 그리고 중금속이나 질소, 인 등을 처리하는 고도처리 또는 3차 처리 공정으로 나뉜다. 여기에 최근에서 방류수가 나와 하천 등의 생태계의 영향을 최소화하기 위하여 염소소독 공정이 포함되는 추세이다.

〈표 24-6〉 폐수배출허용기준 (2) (페놀류 등 오염물질) (2014년 1월 1일부터 2015년 12월 31일까지 적용되는 기준)

항목	지역구분	청정지역	가 지역	나 지역	특례지역
수소이온농도		5.8∼8.6	5.8∼8.6	5.8∼8.6	5.8∼8.6
노말헥산추출물질 함유량	광유류(mg/L)	1 이하	5 이하	5 이하	5 이하
	동식물유지류(mg/L)	5 이하	30 이하	30 이하	30 이하
페놀류 함유량(mg/L)		1 이하	3 이하	3 이하	5 이하
시안 함유량(mg/L)		0.2 이하	1 이하	1 이하	1 이하
크롬 함유량(mg/L)		0.5 이하	2 이하	2 이하	2 이하
용해성 철 함유량(mg/L)		2 이하	10 이하	10 이하	10 이하
아연 함유량(mg/L)		1 이하	5 이하	5 이하	5 이하
구리(동) 함유량(mg/L)		1 이하	3 이하	3 이하	3 이하
카드뮴 함유량(mg/L)		0.02 이하	0.1 이하	0.1 이하	0.1 이하
수은 함유량(mg/L)		0.001 이하	0.005 이하	0.005 이하	0.005 이하
유기인 함유량(mg/L)		0.2 이하	1 이하	1 이하	1 이하
비소 함유량(mg/L)		0.05 이하	0.25 이하	0.25 이하	0.25 이하
납 함유량(mg/L)		0.1 이하	0.5 이하	0.5 이하	0.5 이하
6가크롬 함유량(mg/L)		0.1 이하	0.5 이하	0.5 이하	0.5 이하
용해성 망간 함유량(mg/L)		2 이하	10 이하	10 이하	10 이하
플로오르(불소) 함유량(mg/L)		3 이하	15 이하	15 이하	15 이하
PCB 함유량(mg/L)		불검출	0.003 이하	0.003 이하	0.003 이하
총대장균군(총대장균군 수)(mL)		100 이하	3,000 이하	3,000 이하	3,000 이하
색도(도)		200 이하	300 이하	400 이하	400 이하
온도(℃)		40 이하	40 이하	40 이하	40 이하
총질소(mg/L)		30 이하	60 이하	60 이하	60 이하
총인(mg/L)		4 이하	8 이하	8 이하	8 이하
트리클로로에틸렌(mg/L)		0.06 이하	0.3 이하	0.3 이하	0.3 이하
테트라클로로에틸렌(mg/L)		0.02 이하	0.1 이하	0.1 이하	0.1 이하
음이온계면활성제(mg/L)		3 이하	5 이하	5 이하	5 이하
벤젠(mg/L)		0.01 이하	0.1 이하	0.1 이하	0.1 이하
디클로로메탄(mg/L)		0.02 이하	0.2 이하	0.2 이하	0.2 이하
생태독성(TU)		1 이하	2 이하	2 이하	2 이하
셀레늄 함유량(mg/L)		0.1 이하	1 이하	1 이하	1 이하
사염화탄소(mg/L)		0.004 이하	0.04 이하	0.04 이하	0.08 이하
1,1-디클로로에틸렌(mg/L)		0.03 이하	0.3 이하	0.3 이하	0.6 이하

항목 지역구분	청정지역	가 지역	나 지역	특례지역
1,2-디클로로에탄(㎎/L)	0.03 이하	0.3 이하	0.3 이하	0.3 이하
클로로포름(㎎/L)	0.08 이하	0.8 이하	0.8 이하	0.8 이하
니켈(㎎/L)	0.1 이하	3.0 이하	3.0 이하	3.0 이하
바륨(㎎/L)	1.0 이하	10.0 이하	10.0 이하	10.0 이하
1,4-다이옥산(㎎/L)	0.05 이하	4.0 이하	4.0 이하	4.0 이하
디에틸헥실프탈레이트(DEHP) (㎎/L)	0.02 이하	0.2 이하	0.2 이하	0.8 이하
염화비닐(㎎/L)	0.01 이하	0.5 이하	0.5 이하	1.0 이하
아크릴로니트릴(㎎/L)	0.01 이하	0.2 이하	0.2 이하	1.0 이하
브로모포름(㎎/L)	0.03 이하	0.3 이하	0.3 이하	0.3 이하

비고: 1. 색도항목의 배출허용기준은 별표 4 제2호 18)의 섬유염색 및 가공시설, 같은 호 19)의 기타 섬유제품 제조시설 및 같은 호 23)의 펄프 · 종이 및 종이제품(색소첨가 제품만 해당한다) 제조시설에만 적용한다.

2. 생태독성 배출허용기준은 물벼룩에 대한 급성독성시험을 기준으로 하며, 별표 4 제2호의 3), 12), 14), 17)부터 20)까지, 23), 26), 27), 30), 31), 33)부터 40)까지, 46), 48)부터 50)까지, 54), 55), 57)부터 60)까지, 63), 67), 74), 75) 및 80)에 해당하는 폐수배출시설에만 적용한다. 다만, 해당 사업장에서 배출되는 폐수를 모두 폐수종말처리시설 또는 「하수도법」 제2조제9호에 따른 공공하수처리시설에 유입시키는 폐수배출시설에는 적용하지 아니한다.

3. 청정지역에 설치된 영 별표 13에 따른 제3종부터 제5종까지의 사업장에 적용하는 생태독성 배출허용기준은 TU 2를 적용하되, 2016년 1월 1일부터는 TU 1을 적용한다.

4. 가지역, 나지역, 특례지역에 적용하는 생태독성 배출허용기준의 경우 별표 4 제2호의 18), 48) 및 80)에 해당하는 폐수배출시설은 TU 4를 적용하고, 같은 호의 31) 및 33)에 해당하는 폐수배출시설은 TU 8을 적용하되, 2016년 1월 1일부터는 모두 TU 2를 적용한다.

5. 삭제 〈2013.9.5.〉

6. 생태독성(TU) 배출허용기준 초과원인이 염(산의 음이온과 염기의 양이온에 의해 만들어지는 화합물을 말한다. 이하 같다)으로 증명된 경우로서 다음 각 목의 어느 하나에 해당하는 경우에는 생태독성(TU) 배출허용기준을 초과하지 아니한 것으로 본다.

가. 법 제2조제9호의 공공수역 중 항만 · 연안해역에 방류하는 경우

나. 법 제2조제9호의 공공수역 중 항만 · 연안해역을 제외한 곳으로 방류하는 경우(2010년 12월 31일까지 설치허가 또는 변경허가를 받거나 설치신고 또는 변경신고를 한 폐수배출시설로 한정한다). 이 경우 시 · 도지사는 「환경기술개발 및 지원에 관한 법률」 제12조에 따른 환경기술지원을 받게 하고, 그 결과를 제출하게 할 수 있다.

7. 제6호에 따른 생태독성(TU) 배출허용기준 초과원인이 염이라는 증명에 필요한 구비서류, 절차 · 방법 등에 관하여 필요한 사항은 국립환경과학원장이 정하여 고시한다.

8. 특례지역 내 폐수배출시설에서 발생한 폐수를 폐수종말처리시설에 유입하지 아니하고 직접 방류할 경우에는 해당지역 구분에 따른 배출허용기준을 적용한다.

자료: 환경부, 2015.

① 1차 처리(물리학적 처리공정)

스크린 조에서 하폐수 중의 협잡물을 제거함으로써 후속공정에서 펌프의 막힘 현상과 기계고장을 예방해준다. 또한 스크린(screen)을 설치하여 작은 입자나 유기성 부유물질을 제거해주어 유기물 부하를 감소시켜준다.

② 2차 처리(생물학적 처리공정)

기본적으로 이 과정은 1차 침전지 → 포기조 → 2차 침전지로 구성되어 있으며, 주로 부유형태(suspended process)의 활성 슬러지(Activated Sludge)법을 이용하여, 미생물을 이용하여 유기물(BOD)과 부유물질을 제거시킨다. 대규모 하수처리장의 설계에 기본이 되고 있으며 표준 활성 슬러지법이라고도 한다.

③ 3차 처리(고도처리 공정)

2차 처리한 처리수를 다시 생물학적 · 화학적 · 물리학적 방법 등을 사용하여 중금속이나, BOD, 총질소(T-N), 총인(T-P) 또는 색도 등을 처리하는 공정을 의미한다.

4. 수질환경기준 및 규제기준

1) 수질환경기준

수질관리를 목표로 하는 산업폐수 관리체계, 수질오염총량제 등은 수질환경 정책의 기본이 되고 있다. '수질 및 수생태계 환경기준'은 수자원 상태, 행정적 관리 여건, 경제수준 및 국민의 의식 수준에 따라 나라와 시대별로 그 항목과 기준치를 달리 정하고 있다.

현재 우리나라의 수질 및 수생태계 환경기준은 하천, 호소 및 지하수로 나누어 정하고 있다. 하천 · 호소의 경우 공통적으로 적용되는 건강보호항목(20개 항목)과 하천(8개 항목) · 호소(9개 항목)에 달리 적용되는 생활환경항목으로 구분하되, 생활환경항목은 수질 상태에 따라 7등급으로 구분하고 있으며, 오염물질의 이화학적 농도와 함께 수생태계 내에 존재하는 생물이 받는 영향을 고려하여 정하고 있다.

특히, 기후변화 등으로 증가하고 있는 조류와 화학적 산소요구량(COD) 관리강화를 위해 하천환경기준에 화학적 산소요구량(COD) 및 총인(TP)을 추가('09.7.7)하여 2010년 1월 1일부터 시행하고 있다. 또한, 난분해성 유기물질 관리 강화를 위해 하천 · 호소 환경기준에 총유기탄소(TOC) 항목을 추가('12.11.27)했으며, 2013년부터 총유기탄소의 분석 특성을 고려해 하천과 호소의 등급기준을 동일하게 설정하여 적용하고 있다.

2) 수질규제기준

수질규제기준은 환경기준을 달성하기 위한 규제수단의 하나이며, 그 대표적인 것으로는 배출허용기준과 방류수 수질기준이 있다.

배출허용기준은 개별 배출업소에 적용하는 규제기준이며 환경기준과 하천의 자정능력을 감안하여 설정하고 있다. 우리나라는 수질환경보전법 제8조 및 동법 시행규칙 제8조에서 28개 항목에 대하여 폐수배출허용기준을 설정하고 있다. 그리고 지역별로 청정, 가, 나, 특례 지역의 4단계로 구분하여 적용하며, BOD, COD, SS의 경우 폐수배출량 2,000㎥/일 이상과 미만으로 구분 설정함으로써 폐수배출허용기준을 지역별, 규모별로 차등 적용한다.

방류수 수질기준이란 하수 · 폐수 및 분뇨처리시설과 같은 종말처리시설에 적용되는 수질기준. 종말처리시설에서 처리된 방류수는 강이나 하천, 바다와 같은 공공수역으로 직접 배출되므로 개별 폐수 배출허용기준보다 엄격한 기준을 적용한다. 하수종말처리시설과 폐수종말처리시설(농공단지 오 · 폐수종말처리시설을 포함)의 기준이 다르며, 하수종말처리시설 중에서도 특히 팔당특별대책지역 및 잠실수중보권역의 기준은 더 엄격하다.

즉, 폐수종말처리시설에서 배출되는 물의 기준은 관계 중앙행정기관의 장과의 협의를 거쳐 「수질 및 수생태계 보전에 따는 법률 시행규칙」으로 정하고, 공공하수처리시설 또는 폐기물처리시설에서 배출되는 물의 기준은 「하수도법」 또는 「폐기물관리법」에 따른다. 적용사항은 생물화학적 산소요구량(BOD), 화학적 산소요구량(COD), 부유물질량(SS)과 총인(T-P), 총질소(T-N), 총대장균 군수, 생태독성(TU) 등이다.

3) 우리나라 먹는 물 수질기준

사람은 매일 2~3L의 물을 평생 마시고 있어 먹는 물에 유해물질이 미량으로 함유되어 있더라도 건강에 미치는 영향은 크다. 따라서 대부분의 국가에서는 하천수, 호소수 등의 지표수(surface water)를 정수처리한 수돗물을 먹는 물로 공급하고 있다. 그러나 지표수 주변의 오염원으로부터 유입되는 많은 유해물질에 오염될 가능성이 높다. WHO 보고서는 물에는 약 2,000

〈표 24-7〉 방류수 수질기준

구분	I 지역	II 지역	III 지역	IV 지역
생물학적 산소요구량(BDO) (㎎/L)	10(10) 이하	10(10) 이하	10(10) 이하	10(10) 이하
화학적 산소요구량(COD) (㎎/L)	20(40) 이하	20(40) 이하	40(40) 이하	40(40) 이하
부유물질(SS) (㎎/L)	10(10) 이하	10(10) 이하	10(10) 이하	10(10) 이하
총질소(T-N) (㎎/L)	20(20) 이하	20(20) 이하	20(20) 이하	20(20) 이하
총인(T-P) (㎎/L)	0.2(0.2) 이하	0.3(0.3) 이하	0.5(0.5) 이하	2(2) 이하
총대장균군 수(개/mL)	3,000(3,000)	3,000(3,000)	3,000(3,000)	3,000(3,000)
생태독성(TU)	1(1)	1(1)	1(1)	1(1)

주: 적용대상 지역

구분	범위
I지역	가. 「수도법」 제7조에 따라 지정 · 공고된 상수원보호구역 나. 「환경정책기본법」 제22조제1항에 따라 지정 · 고시된 특별대책지역 중 수질보전 특별대책지역으로 지정 · 고시된 지역 다. 「한강수계 상수원수질개선 및 주민지원 등에 관한 법률」 제4조제1항, 「낙동강수계 물관리 및 주민지원 등에 관한 법률」 제4조제1항, 「금강수계 물관리 및 주민지원 등에 관한 법률」 제4조제1항 및 「영산강 · 섬진강수계 물관리 및 주민지원 등에 관한 법률」 제4조제1항에 따라 각각 지정 · 고시된 수변지역 라. 「새만금사업 촉진을 위한 특별법」 제2조제1호에 따른 새만금사업지역으로 유입되는 하천이 있는 지역으로서 환경부장관이 정하여 고시하는 지역
II지역	법 제22조제2항에 따라 고시된 중권역 중 화학적 산소요구량(COD) 또는 총인(T-P)의 수치가 법 제24조제2항제1호에 따른 목표기준을 초과하였거나 초과할 우려가 현저한 지역으로서 환경부장관이 정하여 고시하는 지역
III지역	법 제22조제2항에 따라 고시된 중권역 중 한강 · 금강 · 낙동강 · 영산강 · 섬진강 수계에 포함되는 지역으로서 환경부장관이 정하여 고시하는 지역(I지역 및 II지역을 제외한다)
IV지역	I지역, II지역 및 III지역을 제외한 지역

비고: 1. 산업단지 및 농공단지 폐수종말처리시설의 페놀류 등 수질오염물질의 방류수 수질기준은 위 표에도 불구하고 해당 처리시설에서 처리할 수 있는 수질오염물질 항목으로 한정하여 별표 13 제12호나목의 표 중 특례지역에 적용되는 배출허용기준의 범위에서 해당 처리시설 설치사업시행자의 요청에 따라 환경부장관이 정하여 고시한다.
2. 적용기간에 따른 수질기준란의 ( )는 농공단지 폐수종말처리시설의 방류수 수질기준을 말한다.
3. 생태독성 항목의 방류수 수질기준은 물벼룩에 대한 급성독성시험기준을 말한다.
4. 생태독성 방류수 수질기준 초과의 경우 그 원인이 오직 염(산의 음이온과 염기의 양이온에 의해 만들어지는 화합물을 말한다. 이하 같다) 성분 때문으로 증명된 때에는 그 방류수를 법 제2조제9호의 공공수역 중 항만 또는 연안지역에 방류하는 경우에 한정하여 생태독성 방류수 수질기준을 초과하지 아니하는 것으로 본다.
5. 제4호에 따른 생태독성 방류수 수질기준 초과원인이 오직 염 성분 때문이라는 증명에 필요한 구비서류, 절차 · 방법 등에 관하여 필요한 사항은 국립환경과학원장이 정하여 고시한다.

자료: 환경부, 2015.

〈표 24-8〉 먹는 물 수질기준

<table>
<tr><th rowspan="2">구분</th><th rowspan="2" colspan="2">수질항목</th><th colspan="5">수질기준</th></tr>
<tr><th>식수용 수돗물</th><th>먹는 샘물</th><th>먹는 해양심층수</th><th>먹는 염지하수</th><th>먹는 물 공동시설</th></tr>
<tr><td rowspan="12">미생물</td><td rowspan="2">일반 세균</td><td>저온 일반세균</td><td>해당 없음(이하 –로 표기함)</td><td>100CFU/mL</td><td>100CFU/mL</td><td>100CFU/mL</td><td>–</td></tr>
<tr><td>중온 일반세균</td><td>100CFU/mL</td><td>20CFU/mL</td><td>20CFU/mL</td><td>20CFU/mL</td><td>100CFU/mL</td></tr>
<tr><td colspan="2">총대장균군</td><td>100mL에서 검출되지 않을 것</td><td>250mL에서 검출되지 않을 것</td><td>250mL에서 검출되지 않을 것</td><td>250mL에서 검출되지 않을 것</td><td>100mL에서 검출되지 않을 것</td></tr>
<tr><td colspan="2">분원성연쇄상구균</td><td>–</td><td>250mL에서 검출되지 않을 것</td><td>250mL에서 검출되지 않을 것</td><td>250mL에서 검출되지 않을 것</td><td>–</td></tr>
<tr><td colspan="2">녹농균</td><td>–</td><td>250mL에서 검출되지 않을 것</td><td>250mL에서 검출되지 않을 것</td><td>250mL에서 검출되지 않을 것</td><td>–</td></tr>
<tr><td colspan="2">아황산환원 혐기성포자형성균</td><td>–</td><td>50mL에서 검출되지 않을 것</td><td>50mL에서 검출되지 않을 것</td><td>50mL에서 검출되지 않을 것</td><td>–</td></tr>
<tr><td colspan="2">살모넬라균</td><td>–</td><td>250mL에서 검출되지 않을 것</td><td>250mL에서 검출되지 않을 것</td><td>250mL에서 검출되지 않을 것</td><td>–</td></tr>
<tr><td colspan="2">쉬겔라균</td><td>–</td><td>250mL에서 검출되지 않을 것</td><td>250mL에서 검출되지 않을 것</td><td>250mL에서 검출되지 않을 것</td><td>–</td></tr>
<tr><td colspan="2">분원성대장균군</td><td>100mL에서 검출되지 않을 것</td><td>–</td><td>–</td><td>–</td><td>100mL에서 검출되지 않을 것</td></tr>
<tr><td colspan="2">대장균</td><td>100mL에서 검출되지 않을 것</td><td>–</td><td>–</td><td>–</td><td>100mL에서 검출되지 않을 것</td></tr>
<tr><td colspan="2">여시나아균</td><td>–</td><td>–</td><td>–</td><td>–</td><td>2L에서 검출되지 않을 것</td></tr>
<tr><td colspan="2"></td><td></td><td></td><td></td><td></td><td></td></tr>
<tr><td rowspan="13">유해 영향 무기 물질</td><td colspan="2">납</td><td>0.01mg/L</td><td>0.01mg/L</td><td>0.01mg/L</td><td>0.01mg/L</td><td>0.01mg/L</td></tr>
<tr><td colspan="2">불소</td><td>1.5mg/L</td><td>2.0mg/L</td><td>2.0mg/L</td><td>2.0mg/L</td><td>1.5mg/L</td></tr>
<tr><td colspan="2">비소</td><td>0.05mg/L</td><td>0.05mg/L</td><td>0.05mg/L</td><td>0.05mg/L</td><td>0.05mg/L</td></tr>
<tr><td colspan="2">세레늄</td><td>0.01mg/L</td><td>0.01mg/L</td><td>0.01mg/L</td><td>0.05mg/L</td><td>0.01mg/L</td></tr>
<tr><td colspan="2">수은</td><td>0.001mg/L</td><td>0.001mg/L</td><td>0.001mg/L</td><td>0.001mg/L</td><td>0.001mg/L</td></tr>
<tr><td colspan="2">시안</td><td>0.01mg/L</td><td>0.01mg/L</td><td>0.01mg/L</td><td>0.01mg/L</td><td>0.01mg/L</td></tr>
<tr><td colspan="2">크롬</td><td>0.05mg/L</td><td>0.05mg/L</td><td>0.05mg/L</td><td>0.05mg/L</td><td>0.05mg/L</td></tr>
<tr><td colspan="2">암모니아성 질소</td><td>0.5mg/L</td><td>0.5mg/L</td><td>0.5mg/L</td><td>0.5mg/L</td><td>0.5mg/L</td></tr>
<tr><td colspan="2">질산성질소</td><td>10mg/L</td><td>10mg/L</td><td>10mg/L</td><td>10mg/L</td><td>10mg/L</td></tr>
<tr><td colspan="2">카드뮴</td><td>0.005mg/L</td><td>0.005mg/L</td><td>0.005mg/L</td><td>0.005mg/L</td><td>0.005mg/L</td></tr>
<tr><td colspan="2">보론</td><td>1.0mg/L</td><td>1.0mg/L</td><td>1.0mg/L</td><td>–</td><td>1.0mg/L</td></tr>
<tr><td colspan="2">브론삼염</td><td>–</td><td>–</td><td>0.01mg/L</td><td>1.0mg/L</td><td>–</td></tr>
<tr><td colspan="2">스트론튬</td><td>–</td><td>–</td><td>4mg/L</td><td>4mg/L</td><td>–</td></tr>
</table>

구분	수질항목	수질기준				
		식수용 수돗물	먹는 샘물	먹는 해양심층수	먹는 염지하수	먹는 물 공동시설
유해 영향 유기 물질	페놀	0.005mg/L	0.005mg/L	0.005mg/L	0.005mg/L	0.005mg/L
	다이아지논	0.02mg/L	0.02mg/L	0.02mg/L	0.02mg/L	0.02mg/L
	파라티온	0.06mg/L	0.06mg/L	0.06mg/L	0.06mg/L	0.06mg/L
	페니트로티온	0.04mg/L	0.04mg/L	0.04mg/L	0.04mg/L	0.04mg/L
	카바릴	0.07mg/L	0.07mg/L	0.07mg/L	0.07mg/L	0.07mg/L
	1,1,1-트리클로로에탄	0.1mg/L	0.1mg/L	0.1mg/L	0.1mg/L	0.1mg/L
	테트라클로로에틸렌	0.01mg/L	0.01mg/L	0.01mg/L	0.01mg/L	0.01mg/L
	트리클로로에틸렌	0.03mg/L	0.03mg/L	0.03mg/L	0.03mg/L	0.03mg/L
	디클로로메탄	0.02mg/L	0.02mg/L	0.02mg/L	0.02mg/L	0.02mg/L
	벤젠	0.01mg/L	0.01mg/L	0.01mg/L	0.01mg/L	0.01mg/L
	톨루엔	0.7mg/L	0.7mg/L	0.7mg/L	0.7mg/L	0.7mg/L
	에틸벤젠	0.3mg/L	0.3mg/L	0.3mg/L	0.3mg/L	0.3mg/L
	크실렌	0.5mg/L	0.5mg/L	0.5mg/L	0.5mg/L	0.5mg/L
	1,1-디클로로에틸렌	0.03mg/L	0.03mg/L	0.03mg/L	0.03mg/L	0.03mg/L
	사염화탄소	0.002mg/L	0.002mg/L	0.002mg/L	0.002mg/L	0.002mg/L
	1,2-디브로모-3-클로로프로판	0.003mg/L	0.003mg/L	0.003mg/L	0.003mg/L	0.003mg/L
	1,4-다이옥산	0.05mg/L	0.05mg/L	0.05mg/L	0.05mg/L	0.05mg/L
소독제 및 소독 부산 물질	유리잔류 염소	4.0mg/L	-	-	-	-
	총 트리할로메탄	0.1mg/L	-	-	-	-
	클로로포름	0.08mg/L	-	-	-	-
	브로모디클로로메탄	0.03mg/L	-	-	-	-
	디브로모클로로메탄	0.1mg/L	-	-	-	-
	클로랄하이드레이트	0.03mg/L	-	-	-	-
	디브로모아세토니트릴	0.1mg/L	-	-	-	-
	디클로로아세토니트릴	0.09mg/L	-	-	-	-
	트리클로로아세토니트릴	0.004mg/L	-	-	-	-
	할로아세틱에시드	0.1mg/L	-	-	-	-

구분	수질항목	수질기준				
		식수용 수돗물	먹는 샘물	먹는 해양심층수	먹는 염지하수	먹는 물 공동시설
심미적 영향 물질	경도(硬度)	300mg/L	500mg/L	1,200mg/L	1,200mg/L	300mg/L
	과망간산칼륨 소비량	10mg/L	10mg/L	10mg/L	10mg/L	10mg/L
	소독 외의 냄새와 맛	없을 것	없을 것	없을 것	냄새 없을 것	없을 것
	동	1mg/L	1mg/L	1mg/L	1mg/L	1mg/L
	색도	5도	5도	5도	5도	5도
	세제	0.5mg/L	불검출	불검출	불검출	0.5mg/L
	수소이온농도	pH 5.8 이상 pH 8.5 이하	pH 5.8 이상 pH 8.5 이하	pH 5.8 이상 pH 8.5 이하	pH 5.8 이상 pH 8.5 이하	pH 5.8 이상 pH 8.5 이하
	아연	3mg/L	3mg/L	3mg/L	3mg/L	3mg/L
	염소이온	250mg/L	250mg/L	250mg/L	250mg/L	250mg/L
	증발잔류물	500mg/L	500mg/L	500mg/L	500mg/L	500mg/L
	철	0.3mg/L	0.3mg/L	0.3mg/L	0.3mg/L	0.3mg/L
	망간	0.05mg/L	0.3mg/L	0.3mg/L	0.3mg/L	0.3mg/L
	탁도	0.5NTU	1NTU	1NTU	1NTU	1NTU
	황산이온	200mg/L	200mg/L	200mg/L	200mg/L	200mg/L
	알루미늄	0.2mg/L	0.2mg/L	0.2mg/L	0.2mg/L	0.2mg/L

자료: 환경부, 2015.

여 종의 물질이 오염될 수 있고, 약 750여 종은 실제로 검출되었다고 보고하고 있다. 이에 각국은 먹는 물 중에 오염가능성이 높은 유해물질에 대하여 평생 섭취하여도 유해하지 않는 농도인 최대허용량을 먹는 물 수질기준으로 정하고, 먹는 물은 이 기준에 적합하도록 정수처리한 물을 공급하고 있다. 먹는 물의 수질기준도 시대에 따라 변하여 과거에는 지표미생물, 지질성분, 중금속 등이 주를 이루었으나 현재에는 농약, 유기화학물질, 소독부산물 등 미량이지만 독성이 높은 물질로 확대되고 있으며, 수질기준도 mg/L에서 μg/L 수준으로 강화되고 있다(환경부, 2003).

먹는 물로 주로 이용되는 수돗물은 하천수 또는 지하수를 상수원수(drinking water source)로 하여 이를 정수처리한 물을 말한다. 상수원수에 유입되는 유해물질은 그 나라의 산업 형태에 따라 대상물질과 그 양이 다르다. 따라서 각국의 먹는 물 수질기준은 그 나라의 산업 특성을 고려하여 설정되므로 나라마다 다르다. 우리나라의 먹는 물의 수질기준은 크게 미생물(일반

세균, 총대장균군, 분원성대장균군 등), 유해영향무기물질(중금속 등), 유해영향유기물질(휘발성유기물질, 농약 등), 소독제 및 소독부산물(유리잔류염소, 트리할로메탄 등), 심미적 영향물질(건강에는 직접적인 영향이 적으나, 물의 맛 · 냄새 유발 등에 영향을 미치는 물질), 그리고 바이러스와 원생동물에 대한 정수처리 기준으로 나눌 수 있다. 이들에 대한 우리나라 먹는 물 수질기준 항목을 종합하면 〈표 24-8〉과 같다.

인간이 건강한 물을 마시기 위해서는 먹는 물의 안전이 중요하고, 이를 위하여 식수원(drinking water source)인 지표수나 지하수를 다양한 오염원으로부터 분리하는 것이 중요하다. 그러나 산업이 발전하면서 수만여 종의 유기오염물질들이 새로이 합성되거나 생산되고 있는 실정이다. 따라서 이들로 인한 식수원의 오염을 막기 위해서는 수질기준의 확대를 통한 엄격한 식수원 및 정수장 처리수의 관리가 필요하다. 특히 공장 등에서 발생되는 다양한 유기물이 포함된 하폐수의 적절한 처리 및 관리가 관건이라 하겠다.

참고문헌

환경부(2003), 『각국의 먹는물 수질기준』.

환경부(2008), 『환경백서』.

환경부(2015), 『수질환경 및 규제기준』.

환경부, 국가 상하도정보시스템.

Baker, M.N. (1981), *The Quest for Pure Water* (2nd ed.) *Vol. 1, Denver*, American Water Warks Association.

Cosgrove, J. J. (1909), *History of Sanitaion, Pittsburgh*, Standard Sanitary Manufacturing Co.

Erlich, P.R., Erlich, A.H., & Holdren, J.P. (1977), *Ecoscience: Population, Resources, Environment*, W.H.Freeman.

Hart-Davis, A. (1997), *Thunder, Flush, and Thomas Crapper*, Trafalgar Square Publishing.

http://www.waternow.go.kr/openPage.do?OPENCODE=PG_HOME

http://www.globalchange.umich.edu/globalchange1/current/lectures/kling/water_nitro/water_and_nitrogen_cycles.htm

제25장

실내환경과 건강

실내환경은 실내오염이 실내에 거주하는 사람의 건강과 안녕에 어떤 영향을 미치는가를 밝히는 분야이다. 실내환경에서 사람이 거주하는 데 필요한 기본조건은 온습도가 알맞아야 하고, 호흡에 필요한 산소의 농도가 적절히 유지되어야 하며, 오염물질을 건강기준이나 악취 한정치 수준 이하로 유지하는 것이다. 실내 오염물질은 실내환경에 따라 다양하며, 연소산물, 화학물질, 미세먼지, 호흡산물, 생물학적 인자, 방사성물질, 악취 등으로 구분할 수 있다.

인간이 살아가는 데 필요한 세 가지 기본 조건인 의식주 중 하나인 주는 인간이 살아가기 위한 공간으로 생물학적으로 외부의 조건으로부터 보호하기 위해 인위적으로 만든 공간을 말한다. 이런 인위적인 공간의 형성은 자연적인 환경의 조건을 인위적으로 인체에 적합하게 조절함으로써 안락한 생활을 할 수 있게 해준다. 그러나 이러한 인위적 조절은 인체에 나쁜 영향을 미치는 조건을 만들기도 한다.

실내환경은 외부와 차단된 공간에서 인체에 영향을 미칠 수 있는 물리적 · 화학적 · 생물학적 환경조건을 일컫는다. 실내환경 문제는 다음 세 가지 조건을 모두 갖추면 성립된다. 첫째, 실내공간이다. 실내는 외부와 벽과 천장 같은 시설물에 의해 외부와 분리된 경우를 말하는데 예로 집, 건물, 지하시설 등이 있다. 둘째, 실내에 존재하는 유해인자이다. 실내 유해인자는 외부에서 유입되기도 하고 실내에서 생성되기도 한다. 실내에서의 생성은 실내시설로부터 방출되거나 인간의 활동에 의해 발생하기도 한다. 셋째, 실내에서 거주하는 사람이다. 사람이 거주하지 않는 실내환경은 문제를 일으키지 않으며 거주하더라도 거주시간이 짧은 경우 그 영향은 상대적으로 적을 수 있다.

실내공기질 문제는 각종 산업 분야에서 에너지 절약 및 효율을 높이기 위한 노력으로 건물의 단열을 위한 밀폐화와 에너지 절감 장치를 설치하는 건물의 증가로 인하여 공기의 질이 악화되는 것이다. 실제로 에너지 절약형 건물은 외부로부터의 공기 침투(infiltration)를 막는 것에 초점을 맞추어 건축되었고, 건물의 유지 관리비를 줄이기 위해 의도적으로 공기의 유입과 환기량을 감소시키기도 하여 실내공기가 오염되고 있다. 실내공기오염의 주요 원인은 인구의 밀집화, 현대사회의 실내 생활화, 실내공간의 밀폐화 등이며, 도시의 집중화가 증가할수록 심화되고 있다. 실내공기 오염은 건물병 증후군(Sick Building Syndrome, SBS), 복합화학물질 과민증(Multi-Chemical Sensitivity, MCS), 새집증후군(Sick House Syndrome, SHS) 등을 유발시켜 인간에게 정신적 고통을 주거나 위해요소로 작용할 수 있다. 그뿐만 아니라, 개인 및 국가에 의료비용 증가라는 경제적 부담을 안긴다는 점에서 그 심각성을 무시하기 어렵다. 즉, 실내에서의 공기오염물질 노출이 실외 대기노출보다 실제적으로 건강 영향을 일으킬 수 있다. 더욱 중요한 것은 노약자, 유아, 환자들은 실내환경에서 장기간 생활하기 때문에 실내공기 오염물질의 농도가 낮더라도 건강에 미치는 영향이 큰 것으로 알려져 있다.

1. 쾌적한 실내환경조건

실내온도 및 습기조절은 쾌적한 실내환경에 필요한 조건이지만 모든 거주자에 적합한 "이상적인" 수준은 없다. 미국 냉난방 공조기술자학회(American Society of Heating, Refrigerating and Air-Conditioning Engineers, ASHRAE)는 ASHRAH Standard 55에 거주공간의 열환경을 계절별 착의습성(0.5~0.9clo = 0.078~0.14㎡*K/W)에 기초하여 계절에 따라 쾌적범위를 달리 제안하고 있다. 이 기준에서 제안된 쾌적영역은 착석 또는 경작업을 수행하는 재실자의 80%가 적당하거나 쾌적하게 느낄 수 있는 실내 온·습도의 조건으로 융통적인 적용방안을 제시하고 있다. 대체적으로 실내온도는 18~22℃를 유지하여 미생물 서식에 적합하지 않도록 하며, 실내습도는 40~50%가 생활하기 적당하며 특히, 취침 시 젖은 수건이나 가습기를 이용하여 건조하지 않도록 하는 것이 좋다. 여름은 60% 이상이거나 겨울은 20% 이하이면 적절하지 않다. 습도가 너무 낮으면 피부가 건조해져서 자극이 일어나며 정전기가 발생하기 쉽다. 반대로 습도가 너무 높으면 건물 내부에 응결이 일어나서 곰팡이가 생기기 쉽다. 실내환경에서 거주자가 느끼는 환경은 온도와 습도에 크게 좌우되지만, 공기 속도, 거주자의 활동 수준, 의복 등에 의해서도 영향을 받는다.

2. 실내환경의 중요성

실내공기 오염이 인간의 건강과 관련하여 대기오염보다 더욱 중요한 이유는 첫째, 인간은 하루 중 80% 이상을 실내에서 생활하여 실내공기 오염물질에 노출되는 시간이 많다는 점이다. 둘째, 대기오염은 자연적인 희석률이 크고 대기오염에 대한 사회적 인식, 각종 규제로 인하여 억제되고 있으나, 실내공기는 한정된 공간에서 인공적인 설비를 통하여 오염된 공기가 계속 순환되면서 그 농도가 증가된다는 점이다. 셋째, 1970년대 이후 다양한 산업기술이 만들어낸 새로운 건축자재와 생활용품이 공공건물뿐만 아니라 일반주택에도 사용되고 있는데 이와 같은 새로운 건축자재와 생활용품에서 휘발성유기화합물(Volatile Organic Compounds, VOCs) 및 폼알데하이드(formaldehyde) 등의 오염물질이 방출된다는 점이다. 마지막으로, 에너지 효율을 높이기 위한 건물의 밀폐화는 실내공기의 환기 부족을 유발시켜 건물 내 거주자들이 일시적 또는 만성적인 건강과 관련된 증상을 증가시키고 있다는 점이다.

실내환경의 중요성은 노출의 개념으로 설명할 수 있다. 노출은 농도와 노출시간의 산물로 농도가 아무리 높더라도 노출시간이 짧은 경우 노출은 적고 이에 따른 건강영향도 작아질 수 있다. 인구집단이 실내에서 머무는 시간은 보통 전체 시간의 90%로 실외에서 보내는 시간의 약 15배이다. 많은 유독화학물질의 경우 특히 실내에 오염원이 있는 경우는 실내농도가 실외농도보다 2~20배 정도 높다는 사실은 전체노출평가방법(Total Exposure Assessment Methodology, TEAM) 연구를 비롯한 여러 연구에서 밝혀진 바 있다. 이런 경우 노출을 추정해보면 인구집단이 실내에서 노출되는 정도가 실외의 노출보다 30~300배 정도 많은 것을 알 수 있다. 이는 실내환경의 중요성을 보여주는 한 예다.

3. 실내환경에 영향을 미치는 요인

실내환경은 실내환경과 실외환경의 동적인 열, 질량, 운동량의 전달이 지속해서 복합적으로 일어나는 환경이다. 실내환경은 실외환경, 건물, 오염원, 환기 시설, 냉 · 난방, 거주자 등에 의해 결정될 수 있다. 이런 복잡한 관계를 간단한 물질수지모델로 표시할 수 있다. 건강영향을 나타내는 데 이 모델을 많이 이용하며, 단순한 농도의 측정이나 발생량의 측정만으로 나타낼 수 없는 현상을 설명할 수 있다.

물질수지는 완전 혼합된 하나의 공간으로 공기 질량의 유입 및 유출 사이의 관계를 기술

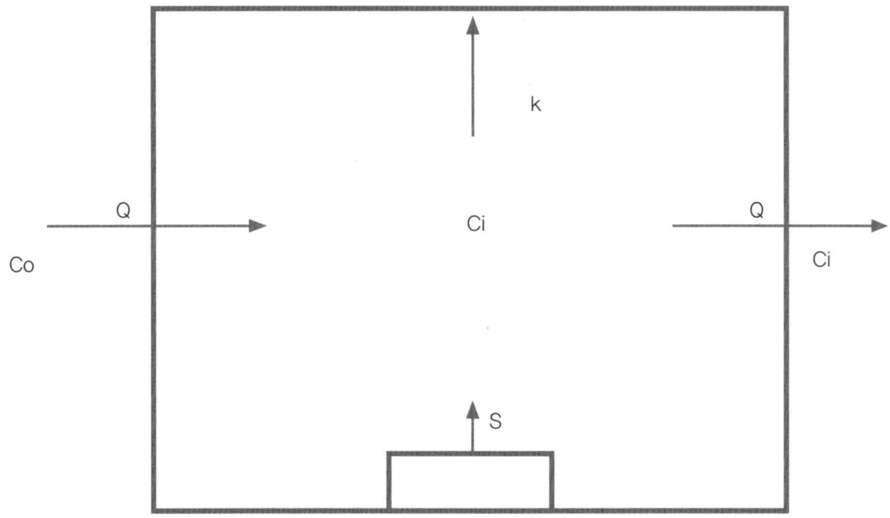

〈그림 25-1〉 실내환경의 주요 영향 인자

하며 실내공기질을 설명하는 데 질량의 흐름을 고려하여 수학적인 수식으로 나타낸 것이다. 물질수지에 의한 실내공기질 모델은 실내공기 오염물질 농도와 관련 변수들 사이의 관계를 나타내며, 오염물질의 확산과 이동, 오염물질 발생강도, 환기율, 제거율 등의 요인을 이용하여 기술한다. 여기서 다음의 5가지 가정이 필요하다.

첫째, 공기오염물질은 비압축성이다.

둘째, 실내공간은 농도는 모든 공간에서 동일하며 이런 완전 혼합은 유입/유출 즉시 이루어진다.

셋째, 공기가 실내 · 외로 유입 및 유출할 때 오염물질의 충돌과 확산 등으로 인한 손실은 무시한다.

넷째, 실내오염물질은 실내공간에서 표면반응으로 감소 또는 제거된다.

다섯째, 실내에서 오염물질이 발생된다.

실내환경을 하나의 공간으로 가정하면 실내환경 물질수지는 축적률 = 유입률 + 발생률 - 유출률 - 감소율이다. 이를 물질수지 식으로 표현하면 다음과 같다.

$$V\, dC/dt = QCo + S - QCi - R \qquad \langle 식\ 1 \rangle$$

Ci: 실내오염물질 농도(mass/volume, μg/㎥)

Co: 실외오염물질 농도(mass/volume, μg/㎥)

Q: 유량(volume/time, ㎥/hr)

S: 실내오염물질 발생원 강도(mass/time, μg/hr)

R: 실내오염물질 제거율(mass/time, μg/hr)

V: 실내공간 부피(volume, ㎥)

t: 시간(time, hr)

여기서 실내오염물질 제거율(R)은 감소상수(K, hr^{-1})와 실내에 존재하는 질량(VCi)으로 나타낼 수 있다.

$$R = KVCi \quad \text{〈식 2〉}$$

그리고 시간당 공기환기횟수(Air Change per Hour, ACH)는 유량을 실내부피로 나누어 계산한다.

$$I = Q/V \quad \text{〈식 3〉}$$

위의 두 식을 〈식 1〉에 대입하면 다음 식으로 나타낼 수 있다.

$$dCi/dt = ICo + S/V - ICi - KCi \quad \text{〈식 4〉}$$

이 식은 실내환경을 평가하고 추정하는 데 매우 유용하게 이용된다. 장기적인 실내환경을 평가할 때 실내농도를 평형상태(steady state)로 가정하면 dCi/dt를 0으로 놓고 식을 간단하게 만들 수 있다. 실내오염원이 없고 실외농도가 미미하며 반응을 하지 않는 안정적 기체를 이용하면 이 식을 이용하여 환기율을 측정할 수 있다.

4. 실내환경의 오염물질

실내환경에서 가장 많은 불만의 원인은 온도, 습도, 공기의 움직임과 관계가 있다. 사람은 각자 다른 온도에서 편안함을 느끼며 의복에 따라서도 차이를 보인다. 이러한 요인들은 실내환경에 대한 인식에 많은 영향을 미치기는 하지만 건강에 직접 미치는 영향은 미미한 편이다.

실내공기를 오염시키는 오염물질은 250여 종이 있으나 대표적인 것으로 휘발성유기화합물, 폼알데하이드, 라돈, 석면, 이산화질소, 일산화탄소, 이산화탄소, 미세먼지, 담배연기, 미생물성 물질 등이 있다. WHO는 보고서에서 실내공기 오염에 의한 사망자는 전체 공기오염에 의한 사망자의 약 50%에 이르며, 특히 개발도상국의 경우 영 · 유아 사망의 주요 원인 가운데 하나로 지적했다. 또한, 실내에서 방출되는 오염물질이 실외보다 사람의 폐에 전달될 확률이 1,000배가 높으며, 실내공기 오염도를 20%만 줄여도 급성 기관지질환 사망률을 최소 4~8% 줄일 수 있다고 한다.

1) 실내 간접흡연

간접흡연은 실내공기 오염의 가장 큰 원인으로, 50가지 이상의 확인된 발암물질, 돌연변이 유도물, 기형발생물질 등을 포함하여 4,000가지 이상의 화학물질이 포함되어 있다(Jaakkola & Jaakkola, 1997; Rothberg et al., 1998; Collier & Pritsos, 2003). 실내 간접흡연은 흡연자는 물론 비흡연자에게도 심혈관계질환(He et al., 1999; Otsuka et al., 2001; Pitsavos et al., 2002), 호흡기계 질환(Das, 2003; Jaakkola et al., 2003; Sturm et al., 2004), 폐암(Brennan et al., 2004)을 일으키는 것으로 알려져 있다. 미국 환경청(Environmental Protection Agency, EPA)에서는 미국에서 간접흡연이 비흡연자 중 연간 약 3,000명의 폐암사망자를 발생시킨다고 추정하고 있다(U.S. EPA, 1992). 특히, 민감군인 어린이들이 간접흡연에 노출될 경우 천식이나 유아돌연사증후군의 위험도를 증가시킨다. 또한 6세 미만의 유아 또는 어린이가 정기적으로 간접흡연에 노출될 경우 폐렴과 기관지염 같은 하부기도감염의 위험도가 증가된다(U.S. EPA, 1992). 어린이들의 단위몸무게당 호흡량은 어른들보다 더 많기 때문에 간접흡연에 더 큰 영향을 받는다. 또한, 지속해서 성장하는 어린이들은 간접흡연의 영향에 더 민감할 수 있으며, 특히 면역체계나 폐가 발달하는 시기에 더 위험하다.

우리나라는 OECD 국가 가운데 흡연율이 높은 나라 중 하나이다. 2007년 전화 조사된 자료에 따르면 우리나라 전체 인구의 약 23%, 성인남성의 약 43%가 흡연자로 조사되었으며,

성인여성의 흡연율은 약 4%로 조사되었다(보건복지가족부, 2007). 미국 질병통제관리국(Center for Disease Control and Prevention, CDC)의 보고서에 따르면, 미국 비흡연자 인구의 약 60%에서 간접흡연 노출의 생물학적 증거 중 하나인 요 중 코티닌(cotinine)을 감지할 수 있을 만한 수준을 나타내었다(CDC, 2008). 우리나라에는 현재도 간접흡연 노출에 대한 국가적 통계자료는 없다. 그러나 우리나라의 흡연율로 미루어보아 미국의 60%보다 더 많은 사람이 일상생활에서 간접흡연에 노출되었을 것으로 추정된다.

2006년 미국 Surgeon General이 발표한 보고서에 의하면 간접흡연에 안전하게 노출될 수 있는 기준은 없다고 하며, 실내에서 간접흡연을 피할 수 있는 방법은 환기나 분리가 아닌 실내 금연이라고 선언하고 있다. 미국의 많은 주나 유럽의 여러 나라에서는 모든 실내에서 금연을 실시함으로써 국민건강 증진을 도모하고 있으나, 우리나라에서는 아직 실내 전면 금연을 실시하지 않고 있으며 일부 실내에서만 실시하고 있다.

간접흡연 이외에도 3차 간접흡연(third-hand smoke)이라는 위험인자가 존재하는데, 이는 담배를 끈 후에도 담배 연소 산물의 독성물질이 표면이나 호흡기관에 남아 있어 다른 사람에게 노출되는 경우를 말한다. 담배를 피우고 있지 않더라도 흡연자의 머리나 옷에서 담배냄새가 나는 것을 느껴본 적이 있거나 건물이나 승강기에서 아무도 담배를 피우고 있지 않더라도 담배냄새를 맡은 적이 있을 것이다. 3차 간접흡연은 실내의 표면에 담배연소 독성물질이 들러붙고 시간이 지남에 따라 더 쌓일 수 있는데, 흡연자를 포함한 사람들은 연기가 보이지 않기 때문에 다른 사람에게 영향을 미치지 않는다고 생각하기 쉽다. 3차 간접흡연은 흡연자인 부모와 살지만, 집안에서 간접흡연이 일어나지 않은 곳에서 사는 신생아의 혈중에서 니코틴이 측정되는 사실로 입증될 수 있는데, 이는 흡연하는 부모가 밖에서 흡연하면서 옷이나 머리에 묻어 있는 독성물질이 신생아에게 직접 전달되거나 실내표면에 붙어 있다가 어린이에게 전달되는 등 다양한 경로를 통해 전달된다.

2) 미세먼지와 초미세먼지

과거에는 대기 중 입자상 물질(Particulate Matter, PM. 이하 미세먼지라 부름)을 규제하는 데 입자의 크기나 화학적 조성에 대한 규정 없이 단순히 공기 중 부유먼지(Total Suspended Particulate, TSP)로 규제하였다. 그 후 입자의 지름이 10μm 이하의 미세먼지를 규제하고 있다.

하버드대학교가 미국 6개 도시에서 대기 중 미세먼지를 연구한 결과에 따르면 미세먼지 농도가 높은 도시에서 사망률이 26% 높으며 기대수명도 2년이나 짧다고 하였다(Dockery et al.,

1993). 이러한 미세먼지의 주된 원인은 산업화와 자동차의 배출물에 의한다고 하였다. 하버드 연구팀은 앞으로 미세먼지와 관련한 연구방향을 미세먼지의 노출과 건강영향이 특히 취약한 그룹인 노인, 어린이, 천식환자와의 상관성 규명으로 잡고 있다.

최신 연구결과에 의하면 미세먼지 중 특히 작은 입자인 2.5㎛ 이하의 초미세먼지가 천식의 악화, 폐 기능 감소, 호흡기계 질환, 조기사망을 가져오는 것으로 보고되고 있다. 초미세먼지는 호흡기질환은 물론 심혈관계 질환에도 영향을 미치는 것으로 연구되고 있다. 최근까지 이러한 영향의 기전으로서 왜 초미세먼지가 사망률, 유병률의 증가를 초래하는 이유에 대하여 혈액 점도, 폐포의 염증, 감염의 증가 등으로 추측하는 단계에 머물고 있다. 초미세분진이 신체에 미치는 급성영향과 만성영향에 관한 연구가 진행되고 있다. 미국은 초미세먼지에 대한 실외 공기 규제를 하고 있으나 우리나라는 아직 이에 대한 규제를 하지 않고 있다.

3) 이산화탄소

이산화탄소(CO_2)는 그 자체는 고농도를 제외하고는 독성이 없는 기체이다. 이산화탄소는 인체가 내쉬는 숨에 포함되어 있어서 실내농도는 실내인구의 밀도, 환기율에 직접 영향을 받기 때문에 실내환경질의 지표로 흔히 이용되는 물질이다. 적절하게 환기가 된 건물은 이산화탄소가 600~1000ppm을 유지해야 하고, 건물의 평균치는 800ppm 이하를 유지하는 것이 좋다. 이산화탄소의 농도가 1000ppm을 넘는 경우 재실자의 불만이 생길 수 있기 때문에 이 수준을 환기해야 하는 기준으로 이용되고 있다. 그러나 1000ppm을 넘는다고 하더라도 실내공기가 위험한 수준은 아니다. 단지 환기를 통한 외부공기를 실내로 유입하는 수준으로 이용할 수 있다.

4) 폼알데하이드

실내의 폼알데하이드(HCHO)의 주요 발생원은 건축자재 및 가구와 같은 목질제품, 단열을 위한 요소폼알데하이드폼(urea-formaldehyde foam), 청소와 소독을 위한 다양한 제품, 흡연 및 연소기구, 카펫이나 커튼 등의 직물로 알려져 있다. 폼알데하이드는 실내증후군의 원인으로 추정되고 있으며 눈과 상기도에 자극증상을 일으켜 천식을 포함한 알러지 장해를 일으키는 원인으로 생각된다. 또한 이 물질은 동물실험에서 발암성에 관한 충분한 증거를 가지고 있으며, 인간에게는 제한적인 증거를 가지고 있어서 미국 환경보호청(EPA)에서 B1(가능한 인간 발암물질)군으로, 우리나라 산업안전보건법에서는 A2(발암성물질로 추정)로 구분하고 있다.

폼알데하이드는 색이 없고 강한 냄새가 나는 물질로, 건축자재나 가구 등의 제조과정에서 들어가 실내에서 장시간에 걸쳐 방출되는 기체상 물질이다. 보통 새옷, 새로 지은 집이나 압축목재가 사용된 가구, 일부 페인트, 플라스틱 식품용기, 담배연기, 자동차 배출가스 또는 스모그 등에 포함되어 있다. 폼알데하이드는 발암을 일으킬 수 있으며, 눈, 코, 피부에 자극을 줄 수 있고 새집증후군의 원인물질 중 하나로 알려져 있다. 국립환경과학원의 자료에 의하면 21일간 시간이 경과해도 가구류 등에서 방출되는 폼알데하이드 방출량은 평균 30% 정도 감소에 불과해서 사용 후 후처리보다는, 최근에는 건축자재와 가구류 등의 농도를 낮추는 추세이다. 그러나 폼알데하이드의 가장 좋은 관리방안은 폼알데하이드가 포함되지 않은 건축자재나 가구류를 사용하는 것이다.

5) 총부유세균과 곰팡이

세균과 곰팡이(mold)는 자연환경의 일부분으로 대부분의 실내환경에 존재하며, 종류에 따라서 인체에 미치는 영향이 달라질 수 있다. 세균은 비교적 짧은 시간 동안 실내공기 중에 존재하나, 탄저균(*Bacillus anthracis*)과 같이 포자를 형성하는 세균은 장기간 공기 중에서 생존할 수 있다. 곰팡이는 포자를 형성하므로 비교적 장기간 생존할 수 있으며, 영양분과 수분이 있으면 번식할 수 있으므로 실내의 수분을 제거할 경우 곰팡이의 번식을 막을 수 있다. 세균은 인체에서 번식을 해서 질병을 일으킬 수 있다. 곰팡이는 직접 질병을 일으키기도 하지만 독소에 의해 영향을 미칠 수 있다.

미생물이 실내에서 번식하기 위해서는 적절한 온도, 습도, 영양물질이 모두 필요한데 대부분의 실내환경은 미생물이 번식하기에 좋은 조건을 가지고 있다. 이 세 가지 중 온도와 영양물질은 인간이 실내환경에서 생활하는 데 필수적인 조건으로, 이 두 조건을 통한 미생물의 번식을 막는 것은 어렵다. 그래서 미생물의 번식을 막기 위해서는 습도가 가장 중요한 조절인자이다. 미생물에 의한 건강영향이나 실내환경의 평가도 공기 중의 미생물 농도를 측정하는 방법보다는 실내습도를 측정하거나 곰팡이가 번식된 표면적을 이용하는 방법이 더 중요하다. 미생물의 대기 중 농도는 측정 시 조건에 크게 영향을 받으며 공기 중 미생물의 종류도 그 종류가 다양하고 자연에 존재하는 미생물이므로, 측정 시의 부유 미생물 종류가 가지는 의미는 크지 않다.

6) 일산화탄소

일산화탄소(CO)는 유기물의 연소 시 산소가 부족하거나 연소온도가 낮으면 완전연소가 일어나지 못하여 불완전연소에 의해 발생하는 부산물로, 인체에 들어오면 혈중 헤모글로빈과 강하게 결합하여 카복시헤모글로빈(COHb)을 형성하는데 헤모글로빈과 산소(O_2)의 친화력에 비해 250~300배나 강해 헤모글로빈과 산소결합을 방해하고, 산소가 각 기관에 공급되지 않으므로 인체에 영향을 줄 수 있으며, 고농도에 노출되면 사망에 이르기도 한다. 냄새가 없고 눈에 보이지 않는 독성이 있는 가스로 연탄가스 중독은 일산화탄소의 예이다. 일산화탄소중독은 특히, 만성폐질환자, 심근경색증 환자, 빈혈환자, 선천성 심장병 환자에게서 심하게 나타날 수 있다.

일산화탄소의 중독 현상은 혈중 일산화탄소-헤모글로빈(CO-Hb)의 농도로 나타낼 수 있다.

0~10%: 증상이 없음

10~20%: 가벼운 두통, 피부혈관 확장, 전두부 긴박감

20~30%: 현기증, 약간의 호흡곤란

30~40%: 심한 두통, 구역, 구토, 시력 저하

40~50%: 근력감퇴, 허탈, 호흡 및 맥박 증진

50~60%: 가사, 호흡 및 맥박 증진, 혼수, 경련

60~70%: 혼수, 경련, 심장박동 및 호흡의 미약

70~80%: 맥박이 약하고 호흡이 느리며, 호흡정지 및 사망

80% 이상: 사망

7) 이산화질소

이산화질소(NO_2)는 고온 연소 중 공기 중 질소와 유기물의 탄소가 결합하여 생성되는 기체이다. 이산화질소는 고농도에서 강한 산성으로 폐를 손상시킬 수 있고, 오염원이 없는 대부분의 실내나 외기에서는 상대적으로 농도가 낮다. 실내환경에서는 가스레인지와 같은 취사기구, 난방기구, 흡연과 같은 연소과정에서 발생하며, 가스를 이용한 취사과정에서 발생하는 이산화질소뿐 아니라 미세입자, 휘발성 유기화합물, 일산화탄소의 발생에 의한 건강위해성을 나타낼 수 있다. 이런 경우 다른 연소산물과 공존하기 때문에 일반 환경에서 인체에 미치는 영향이 이

산화질소 자체에 의한 영향인지 다른 연소산물에 의한 것인지를 분간하기는 쉽지 않다. 이산화질소는 연소부산물을 대표적으로 나타낼 수 있는 오염물질로 측정될 수 있다. 실내에 연소원이 있으면 매우 높은 농도로 존재할 수 있으며, 인체에 흡입되면 호흡기에 장애를 일으키고 다른 호흡기질환을 일으킬 수 있다. 특히 실내에서의 반응으로 생성되는 이차적인 오염물질에 대한 연구가 필요하다.

8) 라돈

라돈(Rn)은 지질적으로 자연 발생하는 물질로 일부 지역에서는 많은 양의 라돈이 흙과 지반에 포함되어 있어서 노출될 수 있다. 우리나라는 빌딩의 건축 시 포함된 건축자재로부터의 방출이나 지하공간에서의 노출에 대한 연구가 진행되고 있다. 라돈은 세 가지의 동위원소가 존재하는데 반감기(3.8일)가 가장 긴 라돈(222Rn)이 대표적으로 존재하며, 붕괴 시 알파입자를 포함한 이온화 방사선을 방출하는데 이 방사선이 암을 유발할 수 있다. 알파입자는 영향을 미치는 범위가 작아 호흡을 통해 폐에 침투한 라돈에 의해서만 영향을 미친다. 토양이나 지반암에 존재하는 라돈 가스는 확산 등에 의해 이동하며, 상대적으로 압력이 낮은 건축물의 실내공간으로 유입되어 폐암 발생 위험을 증가시키므로 미국 환경보호청은 실내 라돈규제치를 4 pCi/L로 제한하고 있다. 아직까지 우리나라에서는 환경법령 등 건강에 미치는 수준의 기준치를 마련하지 않고 있는 실정이다. 흡연과 동시에 노출되면 호흡기계 암 유발이 상승적으로(synergistic) 증가하므로, 특히 우리나라는 흡연율이 높은 편이어서 이 두 인자의 감소가 필요하다.

9) 휘발성유기화합물

휘발성유기화합물(VOC)은 탄소와 수소 원자를 포함하는 물질로 증기압이 10^{-2}kPa 이상이거나 끓는점이 100℃ 미만인 경우로 쉽게 증기화되는 물질이다. 실내에는 매우 다양한 휘발성유기화합물이 존재할 수 있는데 지금까지 실내에서 1ppb 이상 보고된 물질만도 350종 이상이다. 이런 다양한 물질을 포괄적으로 나타내기 위해 덴마크의 모하비(Molhave)가 고안한 총휘발성유기화합물이라는 개념으로 보고한다. 이는 일반적으로 검출된 휘발성유기화합물의 총합으로 표시되는데 정확하게 검출이 되지 않는 물질은 톨루엔(toluene)에 대한 상당농도로 환산하여 표시하는 방법이다.

1970년대 이후 많은 국가에서 사무실 근로자와 학생들 사이에서 비특이성 임상증상, 즉 건물병증후군을 호소하는 경우가 많이 있었다. 대부분 원인물질을 찾아내지 못하였으나, 실내공기 중 휘발성유기화합물과 폼알데하이드 등 미량의 유해 화학물질을 주된 요인으로 추측하고 있었다. 그 이유는 휘발성유기화합물의 폭로 후에 보일 수 있는 건강영향이 건물병증후군의 증상과 비슷하다는 점과 실내공기 중의 휘발성유기화합물의 농도가 외부공기 농도에 비해 2~8배가량 높게 나온다는 점이다. 따라서 이러한 문제들에 대한 해결방안의 모색이 시급하다.

실내의 휘발성유기화합물은 건축자재와 가구, 생활용품, 개인위생용품, 사무용품 등에서 주로 기인하는 것으로 알려져 있다. 휘발성유기화합물은 주로 호흡을 통하여 체내에 흡수되며 일부는 피부를 통해 들어온다. 휘발성유기화합물의 가장 보편적이면서 중요한 독성작용은 중추신경계를 억제하는 마취작용이며, 특히 벤젠은 확인된 발암물질로, 이 물질은 흡입노출 시 백혈병을 유발할 수 있다. 미국 환경보호청에서는 A(확인된 인체발암물질)군으로 분류하고 있으며, 우리나라 산업안전보건법에서는 A2(추정된 발암물질)로 구분하고 있다.

10) 석면

석면(asbestos)은 그 내연성과 내마모성 때문에 고대 희랍의 기록에 불에 타지 않는 등잔의 심지로 나오는 등, 오래전부터 사용되었다. 산업혁명 이후 동력 엔진의 보온에 사용되면서 본격적으로 채광하기 시작했고, 석면의 성질을 이용한 여러 제품이 개발되면서 20세기에 들어와 그 사용이 기하급수적으로 증가하였다.

석면은 길이를 가진 섬유상 자연발생한 고체입자로 섬유의 폭과 길이의 비가 1 : 3 이상인 것으로 사문석 형태의 크리소타일 석면(chrysotile asbestos)이 대부분이고, 그 외에 각섬석 형태의 청석면(crocidolie), 갈석면(amosite), 악티노라이트 석면(actinolite asbestos), 안소필라이트 석면(anthophylite asbestos), 트레모라이트 석면(tremolite asbestos) 등이 포함된다.

석면의 사용에 따른 건강장애에는 폐암, 석면폐, 중피종이 많이 보고되었다. 이런 증상은 석면 취급 근로자뿐 아니라, 인근 지역, 가족, 기타 석면 포함물질이 있는 건물 거주인에게서도 발견되었다. 석면은 폐암이나 중피종암 이외에도 다른 암들의 발생률을 증가시키는 것으로 알려져 있다. 이에 속하는 것으로 후두암, 그리고 식도암, 위암, 장암을 비롯한 위장관 계통의 암이 여러 조사에서 석면폭로자에게서 증가해 있다는 보고가 있다. 그 밖에도 신장암, 췌장암, 고환주변중피종, 임파선암 등의 석면과의 연관성을 단편적으로 제시하는 조사들이 있으나, 이러한 조사결과들은 여러 조사를 비교할 때 공통적으로 나타나고 있거나 혹은 서로 일치하지는 않는다. 이와 같이 최근에는 장관계의 암과 후두암, 원형무기폐, 흉수나 흉막염까지 유발한다는 보고가 있어 선진국에서는 이미 규제대상이거나 사용금지 물질로 정하고 있다. 특히 중요한 것은 석면에 노출되어 질병이 발생하기까지의 잠복기는 10년에서 최고 30년까지 긴 기간이 걸린다는 것이다. 우리나라에서 석면의 유해성이 인식된 것은 1980년대 후반으로 이전의 건물은 석면이 많이 포함되어 있을 수 있다.

우리나라에서는 2007년 1월부터 건축자재용과 자동차용 석면제품 사용을 금지하고, 2009년에 모든 석면 제품의 제조, 수입, 사용을 금지했다. 기존에 사용된 건축물의 해체 · 제거 시 공기 중으로 석면이 발생할 수 있으므로 환경부는 이들 물질의 제거를 전문업체를 허가하여 수집, 운반, 중간 및 최종처리를 하도록 하고 있다.

11) 오존

오존은 주로 외기에서 유기화합물이나 이산화질소가 존재할 때 햇빛에 의해 생성되는 이차적인 오염물질이다. 이런 외기의 오존은 실내로 침투될 수 있는데 비교적 반응률이 높기 때문에 실내공기 농도는 외기 농도보다 낮다. 레이저 프린터 등 일부 사무기계에서 오존이 발생되나, 최신 기계는 오존 발생률을 낮추고 있는 추세이다. 일부 공기청정기는 고농도의 오존을 발생하는데 실제로 오존을 이용한 공기 청정력은 매우 미흡하고, 이런 고농도의 오존은 인체에 특히 천식환자 등에 심각한 영향을 미칠 수 있다. 오존이 호흡기에 들어가면 산화를 통하여 호흡기관의 세포를 파괴하여 호흡기질환을 일으킬 수 있다. 최근에는 오존과 다른 유기화합물질의 반응에 의한 부산물에 대한 관심이 높아지고 있다.

12) 납

20세기 초반에 납의 건강영향에 대한 관심은 주로 직업적인 노출에 의한 건강상의 영향에 초점을 맞추었으나 1970년대부터는 일반 환경에서 저농도 수준의 납에 노출된 사람들의 건강영향에 많은 관심을 두고 있으며, 실내환경 중 납농도의 평가를 기초로 하여 어린이들이 위험에 처해 있음을 경고하고 예방 전략에 초점을 두고 있다. 납은 우리의 주변 환경 어디에서나 발견할 수 있으며, 페인트, 가솔린, 납땜, 식품, 물, 먼지, 토양 등은 모두 납을 함유하고 있다. 미국 질병관리본부에 따르면 특히 납이 함유된 페인트가 취학 전 아동들의 가장 위험한, 그리고 가장 일반적인 고농도 납 노출원에 해당된다. 과거에는 안전한 것으로 생각되었던 납은 낮은 농도의 수준에서도 어린이들은 건강에 대한 악영향을 입을 수 있는데 어린이들의 혈중 납 농도가 10μg/dL 정도의 농도에서도 지능지수와 학습 성취도와 행동에 부정적인 영향이 있음이 보고되고 있다.

5. 우리나라의 실내공기질 기준

우리나라는 전 세계에서 얼마 되지 않는 실내공기질 기준을 가지고 있는 나라이다. 우리나라 실내공기질 기준은 유지기준과 권고기준의 두 가지로 나눌 수 있다. 유지기준은 매년 측정해야 하고, 권고기준은 2년에 한 번 측정해야 하며, 그 측정 결과는 3년간 보존해야 한다.

6. 실내환경 유해인자가 건강에 미치는 영향

실내오염이 건강에 영향을 미치는 인자는 다양하며 이들 인자에 따라 영향을 관리할 수 있기 때문에 이에 대한 이해가 필요하다. 오염물질의 상태와 노출 조건에 따라 영향이 달라질 수 있다. 오염물질에 따라 다른 건강영향을 일으킬 수 있지만, 실내환경은 증상이 특정 오염물질에 의한 것이라고 환자나 의사에게 알려지지 않은 경우가 대부분이다. 실내환경에서 유해인자에 노출될 수 있는 경로는 크게 세 가지로, 호흡을 통한 노출, 섭취로 인한 노출, 피부흡수로 인한

〈표 25-1〉 실내공기질 유지기준

오염물질 항목 다중이용시설	PM10 ($\mu g/m^3$)	CO_2 (ppm)	HCHO ($\mu g/m^3$)	총부유세균 (CFU/m^3)	CO (ppm)
지하역사, 지하도상가 · 여객자동차터미널의 대합실 및 철도역사의 대합실(연면적 2000m^2 이상), 공항시설 중 여객터미널(연면적 1500m^2 이상), 항만시설 중 대합실(연면적 5000m^2 이상), 도서관, 박물관 및 미술관(연면적 3000m^2 이상), 장례식장 및 찜질방(연면적 1000m^2 이상), 대규모 점포	150 이하	1,000 이하	120 이하		10 이하
의료기관(연면적 2000m^2 이상 또는 병상 수 100개 이상), 국공립보육시설(연면적 1000m^2 이상), 국공립 노인전문요양시설 · 유료노인전문요양시설 및 노인전문병원(연면적 1000m^2 이상), 산후조리원(연면적 500m^2 이상)	100 이하	1000 이하	120 이하	800 이하	10 이하
실내주차장(연면적 2000m^2 이상)	200 이하	1000 이하	120 이하		25 이하

노출이 그것이다. 세 경로 중 가장 건강장해가 큰 것은 폐를 통해 인체로 유해물질이 들어오는 호흡이고, 납과 같은 중금속 같은 경우는 섭취도 문제가 된다. 피부흡수는 일부 휘발성 물질에 직접 접촉되는 경우로, 일반적으로 실내환경에서 이로 인한 노출 가능성은 적은 편이다. 실내오염은 오염물질, 노출경로, 노출시간, 나이, 생활습관 등 개인적인 인자에 따라 급성 또는 만성적 영향을 미칠 수 있는데, 실내환경에서는 원인과 영향의 관계가 확정된 정도의 연구가 진행된 경우가 적다. 특히 낮은 농도에서 장기간 노출되고 다양한 오염물질에 노출되기 때문에 원인 규명이 쉽지 않은 문제가 있다.

실내환경이 건강에 미치는 영향은 노출인구의 특성에 따라 차이가 있다. 실내환경의 유해인자에 상대적으로 많은 영향을 받는 민감군인 어린이집단은 다음과 같은 이유로 매우 중요하다.

첫째, 최근 어린이 시설이 급증하고 있다. 보육시설은 여성의 능력개발과 사회참여 및 취업인구의 증가에 따라 1991년 영유아보육법이 제정된 후 점차 그 수가 증가하여 2006년 통계청 자료에 의하면 현재 보육시설의 수는 약 3만 개에 이르고 있으며 보육시설에 다니는 어린이는 백만 명에 이르고 있다.

둘째, 어린이들은 성인에 비해 다음과 같은 이유로 성인에 비해 환경영향을 더 받기 때문이다.

• 어린이는 신체발달과정에 있으므로 환경의 위험에 더 민감하다. 어린이는 성장 중에 급

〈표 25-2〉 실내공기질 권고기준

오염물질 항목 다중이용시설	NO_2 (ppm)	Rn (pCi/l)	VOC (㎍/m³)	석면 (개/cc)	오존 (ppm)
지하역사, 지하도상가 · 여객자동차터미널의 대합실 및 철도역사의 대합실(연면적 2000m² 이상), 공항시설 중 여객터미널(연면적 1500m² 이상), 항만시설 중 대합실(연면적 5000m² 이상), 도서관, 박물관 및 미술관(연면적 3000m² 이상), 장례식장 및 찜질방(연면적 1000m² 이상), 대규모 점포	0.05 이하	4.0 이하	500 이하	0.01 이하	0.06 이하
의료기관(연면적 2000m² 이상 또는 병상수 100개 이상), 국공립보육시설(연면적 1000m² 이상), 국공립 노인전문요양시설 · 유료노인전문요양시설 및 노인전문병원(연면적 1000m² 이상), 산후조리원(연면적 500m² 이상)	0.05 이하	4.0 이하	400 이하	0.01 이하	0.06 이하
실내주차장(연면적 2000m² 이상)	0.30 이하	4.0 이하	1,000 이하	0.01 이하	0.08 이하

비고: 휘발성유기화합물(VOC)은 총휘발성유기화합물(TVOC)을 말하며, 총휘발성유기화합물의 자세한 정의는 「다중이용시설 등의 실내공기질 관리법」 제4조의 규정에 의한 실내공기질 공정시험방법에서 정한다.

격한 변화를 겪으며, 신체 기관, 조직이 덜 발달해 있으며 면역시스템도 약하다.

- 어린이는 성인에 비해 단위체중당 더 많은 양의 음식과 물, 그리고 공기를 먹고, 마시고 숨쉬게 된다. 따라서 단위체중당 더 많은 오염물질이 체내에 들어온다.
- 어린이는 스스로의 방어능력이 부족하다. 또한 바닥을 기거나 흙을 가지고 놀이를 함으로써 성인과는 더 많은 다른 노출경로에 접하게 된다.

셋째, 어린이를 유해인자로부터 자유롭게 하는 것은 건강한 어린이가 미래의 기초이기 때문이다. 이들을 건전한 환경에서 자라게 하는 것은 현재 어린이의 건강보호와 건강한 미래세대를 준비하는 기초가 되며 다음 세대의 환경도 보호하는 것이다.

실내환경 유해인자가 인체에 미치는 영향은 여러 가지가 알려져 있는데 호흡기계 암, 만성폐쇄성 폐질환(COPD), 전염병, 면역학적 질환, 자극(irritation), 악취로 나눌 수 있다. 암은 실내의 여러 가지 물질이 관련되어 있는데, 간접흡연, 라돈, 휘발성유가화합물(VOC), 석면 등이 잘 알려진 예이다. COPD도 간접흡연, VOC, 석면 같은 섬유물질이 관련이 있다. 다양한 미생물들은 전염병을 일으킬 수 있는데 감염이나 알러지를 일으킴은 물론 독소를 생성시켜 건강에 영향을 미치기도 한다. 다양한 물질이 알러지나 천식 등과 같은 면역학적 질환과 관련이 있는데 한가지 물질에 의한 경우도 있지만 다양한 물질에 노출되어 생기는 경우도 있다. 자극은 VOC, 미세먼지 등과 관련이 있으며 일부 가스물질도 자극을 일으키는 것으로 알려져 있다. 악취는 최근 중요한 부분으로 간주되고 있으며 건강영향에 대한 연구는 미비하지만 일상생활에 심각한 영향을 미칠 수 있다.

여러 종류의 건강영향 중 가장 드물게 관찰되는 것은 암이지만 가장 두려워하는 질환이고, 악취나 자극은 가장 많은 사람에게 일어나기는 하지만 가장 두려워하지 않는 질환이다.

그 외에 실내환경이 인체에 미치는 영향은 인과관계가 비교적 잘 알려진 질환(실내환경관련)과 특정한 원인이 알려지지 않은 증상(빌딩증후군)으로 나눌 수 있다.

1) 실내환경관련질환(Building-related Illness)

과민성폐렴, 가습기 열, 레지오넬라병이나 납중독과 같은 질환은 실내에 존재하는 특정 인자에 의해 발생되는 경우로 인과관계가 잘 정립되어 있고, 실내에 존재하는 오염원의 제거를 통해 관리할 수 있다. 〈표 25-3〉은 그 예를 보여주고 있다.

〈표 25-3〉 실내환경 관련질환의 예

병	원인
• 레지오넬라병(Pontiac fever) 잠복기가 36시간으로 감염률은 95~100%이고 급성 열성, 비폐렴질환	*Legionella* spp. (bacteria) 레지오넬라 종(박테리아)
• 재향군인병(Legionnaire's disease) 잠복기는 2~10일, 감염률은 2~7%이고 치명적인 기관지 폐렴	*Legionella pneumophilia* (bacteria) 레지오넬라균(박테리아)
• 과민성폐렴(Hypersensitivity pneumonitis) 급성, 알레르기성 폐포염	곰팡이, 박테리아, 유기체 먼지, 유기화합물질, 금속성 매연, 먼지, 동물피부각질, 에어로졸 단백질
• 가습기 열(Hymidifier fever) 여러 문제, 기침, 호흡곤란을 동반한 급성 열성 발작에 의한 과민성 폐렴, 만성적인 경우는 가습기 폐질환	곰팡이, 박테리아, 원생동물, 미생물 내 독소, 절지동물

2) 빌딩증후군

빌딩증후군은 밀폐된 실내공간에서 오염된 공기로 인해 여러 가지 불특정한 증상이 나타나는 현상으로 거주 인구의 20% 이상에서 증상이 발생하고, 건물 밖으로 나가면 증상이 없어지는 경우에 해당된다. 대부분 원인을 알 수 없으며 흔히 발생하는 증상은 감기와 비슷하고, 목이 따갑고, 피곤하며, 두통, 건조한 피부, 가슴이 답답하고 열이 나는 것 같은 증상을 보인다. 〈표 25-4〉는 빌딩증후군이 있는 건물에서 흔히 볼 수 있는 증상을 보여준다.

최근 들어 천식 · 아토피 등 알러지 질환이 증가하고 있다. 천식의 발생기전은 아직 밝혀지지 않았지만 실내공기질과 밀접한 관계가 있는 것으로 알려져 있다. 실내공기 중 각종 유해물질이 원인으로 기여하고 있으나 예방대책은 아직 거의 없는 실정이다. 어린이의 호흡기계 질환의 발생은 일부 유전적인 요인도 있지만 대부분 환경적인 요인에 의한 것으로 알려져 있다. 호흡기계 질환을 초래하는 주요 원인은 간접흡연 등 화학적 요인과 곰팡이, 박테리아, 집진드기, 바퀴벌레 등 생물학적 유해인자가 있는데 어린이가 생활하는 가정은 물론 유아원, 놀이방, 유치원 등 유아교육시설 등에서 모두 노출된다. 특별히 호흡기계 질환 중 천식은 성인에 비해 어린이에게서 빈번하게 발생하는 것으로 알려져 있다.

실내환경 문제의 발생에 가장 큰 영향을 미치는 원인은 환기의 부족으로, 미국 산업환경위생연구소의 연구결과에 의하면 전체의 50% 정도를 차지하고 실내오염물질은 30%, 10%는 실외환경에 영향을 받는 것으로 알려져 있으며, 나머지 10%는 원인을 알 수 없는 경우이다. 낮은 환기율과 실내오염물질은 결석률이나 생산성과 연관이 있는 것으로 보고되고 있다. 외부

〈표 25-4〉 빌딩증후군이 있는 건물에서 흔히 볼 수 있는 증상과 증상 발견 비율

증상	건물에서의 비율(%)
안구 자극	81
인후 건조	71
두통	67
코막힘	51
피부자극	38
숨가쁨	33
기침	24
현기증	22
메스꺼움	15

공기 유입률이 낮아지거나 온도가 높아질수록 어린이의 행동이 느려지는 것을 보고한 연구가 있다. 이런 생산성의 저하는 근무시간이나 공부시간에 영향을 미칠 수 있다.

참고문헌

보건복지가족부(2007), 「흡연실태조사보고서」 2007년 12월.

양원호(2008), 『실내공기질 및 위해성 관리』, 아산재단 연구총서.

Brennan, P., Buffler, P.A., Reynolds, P., Wu, A.H., Wichmann, H.E., Agudo, A., Pershagen, G., Jöckel, K.H., Benhamou, S., Greenberg, R.S., Merletti, F., Winck, C., Fontham, E., Kreuzer, M., Darby, S.C., Forastiere, F., Simonato, L., & Boffetta, P. (2004), "Secondhand smoke exposure in adulthood and risk of lung cancer among never smokers: A pooled analysis of two large studies," *International Journal of Cancer* 109, 125-131.

Centers for Disease Control and Prevention (CDC) (2008), "Disparities in secondhand smoke exposure-United States, 1988-1994 and 1999-2004," *Morbidity and Mortality Weekly Report* 57(27), 744-747.

Collier, A.C. & Pritsos, C.A. (2003), "Environmental tobacco smoke in the workplace: markers of exposure, polymorphic enzymes and implications for disease state," *Chemico-biological interactions* 146, 211-224.

Das, S. (2003), "Harmful health effects of cigarette smoking," *Molecular and Cellular Biochemistry* 253, 159-165.

Dockery, D.W., Pope, C.A. Ⅲ., Xu, X., Spengler, J.D., Ware, J.H., Fay, M.E., Ferris, B.G. Jr, & Speizer, F.E. (1993), "An Association between air pollution and mortality in six U.S. Cities," *N Engl J Med* 329(24), 1753-1759.

Godish (2001), *Indoor Environmental Quality*, Lewis CRC Press.

He, J., Vupputuri, S., Allen, K., Prerost, M.R., Hughes, J., & Whelton, P.K. (1999), "Passive smoking and the risk of coronary heart disease-A meta-analysis of epidemiologic studies," *New England Journal of Medicine* 340, 920-926.

Jaakkola, M.S. & Jaakkola, J.J.K. (1997), "Assessment of exposure to environmental tobacco smoke," *Journal of European Research* 10, 2384-2397.

Jaakkola, M.S., Piiari, R., Jaakkola, N., Jaakkola, J.J.K. (2003), "Environmantal Tobacco smoke and adult-onset asthma: A population-based incident case-control study," *Am J Public Health* 93(12).

Otsuka, R., Watanabe, H., Hirata, K., Tokai, K., Muro, T., Yoshiyama, M., Takeuchi, K., & Yoshikawa, J., (2001), "Acute effects of passive smoking on the coronary circulation in healthy young adults," *Journal of the American Medical Association* 286, 436-441.

Pitsavos, C., Panagiotakos, D.B., Chrysohoou, C., Skoumas, J., Tzioumis, K., Stefanadis, C., & Toutouzas, P. (2002), "Association between exposure to environmental tobacco smoke and the development of acute coronary syndromes: the CARDIO2000 case-control study," *Tobacco Control* 11, 220-225.

Rothberg, M., Heloma, A., Svinhufvud, J., Kahkonen, E., & Reijula, K. (1998), "Measurement and analysis of nicotine and other VOCs in indoor air as an indicator of passive smoking," *Annals of Occupational Hygiene*

42(2), 129-134.

Spengler, J.D., Samet, J.M., & McCartyhy, J.F. (2001), *Indoor Air Quality Handbook*, McGraw-Hill.

Sturm, J.J., Yeatts, K., & Loomis, D. (2004), "Effects of tobacco smoke exposure on asthma prevalence and medical care use in North Carolina middle school children," *American Journal of Public Health* 94, 308-313.

U.S. EPA (1992), Respiratory Health Effects of Passive Smoking (Exposure to Secondhand Smoke or Environmental Tobacco Smoke-ETS).

제26장

작업장 환경관리

1. 우리나라 산업보건

1) 우리나라 산업보건 문제의 크기

산업보건 문제는 기본적으로 직장과 관계가 있다. 직업과 관련된 보건문제는 안전문제와 같이 노동조건에서 매우 중요한 비중을 차지한다. 우리나라에서 2009년 3월 현재 총인구 약 4,959만 6,000명 중 임금근로자는 약 1,607만 6,000명이고, 이 중 67%가 정규직으로 1,070만 2,000명이고, 비정규직이 33%에 해당하는 537만 4,000명이다. 한 세대를 구성하는 평균 세대원이 2.60명임을 감안하면 일부 소수층을 제외한 모든 가구가 임금근로자에 의한 경제에 의존하고 있고, 이는 산업보건 문제가 우리나라 모든 국민과 깊은 관계를 맺고 있음을 의미한다. 그러함에도, 산업보건 문제가 일부 노동계층과 연관성이 있거나 혹은 국민적 관심사가 되고 있지 못하다.

〈표 26-1〉은 산업재해보상보험법에 의해 제도적으로 보호받는 대상근로자 수와 재해자 수, 경제적 손실 추정액을 보여준다(고용노동부, 2013). 2012년도 기준으로 약 182만 개 사업장이 산업재해보상보험법에 가입되어 있으며, 약 1,554만 8,000명이 이 법에 의해 보상을 받을 수 있다. 통계자료원의 부정확성과 자료원의 차이에도 불구하고 단순히 계산해보면 약 350만 명이 산업재해보상보험법의 영역에 들어와 있지 못한 비정규직의 규모가 더 큰 것으로 보아 실제는 더 크리라 판단된다.

2012년도 산업재해보상보험법 적용사업장 182만 5,296개소에 종사하는 근로자 1,554만

〈표 26-1〉 2008~2012년 산업재해 현황과 경제적 손실액

연도	적용 사업 장수	대상 근로 자수	재해자 수					재해율[1] (%)	경제적 손실 추정액 (단위 : 백만 원)			근로손실일수[2]
			계	사망	부상	신체 장해자	업무상 질병 요양자수		계	산재 보상금	간접 손실액	
2008	1,594,793	13,489,986	95,806	2,422	84,624	36,883	8,760	0.71	17,109,425	3,421,885	13,687,540	70,087,376
2009	1,560,949	13,884,927	97,821	2,181	87,699	35,273	7,941	0.70	17,315,705	3,463,141	13,852,564	51,900,074
2010	1,608,361	14,198,748	98,645	2,200	89,459	37,440	6,986	0.69	17,618,675	3,523,735	14,094,940	56,707,886
2011	1,738,196	14,362,372	93,292	2,114	84,662	36,968	6,516	0.65	18,126,985	3,625,397	14,501,588	54,776,539
2012	1,825,296	15,548,423	92,256	1,864	83,349	37,323	6,742	0.59	19,256,435	3,851,287	15,405,148	54,520,730

주: 1) 재해율 $= \frac{\text{재해자수}}{\text{근로자수}} \times 100$

2) 근로손실일수: 신체장해자의 등급별 손실일수 + 사망자 손실일수 + 부상자 · 업무상 질병요양자의 요양일수

8,423명 중에서 4일 이상 요양을 요하는 재해자가 92,256명이 발생(사망 1,864명, 부상 83,349명, 업무상질병 요양자 6,742명)하였고, 재해율은 0.59%였다(고용노동부, 2007). 2007년도 산업재해로 인한 사망자 수는 1,864명, 업무상 사고 사망자 수는 1,134명, 업무상 질병 사망자 수는 730명이다. 산업재해로 인한 경제적 직접손실액(산재보상금 지급액)은 3조 8,512억 8,700만 원이고, 직 · 간접손실을 포함한 경제적 손실 추정액은 19조 2,564억 3,500만 원이며, 근로손실일수는 5,452만 730일로 노사분규 근로손실일수 5,000일의 109배에 해당하며 일인당 평균 3.50일에 해당한다(고용노동부, 2013).

이상의 자료로 볼 때 산업보건의 문제는 안전문제와 작업장에서 근로자의 건강권을 지키기 위하여 예방 활동이 필요하고, 보건학적으로 매우 중요한 전략이 수립 · 시행되어야 하는 문제이다.

2) 우리나라 산업보건의 변천

우리나라에서 산업보건학의 역사는 1953년의 근로기준법에서 그 근거를 찾을 수 있다. 그 이전인 1946년 군정법령으로 근로자 보호 입법인 '최고 노동시간법'과 '미성년자노동보호법'이 있었는데 실효성을 파악하기 힘들고, 이 법들은 1953년의 '근로기준법'이 제정 · 공포됨에 따라 폐지되었다. 근로기준법이 산업보건에 대한 총괄적인 것은 아니지만 제6장에 '안전과 보건'에 관한 10개 조항(위험방지, 안전장치, 특히 위험한 작업, 유해물, 위험작업의 취업제한, 안전보건교

	1945~1960	1961~1980	1981~1989	1990~1999	2000~2009
산업보건 행정정책	1963 근로기준법 공포	1963 노동청 승격, 산재보상보험법 제정 1966 산업안전과 신설 1977 국립노동과학 연구소 설립	1981 노동부 승격 1981 산업안전보건법 1987 한국산업안전공단 설립 1989 노동과학연구소 폐지	1990 한국산업위생학회 창립 1991 직업병 예방 종합대책 1992 정도관리제도 도입 1991~96 산재예방 6개년 계획 1995 산재예방 특별사업 1997~99 산업안전 선진화 3개년 계획	2000~04 1차 산재예방 5개년계획 2005~09 2차 산재예방 5개년 계획 2005 「석면 대책 T/F」 구성, 석면 규제 강화 (노동부, 환경부)
산업보건 사회적 이슈	1954 대한석탄공사 규폐증 발생	1970 전태일 열사 분신자살	1987 원진레이온 이황화탄소 중독 1988 문송면 군 수은 중독 사망 1988 고창국 씨 카드뮴 중독 사망	1990~91 포항제철 발암성 물질 논란 1996 한국통신 경견완 장애 발생 1999 노동환경건강연구소 설립	2002 자동차 제조업, 조선업 등에서 근골격계 질환 발생 2005 외국인 근로자 노말핵산 중독 2007 한국타이어 근로자 사망사건 2008 삼성전자 백혈병 논란

〈그림 26-1〉 우리나라 산업보건관련제도의 전개와 산업보건 이슈

육, 병자의 취업금지, 건강진단, 안전관리자와 보건관리자, 감독상의 행정조치 등)을 마련하였다. 행정조직으로는 미군정 시기인 1945년에 상무부 광공국의 노동과가 1년 뒤에 상무부 노동국으로 승격되었다가 1946년 노동부가 설치되었다. 그러나 1948년 미군정부가 민간이양되면서 노동부가 폐지되고, 사회부에 노동국을 두었고, 이 노동국에 기준과가 신설되어 산업안전 · 근로위생에 대한 업무를 담당하였다. 1955년 행정부 개편으로 보건부와 사회부가 통합되어 보건사회부가 되었고 이 산하의 노동국 기준과에서 업무를 관장하였다. 1963년 8월에는 보건사회부의 노동국이 노동청으로 개편되었으며 특별시와 각 도에 지방사무소가 생겼다. 1966년에는 노동국 내에 산업안전과가 신설되어 기존의 근로기준과에서 하던 산업보건안전업무를 전담하였다.

산업보건사업은 대한석탄공사 장성광업소에서 본격적으로 시작되었다. 1954년부터 건강검진이 시작되었지만 누락자가 많았고, 1962년부터 1년에 2회씩 건강진단으로 진폐증, 소음성 난청 등이 문제시되었다. 1962년 가톨릭대학교 의학부의 조규상 교수가 초대소장으로 취임한 산업의학연구소가 발족하여 많은 연구를 수행하기에 이르렀다. 이 연구소에서 우리나라 최초로 전국의 작업환경 측정과 근로자 건강진단을 실시하게 되었다.

1981년에는 노동청이 노동부로 승격하였고, '산업안전보건법'이 제정되었다. 1989년 노동부 내에 산업안전국을 설치하여 안전보건업무를 전담하게 하였다. 또한 1984년에는 진폐의

예방과 진폐근로자 보호 등에 관한 법률이 제정되었다. 1987년에는 한국산업안전공단이 설립되었으며, 이 공단 안에 산업안전보건연구원이 설립되어 산업보건 연구를 하게 되었다. 1990년에는 안전보건관리의 책임소재를 명확히 하고, 실질적인 안전보건활동의 확보와 직업성 질병의 예방을 강화하도록 산업안전보건법이 전면 개정되었으며, 1995년에 산업안전 · 위생지도사 제도 도입, 1996년에 근로자 참여 등을 보장하는 법 개정이 이루어졌다. 그러나 1997년에는 기업활동규제 완화에 대한 특별조치법이 발효되어 안전 및 보건관리자 선임이 완화되기도 하였다. 노동부 직제 개편내용을 보면 1992년에 산업위생과가 신설되어 작업환경 측정 및 관리를 전담하였으나, 1997년 IMF 경제 위기를 맞으면서 안전보건과 및 작업환경과가 통합되어 산업보건환경과가 되었다. 2000년에 산업안전보건법의 적용이 기존의 5인 이상 사업장에서 5인 미만 사업장으로 확장되어 소규모 사업장에도 안전보건관리가 시행되었다. 2006년에는 기존의 산업안전국이 산업안전보건국이 되었으며, 2009년에는 기존의 산업안전공단이 산업안전보건공단으로 이름을 바꾸었다.

우리나라에서 각종 산업안전관련법규와 행정조직의 발전이 있음에도 산업보건 문제는 전국민적 관심을 받지 못하였다. 그러나 몇몇 직업병과 관련된 사건이 큰 사회적 반향을 일으켰고, 이런 불행한 사건을 통하여 산업보건 이슈가 사회문제화되었다. 1970년에는 청계상가에서 봉제업에 종사하던 전태일 씨 분신자살 사건이 큰 사회적 파장을 불러일으켰으며, 이는 경제 발전의 뒷길에서 희생되었던 노동자의 열악한 현실을 사회적 문제로 부각시킨 계기가 되었다. 영등포에 있는 협성계공의 근로자였던 문송면 군이 수은 중독으로 1988년 15세의 나이로 사망하였고, 고창국 씨가 카드뮴 중독으로 사망하여 사회문제화되자 대통령의 특별지시로 직업병 및 산업재해 예방정책의 운영방향이 재검토되기도 하였다. 또한 원진레이온의 이황화탄소 중독 근로자 12명을 강제퇴직시킨 회사의 비윤리적 문제와 아울러 열악한 작업환경 문제가 사회적 이슈가 되었다. 원진레이온에서는 이후 1990년대까지 지속해서 직업병 환자가 발생하자 결국 직업병문제로 문을 닫게 되었다. 정부의 각종 노력에도 불구하고, 산업보건 문제가 또다시 사회문제화된 것은 2005년의 외국인 근로자의 노말핵산 중독사건이었다. 당시 외국인 근로자의 열악한 노동조건과 맞물려 '앉은뱅이병'으로 사회문제화되어 외국인 근로자의 처우개선에 대한 사회적 요구가 증가하였다. 또한 석면 사용으로 인한 석면 취급 근로자의 직업병 문제와 일반 시민에 대한 석면의 노출 등의 우려가 여전히 지속되고 있다.

화학적 요인	물질형태(고체, 액체, 기체)로 인체에 침입하여 건강장해를 일으키는 요인	기체(가스, 증기) 액체(미스트 포그) 고체(먼지, 흄)
물리적 요인	에너지 형태로 인체에 전달되어 건강장해를 일으키는 요인	소음, 전등, 광선, 기압, 온열
생물학적 요인	생물체 형태로 인체에 건강장해를 일으키는 요인	바이러스, 세균, 곰팡이, 독소 등
인간공학적 요인 (작업 요인)	작업자세, 작업량, 공구나 기구, 중량물 취급 등의 요인에 의한 건강장해 요인	과다한 작업, 단순반복, 부자연스러운 자세, 중량물
사회심리적 요인	작업과 관련된 정신적 부담에 의하여 발생하는 요인	직업관련성 스트레스

〈그림 26-2〉 작업장 유해요인의 분류

2. 작업환경유해요인

산업보건의 궁극적인 목적은 직업관련 유해요인에 기인한 직업병 또는 직업관련성 질환으로부터 근로자의 건강을 보호하는 것이며, 더 나아가서는 작업환경을 쾌적하게 유지 및 향상시키는 것이다. 직업과 관련하여 근로자에게 영향을 줄 수 있는 유해인자의 특성을 이해하는 것은 이런 산업보건의 목적을 달성하기 위한 첫 단계이다. 작업환경유해요인은 일반적으로 〈그림 26-2〉와 같이 구분할 수 있다.

1) 화학적 유해요인

먼지를 포함한 여러 가지 화학물질은 전통적으로 산업보건학에서 많은 직업병과 관련되어 논의되어왔다. 사업장에서 사용되는 화학물질의 수는 미국은 68,000여 종으로 알려져 있고, 매년 700가지 물질이 새로 유입되고 있는 것으로 알려지고 있다(Perkins, 1997).

사업장에서 화학물질의 특성을 이해할 때, 제일 먼저 고려해야 할 특성은 그 물질이 유기물질인지 무기물질인지 구분하는 것이다. 그 이유는 이 특성에 따라 신체의 흡수 정도와 공기중에 부유하는 성질이 다르기 때문이다. 유기물질과 무기물질의 가장 큰 특징 차이는 이들의 결합상태인데 전자는 주로 공유결합을 하고 있으며 후자는, 이온결합을 하고 있다는 점이다. 무기물질의 대표적인 예는 금속 및 금속화합물이고, 유기물질의 대표적인 예는 탄화수소가 기본 골격인 유기 용제류이다.

작업장에서 흔히 볼 수 있는 대표적인 무기물질은 금속 및 금속화합물이다. 금속화합물에서 대부분의 독성은 금속에 기인한다. 금속은 사람의 신체 내에서 양면성을 띠고 있는데 많은 금속이 필수금속이지만, 고농도에서는 독성을 갖고 있다. 더구나 어떤 금속은 수용성, 원자가에 따라 독성이 달라진다. 예를 들어 크롬은 필수금속이어서 결핍되면 포도당 대사에 지장을 주며, 과용량일 때는 신장기능을 저하시킨다. 또한 3가 크롬보다는 6가 크롬이 더 독성이 강하며, 6가인 경우에도 수용성보다는 불용성이 직업노출기준이 낮다. 금속의 건강영향을 고려할 때는 금속의 수용성, 노출경로, 대사경로, 금속의 원자가 등을 고려하여야 한다.

가스는 상온에서 기체 상태로 존재하는 물질로 대부분의 가스는 보다 복잡한 화학물질의 전구체 역할을 하기도 하나 그 자체가 독성을 주기도 한다. 또한 많은 산업에서 부산물로서 발생하여 근로자의 건강에 영향을 미치기도 한다. 유해가스를 생리학적 영향에 따라 분류하면 단순 질식제로는 메탄, 아세틸렌, 이산화탄소, 수소, 질소, 아르곤이 있으며, 화학 질식제로는 일산화탄소, H_2S, HCN이 있다. 자극가스로는 NH_3, 폼알데하이드, 오존, 염소, SO_2, 포스겐(Phosgene)이 해당하며, 체계독성을 주는 가스로는 아르신(arsine), 포스핀(Phosphine)이 있다.

유기용제는 상온, 상압하에서 휘발성이 있는 액체로서 다른 물질을 녹이는 성질이 있어 사업장에서 세척제 또는 용제로 많이 사용된다. 근로자가 유기용제에 노출되면 다양한 건강상 영향을 받을 수 있다. 대부분의 유기용제는 두통, 마취, 부적응성, 어지러움, 초조, 혼수상태, 치매 등 중추신경계에 영향을 주며 또한 접촉성 피부염을 일으킬 수 있는데, 이는 주로 탈지현상(defating)으로 인해 생긴다. 염화탄화수소에 고농도 노출 시 급성 간염(acute hepatitis)을 유발하는데 특히 사염화탄소는 간의 혈관육종을 야기한다. 염화탄화수소(예: CCl_4, CH_3Cl_3)는 신장의 기능을 저하시킨다. 저분자량의 글리콜에테르(셀루솔브, 예: 에틸렌 글리콜 모노메틸에테르(EGME), 모노에틸에테르) 등은 남녀에게 생식독성을 준다고 알려져 있으며 스티렌, 키실렌, 퍼클로로에틸렌도 생식독성이 보고되고 있다. DBCP(dibromochloropropane)는 남자의 생식기능에 영향을 준다고 알려져 있으며, DES(Diethylstilbestrol)는 청소년기에 노출되면 불임의 가능성이 있는 생식독성 물질이다. 노말핵산, 메틸부틸케톤(MBK)의 대사산물인 2,5-hexanedion이 축색돌기의 퇴행을 가져와 말초신경에 영향을 준다. 고농도의 트리클로로에틸렌은 심혈관계에 영향을 주며 염화메틸렌은 CO로 대사되어 영향을 준다. 이황화탄소는 관상동맥질환을 야기한다. 또한 몇몇 유기용제는 발암성과도 관련이 있는데 벤젠은 백혈병, n,n-

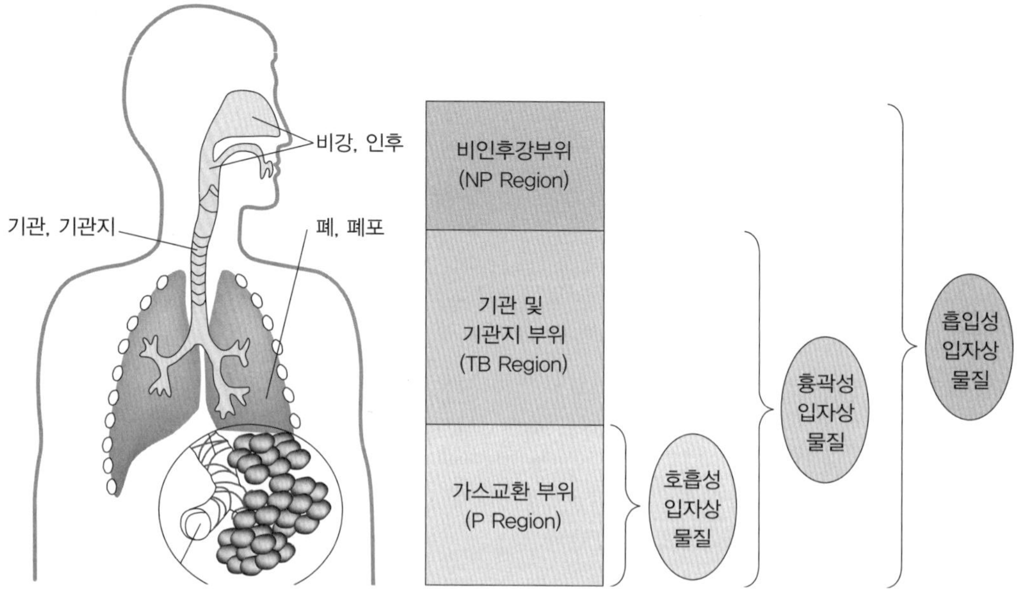

〈그림 26-3〉 호흡기 구조와 ACGIH/ISO/CEN의 입자상 물질의 분류

DMF(Dimethylformamide)는 음낭암, 폼알데히드는 인후암 및 폐암과 연관성이 보고되기도 하였다.

특히 플라스틱 계통의 제품생산이 증가하면서 합성 고분자화합물에 대한 관리의 필요성이 대두되고 있다. 합성 고분자화합물은 이의 기본단위의 단위체(단량체)가 중합반응 등을 통하여 열가소성 수지와 열경화성 수지를 만들게 된다.

입자상 물질은 위에서 설명한 금속화합물처럼 그 성분이 중요하기도 하지만, 입자의 크기도 매우 중요하다. 산업보건영역에서 입자를 구분할 때 과거에는 총분진과 호흡성 분진으로 구분하였으나 1993년 미국 산업위생전문가협회(American Conference Governmental Industrial Hygienist, ACGIH)와 국제표준화기구(International Standardization of Organization, ISO), 유럽표준화위원회(Committee European de Normalisation, CEN)이 공동으로 건강상 영향을 고려하여 입자상 물질을 흡입성 입자상 물질(Inspirable Particulate Matter, IPM. 질량중위직경 50㎛), 흉곽성 입자상 물질(Thoracic Particulate Matter, TPM. 질량중위직경 10㎛), 호흡성 입자상 물질(Respirable Particulate Matter, RPM. 질량중위직경 4㎛)로 구분하였다.

100nm 이하의 크기를 가진 나노물질은 산업의 발달과 유해가능성으로 인하여 일반 시민뿐 아니라 생산공정의 관리가 필요한데, 공기 중 나노입자를 모니터링할 때는 중량보다는 입자수, 표면적에 대한 평가방법이 연구되고 있다.

입자의 크기를 표시할 때는 입자의 실제 크기보다는 공기 중에서 거동을 잘 표현할 수 있는 공기역학적 직경이나 전체 질량의 50% 지점의 직경인 질량중위직경이 사용되고 있다.

2) 물리적 유해요인

대표적인 물리적 유해요인으로는 소음, 진동, 고열, 방사선 등이 있다. 소음은 근로자의 업무와 관련하여 아무런 정보도 주지 않는 청각기관의 자극 또는 직업적 반복 노출로 청력장해를 야기할 수 있는 크기의 소리로 정의할 수 있다. 우리나라 작업환경측정에서 매년 허용기준 초과율이 가장 높다. 예를 들어 2006년도 하반기 28,551개 측정치 중 12,608개 측정치가 노출기준을 초과하였는데, 이 중 92.1%에 해당하는 11,607개의 소음측정치가 노출기준을 초과하고 있다. 작업장에서는 dBA로 표시되는 음압 수준을 측정하게 되며, 근로자의 개인노출은 소음 노출량 측정기(noise dosimeter)를 이용하여 측정한다. 소음측정 시 우리나라는 '역치 기준(threshold level)'을 80dB로, '변화율(exchange rate)'을 5dB로, '노출기준(criteria)'을 90dB로 설정하여야 하며, 기기의 응답모드를 'slow mode'로 하도록 하고 있다. 소음성 난청은 와우각관 안의 코르티기관에 있는 유모세포(hair cell)가 작동하지 않는 것으로 이에 영향을 주는 요소로는 음압수준, 소음의 주파수, 노출시간, 개인의 감수성이 관여한다.

진동은 전신진동과 국소진동으로 구분할 수 있으며, 국소진동의 영향으로 창백지 현상(Raynanud's syndrome)이 생길 수 있다. 진동을 측정할 때는 진동방향의 세 축(x, y, z)에서 측정하여야 하며 노출기준과 비교할 때는 가속도가 가장 큰 축의 값을 노출기준과 비교한다.

진동에 의한 건강영향을 줄이기 위해서는 잦은 휴식시간과 장비가 무뎌지지 않도록 유지보수, 진동공구 손잡이에 적절한 방진 재질이 있는 것 사용, 몸 및 손을 따뜻하고 건조하게 유지하는 것, 진동공구를 너무 세게 잡지 말 것, 금연 등이 권장된다. 전신진동은 주로 차량에 의해 발생하며 심혈관계 영향, 멀미, 불쾌감, 균형감 및 집중력 상실, 피로 등을 가져온다.

우리 몸은 체내온도가 37±1℃를 넘지 않도록 시상하부의 조절을 받고 있는데 고열작업에 장시간 노출되면 심장 박출량 증가, 심박수 증가, 발한량 증가로 체내온도를 조절하게 된다. 그러나 과도한 열에 노출되면 열부하량이 증가하게 되고 열피로, 열경련, 열사병 등에 걸리게 된다. 체내 열부하량의 증가에는 작업으로 인한 대사열, 기온, 습도, 기류, 복사열, 개인과 환경과의 열교환, 의복 착용이 복합적으로 작용한다.

고열작업장에서의 고열 측정은 대개 습구흑구온도지수(Wet Bulb Globe Temperature Index, WBGT)로 평가한다. 고열작업을 할 때는 작업하기 전에 신체가 열에 대한 생리학적 적응을 할 수 있도록 순응시켜주는 것이 중요하다. WBGT를 옥외와 옥내에서 적용하는 방법은 다음과 같다.

- 옥외: WBGT(℃) = 0.7 NWB + 0.2 GT + 0.1 DB
- 옥내 또는 햇볕이 없는 옥외작업장: WBGT(℃) = 0.7 NWB + 0.3 GT

  NWB: 자연습구온도(Natural Wet-Bulb Temperature),

  DB: 건구온도(Dry-Bulb Temperature), GT: 흑구온도(Globe Temperature)

3) 인간공학적 요인

근로자가 반복적인 작업을 장기간 수행하면서, 손, 팔, 어깨로 구성되는 상지(upper extremity)의 근육과 건, 신경조직, 관절 등이 손상되어 점진적으로 상지의 기능 저하와 나아가서는 통증을 유발하는 누적외상성질환(Cumulative Trauma Disorders, CTDs)이 확산되고 있다. 누적외상성질환 인자로는 힘, 자세, 반복적 움직임, 진동, 한랭, 휴식시간 등이 있다. 작업 중 물체의 무게, 모양, 크기 등에 따라 힘을 많이 주면 위험은 높아진다. 자세는 중립 위치에서 벗어날수록 위험이 높아진다. 즉 팔을 높이 올리거나, 멀리 뻗거나, 손목을 위아래로 굽히거나, 좌우로 편향시키면 위험성이 커진다(Putz-Anderson, 1988). 누적외상성질환을 예방하기 위해서는 해당 작업에서 잘 알려진 인간공학적 스트레스 요인들, 즉 과도한 힘, 반복작업, 부자연스런 자세 등이 없도록 초기부터 설계하거나, 이미 수행하고 있는 작업이라면 그런 요인을 제거하거나 최소화해야 한다.

요통은 성인의 70~80%가 평생 한 번 이상 경험하는 것으로 알려져 있으며 척추에 동적 또는 정적으로 과도한 부하가 가해짐으로써 발생한다. 작업 중 요통은 급격한 충격에 의한 재해성 요통과 부적합한 작업자세로 장기간 척추에 무리가 가해져 발생하는 만성적인 비재해성 요통으로 구분된다.

3. 작업장 유해요인 평가

작업장 유해요인의 평가는 기본적으로 〈그림 26-4〉와 같은 전략이 사용된다(Mulhausen & Damiano, 2006). 기본 특성조사단계에서는 사업장의 기본정보를 파악해야 하는데 작업공정에

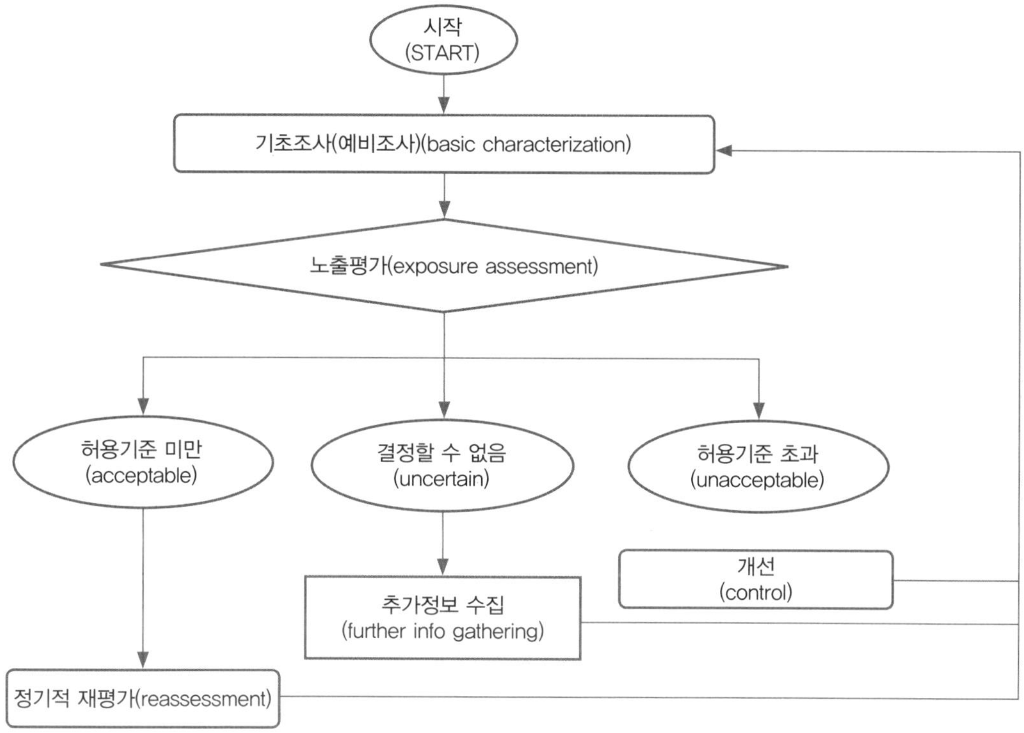

〈그림 26-4〉 작업장 노출의 평가와 관리 전략

〈표 26-2〉 특정 조사단계 수집정보

공정의 이해	• 공정 레이아웃 • 공정의 이해 • 원료, 중간산물, 부산물, 최종제품의 목록 • 공학적 개선장치(환기장치 등)의 종류와 성능
작업자에 대한 정보	• 직무 분류 • 작업자의 건강에 대한 기존 기록 검토 • 개인보호구 착용(종류, 착용 등)
유해인자에 대한 정보	• 원료, 중간산물, 부산물, 최종 제품의 목록 • 물질안전보건자료(Material Safety Data Sheet, MSDS) • 예비조사(정성적) • 유해인자의 독성 정보 • 과거 측정자료 검토 • 법규기준 및 회사 관리기준 검토

대한 정보, 작업자에 대한 정보, 사용물질 또는 유해인자에 대한 정보를 파악해야 한다. 이에 대해 구체적으로 파악할 자료는 〈표 26-2〉와 같다.

시료채취전략을 세울 때는 작업환경측정 목적을 분명히 하고 이에 맞는 시료채취전략을 수립하여야 한다. 작업환경측정의 목적은 다음처럼 세분할 수 있다(백남원, 1996).

• 근로자의 유해인자 노출 파악
• 환기시설 성능평가
• 역학조사시 근로자 노출량 파악
• 정부 노출기준과 비교
• 법적 근거

미국 산업위생학회(American Industrial Hygiene Association, AIHA)는 다음과 같이 작업환경측정의 목적을 제시하고 있다.

• 기초 조사(baseline monitoring)
• 진단조사(diagnostic monitoring)
• 법적 기준 준수 여부(compliance monitoring)

위와 같은 작업환경목적에 따라 시료채취 전략이 달라질 수 있다. 시료채취 전략 시 고려해야 하는 점은 다음과 같다. 이러한 질문에 간단히 대답할 수 있는 문제는 아니다. 그러므로 전문가가 시료채취의 목적을 명확히 이해하고 이에 알맞은 전략을 수립하여야 한다.

• 무엇을 시료채취할 것인가?
• 어디에서 채취할 것인가?
• 누구에게서 채취할 것인가?
• 얼마나 오랫동안 채취할 것인가?
• 몇 개의 시료를 채취할 것인가?
• 언제 시료를 채취할 것인가?

구체적인 작업환경 평가 규정 및 가이드라인은 노동부의 산업안전보건법 하위 고시인 작업환경측정 및 정도관리 규정(고용노동부, 2009) 또는 미국 산업안전보건청(OSHA)의 technical manual(OSHA, 2008)을 참조하면 된다.

각 유해인자에 대한 구체적 측정분석방법은 한국산업안전보건연구원(Occupational Safety

〈표 26-3〉 유해인자의 시료채취 및 분석방법의 예

유해인자	유량(L/분)	시료채취메디아	전처리	분석기기
분진	1~4	PVC, 테플론 또는 유리섬유 여과지	수분평형	미량저울 (0.01mg)
금속	금속	PVC 또는 MCE 여과지	회화	원자흡광분석기 또는 유도결합플라스마-원자발광분석기
유기용제	0.05~0.2	흡착관	용매탈착	가스크로마토그래피 가스크로마토그래피-질량분석기
석면	1~4(16)	MCE	아세톤 증기 투명화	위상차현미경
산/알칼리	약 1	흡수제	-	다양(이온크로마토그래피)
6가크롬	1~4	PVC 여과지	추출	이온크로마토그래피

〈표 26-4〉 건강 영향, 평균 시간, 작업장 노출기준의 관계

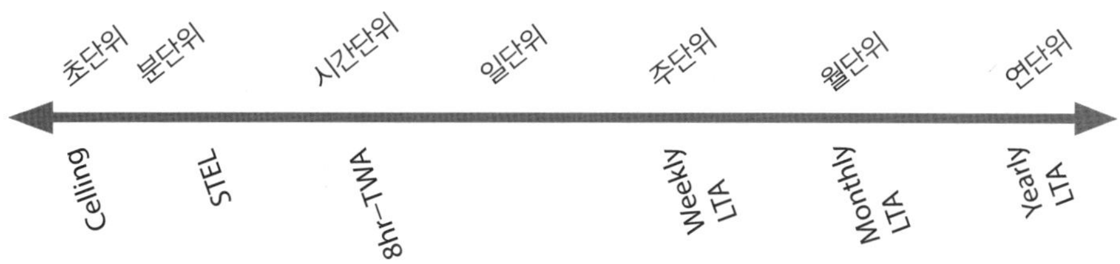

노출기간	건강상 영향	시료채취기간	작업노출 기준	예
초/분단위	즉각반응 / 급성	직독식 순간 측정, 실시간 연속모니터링	Celling STEL[a]	H_2S(중추신경계) HCl(자극)
분/시간단위	급성	단시간(15분) 또는 전체 작업시간 평균치	STEL 8hr-TWA[b]	유기용제류 (자극, 마취)
일/주단위	아급성 / 만성	일/주/월 시간가중평균치	8hr-TWA LTA[c]-OEL[d]	납(Pb)
연단위	장기간 영향	연평균 노출	LTA-OEL	염화비닐

[a]STEL: Short-Term Exposure Limit
[b]TWA: Time Weighted Average
[c]LTA: Long Term Average
[d]OEL: Occupational Exposure Limit
자료: Mulhausen and Damiano, 2006.

and Health Research Institute, OSHRI)의 분석방법, 미국 국립산업안전보건연구소(NIOSH) 또는 영국보건안전청(HSE) 방법을 참조하면 된다. 참조로 몇 가지 물질에 대한 시료채취, 전처리, 분석방법을 〈표 26-3〉에 언급하였다.

작업환경을 평가할 때 여러 인자를 고려하게 되는데 특히 해당 유해인자의 독성이 급성인지 만성인지, 이에 따른 평균시료 채취시간을 어떻게 할 것인지, 어떤 허용기준과 비교할 것인지는 매우 중요한데 〈표 26-4〉는 이를 설명하고 있다.

4. 산업보건허용기준

산업보건허용기준(Occupational Exposure Limits, OEL)은 미국 산업위생전문가협회(American Conference of Governmental Industrial Hygienists, ACGIH)에서 1492년 처음 '최대허용농도(Maximum Permissible Concentration)'라는 용어를 사용하였고, 1946년 이를 'Maximum Allowable Concentration'으로 바꿨다가 1948년부터 Threshold Limit Value(TLV)라는 용어를 사용하였으며, 이 개념을 각 국가나 기관이 받아들여 수정하여 사용하고 있다. 우리나라는 '노출기준'이라는 용어를 사용하고 있으며, 미국 산업안전보건청(Occupational Safety and Health Administration, OSHA)은 'Permissible Exposure Limits(PELs)', 미국 국립산업안전보건연구소(National Institute for Occupational Safety and Health, NIOSH)는 'Recommended Exposure Limits(RELs)', 영국 보건안전청(Health and Safety Executive, HSE)은 'Workplace Exposure Limits(WEL)', 독일은 'Maximale Arabeitsplatz Konzentration(MAK)', 일본은 관리기준이란 용어를 사용하고 있다. 이러한 산업보건허용기준이 존재한다는 것은 이 기준에 의해 작업장을 관리하면 해당 유해인자에 대한 인체의 역반응을 최소화할 수 있고, 기준 수준에서의 반응의 크기는 수용할 만한 것이며, 이 기준 수준에 영향받는 작업자 수 또한 받아들일 만한 수준임을 의미한다.

1) ACGIH TLV의 정의

미국 산업위생전문가협회(ACGIH)는 TLV를 "거의 모든 근로자가 매일 반복 폭로되어도 건강장해를 입지 않는다고 믿어지는 공기 중 유해인자의 농도 또는 강도"라고 정의하고 있다. 이 정의에는 세 가지 원칙이 있다. 첫째, 대부분의 근로자가 나쁜 영향을 받지 않고 장시간 견딜

수 있는 유해물질의 농도나 물리적 인자의 수준이 존재한다(Threshold 존재의 원칙)는 원칙이고, 둘째, 이 TLV는 권장농도로서 ACGIH "허용기준 위원회(TLV committee)"의 견해(의견의 원칙)이며, 셋째, TLV 미만이라고 해서 모든 근로자가 보호받는 것은 아니다. 감수성이 높은 소수 근로자는 허용기준으로 보호할 수 없다(민감자 존재의 원칙)는 원칙이다.

TLV의 종류에는 TLV-TWA(Time Weighted Average), TLV-STEL(Short Term Exposure Limit), TLV-C(Ceiling), Excursion limit이 있다.

TLV-TWA란 1일 8시간, 주 40시간 동안 거의 모든 근로자가 나쁜 영향을 받지 않고 노출될 수 있는 8시간의 시간가중평균농도를 의미한다.

TLV-STEL은 근로자가 자극, 만성 또는 불가역적 조직손상, 사고유발, 응급대처 능력 및 작업능률 저하를 초래하지 않고, 15분 동안 노출될 수 있는 농도로 급성 독성물질에 적용하며 이때에도 하루 평균 노출은 TLV-TWA를 초과하지 말아야 한다. TWA와 STEL 사이의 농도에서는 노출시간이 15분 이하여야 하고, 간격은 60분 이상으로 하루 4회를 넘지 말아야 한다.

TLV-C는 잠시라도 넘어서는 안 되는 농도이며 자극성 가스(예: HCl C 5ppm)나 독성이 빠른 물질(예: HCN C 4.7ppm)에 적용되며 노출기준에 'C'자를 표기한다. 측정은 직독식으로 측정하거나 순간 농도 측정이 어려울 때는 15분을 측정하기도 한다.

Excursion limit는 STEL이나 Ceiling값이 없는 물질이 TLV-TWA를 넘을 때 적용하는 것으로, TLV-TWA의 3배 수준일 때는 30분 이상 지속되지 않아야 하며, TLV-TWA의 5배 수준을 넘어서는 안 되는 것을 의미한다.

허용기준을 적용할 때 주의사항은 다음과 같다.

- 대기오염 평가 및 관리에 적용 불가하다.
- 정상작업시간을 초과한 노출에 대한 독성평가에는 적용할 수 없다.
- 기존의 질병이나 육체적 조건을 판단하기 위한 척도로 사용할 수 없다
- 작업조건이 미국과 다른 나라에서는 그대로 적용할 수 없다.
- 안전과 위험농도를 구분하는 경계선이 아니다.
- 독성강도를 비교할 수 있는 지표가 아니다.
- 경험 있는 산업위생가가 적용하여야 한다.

ACGIH에서는 피부흡수가 가능한 물질에는 'skin'이라는 표시를 하고 있으며, 발암성을 표시하기 위하여 A1~A5 표시를 사용하는데 이는 다음과 같이 분류된다.

- A1: 인체 발암성 확인물질(Confirmed human carcinogen)

예) Arsenic(As), Asbestos, Benzene, Beryllium(Be), Cr^{6+}, CTPV

- A2: 인체 발암성 의심물질(Suspected human carcinogen)

  예) Benzidine, Benzo(a)pyrene, 1,3-Butadiene, Cadmium(Cd), CCl_4

- A3: 동물 발암성 확인물질(인체 발암성 모름)(Confirmed animal carcinogen (with unknown relevance to humans))

  예) Acetaldyde, Lead(Pb)

- A4: 인체 발암성 미분류물질(Not classifiable as a human carcinogen)

  예) Acetone, Carbon black, Ozone, Toluene, Xylene

- A5: 인체 발암성 미의심물질(Not suspected as a human carcinogen)

2) 비정상 작업시간일 때 허용기준 보정방법

작업시간이 하루 8시간 일주일 40시간 이상일 때는 노출량이 많아지므로 근로자의 건강을 보호하기 위하여 허용기준을 보정하여 사용하는 방법이 제시되었는데 다음 세 가지가 주로 사용된다.

미국 산업안전보건청 보정방법은 작업시간 중 인체에 들어오는 양만을 고려하여 보정하는 방법이다.

- 1일 기준

$$\text{보정된 허용농도} = PEL \times \frac{8\text{시간}}{\text{노출시간/일}}$$

- 일주일 기준

$$\text{보정된 허용농도} = PEL \times \frac{40\text{시간}}{\text{작업시간/주}}$$

참고로 허용기준 보정이 필요없을 때는 천장값으로 되어 있는 허용농도, 만성중독을 일으키지 않고, 가벼운 자극성 물질의 허용농도, 기술적으로 타당성이 없는 허용농도는 보정하지 않는다.

브리프(Brief)와 스칼라(Scala)의 보정방법은 인체에 들어오는 양뿐 아니라 배출되는 시간의 감소도 고려하여 보정하는 방법이다.

• 1일 기준

$$\text{보정된 허용농도} = PEL \times \left(\frac{8\text{시간}}{\text{노출시간/일}} \times \frac{24 - \text{노출시간/일}}{16} \right)$$

$$= PEL \times \left(\frac{8}{H} \times \frac{24 - H}{16} \right) = PEL \times \text{허용기준 보정계수}$$

• 일주일 기준

$$\text{보정된 허용농도} = PEL \times \left(\frac{40\text{시간}}{\text{작업시간/주}} \times \frac{168\text{시간} - \text{작업시간/주}}{128\text{시간}} \right)$$

$$= PEL \times \left(\frac{40}{H} \times \frac{168 - H}{128} \right) = PEL \times \text{허용기준 보정계수}$$

약동력학 모델(Pharmacokinetic Model)은 다음과 같이 환경 중 오염물질이 체내에 들어와 축적되는 것과 제거되는 것을 표시한다.

$$\frac{d[A]}{dt} = k^*_i[M] - k_c[A]$$

$[M]$: 환경(폐포내) 중 오염물질 농도, mg/L $[A]$: 신체 일정 부위의 농도, mg/L

K^*_i : 단위시간당 유효섭취량, hr^{-1} K_c $[A]$: 총 제거상수, hr^{-1}

3) 생물학적 노출지수

작업장의 유해물질은 흡입, 섭취, 피부흡수를 통해서 인체에 들어오게 된다. 일반적으로 작업장에서 흡입이 가장 중요한 인체침입경로가 되나 다른 경로를 통한 노출이 문제가 될 수도 있고, 또한 작업 이외의 노출이 지속하면 체내 유해물질이 더 축적될 수 있게 된다. 따라서 작업장에서 일하는 근로자의 체내의 어떤 인자를 평가함으로써 공기 중 농도측정을 보완하거나 다른 지표로 사용할 수 있다. ACGIH는 이런 생체모니터링의 기준을 생물학적 노출지수(Biological Exposure Indices, BEIs)로 설정하여 제시하고 있다. 〈그림 26-5〉는 작업환경 모니터링, 생체 모니터링 및 건강조사의 상관성을 표현하고 있다.

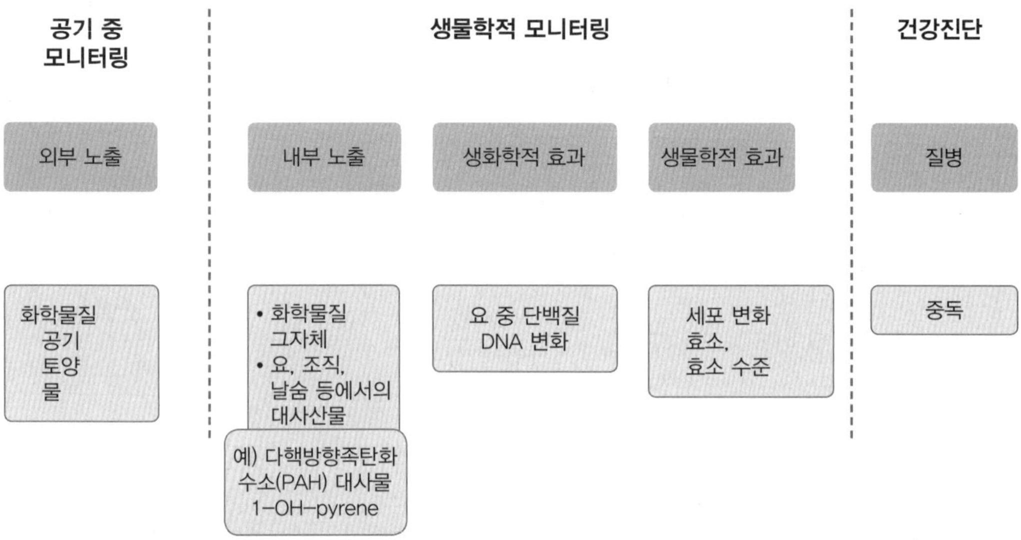

〈그림 26-5〉 작업환경 모니터링, 생체 모니터링, 건강조사의 상관관계

〈표 26-5〉 작업장 유해요인 개선대책

전통적 표현	근대적 표현	구체적 개선대책
공학적 개선대책	발생원 대책	1. 대체(substitution) 2. 발생원 변경(source modification) 3. 작업방법 변경(work practice modification) 4. 자동화(automation) 5. 격리(separation) 6. 밀폐(isolation)
	전파경로대책	7. 환기(ventilation)
행정적 대책 개인보호구	작업자 대책	8. 행정적 조절(administrative scheduling) 9. 개인보호구(personal protective equipment)

자료: Popendorf, 2006.

5. 개선대책

근로자가 유해인자에 노출되지 않도록 하기 위하여 개선대책을 잘 수립하여야 한다. 대책을 수립할 때 고려해야 할 요소는 다음과 같다. 첫째, 모든 유해인자는 어느 정도 노출수준을 줄일 수 있는 방법이 존재한다. 둘째, 대책은 한 가지만 존재하는 것이 아니라 여러 가지 대책이 같이 강구될 수 있다. 셋째, 여러 가지 대책은 노출수준을 더 효과적으로 낮출 수 있다. 넷째,

여러 대책 중에서도 비용-효과 면에서 유리한 대책이 존재할 수 있다. 다섯째, 적용한 개선대책으로 유해인자를 완벽히 제거할 수 없을 수 있다는 점이다(Burton, 1999).

한 가지 주의해야 할 일은 설계단계부터 유해인자관리를 고려하는 것이 사후에 대책을 마련하는 것보다 훨씬 효과적이며 비용이 적게 든다는 점이다. 따라서 새로운 공정이나 신제품 생산, 새로운 기기의 도입 시 유해인자의 발생이 최소화되거나 제거되도록 산업위생 측면을 고려하는 것이 가장 효과적인 방법이라고 할 수 있다.

전통적으로 유해인자의 개선대책을 표현할 때 공학적 개선대책이 행정적 개선대책보다 우선하며, 행정적 개선대책은 개인적 개선대책(예: 개인보호구)보다 우선한다는 명제가 늘 성립하였다. 이를 다시 설명하면 〈표 26-5〉와 같이 발생원에서의 개선대책이 전파경로의 개선대책보다 우선하며, 전파경로 개선대책은 노출자의 개선대책보다 우선한다는 것으로 표현할 수 있다(Popendorf, 2006).

참고문헌

고용노동부(2013), 「2012년도 산업재해 현황분석」.

노동부(2009), 「작업환경측정 및 정도관리규정(노동부 고시 제2009-3호)」, Retrieved July 30, 2009, from www.molab.go.kr

백남원(1996), 『산업위생학 개론』, 신광출판사.

산업안전보건연구원, Retrieved July, 30, 2009, from http://oshri.kosha.or.kr/information/info_sanitation/info_sani_1.jsp?menuId=2

Burton, D.J. (1999), "General Methods for the Control of Airborne Hazards," In S.R. DiNardi (ed.), *The Occupational Environment: Its Evaluation and Control*, AIHA.

HSE (Health and Safety Executive), Retrieved July 30, 2009, from http://www.hse.gov.uk/pubns/mdhs/

HSE (Health and Safety Executive), Retrieved July 30, 2009, from http://www.cdc.gov/niosh/nmam/

Ignacio, J.S. & Bullock, W.H., ed.(2006), *Introduction in a Strategy for Assessing and Managing Occupational Exposures*, American Industrial Hygiene Association.

Mulhausen, J. & Damiano, J. (2006), *Basic Characterization and Information Gatering*, American Industrial Hygiene Association.

OSHA (2008), OSHA Technical Manual, TED 01-00-15. Retrieved July 30, 2009, from http://www.osha.gov/dts/osta/otm/otm_toc.html

Perkins, J.L. (1997), *Modern Industrial Hygiene: Recognition and Evaluation of Chemical Agents*, Van Nostrand Reinhold.

Popendorf, W. (2006), *Industrial Hygiene Control of Airborne Chemical Hazards*, Taylor & Francis.

Putz-Anderson, V. (1988), *Cumulative Trauma Disorders: Amanual for Musculoskeletal Diseases of the upper Limbs*, Taylor & Francis.

제27장

방사선과 보건

방사선은 크게 이온화 방사선(ionizing radiation)과 비이온화 방사선(nonionizing radiation)으로 나누며, 방사선이 어떤 물질을 통과하면서 이온화시킬 수 있을 만큼의 에너지를 가지고 있는지에 따라 분류한다. 즉, 어떤 물질을 구성하는 분자 내 원자들의 결합에너지는 1~4eV로 알려져 있으며, 생체를 구성하는 주성분인 물, 산소, 수소, 질소, 탄소 등을 이온화시키는 데는 12~15eV의 에너지가 필요하기 때문에 생체를 이온화시키는 최소에너지인 12eV 이상의 에너지를 가지는 방사선은 이온화 방사선이라 하고, 그 이하의 에너지를 가지는 방사선은 비이온화 방사선이라고 한다.

이온화 방사선은 다시 전자기방사선(electromagnetic radiation)과 입자방사선(particulate radiation)으로 나누며, X선과 γ선은 전자에 속하고, α입자, β입자 그리고 중성자(neutron) 등은 후자에 속한다. 〈표 27-1〉을 보면 전자기파를 진동수와 파장 그리고 에너지별로 구분하였는데, 비이온화 방사선은 자외선, 적외선, 라디오파, 그리고 저주파 및 상용 전원인 극저주파(Extremely Low Frequency, ELF)의 방사선도 포함하여, 파장이 긴 방사선은 에너지 수준도 감소하는 것을 알 수 있다. 이 장에서는 이온화 방사선에 한하여 기술하기로 한다.

1. 이온화 방사선의 이용

1985년 뢴트겐(Röntgen)에 의해 X선이 발견된 이래 100년 이상 방사선은 의학적 치료 진단 및 농학, 물리학 등 각종 분야의 연구용은 물론 산업적 이용 특히, 발전용 에너지원으로 그 이용범위가 크게 확대되어 인류의 문명에 크게 기여해왔다. 그러나 방사선에 폭로됨으로써 방사선 장애가 발생한다는 사실이 일찍부터 알려졌으며, 특히 1945년에 일본 히로시마와 나가사키에 투하된 원자폭탄의 위력은 방사선을 공포의 대상으로 삼을 만하였다. 특히 1986년 구소련의 체르노빌 원자력발전소 사고와 2011년 3월 일본 후쿠시마 원자력발전소 사고는 원자력발전이나 방사선의 산업적 이용 및 각종 연구 분야에서의 원자력의 평화적 이용을 위축시키는 계기가 되었다.

20세기 초기에는 방사선은 질병의 진단과 치료에 필수적인 수단이 되었지만, 인체에 대한 유해영향이 알려지면서 이로 인한 방사선장애를 최소화하기 위해 1925년에 국제방사선 단위위원회(International Commission on Radiobiological Units and Measurement, ICRU)가 설립되었으며, 1928년에는 국제방사선 방호위원회(International Commission on Radiobiological Protection, ICRP)가 설립되어 오늘에 이르고 있다. 이 기구는 방사선이 인체에 미치는 영향을 과학적으로 정리하여 방사선 방어를 위한 선량규제 등 각종 지침서를 각 나라에 권고함으로써 방사선에 의한 장애를 최소화하고자 노력하고 있다.

일반적으로 사람이 방사선에 폭로되는 경로는 우주선이나, 자연방사성 동위원소 등 일상적으로 환경으로부터 받는 자연방사선원과 의료용 피폭이나 산업용 피폭 그리고 핵실험 후에 생기는 낙진에 의한 인공방사선원에 의한 것으로 분류하고 있다. 자연방사선에 의한 피폭이 78%로 대부분을 차지하고 있기 때문에 인간은 일상적으로 방사선 환경에서 살고 있다고 할 수 있다(표 27-2).

국제원자력기구(IAEA)는 2013년 현재 31개국에서 434여 기가 운영 중인 원전이 2030년경에는 70개국, 790여 기로 늘어날 것으로 전망하고 있다.

2013년 12월 현재 우리나라에는 23기의 원자력발전소가 운영되고 있고, 우리나라 전체 발전용량의 40%를 담당하고 있으며, 현재 2기의 원자력발전소가 건설 중이다(표 27-3).

우리나라도 원자력발전소는 물론, 산업용 방사성 동위원소의 사용이 급증하고 있으며, 의료용 방사선 시설의 이용도 급증하고 있는 추세이다.

국내 방사성동위원소의 이용기관도 의료기관, 산업체 및 교육 연구기관 등에서 꾸준히 증가하고 있다.

〈표 27-1〉 전자기 방사선의 진동수, 파장 및 광량자 에너지

종류	진동수	파장	광량자 에너지
이온화 방사선	> 3000THz	< 100nm	> 12.40eV
자외선(UV)	3000~750THz	100~400nm	12.40~3.10eV
• UV-C	3000~1070	100~280	12.40~4.43
• UV-B	1070~952	280~315	4.43~3.94
• UV-A(black light)	952~750	315~400	3.94~3.10
가시광선	750~385THz	400~780nm	3.10~1.59eV
적외선(IR)	385~0.3THz	0.78~1000μm	1590~1.24neV
• IR-A	385~214	0.78~1.4	1590~886
• IR-B	214~100	1.4~3	886~413
• IR-C	100~0.3	3~1000	43~1.24
라디오파	300~0.1MHz	1mm~3000m	1240μeV~0.41neV
마이크로웨이브	300~0.3GHz	1~100m	1240~1.24neV
고주파	300~0.3MHz	1~1000m	1240~1.24
저주파	300~0.3kHz	1~1000km	1240~1.24peV
극저주파	< 0.3kHz	> 100km	< 1.24peV

〈표 27-2〉 연간 피폭선량

	연간 유효선량(mSv/yr)	합계(mSv/yr)
자연 방사선		
우주선	0.27	
지구 방사선	0.26	
내부 방사선	0.26	0.8
의료용		
의료용 진단	0.77	
치과용 진단	0.014	
방사선 의약품	0.0136	0.92
핵 실험		0.045
핵 산업		0.003
소비재		0.04
건축 자재	0.035	
TV 수신기	0.005	
비행기 여행		0.005
계		1.816

〈표 27-3〉 우리나라 원자력발전소 현황

호기	위치	용량(만 kW)	원자로형	상업운전일
고리#1 고리#2 고리#3 고리#4	부산시 기장군	58.7 65.0 95.0 95.0	가압경수로	1978.04 1983.07 1985.09 1986.04
신고리#1 신고리#2 신고리#3 신고리#4	울산시 울주군	100.0 100.0 140.0 140.0	가압경수로 가압경수로 신형경수로 신형경수로	2011.02 2012.08 2014.09 2014.09
월성#1 월성#2 월성#3 월성#4	경 북 경주시	67.9 70.0 70.0 70.0	가압중수로	1983.04 1997.07 1998.07 1999.10
신월성#1 신월성#2	경 북 경주시	100.0 100.0	가압경수로	2012.08 2013.08
한빛#1 한빛#2 한빛#3 한빛#4 한빛#5 한빛#6	전 남 영광군	95.0 95.0 100.0 100.0 100.0 100.0	가압경수로	1986. 08 1987. 06 1995. 03 1996. 01 2002. 05 2002. 12
한울#1 한울#2 한울#3 한울#4 한울#5 한울#6	경 북 울진군	95.0 95.0 100.0 100.0 100.0 100.0	가압경수로	1988. 09 1989. 09 1998. 08 1999. 12 2004. 07 2005. 04

2. 방사선 및 방사능의 단위

1) 방사선의 단위

방사선량의 단위에는 과거부터 사용되던 CGS 단위와 1977년에 채택된 SI 단위가 있는데, 아직도 두 단위가 공통으로 사용되고 있기 때문에 신구 단위를 비교 설명하기로 한다(표 27-4).

먼저 방사선량의 단위는 흡수선량, 조사선량, 등가선량 및 유효선량으로 크게 구분된다.

〈표 27-4〉 방사선의 단위

	관용단위	SI 단위	비고
방 사 능	curie(Ci)	becquerel(Bq)	
조사선량	röntgen(R)	coulombus per kilogram(C/kg)	X선 및 γ선에 적용
흡수선량	rad	gray(Gy)	
등가선량	rem	sievert(Sv)	ICRP 60 이전엔 선량당량
유효선량	rem	sievert(Sv)	

(1) 흡수선량

흡수선량은 조직의 단위질량당 흡수된 에너지를 가리키며 방사선에 의한 상해가 흡수된 에너지에 비례하기 때문에 대단히 중요하다. 이때 사용하는 단위는 Gy(gray)이며 1Gy = 1J/kg의 에너지 흡수율을 나타낸다. 과거에는 흡수선량의 단위로 rad(radiation absorbed dose)가 이용되었으며 1rad = 100erg/s이기 때문에 1Gy = 100rad의 관계가 성립된다.

(2) 조사선량

조사선량의 단위는 공기 1kg당 1C의 전하량을 갖는 이온을 생성하는 X선 또는 γ선의 양으로 정의된다. 즉,

$$1 \times \text{unit} = 1\text{C/kg}$$

구 단위로는 R(Röntgen)이 이용되었으며, 1R은 공기 kg당 2.58×10^{-4}C의 전하를 생성하는 X선 또는 γ선의 양으로 정의되었다.

(3) 등가선량

방사선의 인체에 미치는 영향을 평가할 때는 흡수된 선량뿐만 아니라 방사선의 특성에 따른 차이도 고려해야 한다. 즉 방사선에 피폭된 생체 내 조직의 상해효과는 그 조직의 흡수선량

과 관계가 있으나 방사선의 질에 따른 조직과의 상호작용의 형태에 따라서 조직 내 흡수선량의 분포 및 상해 정도가 달라질 수 있다. 그러므로 방사선에 의한 인체의 상해효과를 종합적으로 나타내는 효과로써 국제방사선 방어위원회(ICRP 60)의 1990년의 권고안에서는 등가선량(equivalent dose)이라는 개념을 도입하였다. 등가선량은 H_T로 표현되며 다음과 같이 정의된다(ICRP 60, 1990).

$$H_T = W_R \cdot D_{TR}$$

여기서 W_R은 방사선 가중치(radiation weighting factor)로써 방사선의 형태 및 에너지 수준에 따라 결정된다. D_{TR}은 R만큼의 방사선 조사 시 조직이나 기관 T에서의 평균흡수선량을 나타낸다. 등가선량의 단위는 Sv(sievert)이며 1Sv = 1J/kg이 된다. 〈표 27-5〉에서 보는 바와 같이 모든 에너지의 광자 및 전자는 방사선 가중치가 1이고, 중성자는 에너지 수준에 따라 5~20, 그리고 α입자는 20으로 같은 흡수선량일지라도 인체에서 손상 정도에 따라 차이가 나게 됨을 알 수 있다. 특히 2007년 제안된 ICRP 103 권고안에는 양성자는 2, 중성자는 에너지 수준에 따라 연속적인 값을 갖게 되는 것으로 수정하였다(ICRP 103, 2007).

ICRP 60의 권고안 이전에는 선량당량(dose equivalent)이라는 단위가 사용되었는데, 이는 한 점에서의 흡수선량에 가중치인 선질계수(quality factor) 및 수정계수를 곱한 값으로 나타내었다.

〈표 27-5〉 방사선 가중치

방사선 종류		방사선 가중치	
		ICRP 60	ICRP 103
광자		1	1
전자		1	1
중성자	< 10KeV 10KeV~100KeV > 100KeV~2MeV 2MeV~20MeV > 20MeV	5 10 20 10 5	중성자의 에너지 수준에 따라 연속적인 값으로 표시됨
양성자		5	2
α 입자		20	20

$$H = DQN$$

여기서 D는 흡수선량, Q는 선질계수, N은 생물학적 효과에 영향을 줄 수 있는 모든 요인의 합인 수정계수가 된다. 즉, 등가선량에서는 방사선 가중치를 사용한 것이 선량당량에서 선질계수를 사용한 것과 차이가 난다.

선량당량의 단위는 Sv, 흡수선량은 Gy로 표시하며, 관용 단위인 rem은 흡수선량을 rad로 표시하기 때문에 다음과 같은 관계가 성립된다.

$$1\ \mathrm{Sv} = 100\ \mathrm{rem}$$

(4) 유효선량

인체가 방사선에 조사된 경우 여러 조직이나 장기가 함께 조사되는데 각 조직이나 장기에 미치는 방사선의 영향이 달리 나타나기 때문에 각 조직 및 장기의 상대적 위험도를 조직가중치(tissue weighting factor)로 가중하여 인체에 미치는 영향을 종합적으로 평가하기 위해 유효선량이란 단위를 도입하였다. 즉 유효선량(effective dose)

$E = \Sigma \mathrm{W}_{T\times}\ H_T$ 그런데

$H_T = W_R \cdot D_{TR}$ 따라서

$E = \Sigma W_T\ \Sigma W_R \cdot D_{TR}$

W_T : 조직 T의 조직 가중치　　　H_T: 조직 또는 기관 T에서의 등가선량

즉 인체 내 모든 조직 및 기관의 흡수선량을 방사선의 종류와 조직의 방사선에 대한 상대위험도에 따라 두 번 가중된 선량의 합이며 Sv로 나타낸다.

1990년 ICRP 60의 권고에서는 12개의 조직과 장기 그리고 나머지 조직에 대한 가중치가 제안되었으며 이는 2007년 ICRP 103의 권고에서 수정되었다. 즉, 유방은 0.05에서 0.12로 증가하였으며, 생식선은 0.20에서 0.08로 감소하였고, 나머지 조직은 0.05에서 0.12로 증가하였다.

조직 가중치는 〈표 27-6〉에서 보는 바와 같다.

〈표 27-6〉 조직 가중치

1990년 권고 (ICRP 60)		2007년 권고 (ICRP 103)			
조 직	W_T	조 직	W_T	조직수	총W_T
생식선	0.20	폐, 위, 결장 골수, 유방 나머지 조직	0.12	6	0.72
적색골수	0.12				
결장	0.12				
폐	0.12	생식선	0.08	1	0.08
위	0.12	갑상선, 식도 방광, 간	0.04	4	0.16
방광	0.05				
유방	0.05				
간	0.05	골표면, 피부 뇌, 침샘	0.01	4	0.04
식도	0.05				
갑상선	0.05				
피부	0.01				
골표면	0.01				
나머지 조직	0.05				
총합	1.00				1.00

2) 방사능의 단위

방사능은 단위시간에 일어나는 방사성 붕괴율(disintegration rate)로써 표현되는데, 이는 주로 체내의 방사능의 흡수 또는 배설 정도나 방사능 오염 정도를 파악하는 데 이용된다. 관용단위로는 퀴리(curie, Ci)로 표시되어 1 Ci는 초당 3.7 × 1010개의 붕괴율로 정의되었으며, SI 단위로는 베크렐(becquerel, Bq)이 쓰이는데 초당 하나의 원자가 붕괴되는 방사성 물질의 양으로 정의되고 있다.

즉, $1\,\mathrm{Ci} = 3.7 \times 10^{10}\,\mathrm{Bq}$의 관계가 성립된다.

3. 방사선이 인체에 미치는 효과

방사선이 생물체에 조사되면 생물체를 구성하는 원자나 분자에 방사선의 에너지를 조사하여 원자에 결합되어 있는 전자를 유리시켜 이온화(ionization)시키는데, 이때 원자의 최외각 전자를 이온화시킬 만큼의 에너지가 필요하며, 보통 12eV 정도가 된다. 유리된 전자에 의해 원자의 들뜸(excitation) 현상이 일어나며, 이는 방사선이 생체를 구성하는 물질을 통과할 때 상호작용의 결과로 처음 나타나는 현상이다. 이후 반응성이 매우 큰 자유 라디칼이 생성되어 단백질, 지질, 탄수화물, 그리고 DNA 등 생체 구성성분을 손상시킨다. 즉 위와 같이 분자 수준에서의

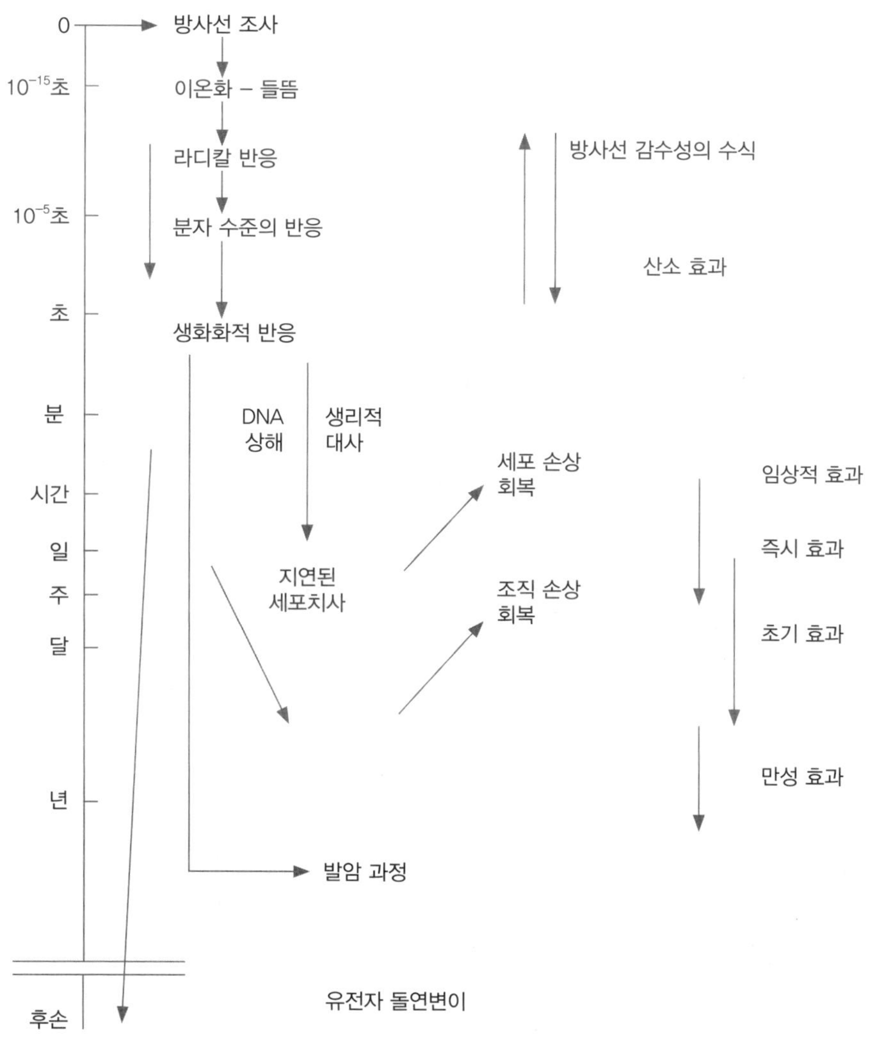

〈그림 27-1〉 방사선의 단계별 생물학적 작용

손상이 나타난 후에는 세포 수준에서의 손상이 나타나며, 이후 조직 및 기관 수준의 손상, 그 후에는 발암현상까지 나타난다.

일반적으로 방사선에 의한 분자 수준의 손상은 방사선 조사 후 1초 미만에 나타나며 수분 내에 DNA의 손상, 그리고 수분에서 수개월까지는 세포질 조직의 손상, 마지막으로 발암현상에 이르기까지는 수십 년이 경과한 후 나타나기도 한다.

이와 같이 이온화 방사선의 생물체에 대한 작용은 방사선이 생체와 상호작용을 하는 과정에서 나타나는 물리학적인 현상으로 시작된다. 생물학적 효과는 물리적 변화와 물질의 화학적인 변환이 연속적으로 발생함으로써 나타나게 된다(그림 27-1).

1) 분자 수준에서의 손상

생물체를 구성하는 고분자물질로는 단백질, 지질, 탄수화물, 그리고 핵산을 들 수 있다. 이 중 방사선에 의한 상해가 가장 심각한 것은 DNA이다. DNA의 이중나선구조를 구성하는 염기서열이나 당 및 염기의 구조적 변화가 나타나게 되면 DNA의 복제나 유전정보의 전사과정에 영향을 미치게 된다. 방사선에 의한 DNA의 손상은 세포의 치사, 생식능력의 상실, 돌연변이 등을 유발하게 된다(Hall, 2011).

DNA는 염색체의 주요 구성물질이며 염색체이상은 방사선에 의한 생물학적 영향을 예측할 수 있는 좋은 지표가 된다(IAEA, 2011). 방사선에 의한 돌연변이 유발은 DNA를 구성하는 염기서열의 손상으로부터 시작되는데 DNA의 손상은 외가닥절단, 양가닥절단, 염기손상, 그리고 DNA-단백질 사이 및 DNA-DNA 사이의 가교 형성으로 나타난다. 대부분의 손상은 회복되지만 회복되는 과정에서 실수로 돌연변이가 나타나게 된다.

2) 조직 수준에서의 손상

조직과 기관에 미치는 방사선의 영향에 관한 연구는 오래전부터 광범위하게 이루어졌는데 일찍이 베르고니와 트리본듀(Bergonie & Tribondeau, 1959)는 세포가 증식하고 있거나 형태나 기능이 완전히 갖추어지지 않은 세포에서 방사선에 대한 감수성이 크게 나타난다고 보고한 바 있다. 즉 세포가 분열 중이거나 미분화세포일수록 방사선에 대한 감수성이 크다는 것인데, 이 법칙은 분열 중인 세포를 포함한 조직에 대해 주의를 환기시키는 것으로 역사적으로 중요한 의미가 있다.

〈표 27-7〉 포유동물 조직의 상대적 방사선 감수성

민감	정모세포, 림프구, 적혈구아구, 나머지 조혈조직
중간 정도	소장상피, 위상피, 결장상피, 피부의 모낭, 피부의 표피
저항성	중추신경계, 근육, 뼈, 콜라겐

〈표 27-8〉 방사선 조사 후 혈액세포 내 변화

조사량	과립구	림프구	혈소판	비고
200~500rad	조사 후 대부분 2~4일 내에 초기의 과립구 증가증이 관찰됨. 그 후 감소하며 계속 유지(2,000~3,000개/mm^3), 36일째부터 회복됨	3~4일 이내에 조금씩 변화하여 최소치에 도달(800~900개/mm^3). 5주간 이 수준 유지, 그 후 회복이 시작되나 시일이 지나도 정상치로의 회복 불능	8~10일 이내에 최소치로 감소, 1주일간 이 수준 유지. 조사 후 24일에 50,000개/mm^{3}에 도달하며 7주째에 정상치로 회복	생존 가능
436rad	조사 4시간째에 11,800개/mm^{3}가 되며, 실질적으로 12일이 지나면 소멸	14시간째 452개/mm^{3}가 되며, 그 후 낮게 유지	8일째 정상치의 20%로 감소	생존 불가능
1350rad	조사 후 3일부터 과립구 증가증(22,000개/mm^3) 관찰, 6일째 과립구 감소증 관찰(< 500개/mm^3)	3일째 소멸	8일째 세포 수는 20%로 감소	생존 불가능
4500rad	조사 후 14시간 만에 과립구 증가증(28,000개/mm^3), 조사 후 32시간 후 사망 시에는 14,000개/mm^{3}로 저하	수 시간 이내에 빠르게 감소하며 6시간 후에는 소멸	82,000~92,000개/mm^3 유지	생존 불가능

일반적으로 재생될 수 있는, 즉 조직 조혈조직, 장 관계 조직, 피부, 고환의 상피, 그리고 눈의 수정체 등은 방사선에 대해 가장 민감한 부위이다. 척추동물이 방사선에 대해 민감한 것은 분열조직이 매우 많기 때문이다(표 27-7).

조혈조직은 방사선에 매우 민감한 조직으로 1Sv의 방사선 조사로 수분 이내에 영향을 받게 된다(표 27-8).

(1) 조혈조직

방사선에 조사되면 림프구의 수가 급속히 감소하는데, 이 현상은 방사선에 피폭된 것을 나타내주는 민감한 지표가 된다. 즉 방사선 조사 후 수 시간 내에 최소수로 되었다가 시간경과에 따라 서서히 그 수가 증가하지만, 방사선 조사 후 3~4주 지나서야 정상 수준으로 회복될 수 있다. 과립성 백혈구 및 적혈구는 림프구보다 늦게 수의 감소를 가져와 과립성 백혈구는 방사선 조사 후 3~5일 후에, 적혈구는 3주 후에 최저 수준으로 된다(그림 27-2). 즉 림프구의 방사선 감수성이 가장 크고 그 외의 혈구는 비교적 방사선에 저항성이 있다.

(2) 장관계

소화관의 내막은 피부와 같은 단순한 체표면의 연속이라고도 생각할 수 있는데, 피부와는 달리 상피세포들이 단일 층으로 구성되어 있으며, 이 세포들은 방사선에 대한 감수성이 크다. 대장도 방사선에 대한 감수성이 비교적 크지만, 소장은 다른 부위에 비해 방사선 감수성이 크며 특히, 십이지장은 가장 크다.

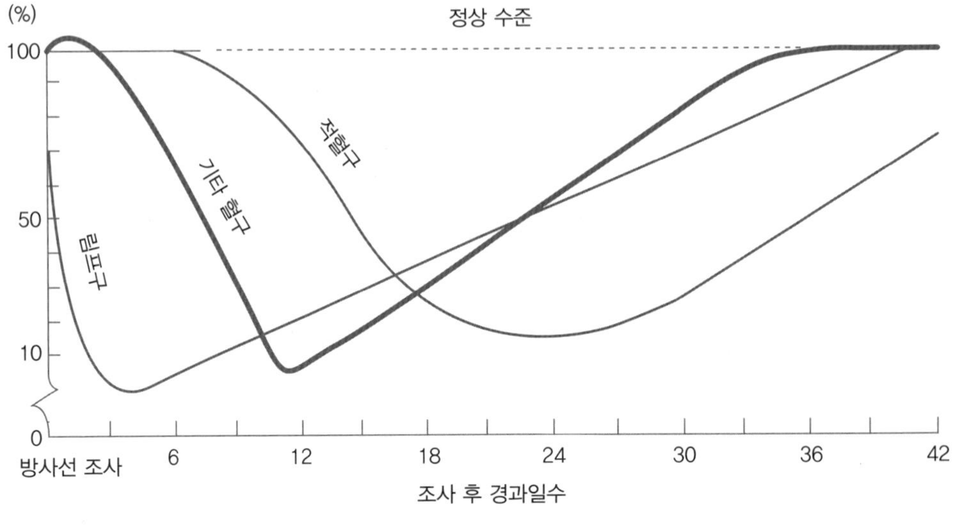

〈그림 27-2〉 포유동물에 수백 R의 방사선을 조사했을 때 나타나는 말초혈액상의 변화
자료: Grosch & Hopwood, 1979.

(3) 생식선

미성숙한 정원세포는 방사선에 대한 감수성이 매우 커서 0.15Sv 정도의 방사선량에 의해 한때 정자 수의 감소가 나타나고, 4Sv 이상의 방사선량에 의해 영구불임이 된다. 또한 난모세포도 방사선에 감수성이 커서 1.5~2.0Sv의 방사선 조사에 의해 일시적인 불임이 나타나고, 2.0~3.0Sv의 방사선량에서 영구적인 불임이 나타난다.

(4) 수정체

방사선 조사에 의해 백내장이 발생하는데 백내장이 발생하는 데는 높은 선량이 필요하다. 백내장의 발생은 비교적 장기간의 잠복기를 거치는데, 수정체의 혼탁이 나타나기까지의 기간은 6개월에서 35년까지 보고 있다. 2.5~6.5Gy를 조사받은 환자에서 평균 잠복기는 약 8년, 6.5~11.5Gy의 높은 선량에서는 약 4년으로 짧아져, 선량이 증가함에 따라 잠복기는 짧아짐을 알 수 있다. 또한 백내장의 발생은 연령과도 관계가 있는데 같은 선량을 조사받았을 때 어린이는 성인보다 백내장의 발생빈도가 높다.

3) 방사선 발암

방사선 조사에 의해 종양이 유발된다는 사실은 동물실험이나 역학조사에서 잘 알려져 있다. 일본의 원폭생존자들을 대상으로 한 역학 연구나 의료목적으로 방사선에 폭로된 환자를 대상으로 한 연구, 그리고 과도한 용량의 방사선물질을 다루었던 초기의 방사선 작업자들을 대상으로 한 연구에서 각종 형태의 암 발생과 연관이 있다고 보고되고 있다. 즉, 백혈병, 갑상선암, 유방암, 폐암, 골육종, 피부암 등 외에도 신체 모든 부위에서의 암 발생이 방사선 피폭과 연관되어 있다(그림 27-3).

일반적으로 방사선의 선량이 증가함에 따라 암 발생률이 증가하게 되어 방사선에 의한 발암은 역치가 존재하지 않을 확률론적(stochastic effect) 관계로 설명되고 있다. 즉, 백내장 발생이나 생식선 등의 기관에 미치는 영향은 역치가 존재하는 결정론적(deterministic effect) 관계로 설명되는 것과 차이가 난다.

일본의 원폭생존자들이나 방사선사고 및 방사선치료를 받은 환자들을 대상으로 한 연구를 보면 백혈병, 갑상선암, 유방암, 폐암, 뼈암, 피부암 그리고 기타 암종이 방사선과 관련이 있

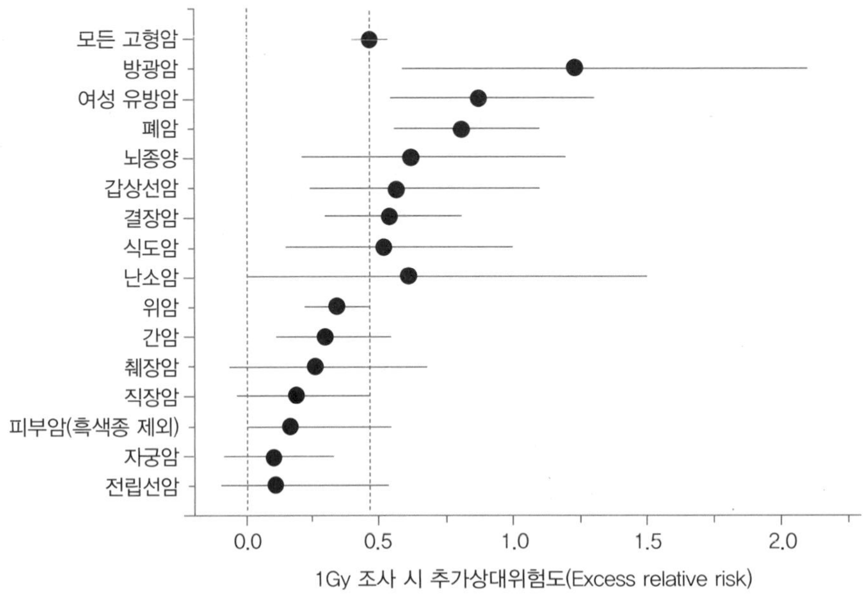

〈그림 27-3〉 IGy에 폭로된 원폭생존자에서 암 발생 위험도(90% 신뢰구간 시)
자료: Preston et al., 2007.

다는 연구결과가 보고되고 있다.

(1) 백혈병

만성 림프구성 백혈병(chronic lymphocytic leukemia)을 제외한 모든 종류의 백혈병의 발생빈도가 방사선 피폭으로 증가한다는 것이 보고되고 있다.

백혈병의 증가는 방사선량에 따라 방사선 조사 후 2~5년 이내에 관찰되며 백혈병의 혈액학적인 종류(haematologic type of leukemia) 및 방사선 피폭 시의 연령에 따라 15년에서 그 이상 지속하여 나타난다.

미국 및 영국에서는 어린이의 백혈병 발생위험은 임산부가 방사선학적 조사를 받았을 때 태어난 어린이에서 mSv당 5%가 증가하는데 이는 연간 Sv당 10,000명의 어린이 중 약 25만 명의 환자가 출생 후 10년 이내에 발생하는 것으로 추정되었다.

그러나 일본의 원폭생존자를 대상으로 한 연구에서는 백혈병의 증가가 없다고 보고하여 상반된 결과를 보여주고 있다. 부모 중 한 명이 방사선에 피폭되었을 때 그 자손에도 백혈병이 증가했다는 보고도 있으나 논란의 여지가 있다.

(2) 유방암

유방암의 발생은 선량증가에 따라 증가한다는 사실이 원폭생존자 및 방사선치료를 받은 여성을 대상으로 한 연구에서 보고되고 있다(그림 27-3). 유방암의 발생은 방사선 조사 후 5~10년 후에 최고치로 증가하는데, 피폭 시의 연령에 따라 크게 좌우된다. 사춘기에 피폭된 여성에서는 그 이후의 시기에 피폭된 여성에서 유방암의 발생이 더욱 높지만, 피폭 후 발생까지의 기간은 젊은 여성에서 훨씬 길다. 즉 나이 든 여성에서는 피폭 5~9년 후에 유방암의 과잉발생이 확인되지만, 10세 이전에 피폭된 여성에서는 35년이 지나야지만 과잉발생이 확인되기 때문에 유방에서의 암 발생은 나이와 관련된 호르몬의 자극과 연관이 있다는 것을 알 수 있다.

(3) 갑상선암

갑상선암의 증가는 원폭생존자, 체르노빌 원전사고 시 피폭된 사람, 원폭실험 시 방사선 낙진 피해자 및 방사선치료자를 대상으로 한 연구에서 보고되고 있다. 갑상선암의 발생은 65mSv 이하에서도 발생하여 선량에 따라 발생빈도가 비례적으로 증가한다.

(4) 폐암

일본의 원폭생존자 및 우라늄광산 작업자를 대상으로 한 연구에서 폐암의 증가가 보고되었다. 주로 라돈가스에 의한 α선에 의한 결과이며, 이 라돈가스는 건축자재에도 자연적으로 포함되어 있어서, 최근에는 실내 오염원으로 크게 주목을 받고 있다.

4. 방사선 방어

방사선 방어의 궁극적 목적은 피할 수 있는 방사선 장해를 예방하는 데 있으며, 가능한 한 방사선에 불필요하게 폭로되는 것을 최소화하는 데 있다.

방사선에 과도하게 폭로되는 것을 방지하기 위해 피폭선량 한도가 선정되어서 방사선작업자나 일반 대중에 대한 한도치가 규정되어 있는데, 이 한도치는 방사선에 의한 손상이 구체적으로 밝혀지면서 방사선이 발견된 이래 지속적으로 감소해왔다. 방사선작업자에 대한 선량

한도가 방사선이 발견된 초기에는 피부에 홍반을 일으키는 선량으로 정의되어 거의 800mSv/yr 정도의 높은 값이었지만, 시간경과에 따라 그 선량한도가 달라져서 1956년에는 ICRP(9)의 권고안에서 50mSv/yr로 되어 있으며, 1990년의 ICRP(60)의 권고에서는 20mSv/yr로 권고되고 있음을 알 수 있다.

최근에 점점 그 중요성이 증가하는 방사선 피폭 중에는 의료용 피폭을 들 수 있는데, 특히 환자에게 방사선 사진을 찍는 횟수를 줄이고, 방사선 조사 부위를 감소시키며 또한 방사선 사진을 찍을 때 방사선의 강도와 시간을 줄이는 데 노력해야 한다. 생식선 또는 태아의 피폭을 줄이기 위해서는 차폐를 해야 하며, 기기의 설치나 가동 및 보정도 많은 주의를 요하며, 실제 조작하는 의사나 의료기사에 대한 지속적인 훈련이 필요하다.

참고문헌

강만식 · 김종봉 · 민봉희 · 정규회 · 정해원(1996), 『방사선생물학』, 교학사.

서울대학교보건대학원 편찬위원회(1998), 『보건학개론』, 서울대학교출판부.

ACGIH (2008), *Threshold Limit Value for Chemical Substances and Physical Agents and Biological Exposure Indiecs*, American conference of Governmental Environmental Industrial Hygienists.

Bergonie, J. & Tribondeau, L. (1959), "Interpretation of Some Resutts of Radio therapy and an Attempt at Detenming a Logical Technique of Tretment," *Radiation Research* 11(4).

Grosch, D.S. & Hopwood, L.E. (1979), *Biological Effects of Radiations* (2nd ed.), Academic Press.

Hall, E.J. & Giaccia, A.J. (2011), *Radiobiology for the Radiologist* (7th ed.), Williams and Wilkins.

IAEA (2011), "Cytogentic dosimetry application in preparedenes of for and response to radiation emergencies," *International Atomic Agency*.

ICRP publication 60 (1990), *Recommendations of the International Commission on Radiological Protection*.

ICRP publication 103(2007), *Recommendations of the International Commission on Radiological Protection*.

International Non-ionizing Radiation Committee of the International Radiation Association (1990), "Interim guideline on limits of exposure to 50-60 Hz electric and magnetic field," *Health Physics* 58(1), 113-122.

Preston, D.L., Ron, E., Tokuoka, S., Funamoto, S., Nishi, N., Soda, M., Mabuchi, K., & Kodama, K. (2007), "Solid cancer incidence in atomic bomb survivors: 1958-1998," *Radiation Research 2007*, 168, 1-64.

Wertheimer, N. & Leeper, E. (1979), "Electrical wiring configurations and childhood cancer," *American Journal of Epidemiology* 109, 273-284.

제28장

바이오모니터링

올림픽이나 세계선수권대회에서 우승하면 금지된 약물의 복용 여부를 도핑테스트를 통해 알 수 있고, 마약 복용이 의심스러운 사람에게 모발검사를 통해 확증하는 사례에서 보는 것처럼 생체시료에서 어떤 물질을 검출함으로써 노출 여부를 확인하는 일을 '바이오모니터링(biomonitoring)'이라 하고, 이때 활용되는 검사 대상물질을 바이오마커라고 한다. 또한, 병원에서 혈액검사를 통해 간 수치나 다른 생화학검사를 하는 경우 혈액 속의 특정 효소나 단백질이나 호르몬의 수준이 정상치에 있는지 알아보는 일도 일상생활에서 보는 바이오모니터링의 사례이다. 단지 이 경우 바이오마커는 건강영향을 알기 위한 것이기에 영향 바이오마커라고 구분할 수 있다. 우리말로 생체지표라고 번역해 사용되는 바이오마커, 이를 잘 활용하면 우리는 환경오염물질에 대한 노출로 인한 건강영향을 연구하는 데 많은 장점을 취할 수 있다.

이 장에서는 바이오모니터링의 주요 개념과 이를 활용한 노출 및 건강 위해성 평가에서 유의해야 할 사항을 정리해보고자 한다.

1. 바이오마커의 개념

미국 국가연구위원회(National Research Council)의 정의에 따르면, 바이오마커는 "생체 또는 생체시료 중 어떤 사건(event)을 나타내는 지표"라고 할 수 있다(NRC, 1995). 이런 사건은 환경유해물질 등에 '노출(exposure)' 또는, 이로 인한 특정 '건강영향'의 발생일 수도 있고, 질병에 대한 감수성에 대한 유전적 '소인'일 수도 있다. 바이오마커는 용도에 따라 '노출 바이오마커',

'영향 바이오마커', 또는 '감수성 바이오마커' 등으로 구분할 수 있다. 따라서 바이오마커는 외래 화학물질이거나, 대사산물이나 체내 효소나 DNA와 결합된 생성물일 수도 있고, 호르몬 수준일 수도 있고 또는 특정 단일 핵산염기 다형현상(Single Nucleotide Polymorphism, SNP)에 대한 유전자형(genotype)일 수도 있다. 바이오마커의 용도에 따른 구분을 좀 더 자세히 살펴보자.

1) 바이오마커의 구분

(1) 노출 바이오마커

외래(exogenous) 물질 또는 그 대사산물 또는 기타 상호작용의 산물(product) 등이 노출 바이오마커(biomarker of exposure)로 사용될 수 있다. 구체적으로, 혈액 또는 소변에서 검출되는 납, 수은 등 중금속과 휘발성유기화합물질(Volatile Organic Compounds, VOCs), 날숨(exhaled air)에서의 VOC 등이 있다. VOC를 포함한 화학물질들은 대사 전 화합물 모체(parent compound), 대사체(metabolite), 또는 단백질이나 DNA 같은 고분자 물질(macromolecule)의 부가체(adduct) 등의 형태로 존재한다.

(2) 생물학적 영향 바이오마커

건강에 영향을 줄 수 있는, 생체 시료 중 측정 가능한 변화로서 DNA-부가물, 염색체 이상(chromosome aberration), 세포손상을 나타내는 ALT · AST 등 효소 수준, 폐기능, 단백뇨 등이 그 예가 될 수 있다. 생물학적 영향 바이오마커(biomarker of effect)는 임상적 질병으로부터의 거리에 따라 질병 바이오마커(biomarker of disease) 또는 조기 생물학적 영향 바이오마커(early biologically effective biomarker) 등으로 세분할 수 있다.

(3) 감수성 바이오마커(biomarker of susceptibility)

특정 화학물질에 대한 반응은 개체마다 다를 수 있다. 소량의 음주 후에 금세 얼굴이 빨갛게 되는 사람은 다른 사람보다 아세트알데히드탈수소효소(acetaldehyde dehydrogenase-2, ALDH2)가 적어 알코올 분해가 적절히 이루어지지 못하기 때문이다. 또 다른 예로, 글루타치온 S-전이효소(glutathione-S-transferase, GST)가 있다. GST는 반응성이 높은 활성 대사물질에 글루타치

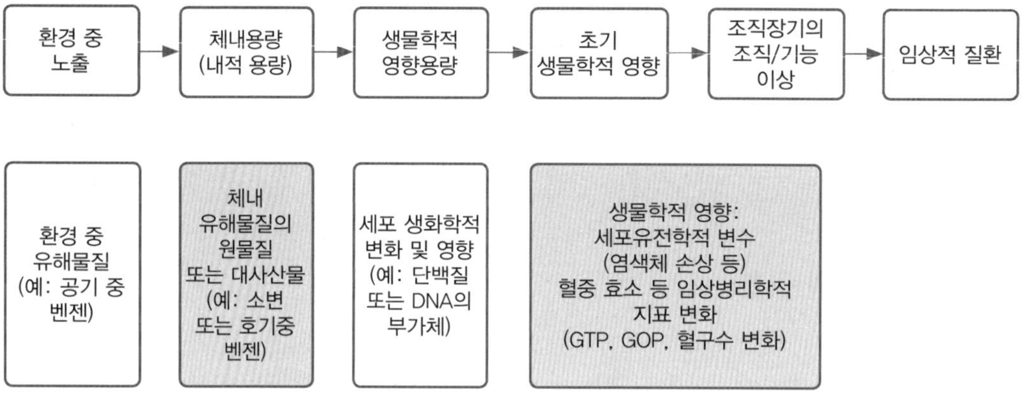

〈그림 28-1〉 노출-질병 연속모델

주: 화학물질의 외부 노출로 인한 건강장애의 과정을 연속적으로 나타낸 모형(위)으로 노출(exposure)과 질병 사이의 사건(event)을 나타내주는 바이오마커(아래).

온을 결합해줌으로써 체내에 필요한 단백질 또는 DNA를 보호하는 역할을 주로 수행하는 효소를 만드는 유전자인데, 유전자형(genotype)이 결실(deletion)인 사람은 활성 대사물질(reactive metabolites)에 대한 취약성이 크다고 할 수 있다. 한편, 노출 → 내적용량 → 대사/활성화 → 세포/조직 내 변화 → 임상적 질환에 이르는 연속적 과정(그림 28-1)과 각 단계로의 이행에 영향을 주는 영향 매개변수(effect modifier)도 '감수성 바이오마커'로 사용될 수 있다.

이상 세 가지 바이오마커의 구분은 다소 자의적이며 편의상 구분임에 유의하기 바란다. 가령, 노출 바이오마커인 요 중 VOC 대사산물이 그 물질의 생물학적 영향을 가늠하는 지표로 사용될 수도 있고, 생물학적 영향 바이오마커와 노출 바이오마커로 활용되는 VOC-DNA adduct 또는 protein adduct이 특정 집단의 비교에 감수성 바이오마커로서의 기능을 담당할 수 있기 때문이다. 일반적으로, 내적용량(internal dose)과 생물학적 영향용량(biologically effective dose)을 나타내는 바이오마커는 주로 노출 바이오마커에, 생물학적 영향용량 이후의 단계를 나타내는 바이오마커는 생물학적 영향 바이오마커에 주로 활용되고 있다(그림 28-1). 또한 각 단계가 유전자 발현 및 기타 요인에 영향을 받으므로 상응하는 기여 요인을 감수성 바이오마커로 생각할 수 있다.

2) 노출-질병 연속모델

외부 환경에 유해물질이 존재한다고 하여 바로 건강에 영향을 일으키지는 않는다. 〈그림 28-1〉의 노출-질병 연속모델에서 보듯, 환경 중 존재하는 물질 일부가 체내에 들어오게 되고 이 중 일부가 원물질(parent compound) 형태로 또는 대사산물(metabolite)로 체내에서 유해한 영향을 일으킬 수 있다. 벤젠을 예로 들면 흡입된 공기 중 벤젠은 50% 정도가 체내로 흡수된다. 그중 일부는 벤젠옥사이드(benzene oxide), 뮤콘알데하이드(mucon aldehyde), 하이드로퀴논(hydroquinone) 등의 보다 반응성이 큰 물질로 대사되어 단백질이나 DNA 등 유전물질과 결합하거나 더러는 프리라디칼(free radicals) 같은 활성 산소종(Reactive Oxygen Species, ROS)을 연쇄적으로 발생시켜 지질을 산화시키고 세포 내 신호전달체계(cell signaling)를 교란시킨다. 이로 인해 생체기능은 저하되거나 상실될 수도 있고, 유전독성물질의 경우 유전자와 결합하여 정상적인 세포의 복제와 유전자의 전사/번역을 가로막고 돌연변이의 발생 가능성을 높이게 된다. 〈그림 28-1〉에서 각 단계를 이어주는 화살표의 크기를 동일하게 그렸지만, 다양한 사람들로 구성된 인구집단에서는 화살표의 크기가 사람 또는 집단마다 다를 수 있으며 이를 '감수성(susceptibility)'이라고 설명한 것이다. 이와 같이 '노출-질병 연속모델'은 환경오염물질의 노출과 건강영향을 체계적으로 연구하는 데 직관적인 이해를 가능하게 하고, 연구설계 면에서 다양한 방법론을 접목할 수 있게 하기에 환경보건학 및 분자역학 연구에서 많이 활용되고 있다.

3) 환경오염물질의 체내거동과 체류시간에 대한 분석

물질의 흡수로부터 최종적인 제거과정을 '노출-질병 연속모델'과 결부하여 모식적으로 나타내면 〈그림 28-2〉와 같다. 바이오마커로 활용되는 물질들도 체내 흡수(absorption)된 후, 분배(distribution), 대사(metabolism) 및 배설(excretion) 등의 과정을 거치게 되는데 이를 동력학(kinetics)에서는 영문이니셜을 따와 ADME라고 표현한다. 이와 같은 ADME는 물질에 따라 다르며 같은 물질이라도 여러 사람이 모인 인구집단에는 서로 다른 체내거동이 관찰되기도 한다.

우리 몸에 들어온 물질은 다양한 체류기간(resident time)을 가진다. 〈그림 28-2〉에서 화살표로 나타낸 단계별 이벤트를 동력학적(kinetic)으로 선형(linear)이라고 가정하면, 간단한 1차 반응속도상수(first-order rate constant)로써 나타낼 수 있어 간단한 모델을 구축하여 인구집단 연

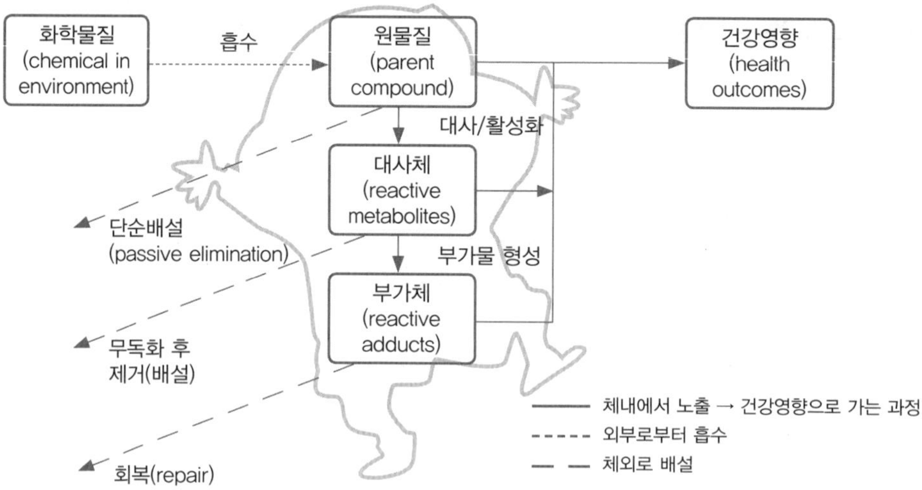

〈그림 28-2〉 발암성 물질의 노출에서 건강영향에 대한 동력학적 모식도

주: 환경 중 물질이 체내 흡수되어 직접 영향을 줄 수도 있겠으나 일반적으로 활성화(bioactivation) 과정을 거쳐 반응성이 증대된 대사체가 DNA와 부가체(adduct)를 형성하고 결국 질병으로 발전하는 과정을 표현했다. 각 과정은 1차 반응(first order reaction)으로 나타낼 수 있다.

구에 활용할 수 있다.[1] 각각의 속도상수(rate constant)는 시간의 역수($time^{-1}$)로 표현되므로 속도상수 값이 클수록 다음 단계로의 이행이 빨라지고, 체내 머무름 시간은 짧아지게 된다. 가령, 중금속의 ADME 중 특히 제거(elimination)와 관련된 속도상수 값은 VOC보다 작아 중금속의 체내 머무름 시간(체류시간)은 길다. 체류시간과 관련하여 약리학적으로 평균체류시간(mean residence time) 또는 반감기라는 용어를 알아둘 필요가 있다. 전자는 제거 속도상수의 역수로 구할 수 있고, 생물학적 반감기(half-life)[2]는 'ln(2)'÷'제거 속도상수'를 반감기로 나타낼 수 있는데, 흔히 사용되는 반감기는 생물학적 반감기와 관련된 경우가 많다.

4) 노출평가에 바이오마커를 활용할 때 고려해야 할 사항

앞서 바이오마커를 이용하면 노출 여부를 확인하는 데 쓸 수 있다고 했다. 하지만 체내 반감기에 따라 바이오마커의 활용은 주의를 기울여야 한다. 〈표 28-1〉에서 표시한 노출 바이오마커

1 물론, 이 과정은 물질의 체내 제거(elimination)과정이 포화(saturation)되지 않을 정도의 낮은 농도에서 이루어졌다는 가정이 필요하지만, 환경 중 노출 또는 많은 작업장 노출 상황에 적용해도 큰 무리는 없을 것이다.

2 생물학적 작용에 의해 체내 수준이 절반으로 줄어드는 데 걸리는 시간으로, 단일 노출(single administration)의 박스모델(compartment model)에서는 terminal half-life를 지칭한다.

〈표 28-1〉 체류시간별 바이오마커의 구분과 특성

바이오마커의 타입	체류시간 (1/k)	사례	활용
단기간	≤ 2일	생체 시료 중 VOC, BPA, 프탈레이트류; 대부분의 요 중 대사산물 등	parent compound 및 활성 생성물(reactive product)의 동력학 연구
중간기간	2일~2달	혈중 중금속(니켈, 코발트, 납); DNA adduct; 혈액 및 지방조직의 PCB; 혈중 알부민 adduct 등	노출량 추정(dosimetry); 역학연구 및 건강 관련 조사 연구
장기간	> 2달	요 중 카드뮴 · 수은; 혈중 다이옥신, PBDE 등 잔류성유기화합물질; 헤모글로빈 adduct, 림프구 SCE, 염색체 이상	노출량 추정(dosimetry); 역학연구 및 건강 관련 조사 연구

주: k: 제거 속도상수(elimination rate constant); VOCs: 휘발성유기화합물질(volatile organic compounds); BPA: 비스페놀 A(bisphenol A); PBDEs: 폴리브롬화 디페닐 에테르(polybrominated diphenyl ethers); SCEs: 자매염색분체교환(sister-chromatid exchanges)

중 단기 마커는 노출이 발생하면 즉시 혈액농도가 짙어지고 소변으로 쉽게 빠져나와 검출도 쉽지만, 노출이 지속하지 않고, 샘플링 시점이 노출시점과 다소 떨어져 있을 경우 분석된 생체 시료에서 검출되지 않거나 미미한 수준으로 남아 노출 여부를 제대로 알 수 없는 때도 있다. 반면, 중금속과 같이 체류기간이 상대적으로 긴 물질의 경우는 노출 여부를 가릴 수 있겠지만 언제 노출이 발생했는지 알기는 어렵다. 다만, 식이나 환경 또는 생활용품을 통해 자주 노출되는 경우 체내에서는 정상상태 또는 유사정상상태(pseudo-steady state)에 이르게 되어 노출 바이오마커가 평균노출량에 비례할 것이라고 가정할 수 있는 근거가 성립될 수 있다. 바이오마커 검출만으로 노출 여부나 노출량을 추정하는 것은 매우 조심스럽게 접근해야 한다.

(1) 노출평가에 대한 이해

노출평가(exposure assessment)란 ▲ 어떤 물질(chemical agent of interest)에, ▲ 누가(population/subjects), ▲ 얼마나 노출(exposure levels)되었는지, ▲ 노출원(sources)은 무엇이고, ▲ 노출경로(exposure pathways and routes)와 매체(exposure media)는 무엇인지 어떠한지, ▲ 노출기여요인은 무엇이며 얼마나 되는지 정량적으로 관찰하고 기술하는 것이다. 단지 공기나 물 등 환경매체나 식품 중의 유해물질의 수준을 측정하는 것으로 노출평가를 이해한다면, 위해성 평가에 활용할 수 있는 자료는 매우 제한적임을 알 수 있다. 노출-질병 연속모델에서 보면 노출평가는 첫 두 단계에 해당하고, 환경 중 물질이 체내로 들어와야 질병을 일으킬 수 있기에 내적용량에 대한 정보 확보와 연결될 필요가 있다.

(2) 물질별 체내 운명과 바이오모니터링 매체의 선택

인구집단에서 노출 바이오마커의 측정에 있어 우선 외적 노출량(environmental exposure amount)과 노출 바이오마커에 대한 양-반응관계(dose-response relationship)에 대한 이해가 필요하고, 영양 및 인구학적 변수 등 외적 노출량과 바이오마커의 관계에 영향을 줄 수 있는 교란변수(effect modifier)에 대한 정보가 확보되어야 한다. 또한 노출 바이오마커도 연구대상인 화학물질 또는 관련 산물(products)이기에 체내 동태(kinetics)에 대한 이해가 필요하다.

〈그림 28-3〉에서 보듯 '잔류성 유기화합물질(Persistent Organic Pollutants, POPs)'은 친지질성(lipophilic) 특성으로 인해 지질에 많이 함유되어 있다. 혈중에도 지질의 함량이 전혈기준 0.65%이기에 반감기가 긴 잔류성 유기화학물질은 대개 혈중에서 측정한다. 따라서 POPs 연구를 하는데 소변에서 측정 매체(biological media)로 하는 경우는 거의 없다. 의미있는 검출결과를 얻을 수 없기 때문이다. 반면, 체내 반감기가 짧은 물질은 혈액에서 신속하게 제거되고 소변으로 배설된다. 따라서 노출이 일회적 (또는 산발적일지라도) 노출시점과 다소 간격을 두고 혈중 원물질 또는 대사체를 분석하면 검출에 실패하거나 적절한 농도를 확보할 수 없는 상황이 발생할 수 있다. 한편, 혈액에서 소변으로 배설되는 약간의 시간이 있고 방광에서 모여 제거되고 비침습적(non-invasive)이며 다루기 쉽기에 소변은 혈액보다 나은 매체로 간주되고 있다. 그렇지만 소변농도만으로 노출시점을 알 수 없기에 농도를 이용하여 내적용량(internal dose) 또는 외적 노출량(environmental exposure amount)을 추정하는 것은 세심한 주의가 필요하다.

(3) 노출평가를 위한 바이오마커의 선택과 해석에 있어 주의할 점

① 민감도(sensitivity)와 특이도(specificity)

모든 바이오마커는 적절한 대상을 측정해야 할뿐더러, 적정수준의 노출량 이상에서 활용가치를 지닌다. 바이오마커를 이용하여 노출량을 추정하려 할 때, 이런 원칙을 잘 이해하더라도 실제 현장에서는 다른 어려움에 부딪치는 경우가 많다. 바이오모니터링을 이용한 노출평가에서 유용한 바이오마커는 해당물질의 노출량이 많을수록 많이 검출할 수 있어야 하고, 일반 생활환경이나 작업환경에서 비노출 그룹에서와 같이 비교적 낮은 노출수준도 검출할 수 있는 민감도(sensitivity)가 확보되어야 한다.

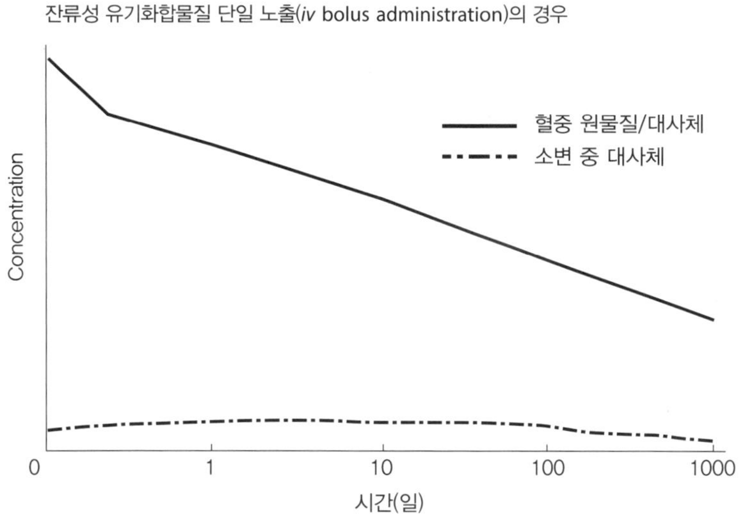

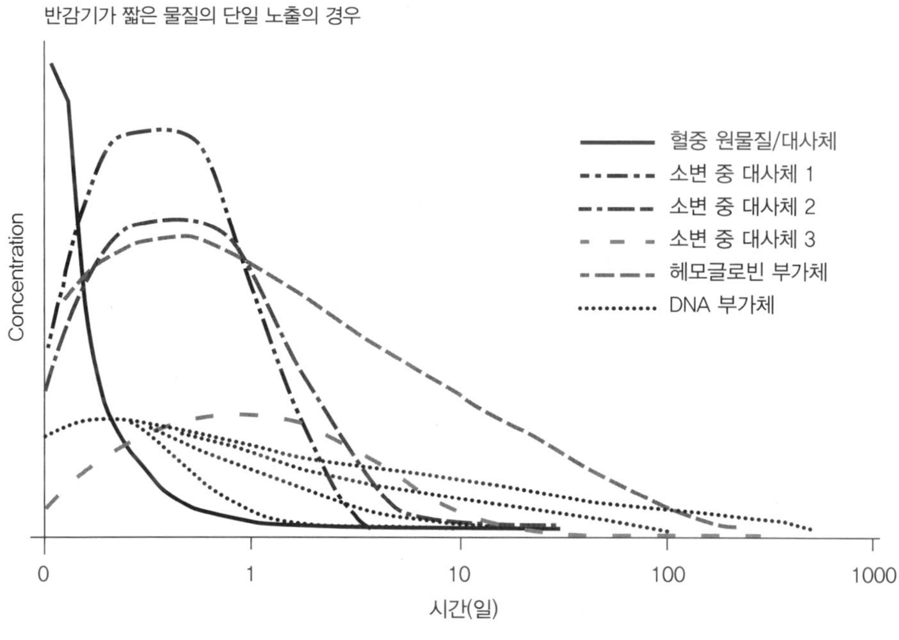

〈그림 28-3〉 혈액과 소변에서 물질 특성에 따른 운명(fate) 모식도
자료: DeCaprio, 2006.

한편, 바이오마커의 활용에는 적정수준 이상의 특이도(specificity)의 확보도 매우 중요하다. 특이도란, 바이오마커가 식이나 환경 중 다른 오염물질 및 개인적인 기호나 생활습관(예: 흡연, 음주)에 의해 혼동되거나 교란받을 수 있기에 특정물질 노출에 대한 변별력을 의미한다. 가령, 실내환경에서 폼알데하이드(formaldehyde)가 체내에 얼마나 들어왔는지 알기 위해 요 중

폼알데하이드 농도를 측정하면 실제로 노출-내적용량의 양-반응관계가 성립하지 않을 것이다. 그 이유는 폼알데하이드의 높은 반응성으로 인해 체내에 흡수되자 곧 다른 물질과 결합되거나 대사되어 소변 중 폼알데하이드의 양은 거의 없을 것이기 때문이다. 만약 폼알데하이드의 최종 대사산물(metabolite)인 폼산(formic acid)을 측정한다면 매우 높은 수준으로 검출할 수는 있을 것이다. 하지만 이 경우 외적 노출량과 소변농도 간의 상관관계가 뚜렷이 보이지 않을 가능성이 많고, 특히 낮은 농도에서는 구별이 쉽지 않을 것이다. 폼산은 실내 공기 중 폼알데하이드의 최종 분해산물이지만, 작은 분자량(low molecular weight)의 환경 유기물질과 체내 여러 가지 단백질의 최종 분해산물로 자연스럽게 생겨나기도 하기 때문에 외재적 노출(exogenous exposure)과 내재적 요인(endogenous sources)에서 발생한 것을 구분해낼 수 없기 때문이다.

② 샘플링 시 적절한 매체(생체시료)와 샘플링 시점의 선택

대체로 친지질성(lipophilic) 물질은 혈액(혈중 지질) 또는 지방조직에, 친수성 물질은 소변, 혈액(혈청) 또는 날숨에 존재하는 경우가 많다. 또한 소변과 혈액에서 샘플링할 때, 잔류성이 높지 않은 물질은 노출 후 하루가 지나도 ppb(part-per billion) 이하로 떨어질 수 있지만, 잔류성이 높아도 소변 중 농도가 낮기에 이에 대한 구분이 필요하다. 이에 대한 상세한 설명은 앞에서 했기에 여기서는 생략하기로 한다.

③ 노출원 및 노출정보에 대한 정보

대개 체내에서 검출되는 바이오마커에는 '출신성분(sources of exposure)'에 대한 표식이 없다. 따라서 노출원이 식품인지(식품이라면 어떤 식품이었는지), 환경인지, 기타 생활요인과의 관련성을 알 수 있는 단서가 생체시료의 제공자로부터 확보되지 않을 경우, 노출원에 대한 정보를 알 수 없고, 흡입, 섭취, 경피부, 경태반 등 노출경로(pathways of exposure) 또한 알 수 없어 유해물질에 대한 차단을 위한 정책적 개입(intervention)에 지장을 초래한다. 따라서 바이오모니터링을 기획할 때 생체시료의 확보와 검출만큼이나 생체시료 제공자 개개인이 처한 노출환경에 대한 정보 확보가 매우 중요하다.

④ 노출시점

대부분의 바이오모니터링 연구에서 검출된 바이오마커는 (실험실에서 수행된 인위적 노출이 아닌 경우) 언제 얼마나 자주 노출된 것인지 직접 알 수 없는 경우가 많다. 〈그림 28-3〉에서와 같이 체내 반감기가 짧고 일정한 농도에 정해진 기간 노출된 것이 아닌 경우, 언제 시료를 채취했는

지에 따라 농도가 크게 변할 수 있어 주의가 요구된다. 특히 물질의 화학적 특성에 따라 검사 대상물 중 농도나 변화추이(profile)가 크게 다르다. 따라서 바이오모니터링 연구의 기획단계에서 원물질(parent compound)과 대사산물(metabolite) 또는 부가체(adduct) 중 어떤 것을 취할지, 샘플링하려는 시료(specimen)에서 반감기(half-life)는 어떤지, 수거 후 냉동고에 보관하는 동안 안정성(stability)은 어떠한지를 반드시 확인해야 한다. 더불어 해당물질이 검체 제공자의 노출 패턴(빈도, 강도 등)에 대한 정보는 반드시 확보되어야 한다. 이러한 노출량에 대한 정보 수집의 방법으로 설문지, 증례기록지 및 진료기록부, 식이섭취 다이어리 또는 식이섭취 빈도조사 및 환경노출평가 등 전통적인 방법뿐 아니라 모바일 기기를 활용한 시간활동도(time activity) 조사 및 실시간 노출모니터링 기법도 지속해서 개발 · 활용되고 있으니 적절히 활용하면 좋겠다.

⑤ 분석기술

근래 질량분석기(mass spectrometry)의 분석기술이 대단히 빠르게 발달하고 보급도 많이 늘어나 과거에는 '불검출' 또는 변별하지 못한 물질을 이제는 높은 분석능(resolution)으로 검출하고 있다. 최근에는 고형 생체시료 중 대사체를 비파괴 정량하는 NMR 기술까지 보급되고 있다. 이러한 기술의 발달이 바이오모니터링을 크게 도약시키는 것은 분명하지만, 분석기술 자체가 바이오모니터링 및 위해성 평가 자체를 결정하는 것은 아니다. 하지만, 새로운 기술의 도입과 적극적인 활용을 위한 학제적인 연구는 더욱 강화되어야 하고 그렇게 될 것으로 전망된다.

⑥ 완건성

노출 바이오마커의 자격으로서 외적 노출을 변별력 있게 반영하는 특이성(specificity)은 앞에서도 설명했지만 '완건성(robustness)' 또한 근거가 반드시 확보되어야 한다. 여기서 말하는 '완건성'은 정량된 농도의 신뢰도에 해당한다. 측정법이나 측정자, 샘플링 매체, 저장 및 해동, 전처리 방법 등 측정된 농도에 영향을 줄 수 있는 요인은 매우 많다. 만일 동일한 검체를 분석하는데 측정기관이나 분석방법마다 서로 다른 결과를 보인다면, 냉동보관 중인 검체를 분석한 것이 현장에서 샘플링할 당시의 검체 수준과 같다는 믿음이 없다면, 또 시료의 수거/이동 및 전처리 과정 중에서 발생할 수 있는 오염이나 기저농도값(background levels)이 높다면 그 자료는 믿을 수 없는 것이기 때문이다.

⑦ 누적노출량 및 건강영향 관련성

유해물질에 대한 건강영향은 노출이 지속해서 이루어질 경우 발생할 가능성이 높다. 그렇기 때문에 일정 기간의 평균노출량 또는 누적노출량에 대한 추정은 위해성 평가에서 매우 중요하다. 바이오모니터링에서 뼈와 모발 또는 소변 중 중금속이나 혈액 중 헤모글로빈 또는 알부민-부가체(albumin adduct)는 일정 기간의 평균노출량을 반영하기에 건강영향과의 연관연구에 많이 활용되고 있다.

5) 노출 바이오마커의 용도

① 전통적인 노출모델(exposure model)의 타당도에 대한 근거 제공

전통적인 노출모델은 내적용량 또는 흡수량을 추정하기 위해 제품 또는 환경매체에서 취한 시료 중의 농도(또는 함량)와 사용량 및 노출량(섭취도, 호흡률, 시간활동도, 행태 등)을 이용한다. 이를 통해 추정된 용량은 유용한 정보가 될 수 있으나 모델은 모델로서 여러 가정에 기반을 둔 추정치일 뿐이다. 바이오모니터링을 통해 확보된 측정치는 실제 내적용량을 통합적으로 반영한 것으로 모델의 산출량과 비교하여 타당성에 대한 근거를 제공할 수 있다.

② 환경보건정책상 위해성 물질 관리의 우선순위에 대한 근거 제공

개인 또는 인구집단에 있어 상대적으로 가장 위해성이 높은 물질을 식별할 수 있도록 한다. 일반적으로 독성이 높거나 체내 축적이 높은 물질들이 이런 관심대상 물질인데, 바이오마커를 이용하여 건강관련 한도(가령, 벤치마크 benchmarks)를 초과하는 물질을 식별하거나, 어떤 후속 조치를 해야 할 정도로 일반인구집단 대푯값보다 특별히 높은 집단에서 보이는 물질을 관리할 수 있다.

③ 고위험군 집단의 식별

인구학적으로 또는 지리적 · 사회경제적인 상태나 생활습관에 따라 유해물질 노출의 차이가 발생할 수 있고, 이로 인한 고위험군의 식별이 환경보건학적으로 필요할 때 표적집단 또는 전국민 대상의 바이오모니터링 조사(survey)를 통해 고위험군 집단을 효과적으로 식별할 수 있다.

④ 통합노출량 제공

생체시료에서 측정된 양은 알려진 (또는 측정시점까지 미지의) 다양한 노출원과 경로를 통해 흡수된 체내 부하량을 통합적으로 반영한다. 노출경로를 알 수 없는 것이 단점일 수도 있지만, 어느 경로든 체내에 들어온 총량이 바이오마커의 수준으로 반영된다고 할 수 있다.

⑤ 대상 인구집단의 경시적 변화량 제공

특정 인구집단에 대해 시간을 두고 같은 물질에 대해 바이오모니터링을 수행할 경우, 계절과 계절 사이, 연차별, 분기 및 연대별로 특정물질에 대한 노출 수준의 변화 추이를 알 수 있게 한다. 이러한 추이는 특정물질에 대한 환경보건정책의 효과 또는 관리대상물질의 변화, 건강증진을 위한 객관적 증거를 제공해준다.

⑥ 인구집단의 참고치 또는 참고범위 설정 근거 제공

참고치(reference value)는 개념적으로 건강영향에 기반을 둔 안전한 농도 수준의 노출허용을 의미하지만, 일반 인구집단의 기술통계적 대푯값 수준을 나타내는 경우도 있다. 전자를 위해기반 참고치(risk-based reference value)라 하고, 후자를 인구집단기반 참고치(population-based reference value)라고 한다. 많은 경우 안전한 농도가 알려져 있지 않아 어떤 인구집단에서 바이오모니터링이 수행되었을 경우, 이와 유사하면서 유해물질에 노출되지 않은(또는 최소한 노출된) 일반 인구집단의 참고치가 비교목적으로 활용되는 경우가 있다.

⑦ 유해물질에 대한 정책적 저감 프로그램 및 건강증진 활동의 평가 수단

정부나 지방자치단체의 유해물질 관리 대책이 실효성이 있었는지 알아보는 데 바이오모니터링은 매우 효과적인 평가수단으로 작용할 수 있다. 다만 어떤 기간에 걸쳐 이루어졌는지 경시적 비교가 가능한 자료의 확보가 필요하다.

2. 바이오모니터링의 활용

1) 위해성 평가와 바이오모니터링

바이오모니터링을 활용한 위해성 평가를 수행할 때 연구설계 단계에서 결과해석에 이르기까지 적절한 타당성이 충족되어야 한다. 이를 위해 정도관리(quality control) 및 정도보증(quality assurance) 프로그램이 동원되며, 측정에 대한 신뢰도 및 타당도(measurement validity)를 높이는 데 그치지 않고, 연구의 내적 완결성(internal validity)과 일반화(external validity, 또는 generalization)도 가능케 하는 기반이 되어야 한다. 결론적으로 노출 바이오마커는 노출 또는 물질의 흡수를 제대로 반영할 수 있어야 하고, 측정에 대한 신뢰도와 안정성은 기본적으로 제공되어야 한

다. 영향 바이오마커의 경우 건강 유해와 기전적으로 관련이 있어 유해평가 및 양-반응(dose-response) 평가에 이은 참고치 결정에 불확실도(uncertainty)를 줄일 수 있어야 한다. 감수성 바이오마커의 경우 고위험군에서 민감군을 식별할 수 있어야 하며 건강영향의 작용양상(mode of action)에 기반을 두어야 한다.

(1) 바이오마커를 활용한 유해평가(hazard identification)

화학물질의 건강영향을 결정하기 위해 확보 가능한 데이터에 대한 실험적 분석을 함으로써 바이오마커로 독성기전에 대한 이해를 높일 수 있으며, 건강영향에 대한 잠재적 문턱값(potential threshold)을 파악할 수 있게 한다. 정보가 충분하지 않은 경우 일반적으로 발암성 물질의 문턱값(역치)은 없다고 가정하는 것이 발암성 화학물질에 대한 위해성 평가의 기본(default)이다. 특정 화학물질의 인체 발암성에 대한 가능성을 역학자료(epidemiologic data)와 동물실험 및 기타 독성학적 기전 데이터를 포괄하여 합리적 모델을 제시하는 것도 바이오마커를 통해 가능하며, 이 과정에서 관련 증거의 경중을 가릴 수 있는데 이를 증거력(weight-of-evidence)이라고 한다.

(2) 바이오마커를 활용한 용량-반응 분석(dose-response analysis)

서로 다른 수준의 노출에 대한 생물학적 반응도 또는 그 확률을 정하는 데 있어, 대사(metabolism)와 독물동력학(toxicokinetics)적 정보와 함께 DNA/단백질 바이오마커는 대단히 유용한 수단(utility)으로 활용된다. 가령 위해성 평가(risk analysis)에서 특정 실험동물 종(species)에 대해 인위적으로 투여된 고농도 실험결과만 존재할 경우 안전계수(safety factor)를 사용할 수도 있겠으나, 최근에는 작용양상(mode of action, MOA)이 반영된 생리학적 기반-약물동력학(physiologically-based pharmacokinetics, PBPK)을 사용하여 종간(inter-species) 독성반응의 차이나 고농도 → 저농도의 외삽(extrapolation)까지 추정하여 불확실성을 줄여나가는 방식에 많은 관심과 노력이 쏟아지고 있다.

(3) 바이오마커를 활용한 노출평가(exposure assessment)

이미 앞 절에서 노출 바이오마커의 활용도에 대해 충분히 설명했지만, 노출평가에서 바이오마커는 노출이 있었음을 직접 보여줌으로써 역학 연구에서 오분류(misclassification)를 줄일 수 있고, 주요기관 및 분자세포 수준에서의 내적용량을 모델링할 수 있게 한다. 노출 바이오마커를 통해 체내 흡수된 총량을 가늠할 수 있고, 여러 노출원과 경로가 존재할 경우 통합노출량을 추정할 수 있고, 시간 경과에 따른 노출패턴의 변화도 볼 수 있고, 생활환경 및 개인위생과 습관에 따라 발생할 수 있는 노출량의 변화도 식별가능하다.

이러한 노출 바이오마커의 효용을 높이기 위해 다음의 사항을 고려해야 한다. 특정 인구집단에서 정량적 노출의 대표성(representativeness)을 확보하고 있어야 한다. 사람마다 노출량의 차이가 있지만 동일인이라도 시점에 따라 노출량이 다를 수 있듯이 관련 바이오마커 수준도 개인간 변이(between-subject variance) 및 개인내 변이(within-subject variance)를 고려해야 한다. 개인간 차이를 설명하는 요인 중 동력학적 요인은 흡수-분배-대사-배설(ADME)로 설명될 수 있다. 노출기여요인에 대한 면밀한 노출평가와 함께 바이오모니터링을 수행하면 노출기여요인을 식별하는 데 도움을 얻을 수 있다. 생물학적 노출지표(Biological Exposure Index, BEI)처럼 바이오마커의 수준을 통해 노출허용기준의 수준을 가늠하는 경우도 있다. 하지만 이는 BEI가 설정된 몇몇 물질의 작업장 환경의 경우에 한정된 것이고, 일반 인구집단에는 참고할 수는 있어도 노출평가에 사용하는 것은 주의해야 한다.

(4) 위해성 평가에서 바이오모니터링의 제한점

바이오모니터링은 노출이 있었음을 알려줄 수 있어도 노출 시점과 빈도 및 정도를 알려주지는 않는다. 통합노출량은 노출 유무를 반영하지만, 어떤 노출원으로부터 왔는지 어떤 경로로 체내에 들어왔는지 분명하지 않은 경우가 많다. 바이오모니터링에 활용하는 생체시료가 표적장기 및 생리적으로 중요한 기관을 거쳐 나왔지만, 바이오마커의 수준이 표적장기 및 중요 장기의 그것과는 다를 수 있다. 따라서 위해도를 정량할 때, 민감군을 식별할 때 또는 질병의 조기 진단을 수행할 때 실제 노출에 대한 영향과 다를 수 있음을 염두에 두어야 한다. 따라서 바이오마커를 통한 위해성 평가가 여러 가지 이점을 제공하지만, 전통적인 노출평가 방법론과 함께 이루어져야 그 효용성이 커질 수 있음을 연구설계와 결과해석에 있어 반드시 염두해야 한다.

2) 국가 단위 바이오모니터링 사업

관심 있는 환경오염물질에 대해 바이오모니터링을 전국적으로 일정한 시기마다 수행하면, 국민건강증진과 환경보건에 있어 매우 중요한 자료를 얻을 수 있다. 앞에서 설명했듯 바이오모니터링이 환경유해물질의 내적용량을 나타내는 확실한 근거이며, 전국적으로 수행할 경우 전 국민 대푯값과 상한값과 더불어 지역과 계층별 편차를 확인할 수 있고 상호 비교를 통해 상대적으로 높은 지역을 가려낼 수 있다. 또한, 바이오모니터링과 환경요인 및 식이, 생활습관, 직업력, 가족관련 정보의 수집과 동시에 수행할 경우 노출원 및 노출경로를 추정할 수 있는 중요한 단서를 확보할 수 있다. 또한 경시적으로 이들 물질을 모니터링할 때, 특정물질의 저감대책의 효과를 볼 수 있고, 새로이 관리가 필요한 물질과 우선순위를 정하는 데 큰 도움을 줄 수 있다. 이러한 이점 때문에 여러 나라에서 전국단위 바이오모니터링 사업을 사정에 맞게 수행하고 있으며, 우리나라도 환경부를 비롯한 유관 기관에서 이를 수행하고 있다.

(1) 국가 바이오모니터링 사업의 의의

① 전 국민 대푯값과 참고치

전국단위로 샘플링을 수행할 경우, 전 국민 대표성을 위해 지역적으로 인구비례분포를 고려하여 연구를 설계한다. 이렇게 수행된 결과는 다양한 편차를 수반한 데이터베이스로 수렴되고 대개 기하정규분포(log-normal distribution)하는 물질농도의 특성을 반영하여 기하평균과 중위수, 75분위수, 95분위수 등 분위수로 나타내는 경우가 많다(표 28-2).

결과적으로 전 국민의 대푯값과 계층별 대푯값이 계산되는데 고노출군에 대한 기준도 정해진다. 참고치(reference value)라고 불리는 이 기준은 개념적으로 '일반 인구집단의 기저 노출 상한선'을 의미하는데, 국민의 평균 건강이 고려되어 결정하는 것보다는 참고집단(대개 일반 인구집단)의 분포에서 이상치(outlier)를 가르는 기준에 해당하여 집단내 상대적 고노출군을 식별하는 데 사용된다. 이런 점에서 건강영향이 반영된 독일의 인간 바이오모니터링 값(HBM value)과 비교될 수 있다. HBM은 체내에서 검출된 유해물질 농도를 평가하는 가이드라인으로, HBM-I과 HBM-II로 구분되는데, 전자가 지정된 수치 이하에서 건강위해가 없는 것으로 추정되는 지점이라면, 후자는 일반 인구집단에서 민감한 자들은 건강영향의 위해가 증가할 수 있기에 즉각적인 조치가 필요한 수준을 의미한다고 하겠다. 건강 위해성과 관련된 참고치가 확정된 물질이 많지 않아 대개 인구집단기준 참고치(population-based reference value)가 사용되며, 이 경우 일반 인구집단(general population)의 95분위수(RV95)를 사용하는 경우가 많다. 인구집단별 RV95값이 나라와 시기마다 다를 수 있기에 상호비교를 위한 지표로 유용하게 사용될 수 있다.

〈표 28-2〉 국내 성인 혈중 수은 농도 [제1기 국민환경보건기초조사('09~'11) 보고서]

구분	N	산술평균 (AM)	기하평균 (GM)	기하평균 95% 신뢰구간	백분위수			
					25분위수	중위수	75분위수	95분위수
전체	6,298	3.97	3.08	(2.96, 3.21)	1.99	3.05	4.76	9.91
남	2,924	4.74	3.65	(3.49, 3.83)	2.33	3.60	5.74	12.07
여	3,37	3.22	2.62	(2.51, 2.73)	1.77	2.62	3.92	7.39
19~29세	747	2.87	2.35	(2.18, 2.53)	1.59	2.33	3.40	6.53
30~39세	1,180	4.02	3.22	(3.04, 3.42)	2.19	3.26	4.97	10.49
40~49세	1,333	4.34	3.45	(3.25, 3.67)	2.29	3.40	5.29	10.19
50~59세	1,495	4.89	3.75	(3.54, 3.98)	2.37	3.62	5.94	12.68
60~69세	1,110	4.06	3.05	(2.86, 3.26)	1.88	2.90	4.89	10.21
70세 이상	433	3.36	2.58	(2.35, 2.84)	1.66	2.56	3.92	7.59
서울	843	3.87	3.02	(2.76, 3.31)	1.94	2.92	4.73	10.19
부산	516	4.77	3.65	(3.17, 4.19)	2.34	3.56	5.74	12.26
인천	447	3.53	2.69	(2.33, 3.10)	1.68	2.74	4.12	7.81
대전	361	3.41	2.87	(2.63, 3.14)	1.91	2.88	4.18	7.51
울산	301	5.72	4.59	(4.04, 5.23)	2.85	4.31	8.03	12.69
광주	333	3.48	2.85	(2.50, 3.24)	2.01	2.88	3.92	7.29
대구	492	5.03	3.94	(3.46, 4.48)	2.49	3.81	6.13	13.25
경기	835	3.47	2.77	(2.52, 3.05)	1.79	2.81	4.07	7.89
강원	339	4.52	3.57	(3.07, 4.16)	2.31	3.35	5.44	10.73
충남	221	2.61	1.96	(1.50, 2.57)	1.33	2.03	3.38	7.33
충북	210	2.95	2.51	(2.24, 2.80)	1.71	2.47	3.62	6.52
전남	173	3.51	3.00	(2.56, 3.52)	2.00	2.88	4.82	7.28
전북	244	3.19	2.71	(2.45, 2.99)	1.90	2.70	3.83	6.94
경남	300	4.94	3.93	(3.26, 4.74)	2.47	3.90	6.60	11.24
경북	340	4.91	3.67	(2.98, 4.51)	2.36	3.50	5.85	11.75
제주	166	5.43	4.19	(3.26, 5.39)	2.58	4.15	7.06	13.14
도시	4,966	4.00	3.11	(2.98, 3.24)	2.00	3.07	4.79	9.99
농촌	428	3.15	2.51	(2.21, 2.85)	1.66	2.41	3.79	7.33
해안층	177	5.97	4.80	(3.82, 6.02)	3.07	5.04	7.41	14.19
중금속 측정망	727	4.08	3.28	(3.02, 3.56)	2.19	3.23	4.87	10.29
비흡연자	4,882	3.70	2.90	(2.78, 3.02)	1.89	2.85	4.44	8.95
흡연자	1,414	4.79	3.72	(3.49, 3.95)	2.42	3.67	5.95	12.11

주: 혈액농도(μg/L)의 산술평균, 기하평균, 그리고 백분위수

② 인구집단의 유해물질 노출원/노출경로에 대한 정보 확보

앞에서 설명했듯 바이오모니터링이 내적용량을 알려주지만 노출원과 경로 및 노출시점에 대한 정보는 알려주지 않기에 이를 보완하는 정보의 확보 없이 바이오마커의 측정만으로는 효용성에 제약이 많다.

우리나라의 국민환경보건기초조사사업과 같은 대규모 바이오모니터링 사업에서도 연구

참여자(시료공여자)들의 유해물질 노출원과 노출경로 및 노출량에 대한 정보를 확보하기 위해 식이와 환경 및 생활습관에 대해 상세한 설문지를 활용하여 바이오모니터링을 위한 시료수거와 함께 진행하고 있다. 다소 목적은 다르지만 우리나라의 국민건강영양조사와 미국의 보건영양조사(National Health and Nutrition Examination Survey, NHANES)도 설문을 통해 노출에 관련될 수 있는 정보를 확보하고 있다. 외국의 경우 독일의 환경노출조사(German Exposure Survey, GerES)와 미국의 전국인체노출평가조사(National Human Exposure Assessment Survey, NHEXAS)에서는 생체시료와 함께 공기, 토양 및 먼지, 음용수, 식이 시료를 수거하여 화학적인 분석을 통해 노출원과 노출경로 및 외적 노출량에 대한 정보를 수집하고자 하였다.

③ 내적용량의 경시적 변화자료 및 화학물질 관리의 정책적 개입 지점에 대한 근거 확보

전국적인 수준에서 수행된 바이오모니터링의 경시적 경향을 알면, 전체 국민에게 어떤 화학물질이 체내에 축적되는지, 시간에 따라 수준의 변화는 어떠한지, 또한 유해물질의 내적용량이 계절 또는 해마다 어떻게 변하는지에 대한 과학적인 근거를 제공해줄 수 있어 환경보건학적으로 매우 유용하고, 인체노출과 관련된 환경보건 관련 정책의 효과를 측정할 수 있어 정책활용 지표로 사용할 수도 있다.

과거 미국에서 혈중 납의 원인에 대한 논란이 있었을 때, 무연휘발유 사용의 확대와 1976년에서 1980년 사이 NHANES를 통해 확보된 혈중 납 농도 저감이 같은 모양의 곡선임이 확인되었다. 이후 무연휘발유의 지속적인 사용 확대에도 불구하고 혈중 납이 특정 계층에서 저하되지 않는 것을 조사하여 이는 과거 납이 함유된 페인트류의 부식 먼지의 노출과 관련이 있음이 밝혀졌다. 이와 같은 사례에서 보듯 경시적인 바이오마커의 농도 확보는 정책의 효용과 방향뿐 아니라 노출원과 노출경로 및 고위험군 발견에 이르기까지 다양한 이점을 제공하고 있어 체계적인 질관리와 유지가 대단히 중요하다.

(2) 우리나라 국민환경보건기초조사

① 개요

우리나라에서 전 국민을 대상으로 하는 바이오모니터링 사업은 2005년도 질병관리본부에서 시행하는 제3기 국민건강영양조사 참가자 일부에서 수행한 혈중 중금속 측정이 첫 시작이었다. 당시 전국 20세 이상 남녀 2,000명을 대상으로 납, 수은, 카드뮴을 측정하였다. 이후 국민건강영양조사와는 별도로 환경부 국립환경과학원이 주관기관이 되어 2007년, 2008년 전국의

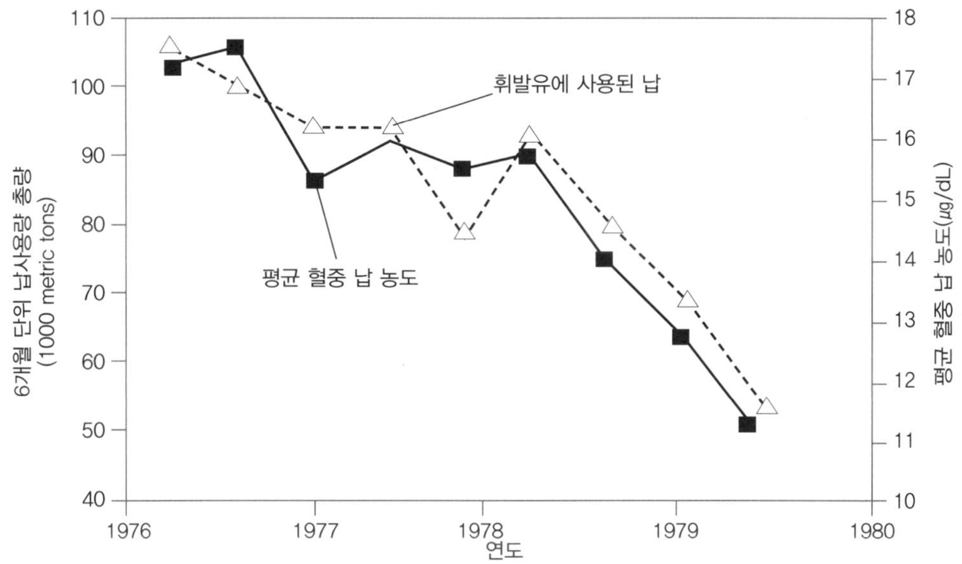

〈그림 28-4〉 미국 휘발유 중 납 함량 저감과 평행해서 감소하는 혈중 납 농도
자료: DeCaprio, 2006.

성인남녀 참가자 수와 유해물질 조사항목을 늘려왔고, 2009년부터는 환경보건법에 근거하여 3년 주기의 제1기 국민환경보건기초조사 사업이 시작되었다.

2008년 공포되고 2009년부터 시행된 환경보건법 제14조는 국내 환경유해인자의 생체시료 중 농도, 환경유해인자로 인한 건강피해 현황 및 환경성 질환의 발생 현황을 조사하도록 규정하고 있다. 이를 위해 바이오모니터링을 통한 전국 및 지역 수준의 환경보건 현황을 파악하고, 설문을 통해 동시에 환경유해 노출요인 등을 수집하여 유해물질 노출과 건강영향의 상관성에 대한 기초자료를 모으고, 환경보건정책의 수립과 지원을 도모하도록 하였고, 그 조사결과는 국가공식통계로 발표된다. 2012년 제2기 국민환경보건기초조사를 시행했으며, 제1기 조사에 대한 공식보고서가 제출되었다.

② 조사 수행 내용

국민환경보건기초조사의 목적은 국민의 유해물질 노출 수준을 평가하고, 물질 수준의 시공간적 분포와 변화에 영향을 주는 노출요인을 분석할 수 있는 한국형 국가인체노출평가체계의 구축기반을 마련하는 것이다. 이를 위해 전국 만 19세 이상 남녀 6,000명을 대상으로 생체시료 중 환경유해물질 16종의 농도를 분석하였고, 설문항목은 참여자 인적사항, 인구학적, 사회 · 경제적 특성, 생활습관 등에 관한 기본항목과 환경 및 직업적 노출력, 거주지 실내외 환경, 교통 및 이동수단, 그리고 최근의 생활습관 등 약 150여 문항으로 구성되어 있다.

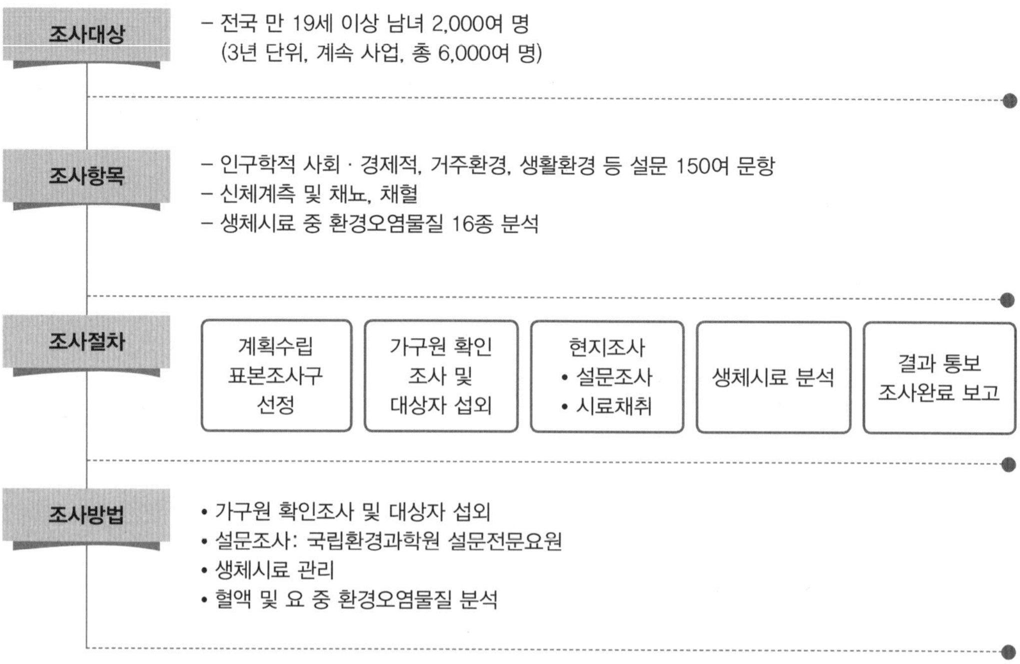

〈그림 28-5〉 제1기 국민환경보건기초조사 수행 내용과 절차

조사대상의 대표성 확보를 위해 표본설계에 사용된 표본추출틀은 2005년도 인구주택총조사 조사구(element) 중 아파트 조사구 및 일반조사구를 사용하였으며, 행정구역상의 지역적 구분과 사회 · 경제적 구분을 각각 1차 및 2차 층화로 하여 총 60개의 층(stratum)으로 세분하였다. 각 층은 총 350개의 표본조사구로 나누어지고, 각 조사구는 대략 60가구로 구성되어 있다. 표본설계에서 추출된 조사구 각 가구를 방문하여 연구참여 동의를 받아 섭외를 확인한 후 조사팀이 현지에 방문해서 면접/설문을 하고, 선체계측 후 혈액과 소변을 수거하였다. 생체시료는 적절한 방법으로 보관 · 이송된 후, 분석전문기관에서 정량되고 내외부 정도관리(quality control)를 받았다. 주요 측정항목은 〈표 28-3〉에 설명되어 있다.

③ 기대 성과 및 향후 계획

전국 단위의 바이오모니터링 사업은 1기 사업이 2009~2011년 진행되었고, 이를 통해 확보된 자료의 가치는 매우 귀중하다. 또한 샘플링과 연구설계 및 섭외과정에서 확보되는 경험과 기술도 우리나라 환경보건의 기본역량 제고에 일익을 담당하고 있다. 2012년부터 2014년까지 시행된 제2기 국민환경보건기초조사 또한 제1기 사업과 유사한 틀을 유지하되, 모니터링되는 화학물질이 총 21종으로 늘어났고, 일반화학검사, 혈액학검사, 지질 및 내분비검사 등 조기건

〈표 28-3〉 제1기 국민환경보건기초조사 주요 측정항목

생체시료별 물질 구분		측정항목
혈액	중금속	납(Pb), 수은(Hg), 망간(Mn)
소변	중금속	수은(Hg), 카드뮴(Cd), 비소(As)
	다환방향족 탄화수소류 (PAHs)	2-나프톨(2-Naphthol, 나프탈렌 대사체) 1-하이드록시피렌(1-hydroxypyrene, 피렌 대사체)
	흡연	코티닌(Cotinine, 니코틴 대사체)
	내분비장애물질	비스페놀 A(Bisphenol A) (원물질) 2-에틸헥실프탈레이트(DEHP) (Di2-ethylhexyl phthalte) 대사체 • 모노(2-에틸-5-하이드록시헥실) 프탈레이트(MEHHP) (Mono(2-ethyl-5-hydroxyhexyl) phthalate) • 모노(2-에틸-5-옥소헥실) 프탈레이트(MEOHP) (Mono(2-ethyl-5-oxohexyl) phthalate) 디부틸프탈레이트(Dibutyl phthalate (DBP)) 대사체) • 모노-n-부틸프탈레이트(Mono-n-butyl phthalate (MnBP))
	살충제	피레드로이드(Pyrethroid)계 살충제 • 3-페녹시벤조산(3-PBA) (3-Phenoxybenzoic acid)
	VOCs	VOC 대사체 • *t,t*뮤콘산(*t,t*-Muconic acid, 벤젠 대사체) • 마뇨산(Hippuric acid, 톨루엔 대사체) • 만델산(Mandelic acid, 에틸벤젠 및 스티렌 대사체) • 페닐글리옥실산(Phenylglyoxylic acid, 에틸벤젠 및 스티렌 대사체) • 메틸마뇨산(Methylhippuric acid, 자일렌 대사체)

강영향 지표로 사용할 수 있는 19종의 임상검사가 추가되었고, 400개 조사구에서 가구단위 추출을 수행하였다. 또한 식이와 시간활동조사 및 계절별 노출패턴까지 연관하여 조사하였다.

이렇게 수행된 조사결과는 국가통계치로서 우리나라 국민의 환경유해물질에 대한 생체지표 노출 대푯값과 참고치(예: 95분위수) 등에 대한 정보를 알 수 있고, 외국 사례에서와같이 원시자료의 공개를 통한 환경보건 전반의 연구를 자극할 수 있을 것이며, 결과적으로 유해물질에 대한 국민건강보호와 건강증진을 위한 근거중심의 과학적 정책수립과 집행에 큰 도움을 줄 수 있을 것이다.

참고문헌

DeCaprio, A.P.(2006), *Toxicologic Biomarkers* (1st ed.), Informa Healthcare.

NRC, ed.(1995), *Biologic Markers Inurinary Toxicology*, National Academy Press.

Schulte, P.A. (1989), "A conceptual framework for the validation and use of biologic markers," *Environmental Research* 48(2), 129-144.

제29장

식품안전과 건강보호

1. 식품위생의 정의

식품은 인간의 생명유지에 필수적이다. 의복과 주거공간은 환경적인 조건에 따라서 그 영향력에 차이가 있지만, 식품 없이는 생존에 한계가 있기 때문이다. 또한 완전한 영양소를 갖춘 식품도 인체에 해로운 위해요소를 포함하고 있다면 아무런 가치가 없게 된다.

식품위생의 학문적인 정의는 1955년 세계보건기구(WHO)의 환경위생전문위원회에서 다음과 같이 기술하고 있다. "Food hygiene means all measures necessary for ensuring the safety, wholesomeness, and soundness of food at all stages from its growth, production or manufacture until its final consumption." 즉 식품위생이란 원재료의 생산, 제조 및 가공으로부터 최종적으로 사람이 섭취하기까지 모든 단계에서 식품의 안전성과 건전성 및 완전무결성을 확보하기 위한 모든 필요한 수단이다. 최근에는 완전무결성을 건정성에 포함시켜 식품의 안전성과 완전무결성으로만 구분하는 경향이 있다.

과거 식품위생학은 환경위생학의 한 부분으로 분류해왔다. 그 당시는 전 세계적인 식량 부족으로 식품의 양적 확보가 더 큰 과제였기 때문에 식품위생학에서 다루는 안전성 문제는 사회적인 큰 이슈가 되지 못하였기 때문이다. 그러나 1995년 세계무역기구(World Trade Organization, WTO)의 출범으로 식품의 국제교류가 활성화되면서 식품의 안전성 확보가 교역의 최우선 조건이 되었다. 이러한 추세에 맞추어 식품위생학은 실용학문으로서 그 중요성이 부각되었다. 정리하면, 식품위생학이란 인간이 항상 섭취하는 식품은 물론, 식품과 관련된 첨가물, 기구 및 용기, 포장 등의 위해로부터 안전성을 확보함으로써 안전한 식생활을 통한 인간의 건강을 유지하기 위한 학문이다.

2. 세계무역기구(WTO)와 식품안전

우루과이라운드 협상은 GATT에 의한 다각적 무역교섭협상의 일종으로 1986년 9월, 남미 우루과이에서 열린 각료회의에서 시작되었다. 무역장벽 해소를 통한 국제교역의 활성화를 위한 목적으로 서비스 분야(GATS), 지적재산권 분야(TRIPS), 무역관련투자조치(TRIMS) 등을 포함하였고, 섬유, 농업 등 GATT체제하에서 특별한 취급을 받아왔던 분야까지 교섭을 확대한 포괄적인 무역협상이다. 1991년 12월 GATT 사무총장이 마련한 최종합의문안(Draft Final Act)을 중심으로 UR 협상안이 마련되었고, 이 협상안을 토대로 1993년 12월 15일 최종안이 타결되었다. 그리고 1994년 4월 15일 모로코의 마라케쉬에서 개최된 각료회의에서 정식으로 조인되어 1995년 1월 1일 발효되었고, 그 결과로 WTO가 탄생되었다.

여러 협정문 중에서 식품의 위생 및 안전성 확보와 직접 관련된 협정문이 위생 및 동식물 검역조치(Agreement on the Application of Sanitary and Phytosanitary Measures, SPS)이다. SPS 협정문에서는 WTO 회원국이 국제교역 시 자국의 위생기준이 아닌 SPS에서 요구하는 국제기준을 준수하고, 국가 간 동등성 원칙을 지키도록 요구하고 있다. 여기서 국제기준은 국제식품규격위원회(Codex), 국제수역사무국(OIE), 국제식물보호협약(IPPC)에서 정하는 기준이라고 해석할 수 있다.

1) 국제식품규격위원회(Codex Alimentarius Commission, CAC, Codex)

국제식품규격위원회는 1963년 세계식량기구(FAO)와 세계보건기구(WHO)에 의해서 설립되었다. 주요 기능은 국제사회에서 소비자의 건강보호, 식품교역 시 공정성 보장, 정부 및 비정부단체 간의 모든 식품기준을 조정하고, 관리의 효율성을 증진하기 위한 프로그램(Joint FAO/WHO Food Standards Programme)을 수행하기 위한 식품기준, 지침, 수행규범을 개발하는 것이다. 모든 가공식품을 포함하여 가장 포괄적인 범위의 식품을 대상으로 한다.

2) 국제수역사무국(World Organisation for Animal Health, OIE)

국제수역사무국은 범세계적으로 동물건강을 보호하고 축산물 및 생축의 유통으로 인한 전염병의 확산을 방지하고자 1924년 설립되었다. 처음에는 Office International des Epizooties이란 명칭으로 사용되다가, 2003년 5월 World Organisation for Animal Health로 명칭이 개정되었으며, 약칭은 OIE를 그대로 사용하고 있다.

3) 국제식물보호협약(International Plant Protection Convention, IPPC)

식물병해충의 유입 및 만연의 방지를 위해 1952년 세계식량기구의 산하기구로 설립되었다. 회원국의 임무는 식물병해충의 유입 및 만연의 방지를 위하여 협약에 규정된 입법, 기술 및 행정적 의무를 수행해야 하며, 협약의 적용범위는 국제무역과 관련되는 검역대상 병해충(quarantine pest)에 주로 적용된다. 각국은 식물병해충의 유입방지를 위해 특정식물의 수입을 금지 또는 제한할 권한을 가지며, 수입관련 검역법규의 제정 및 개정 시에는 세계식량기구 및 관련국가에 그 내용을 통보해야 한다.

3. 주요 선진국의 식품위생관리제도

2008년 이후 광우병과 같이 인간에게 치명적인 위험을 초래하는 식품관련 사건을 겪으면서 전 세계적으로 식품의 안전성 확보를 위한 보다 실효적인 관리체계의 필요성을 인식하게 되었다. 소비자에게 안전한 식품을 공급하기 위해서는 제조, 가공, 유통, 판매, 조리단계의 위생관리도 중요하지만, 근본적으로 원 · 부재료 식품의 생산단계부터 위생관리를 시작해야 한다는 위생관리 개념이 정착된 것이다. 따라서 식품안전관리의 기본원칙이 농장에서 식탁까지 모든 과정에 일관되게 적용되어야 하며, 그러기 위해서는 일원화된 관리체계가 필요하게 되었다. 이에 따라 주요 선진국들은 정부조직을 개편하여 일원화된 식품안전정책을 구현하기 위해 노력하고 있다.

한편 안전성 관리방법도 개발되어 농장에서 식탁에 이르는 과정에서 작업현장에 적합한 방법을 선택적으로 사용할 수 있는데, 우수농산물관리제도(Good Agricultural Practice, GAP), 선행요건프로그램(Prerequisite Program, PP), 위해요소중점관리기준(Hazard Analysis Critical

〈표 29-1〉 전 세계적으로 채택되는 식품의 안전성 관리방법

안전성 관리방법	주요 내용
우수농산물관리제도 (GAP)	소비자에게 안전한 농산물을 제공하기 위한 방법으로, 토양 · 수질 등의 농업환경 및 농산물에 잔류할 수 있는 농약, 중금속 또는 유해생물 등의 위해요소를 체계적으로 관리하고, 농산물의 재배, 수확, 수확 후 처리, 저장과정의 관리내용을 소비자가 알 수 있도록 하는 제도
선행요건프로그램 (PP)	안전한 식품생산에 우호적인 작업환경을 조성하도록 작업장 내 가동조건을 관리하는 프로그램. 반드시 HACCP plan에 앞서 개발 · 수행하여야 하며 GMP+SSOP 혹은 Codex의 GHP에 준하는 내용으로 구성됨
위해요소중점관리기준 (HACCP)	식품의 안전성을 보장하기 위하여 특정 위해를 사전에 확인하고 예방조치를 하는 위생관리제도. 최종제품 검사에 의존하지 않고 공정상에 중요관리점을 설정하고 관리하여 위해 발생을 사전에 예방하는 위생관리기술
우수제조관리기준 (GMP)	특성에 맞는 우수하고 균등한 제품생산을 보장하기 위한 공정관리 및 품질관리방법. 국내에서는 의약품, 화장품에 적용되며 식품 분야에서는 건강기능식품에 GMP가 적용됨
위생표준운영기준 (SSOP)	작업공정에서 특정업무 수행 시 준수해야 할 위생관리 방법으로 HACCP 시작 전에 선행요건프로그램에 포함되어 준비되어야 함. 작업장의 모든 세척과 위생 과정을 작업장별 공정조건에 맞추어 상세히 기술함(plant-specific)
우수위생관리 (GHP)	Codex에서 국제권장 실행규범으로 제시한 식품위생 일반원칙으로, 식품의 안전성 및 적합성을 확보하기 위하여 생산에서 소비자 섭취에 이르는 전 과정에 적용 가능한 필수적인 식품위생 관리 사항. 식품의 안전성 강화를 위해서는 다음 단계로 HACCP 도입을 권장함
회수제도	판매의 목적으로 식품 등을 제조 · 가공 또는 수입한 영업자는 해당 식품 등으로 인한 위생상의 위해가 발생하였거나 발생할 우려가 있다고 인정하는 때에는 그 사실을 국민에게 알리고 영업자가 자발적으로 유통 중인 해당 식품 등을 가장 빠르고 효과적으로 회수하여 폐기함으로써 소비자 피해를 최소화하여 보호하는 제도
이력추적관리제도	식품의 원재료인 농산물이 생산에서 소비자의 식탁에 오르기까지 전 과정의 정보를 기록하고 관리하여 소비자의 안전을 책임지는 제도. 소비자는 먹거리를 선택할 때 식품의 생산, 제조, 유통 등 관련 이력정보를 한눈에 볼 수 있어 식품안전성에 대한 신뢰감을 높임. 또한 안전사고 발생 시 해당 농산물 및 식품을 추적하여 신속한 원인규명 및 조처를 할 수 있도록 관리하는 제도

자료: 한국농촌경제연구원, 2004.

Control Point, HACCP), 우수제조관리기준(Good Manufacturing Practice, GMP), 위생표준운영기준(Sanitation Standard Operating Procedure, SSOP), 우수위생관리(Good Hygienic Practices, GHP), 회수제도(Recall), 이력추적관리제도(Traceability) 등이 활용되고 있다. 식품의 안전성 관리방법에 관한 요약은 〈표 29-1〉에 기술되어 있다.

4. 안전한 식품생산과 위해요소중점관리기준(HACCP)

1) HACCP 정의와 개념

HACCP system은 Hazard Analysis and Critical Control Point system의 약자이며 통상 HACCP으로 표기하며, 우리말 용어는 관련법에 '위해요소중점관리기준'으로 명시되어 있다. HACCP은 현재까지 개발된 가장 효과적인 식품안전관리방법으로 선행요건과 HACCP 7원칙으로 구성된다.

Codex에 의하면 HACCP은 식품의 안전성을 보장하기 위하여 위해를 확인하고 통제하는 과학적이고 체계적인 위생관리 방식으로 정의하고 있다. "과학에 기반을 둔, 체계적인 HACCP 시스템을 특정한 위험을 식별하고 식품의 안전성을 보장하기 위한 관리방법을 측정하는 것이다." "HACCP은 최종제품 테스트보다는 예방에 중점을 두어 위험을 평가하고 관리시스템을 확립하는 도구이다." 또한 세계식량기구는 기존 위생관리방식과의 차이점을 명료하게 기술하고 있다. "HACCP은 최종제품 검사와 테스트보다는 예측과 예방을 통해 생물적·화학적·물리적 위험을 해결하는 전세계적으로 인정한 체계적이고 예방적인 접근방법이다." 즉, 기존의 위생관리가 최종제품 검사에 의존하는 것과 달리 HACCP은 위해발생을 예측하고 예방조치를 취한 후에 생산하는 체계적이고 예방적인 위생관리 방법이다.

HACCP은 모든 형태의 잠재된 위해요소를 관리대상으로 한다. 여기서 위해요소란 생물학적·화학적·물리적 요소로 식품에서 자연적으로 생성되거나, 환경에 존재하던 물질이 오염되는 경우, 그리고 공정상의 오류에 의해서 존재하는 물질을 말한다. 화학적 위해요소는 소비자들이 가장 우려하는 물질이며, 물리적 위해요소는 소비자 불만으로 가장 빈번히 보고되는 물질이다. 반면 생물학적 위해요소는 급성의 음식 유래 질병을 유발하여 소비자 건강 측면에서 매우 심각하지만, 환경조건에 따라서 생존·증식·소멸의 변화가 다양하여 통제하기 가장 어려운 물질이다.

HACCP은 무결점(zero-defect)의 제품을 생산하기보다는 소비자가 섭취하기에 안전한 제품을 생산하도록 계획된다. HACCP으로 생산된 제품이라고 해서 위해요소가 전혀 존재하지 않는 것은 아니며, 안전한 기준치 이하로 제품을 생산하는 것이다. 따라서 계획된 HACCP 프로그램을 엄격히 준수하여 생산된 제품만이 안전성을 보장받을 수 있다. 이와 같이 HACCP은 안전성 확보를 위한 식품안전관리만을 목표로 하므로, 품질관리 및 생산성 향상 등 작업장 내 다른 프로그램과 조화를 이루어 병행되어야 한다.

2) 기존의 위생관리와 HACCP

기존의 식품위생관리는 관계법에 근거하여 현장에서의 위생검사(육안검사 및 실험실검사)로 이루어졌는데, 최종제품에 대한 검사에 주로 의존하였다. 법규에 의존하는 위생관리는 구체적으로 요구되는 내용이 명확하지 못한 부분이 많고, 위생 및 안전성과 관련되지 않는 사항이 포함되어 위생관련 핵심부분에 대한 집중적인 관리가 어렵다. 심미적인 위해요인과 식품의 안전에 직결되는 위해요인이 구분되지 않아, 이로 인하여 식품의 안전성에 큰 영향을 미치는 요인들이 과소평가되었다.

육안검사는 검사관이 현장을 방문하여 공정의 운영상태를 점검하는 것인데, 이러한 방법은 검사관이 현장을 방문하는 시간에 가동되는 작업공정에 대해서만 검사가 이루어지므로 전공정을 평가하기에는 적합하지 않다. 최종제품에 대한 실험실 검사는 시료 수와 실험방법에 따라 결과에 차이가 있으며, 특히 실험결과를 얻기까지 시간이 소요되므로 결과가 나오기 전에 제품이 유통되고 소비되는 문제점이 있다. 또한 오염이 고르게 분포하지 않은 경우나 공정에서 부정기적으로 오염이 발생하는 경우는 시료에서 오염이 검출되지 않을 가능성이 매우 높다는 단점이 지적된다.

HACCP이 기존 방식과 근본적으로 다른 점은 〈표 29-2〉에 요약되어 있다. HACCP은 심미적인 위생문제보다는 위해 발생과 직결된 요인만을 집중관리함으로써 위생관리의 효율성을 높일 수 있는 장점이 부각된다. 중요관리점(Critical Control Point, CCP)에 대한 모니터링 결과를 검토함으로써 제대로 관리되고 있는지 알 수 있기 때문이다. 기존의 검사방법과 비교하여 HACCP의 기술적인 측면에서의 장점은 다음과 같이 요약할 수 있다.

- 제품검사 방법은 많은 양의 시료가 필요하고, 검사비용이 고가이며, 분석시간이 길고, 문제점이 파악되어도 그 원인을 알 수 없는 한계가 있으나, HACCP은 예방적인 관리로

〈표 29-2〉 기존의 위생관리방법과 HACCP 시스템 비교

구분	기존 위생관리방법	HACCP 시스템
조치단계	문제발생 후 조치	문제발생 전 예방적 조치
안전성 확인	제품검사에 장시간 소요	제품검사 필요 없음 (정기적인 확인절차 시 필요)
관리방법	육안적 공정관리, 샘플검사	CCP 위주의 핵심관리
위해요소 관리범위	관계규정에 명시된 내용을 획일적으로 관리	위해분석으로 작업공정별로 요구되는 CCP 선정 및 관리

자료: Mortimore et al., 1998.

이러한 문제점을 개선한다.

- 이전에 경험하지 않았던 위해발생을 예측하여 관리가 가능하다. 따라서 새로운 공정에 유용하게 적용할 수 있다.
- 설계변경, 공정방법 개선, 제품기술개발 등의 공정 내 새로운 변화를 수용할 수 있다.
- 공정운영상의 가장 취약한 부분을 CCP로 집중적으로 관리하는 데 도움이 된다.
- 문서화는 감시자의 폭넓은 활동을 가능하게 한다. 현장 가동시간에만 검사가 가능한 기존 방식의 제약에서 벗어나 검사활동 폭을 넓힐 수 있다.
- 국제교역에서 표준화된 식품안전관리 시스템으로 상호 인정할 수 있어, 통관시간 단축, 오염식품의 압류 및 폐기 절차 간소화 등으로 국가 간 식품안전에 대한 신뢰감 증대로 교역을 증진한다.
- HACCP 개념은 농장에서 식탁까지 모든 과정에 적용 가능하다.

3) HACCP의 선행요건

선행요건이란 안전한 식품생산에 우호적인 작업환경을 조성하는 데 요구되는 작업장 가동조건이며, 이러한 가동조건을 체계적으로 관리하는 프로그램을 선행요건 프로그램이라고 한다. 작업장에 HACCP 계획을 적용하기 전에 앞서서 개발하고 수행해야 하는 프로그램이다. 따라서 선행요건 프로그램은 HACCP에 포함되지는 않으나, 선행요건 프로그램이 미흡하거나 부적절하게 수행되면 HACCP 계획에서 관리할 CCP가 많아져 효과적인 HACCP 운영이 어렵게 되므로, HACCP에 포함되지는 않지만 HACCP을 완성시키는 필수적인 요건으로써 중요한 역할을 한다.

선행요건의 국제적인 지침은 Codex의 "식품위생일반원칙에 관한 권장실행기준"이며, 우수위생관리(Good Hygienic Practices, GHP)라고도 한다. 주요 내용은 ① 원재료의 위생적인 생산 · 입고 · 보관(primary production), ② 시설 및 공정흐름의 위생적인 설계(design and facilities), ③ 공정의 위생관리(control of operation), ④ 위생적 유지관리(maintenance and sanitation), ⑤ 개인위생(personal hygiene), ⑥ 운반(transportation), ⑦ 소비자 보호(product information and consumer awareness), ⑧ 교육훈련(training)의 8개 분야로 구분된다.

HACCP는 공정에 시설투자를 우선적으로 요구하는 것이 아니며, 기존 시설을 최대한 활용하면서 최소한의 필요한 시설 및 장비 보완만으로도 그 효과를 얻을 수 있다. 그러나 기존에 위생관리 프로그램을 제대로 운영하지 않았던 작업장이라면 선행요건에 해당하는 작업환경을 갖추기 위해서 시설투자를 해야 할 것이다.

4) HACCP 적용의 기대효과 및 장점

HACCP은 원 · 부재료의 입고에서부터 제조공정 및 출하에 이르는 모든 공정단계에서 예상되는 위해발생을 체계적으로 사전에 예방함으로써 안전성을 확보하는 위생관리방식으로, HACCP을 도입함으로써 얻게 되는 효과는 다음과 같이 요약할 수 있다.

- 과학적인 근거에 기초하여 체계적인 위생관리로 제품을 생산하므로 기존의 위생관리방식보다 제품안전성에 대한 신뢰성을 높여준다.
- HACCP 개념은 원 · 부재료의 생산에서부터 가공, 유통, 판매 등에 이르는 단계에 모두 적용되므로 종합적인 위생관리시스템을 구축할 수 있다.
- 위해발생 시 위해분석에 의한 근본원인을 파악하고 예방조치를 함으로써 효과적인 재발방지 조치를 할 수 있다.
- HACCP은 식품의 안전성 확보를 위한 수단이지만 체계적인 관리방법은 품질관리나 제품회수계획 등에도 긍정적인 영향을 주므로 품질향상 효과도 기대할 수 있다.
- 공정가동 전에 위해요인을 미리 통제하므로 불량식품 혹은 위해식품 생산을 예방할 수 있고, 따라서 생산된 제품 폐기로 인한 재정적인 손실을 줄인다.
- 제품에 대한 소비자의 신뢰 회복은 국민건강에 기여함은 물론 수입식품 및 타 업체와의 경쟁에 유리하게 활용할 수 있다.

5) HACCP의 역사

1960년대에 미국 우주계획의 준비과정으로 우주공간에 체류할 우주선 승무원에게 공급하는 안전한 식품생산을 위한 연구가 시작되었다. Pillsbury회사, 미 육군, 미항공우주국(United States National Aeronautics and Space Administration, NASA)은 무결점 개념을 채택하여 공동연구를 진행하였다. 1971년 필스버리회사는 식품보호 컨퍼런스에서 처음으로 HACCP system 개념을 발표하였다. 이후 1970년대에 미국 FDA는 저산성통조림 생산에 HACCP 개념을 적용하였다.

1985년에 미국 국립과학원은 HACCP을 가장 합리적인 식품의 미생물 위해관리 방법으로 인정하고, 미국 식품산업체에서 HACCP 적용을 권장하였다. 1988년 국제식품미생물규격위원회(ICMSF)는 WHO에 HACCP 도입을 권고하였고, 1989년 국립식품미생물기준 자문위원회(NACMCF)는 HACCP 7원칙을 처음 제시하였다.

1993년 7월 Codex 20차 총회에서 'HACCP 적용을 위한 가이드라인 93/13'을 공표하였다. 이후 각국은 이 지침에 준하여 식품관련 산업체에 HACCP 도입을 활발히 진행하고 있다.

6) 국내 도입 현황

(1) 농림축산식품부

농림축산식품부는 1997년 12월 축산물가공처리법을 제정하여 도축장 및 축산물가공장에 HACCP 도입을 시작하였다. 1998년 6월 축산물가공품 위생관리 업무가 보건복지부에서 농림수산식품부로 이관됨에 따라 1998년 8월에 [축산물위해요소 중점관리기준]을 제정 · 고시하였다. 2000년에는 소, 돼지, 닭, 오리 도축장에 대한 의무적용을 시작하여 2003년까지 4년 동안 단계적으로 실시하였고, 그 결과 모든 도축장에 HACCP system이 적용되었다. 그 외의 축산물 관련 작업장에는 자율적용을 하고 있다.

축산물가공장에 적용되는 HACCP 품목으로는 유가공품 중에서 우유류, 저지방우유류, 발효유류, 가공유류, 버터류, 자연치즈, 가공치즈, 아이스크림류, 유크림류, 농축유류, 조제유류, 분유류, 식육가공품 중에서 햄류, 소시지류, 양념육류, 분쇄가공육제품, 건조저장육류, 갈비가공품, 베이컨류, 알 가공품 중에서는 전란액, 난황액, 난백액, 알가열성형 제품, 염지란이 있다.

(2) 식품의약품안전청

국내에서의 HACCP 도입은 1995년 12월 식품위생법 제32조의 2(식품위해요소중점관리기준)를 신설하여 법적 근거를 마련하면서부터 본격화되었다. 1996년 12월에는 [식품위해요소중점관리기준]을 고시하여 업무수행이 가능하게 되었고, 시범사업으로 모델개발에 참여한 햄 · 소시지류 가공공장이 처음으로 HACCP 업소로 지정되었다. 이후 매년 적용대상 품목을 고시하고 모델을 개발하여 확대 · 적용하였으며, 1997년에는 어육가공품 중 어묵류, 1998년은 냉동수산식품 중 어류, 연체류, 패류, 갑각류, 조미가공품을, 1999년에는 냉동식품 중 기타, 빵, 떡류, 면류, 일반가공품, 빙과류에, 2000년에는 집단급식소, 식품접객업소의 조리식품, 도시락류, 2002년에는 비가열음료, 레토르트식품에 적용하였다.

HACCP 적용업소 확대정책으로 식품의약품안전청은 자율적용 대상품목 중에서 위해발생 가능성이 높은 식품류에 대해서 의무적용을 시행하였다. 어육가공품 중 어묵류, 냉동수산식품 중 어류 · 연체류 · 조미가공품, 냉동식품 중 피자류 · 만두류 · 면류, 빙과류, 비가열음료, 레토르트식품, 김치류 중 배추김치 등 7개 식품군을 대상으로 2012년까지 HACCP 적용을 단계적으로 진행하였다.

5. 식품의 위험분석

식품으로 인한 건강위해의 예방 및 감소를 위한 식품안전관리 강화방법의 새로운 접근방법으로 위험분석(risk analysis)이 개발되었으며, FAO와 WHO가 주도적인 역할을 하였다. 1991년 합동 FAO/WHO 식품규격, 식품 중 화학물질 및 식품교역에 관한 회의(Joint FAO/WHO Conference on Food Standards, Chemicals in Food and Food Trade)는 위해성 평가(risk assessment)를 식품안전 의사결정 절차에 포함하도록 Codex에 권고하였고, 1993년 Codex 총회에서는 이 권고안을 승인하였다. 그 후 1997년과 1998년에 위험관리(risk management)와 위험정보전달(risk communication)에 관한 보고서가 제출되었고, 2006년 위험분석 지침서 *Food safety risk analysis: A guide for national food safety authorities*가 발간되었다.

위험분석은 과학적이고 체계적인 의사결정 절차로 위험관리, 위험평가, 그리고 이들 사항을 모두 포함하는 위험정보전달의 세 가지 요소로 구성되며 상호보완적인 역할을 한다. 첫째, 위험관리는 위험을 관리하기 위하여 과학적 근거에 따른 위험평가 결과와 소비자 건강보호 및 국제교역 증진을 고려하여 모든 이해당사자와 협의하에 적절한 예방대책 혹은 식품안전관리 전략을 개발하고 수행하는 과정이다. 둘째, 위험평가는 위해요소에 대한 과학적 분석으로 그 영향을 확인하는 것으로 ① 위해요소확인(hazard identification), ② 노출평가(exposure assessment), ③ 위해요소특성(hazard characterization 혹은 양-반응평가(dose-response assessment), ④ 위험특성(risk characterization)으로 구분하여 수행된다. 셋째, 위험정보전달은 위험평가 결과 및 위험관리 결정사항과 함께 위해요소의 내용과 위험발생 가능성, 심각성 등에 관한 전반적인 내용을 위험평가자, 위험관리자, 소비자, 업계, 학계 및 기타 관련자들과 교류하고 의견을 교환하는 절차이다.

식품안전 분야는 연구 및 현장적용이 시작단계이며, 소비자와의 소통을 원활히 하기 위한 정부의 노력과 식품생산 및 유통단계에서의 안전성 확보를 위한 위험평가의 실험적인 연구가 진행되고 있다.

참고문헌

한국농촌경제연구원(2004), 『선진국의 식품안전 관리체계와 국내 도입방안』.

Mortimore, S. & Wallace, C.(1998), *An Introduction to HACCP: A Practical Approach*, Aspen Publishers, Inc.

제30장

건강문제의 위해요소와 관리방안

건강에 영향을 미치는 위험인자는 일상생활 환경에 다양하게 존재하며 이런 위험인자가 건강에 미치는 영향이 사람이 이겨낼 수 있는 정도를 넘어서면 '위해하다'고 할 수 있다. 이런 인자는 개인의 의사에 의해 일어날 수 있는 자발적인 위험인자와, 의사에 관계없이 일어나는 비자발적인 위험인자로 구분할 수 있다. 자발적인 인자의 예는 파도가 심한 곳에서 파도타기를 하거나 산 위에서 스키를 타고 내려오는 경우로 이에 규제를 가할 근거는 없다. 하지만 안전띠 미착용, 음주운전, 쓰레기 무단 투기 등 자발적이기는 하나, 다른 사람에게 영향을 미치는 경우에는 법으로 금지하고 있다. 대부분의 환경에서 일어나는 위험인자는 비자발적인 인자로 오염된 식수원이나 대기오염으로 인한 영향은 본인의 의사와 관계없이 발생할 수 있으므로 이에 대한 규제가 필요하다.

환경 내의 위험인자의 규제는 나쁜 영향이 이에 수반되는 혜택보다 큰 경우나 인구집단으로 받아들일 수 있는 정도 이상이 되면 필요하게 된다. 여기서 규제에 필요한 단계가 위해 정도의 정량화이다. 환경 내에 존재하는 화학적 · 물리적 · 생물학적 위험인자에 노출되어 초래될 수 있는 건강에 미치는 나쁜 영향의 심각도를 추정하는 과정을 위해성 평가(risk assessment)라 하며, 미국 국립연구위원회는 위해성 평가를 "유해물질 또는 유해환경에 노출됨에 따라 개인 또는 집단에 미치는 건강영향을 사실적 근거(factual base)에 바탕을 두고 평가하는 것"이라고 정의하였다.

1. 건강문제의 위해인자 평가

유해성(hazard)은 화학물질에 노출되었을 때, 부정적 효과가 발생할 수 있는 잠재성을 갖는 조건 또는 화학물질의 고유한 특성으로 화학물질의 독성 및 작용기작에 대한 연구 자료를 바탕으로 화학물질이 인체나 생태에 미치는 유해영향을 규명하고 그 증거의 확실성을 검증하는 단계가 필요하다. 이를 유해성 확인(hazard identification)이라고 한다.

유해성이 있다고 하더라도 환경에서 노출되는 정도가 낮으면 위해하지 않으므로 화학물질의 노출 수준과 이에 따른 인체 및 생태에 미치는 영향과의 상관성을 규명하고, 환경 중 화학물질의 정성 및 정량적 분석 자료를 근거로 화학물질이 인체나 기타 수용체 내부로 들어오는 노출 수준을 추정하는 단계가 필요하다. 이 두 단계를 각각 노출량-반응평가(dose-response assessment)와 노출평가(exposure assessment)라고 한다. 농도-반응평가와 환경노출평가 결과를 바탕으로 화학물질의 노출에 의한 정량적인 위해수준(risk)을 추정하고 그 불확실성을 제시하는 단계를 위해도 결정(risk characterization)이라고 한다. 이런 인체위해성 평가의 4단계를 〈그림 30-1〉에서 나타낸다.

이런 위해성 평가는 인체 건강 영향뿐 아니라 생태 영향에 대해서도 적용이 가능하다. 생태위해성 평가는 한 가지 이상의 환경인자가 자연환경에 어떤 영향을 미치는지를 평가하는 것이다. 이런 생태에 미치는 영향을 파악함으로써 사람들이 의존하는 자연적인 자원과 자연환경을 보호할 수 있다. 생태유해성 평가는 생태유해성 평가지침(Guidelines for Ecological Risk Assessment, U.S. EPA, 1998)을 따르는데, 크게 3단계로 1단계는 문제의 형성으로 동식물에 어떤

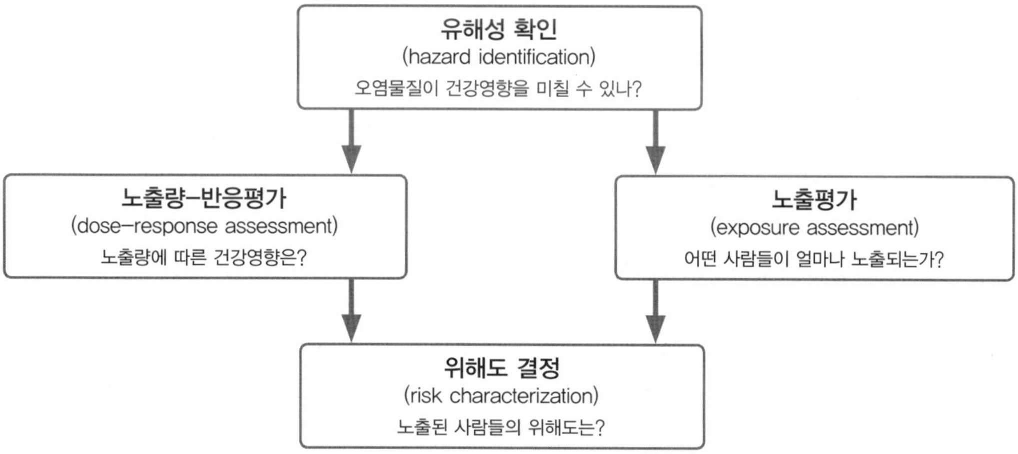

〈그림 30-1〉 인체위해성 평가 순서

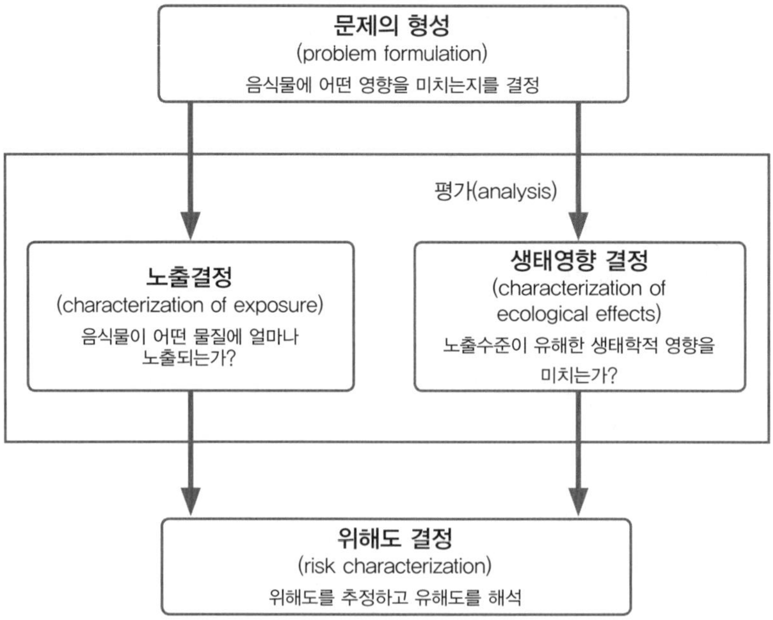

〈그림 30-2〉 생태위해성 평가 절차

영향을 미치는지를 결정하기 위해 정보를 수집하는 것이다. 2단계는 평가단계인데 동식물이 어떤 물질에 얼마나 노출이 되는지 또 노출 수준이 유해한 생태학적 영향을 미치는지를 결정하는 단계이다. 마지막으로 위해도 결정인데 위해도를 추정하고 유해도를 해석하는 단계가 필요하다. 이런 생태위해성 평가의 3단계를 〈그림 30-2〉에서 나타낸다.

2. 위해성 평가의 전략

1) 수용체의 특성을 반영한 위해성 평가(receptor-specific risk assessment)

수용체 중심의 위해성 평가를 위해서는 인체위해성 평가의 경우는 인구집단 특히 연령별 특성을 반영한 위해성 평가(life-stage specific risk assessment) 방법을 적용하는 것을 원칙으로 한다. 따라서 모든 어린이, 임산부, 노인, 성인 등 인구집단의 특성을 반영한 노출계수를 활용하고, 어린이와 임산부 등 민감집단을 보호할 수 있는 위해도 허용수준을 정할 수 있다.

생태위해성 평가의 경우는 수서, 저서, 토양 생태계의 특징을 반영해서 매체별로 고유한 생태위해성 평가(media-specific ecological risk assessment) 방법을 적용할 필요가 있다. 또한 지역별 특이성을 반영하기 위해서 외국의 생태독성자료가 아니라, 우리나라에 서식하는 생물에 대한 생태독성자료를 활용할 수 있다.

2) 다매체/다경로 노출평가(aggregate exposure assessment)

유해화학물질의 다매체/다경로 노출 특성을 반영해서 모든 매체와 경로를 통한 노출을 반영한 총 노출량 평가에 근거해서 위해도를 결정해야 한다. 또한 매체별/경로별 상대노출기여도 평가를 통해서 주요 노출경로를 파악하고, 인구집단별 노출평가를 통해서 민감/취약집단 등을 확인할 수 있어야 한다. 생태위해성 평가의 경우 환경잔류성이 높고, 생물축적과 생물확대 현상이 나타나는 유해화학물질의 경우 단순히 오염된 물, 퇴적물, 토양 등에 직접 접촉해서 발생하는 일반적인 생태독성영향 이외에 먹이생물을 통한 이차독성을 일으킬 수 있기 때문에 다매체/다경로 노출평가에 근거한 위해성 평가가 필요하다.

3) 다물질 누적위해성 평가(cumulative risk assessment)

유해화학물질 중에서 물리화학적 특성이 유사하거나, 독성작용방식이 동일한 경우 개별 물질이 아니라 물질그룹별(다이옥신류, 다환방향족 탄화수소류, PCBs 등)로 위해성 평가를 수행하는 것을 원칙으로 한다. 이럴 경우 혼합된 물질의 독성은 서로 비슷하며 독성의 합이 부가적(additive)이고 혼합물질 중 최소한 하나의 물질은 비교적 연구가 잘 이루어져 있어 지표물질로 이용될 수 있어야 한다. 지표물질에 대한 상대독성계수를 이용하여 혼합물질의 위해성을 종합적으로 평가할 수 있다.

4) 단계적 접근방법(tiered approach)

환경유해인자에 대한 효율적인 위해성 평가를 위하여 단계적으로 평가하는 체계를 구축할 수 있다. 우선 유해가 우려되는 물질 중에서 정량적 위해성 평가가 필요한 대상물질을 선별하고, 필요에 따라 다음 단계로 진행시키는 방법인데, 이들에 대한 위해성 평가를 통하여 위해도 관리방안을 도출하는 단계별 위해성 평가 및 관리체계를 구축할 수 있다.

3. 인체 위해성 평가방법

1) 유해성 확인

위해성 평가 수행 여부를 결정하기 위하여 대상 화학물질의 유해성을 우선 파악해야 한다. 유해성 확인은 모든 활용 가능한 독성자료와 독성작용기작에 기초하여 인체에 미치는 부정적 영향의 정도를 평가하는 것이다. 이때 다양한 인체 영향을 고려하는 데 암, 호흡기계 질환, 신경성 질환, 선천성 기형들이 포함되며, 영향을 급성 영향과 만성 영향이 있을 수 있고, 경우에 따라 생명에 지장을 줄 수 있는 심각한 장애를 일으키기도 한다.

유해성 확인 단계에서 수집한 자료는 과학적이고 통계학적인 자료의 질을 바탕으로 평가한다. 발암물질의 경우는 〈그림 30-3〉에 나타냈다. 동물실험 자료와 인구집단에서 나타나는 질병의 발생과 분포에 관한 역학조사 자료 및 관련 보충자료를 통해 가능한 모든 유해성 자료를 수집, 분류, 검토해야 한다. 역학자료(epidemiological study), 독성자료(toxicological study), 인체를 대상으로 한 인위적 실험자료(controlled human experiment), 생체 내(in vivo)/생체 외(in vitro) 진행 실험자료, 물리화학적 성질에 관한 자료 등을 토대로 발암, 비발암 물질에 대한 유해성 확인의 기본자료로 이용한다. 화학물질의 인체건강 유해성을 평가하는 데 있어 역학 연구 결과 등 타당한 인체자료가 있을 경우 동물실험 자료보다 먼저 검토하며, 이 경우 동물 독성시험 자료와 시험관 내(in vitro) 독성시험 연구자료는 인체 연구 결과가 제시하는 증거의 불확실성을 보완할 수 있는 자료로 이용한다.

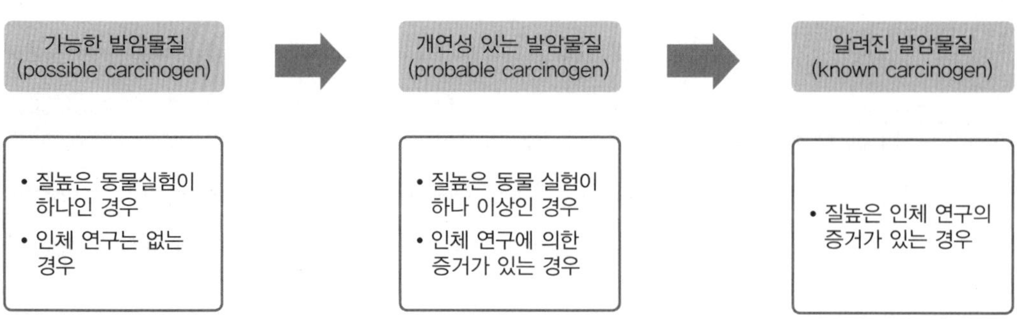

〈그림 30-3〉 독성자료와 유해성 확인 단계

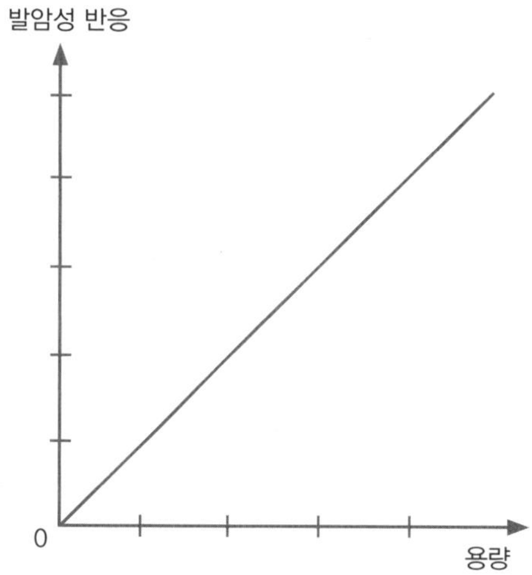

〈그림 30-4〉 노출량-반응평가 유형 1

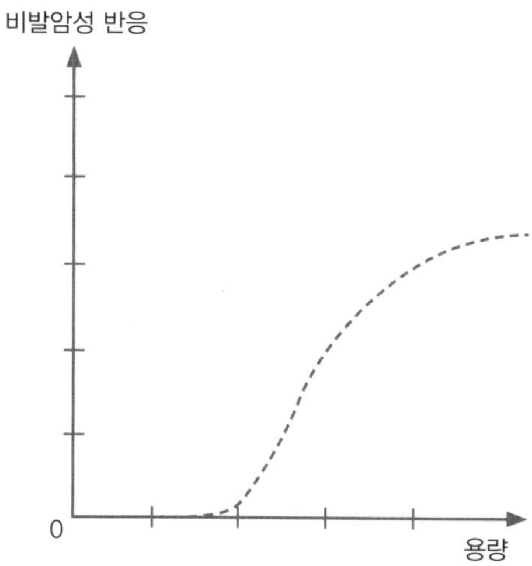

〈그림 30-5〉 노출량-반응평가 유형 2

2) 노출량 - 반응평가

화학물질의 노출 수준과 이에 따른 인체에 미치는 영향과의 상관성을 규명하는 단계이다. 기존의 이용 가능한 노출량-반응평가 자료가 충분할 경우에는 그 결과를 인용할 수 있다. 노출량-반응정보는 U.S. EPA IRIS(Integrated Risk Information System)의 게재정보, WHO IPCS (International Program on Chemical Safety) 게재정보 등을 근거로 최신 독성평가기술을 적용하여 산출된 자료를 적용할 수 있다.

노출량-반응평가를 수행하고자 할 경우 별도의 입증된 과학적 근거가 없는 한 노출에 따른 역치를 가지고 있는 영향과 역치가 없는 영향을 구분하여 수행한다.

- 돌연변이성, 유전독성으로 인한 발암성 등 모든 노출 수준에서 유해 가능성을 보이는 독성항목은 독성 역치가 없는 건강영향으로 가정한다. 이 경우 아주 낮은 발암물질의 노출의 경우도 유해도가 있다는 가정이고, 용량과 반응의 관계는 직선으로 나타낸다. 이런 경우 〈그림 30-4〉의 관계를 보인다.
- 만성독성, 생식 · 발달 독성, 신경 · 행동 이상 등 어느 한 노출 수준 이하에서 독성이 관찰되지 않는 독성 항목은 역치를 가지는 건강영향으로 가정한다. 이런 경우 〈그림 30-5〉의 관계를 보인다.

3) 노출평가

노출평가에는 노출된 인구집단의 크기, 노출의 강도(magnitude), 빈도(frequency) 및 기간(duration), 그리고 노출경로(route/path)를 통해 인체 노출량을 정량 또는 정성적으로 추정할 수 있다. 이때 노출량 산정은 노출 시나리오를 가정할 뿐 아니라, 화학물질이 환경 중으로 배출 후 거동을 결정짓는 여러 요소를 포함하여 인체노출과 관련되는 모든 요소가 고려되어야 한다.

환경 중 측정된 농도나 배출원 자료로부터 노출경로를 고려한 인체의 노출농도를 추정한다. 다양한 노출경로에 의한 화학물질의 인체노출 농도를 계산하고자 할 경우 해당되는 노출경로를 결정한다. 노출경로에는 물과 식품 섭취, 피부접촉, 흡입(실내외)을 포함한다. 단, 현장 상황에 따라 필요한 기타 경로를 추가할 수 있다.

환경 중 화학물질의 노출농도를 추정하기 위해 다음 방법을 이용할 수 있다.

- 환경 매체 중 농도를 직접 측정
- 환경 내 거동모형 등의 시나리오에 의한 추정
- 노출과 관련된 생체지표를 이용

노출 수준을 추정할 때 노출과 용량은 시간의 함수로 표현한다. 이때 노출은 농도와 시간으로 표현되는 반면, 용량은 농도, 노출인자, 노출시간으로 표현된다. 용량은 위해성 평가에서 직접 이용될 수 있고, 노출은 노출의 패턴을 파악하고 각 매체의 영향을 분석하는 데 더 중요하게 고려될 수 있다. 특정경로에 대한 총노출이 필요할 때에는 통합된 노출이 유용하다.

노출평가 수식을 이용하여 노출을 추정할 수 있는데 발암과 비발암평가 수식은 구분하여 고려하되 상황별 여건(평가대상, 인구집단 등)이 조율된 노출인자를 적용하고 만성적인 노출을 정량하는 다음과 같은 수식을 사용한다.

- 역치가 있는 경우인 비발암평가 수식

$$\text{총 인체노출} = \sum_{i=1}^{D} \frac{C_i \times CR_i}{BW}$$

C_i : 매체 i에서 오염농도(mg/m³)

CR_i : 매체 i에 대한 접촉률

n : 노출경로의 수

• 역치가 없는 경우인 발암평가 수식

$$\text{총 인체노출} = \sum_{i=1}^{D} \frac{C_i \times CR_i \times ED \times EF}{BW \times AT}$$

C_i : 매체 i에서 오염농도(mg/m³)

CR_i : 매체 i에 대한 접촉률

ED : 노출기간

EF : 노출빈도

BW : 평균체중(kg)

AT : 평균시간

n: 노출경로의 수

인체노출량을 산정하기 위한 노출강도, 노출률, 노출기간, 노출빈도에 대한 실측자료가 없는 경우 노출계수는 2007년 발표된 한국형 노출계수를 우선 활용하되, 필요에 따라 미국 환경청의 노출요인 핸드북(Exposure Factor Handbook, http://www.epa.gov/ncea/pdfs/efh/front.pdf)과 같은 국외 자료를 이용할 수 있다.

4) 인체위해도 결정

위해도 결정은 위해성 평가 4단계의 마지막 과정으로, 일차적으로 앞의 3단계의 모든 정보를 종합하는 과정이다. 이 과정은 일반적인 특성과 제한된 기준만 있을 뿐 많은 부분을 전문가의 결정에 따르도록 하고 있다. 따라서 위해도 결정과정은 다양할 수 있다. 위해도 결정과정은 과거 지속적으로 변화해온 것과 같이 향후 계속 발전하는 과정에 있다.

화학물질의 노출에 따른 위해도는 노출량-반응평가와 노출평가의 결과를 바탕으로 산출한다.

Maximum Lifetime Exposure	×	Dose–Response Relationship	=	Maximum Individual Lifetime Risk

역치를 가정한 비발암 영향의 위해도는 다음 방법과 같이 나타낼 수 있다.

• 안정성 한계용량이나 기준용량 하한값과 노출 수준과의 비인 노출한계

• 인체독성 참고치와 노출 수준과의 비인 유해지수
• 노출한계 혹은 유해지수의 확률분포

비역치를 가정한 발암 위해도는 저용량 노출에 대한 선형 외삽 여부에 따라 1, 5, 10 및 25% 초과노출 발암농도 혹은 기준용량 하한값과 인체노출량의 비인 노출한계나 대상집단의 초과발암확률로 나타낼 수 있다.

전체 인구의 위해도를 추정하는 것 이상으로 위험인구를 정하는 것은 적절한 관리를 위해 필요하다. 노출평가 자료의 세분화 정도에 따라 위험인구를 선정할 수 있다. 인구집단을 세분화하여 각 집단의 위해도를 계산하고, 그 집단이 위험한 위해도를 가지는가를 판단하여 3단계의 상세위해성 평가와 우선관리대상물질로 선정할 수 있다. 위험인구 선정은 다음과 같이 표시할 수 있다.

• 전체 인구나 특정 인구집단이 특정 영향을 일으킬 수 있는 확률을 예측
• 전체 인구 중 일정 수준 이상의 위해도를 가지는 인구집단 분포
• 특정 인구집단 내의 위해도 분포

4. 위해도 결정 및 불확실성 평가단계

위해도 평가과정은 많은 종류의 서로 다른 과학적 자료에 따라 좌우되므로, 신뢰할 수 있는 과학적 자료의 이용 여부가 위해도 평가과정에서 가장 중요하다. 위해도를 완전히 결정하는 데 있어서 2가지 요소가 요구된다. 첫째는 평가의 정성적 · 정량적 형상을 표현해야만 하는 것이고, 둘째는 평가결과의 확신에 대한 고찰부분으로서 불확실성을 분류해야 한다는 것이다. 오늘날 위해성 평가에서 가장 중요하게 다루는 부분 중의 하나가 불확실성 분석에 대한 것이다. 불확실성 요소는 모수(parameter)에 대한 불확실성, 모델에 대한 불확실성(model uncertainty), 결정규칙에 대한 불확실성(decision-rule uncertainty), 자료 변이특성에 대한 불확실성(variability uncertainty)으로 구분할 수 있다.

위해도 결정 시, 불확실성 기술 및 평가를 실시한다. 즉 불확실성 기술은 평가에 사용된 자료 및 절차에서 발생할 수 있는 불확실성 요소에 대해서 정성적으로 기술하고, Monte-Carlo 모의연구를 이용해 평가한 후, 다양한 퍼센타일의 값을 제시한다.

위해성 평가에서 위해성 산정을 위해 이용되는 자료나 과정에서 다양한 종류의 불확실성

이 존재하는데 이를 정성적 · 정량적 평가를 통해 투명하게 밝히는 과정을 불확실성 분석이라고 한다. 자료의 불확실성(uncertainty)은 자료의 내재적 변이(variability)와 유사하지만 근본적으로 다른 개념으로, 불확실성은 조사연구 방법이나 과정에서의 오류에 기인하는 것으로 방법과 과정을 합리적으로 개선하거나 불충분한 자료를 보완함으로써 줄일 수 있는 반면에, 변이는 자료의 내재적인 속성에 기인하는 것으로 노력을 통해서 줄일 수 없다. 불확실성과 변이는 항상 자료에서 합쳐진 상태로 드러나므로 이를 명확하게 구분하기는 매우 어렵다.

5. 위해성 평가의 이용

환경요인이 건강에 미치는 위해도는 환경오염물질이 인간 건강에 미치는 영향을 과학적으로 판단하고 이를 기초로 기준치를 정하는 데 이용될 수 있다. 위해도 평가는 환경요인이 인간의 건강에 어떻게 유해한지를 판단하는 데 생물학적 독성실험, 기존의 사고 기록, 역학 및 동물실험을 통한 자료를 이용하기 때문에 안정계수를 고려하여 기준을 정한다. 환경오염물질의 노출량과 건강영향의 관련성을 평가하며 영아 및 노년층을 비롯한 민감계층을 포함한 공중보건의 보호를 위한 권고치를 설정할 수 있는데 여기에 경제적 · 기술적 · 행정적인 면을 고려하여 기준을 정하게 된다.

위해도 평가를 통해 산출된 정량화된 위해도를 이용하여 오염된 지역의 환경복원 목표를 설정할 수 있다. 예를 들어 현재 환경오염으로 인한 위해성이 일반적으로 이용되는 목표치 (1×10^{-6})를 초과하는 경우 목표위해성 (1×10^{-6})을 정하여 이를 만족시키기 위해 복원 또는 감소해야 하는 노출량을 정할 수 있다. 또 이런 목표위해성을 줄이기 위한 여러 가지 대안을 놓고 위해성을 비교하여 적절한 대안을 선택하는 데 도움을 줄 수 있다.

참고문헌

신용승 · 이동수 · 구현정(2004), 『오염매체 통합관리를 위한 유해화학물질의 다매체 환경기준 설정에 관한 연구』, 한국환경정책평가연구원.

Mark, G. & Robson, W.A.T. (2007), *Risk Assessment for Environmental Health*, Jossey-Bass.

National Research Council (1994), *Science and Judgment in Risk Assessment*, National Academy Press.

U.S. EPA (1991), Risk Assessment for Toxic Air Pollutants: A Citizen's Guide. 450/3-90-024. March 1991.

World Health Organization (2006), *Air Quality Guidelines: Global Update 2005: Particulate Matter, Ozone, Nitrogen Dioxide and Sulfur Dioxide*.

제31장

위해성 평가와 환경보건

1. 왜 위해성 평가인가?

1) 환경위해성 평가의 배경

(1) 위해성 평가의 정의

우리의 삶은 크고 작은 '위험'으로 가득하다. 그래서 우리의 일상은 걱정과 불안이 함께한다. 대개 이러한 불안은 불확실성 때문에 발생한다. 어쩔 수 없다. 우리 인생에서 확실한 것은 죽음과 세금뿐이라는 말도 있지 않은가.

우리 주변의 위험 중에는 지진이나 해일처럼 거대한 천재지변도 있으며, 교통체증 같은 사소한 것도 있다. 이러한 위험요인에 대응하기 위해, 최선의 선택을 하는 것이 나날의 생활이라고 해도 과언이 아니다. 부지불식간에도 혜택과 피해를 본능과 경험에 따라 저울질하여 나름대로 최선을 찾는 것이다.

이런 위험을 좀 더 정량적으로 표현한 것이 위해성(risk)[1]이다. 개인적인 행동을 결정하는 것이야 자신의 주관이나 기호가 반영될 수 있지만, 집단이나 사회의 결정은 이보다 좀 더 객

1 '위해성'과 '위해도'라는 표현이 뒤섞여 사용되는 경우가 많다. 위해도는 위해성 평가의 결과로 얻은 값으로 위해성의 정량적 표현이다. 따라서 '위해성이 크다'라는 표현보다 '위해도가 크다'라는 표현이 적절하다. 그러나 위해성과 위해도는 모두 risk의 번역이다. 현대사회에서 위해성은 매우 다양한 의미로 사용되기 때문에 그 의미를 정확히 파악하기 위해서는 문맥을 잘 살펴야 할 때도 있다.

관적인 기준에 근거해야 할 것이다. 의사결정을 객관적으로 하기 위해서는 위해도의 정량적인 비교가 필요하다. 즉 일관적인 체계와 객관적인 기준이 필요하게 된다. 비록 어느 정도 불확실성을 갖더라도, 위해도를 양이나 수준으로 표현하여 비교나 평가를 통해 의사결정을 하자는 것이다. 이러한 목적으로 사용되는 것이 위해성 평가이다.

환경위해성 평가는 환경에 존재하는 유해한 요인이나 상황에 노출됨에 따라 초래되는 잠재적인 건강영향을 체계적이고 과학적으로 평가하는 것이다. 이 때문에 환경위해성 평가는 환경보건 관리를 위해서 다양하게 활용될 수 있다.

(2) 위해성 평가의 역사

20세기 중반 이후 인간의 일상생활에서 화학물질 의존도가 증가함에 따라 그 부작용으로 생태계 피해와 건강영향이 발생하였다. 이러한 문제에 대처하기 위해 미국에서는 1970년에 들어 환경보호청(US EPA)과 산업안전보건청(OSHA)이 창설되었고, 화학물질의 안전성을 평가하기 위한 실험방법과 여기에서 얻은 결과를 인체에 미치는 영향에 적용하기 위한 노력도 시작되었다. 이에 따라 비로소 위해성 평가의 태동이 가능하게 되었다. 1983년에는 미국 과학원(National Academy of Science)에서 『연방정부의 위해성 평가: 절차의 관리』라는 기념비적인 책이 발행되면서 이때부터 유해물질로 인한 위해성 평가가 여러 영역에서 광범위하게 적용되기 시작하였다.

우리나라에서는 환경보건 분야의 여러 연구자와 전문가들이 모여 환경보건10개년종합계획(2005)을 작성하고, 이를 토대로 2008년 환경보건법을 제정(2009년 3월 시행)하면서 위해성 평가기법을 환경보건정책과 화학물질 관리를 위해 활용하게 되었다.

2) 위해성의 상대적 성격

(1) 새로운 지식은 위해성을 다시 정의한다

우리가 위해성 평가를 통해 추정하는 위해도는 변화할 수 있다. 실제로 존재하는 위해도가 변화하는 것은 아니지만, 새로운 지식에 따라 위해도가 새롭게 산정될 수 있다는 것이다.

새롭게 알게 된 지식에 의해서 과거의 옳았(다고 믿었)던 판단을 유보해야 하는 경우도 있다. 미국 질병관리본부에 의해 20세기 가장 위대한 공중보건사업 중 하나로 꼽히기도 했던 먹는물 불소화사업이 그 한 예로 소개되기도 한다. 먹는물 불소화에 대한 미국 과학원의 검토 결과(2006)에 따르면 미국 환경보호청의 불소함량 기준인 4mg/L에서도 다양한 건강영향이 나타날 수 있다. 먹는물 불소화에 대한 재검토가 필요할 수 있음을 시사하는 것이다.

위해성 평가는 현재까지 획득 가능한 최선의 지식에 근거한 판단이며, 실재하는 위해도를 정확하게 반영하는 것은 아니다. 그러므로 위해성 평가에 근거한 의사결정은 변할 수 있다.

(2) 개인의 성향에 의해서 전혀 다른 위해도를 느끼기도 한다

개인의 성향이나 기호에 따라 위해성에 대한 관점이 달라진다. 어떤 사람들에게 산악자전거 타기나 번지점프 같은 행위는 즐거운 취미생활이지만, 다른 사람들에게는 지극히 위험하게 받아들여진다.

체감하는 위해성에는 개인적인 속성이 있다. 사람들은 오랫동안 존재했고 자주 경험한 위해성은 상대적으로 크더라도 쉽게 받아들이는 반면, 비록 위해성이 작더라도 새로운 위해요인에는 쉽게 불안을 느낀다. 원해서 선택했거나 언제든 그만둘 수 있는 위해성(예를 들면 흡연)은 위해성이 크더라도 잘 받아들이는 경향이 있다. 그러나 의지에 반하여 부과되거나 피하기 어려운 위해성(예를 들면 대기오염)에 대해서는 위해도의 크기와 무관하게 불편함을 느낀다. 인식되는 위해성은 사람들의 인식 수준이나 감정에 따라 좌우된다. 그래서 체감하는 위해성은 계산되는 위해도와 차이가 있는 경우가 많다.

매스미디어가 부정확한 지식에 근거한 믿음을 재생산하는 경우가 있다. 그래서 대중은 언제나 정확한 사실만을 듣고 있는 것이 아니다. 이 때문에 정책담당자에게 불합리한 요구를 하는 경우도 있다. 설사 실재하지 않는 위해도라고 하더라도 대중이 불안감을 느낀다면 이는 이미 관리조치가 필요한 위해성이 되는 것이다. 따라서 환경보건 위해성 관리를 위해서는 실제의 위해도와 체감하는 위해도 사이의 절충이 이루어져야 하는 경우가 적지 않다.

개인의 기호나 자유로운 선택에 근거한 것이라고 할지라도 위해성 측면에서 부정적인 측면이 매우 커서 강제적인 조치가 합의되는 경우도 있다. 예를 들면 음주운전 금지, 안전띠 착용, 공공장소 흡연 금지 등이 그것이다.

3) 위해성 평가의 목적

환경위해성 평가는 환경보건 분야에서 여러 가지 목적으로 활용될 수 있다. 첫째, 유해인자의 노출허용 수준(예를 들면 환경기준과 같은)을 설정하기 위한 목적으로 수행된다. 유해인자의 독성(유해성)을 고려하여, 인간의 건강을 훼손하지 않을 최대 노출 수준을 추정하는 것이다. 이렇게 산출된 노출허용 수준은 순수하게 과학적인 판단에 근거한 것이다. 그 자체가 곧바로 법적인 규제기준이 되는 것은 아니다. 필요할 경우 사회적 · 경제적 · 기술적 고려를 충분히 거친 다음 법적 규제가 가능한 기준이 될 수도 있다. 먹는물의 중금속 최대 허용기준이나, 작업장의 유기용제 허용노출 기준은 이러한 과정을 거친 것이다.

둘째, 환경오염 피해 발생지역의 잠재적 건강영향 조사 목적으로도 활용될 수 있다. 건강영향을 정밀하게 파악하기 위해서는 환경역학적 조사가 수행되어야 하지만, 환경위해성 평가는 환경오염으로 인하여 나타날 수 있는 잠재적 건강영향을 추정하기 위해 활용될 수 있다. 이러한 목적으로 위해성 평가기법을 활용함으로써, 건강영향이 실제로 발생하기 전이라도 잠재적인 건강영향을 '보수적으로' 추정할 수 있기 때문에 위해요인을 관리하는 데 도움이 된다.

셋째, 여러 방안 중 가장 적절한 대안을 고르기 위해서도 활용될 수 있다. 특정의 목적을 달성하기 위하여 몇 가지 대안이 동시에 제시되는 경우가 많다. 위해성 평가를 통해 건강영향 측면에서 가장 타당한 대안을 고를 수 있다. 이러한 기법을 비교위해성 평가(comparative risk assessment)라고 한다. 때로는 정보의 부족이나 불확실성에 의해 직접 비교하는 것이 어려운 경우도 많아 주의가 필요하다. 기존에 활용해온 물질의 유해성이 새롭게 드러나게 되어 새로운 대안을 선택해야 하는 경우가 있다. 대개 기존 물질에 대한 독성 및 노출 정보는 충분한 반면, 새롭게 제안된 물질에 대한 정보는 부족한 경우가 많아서 정확한 비교가 어려워진다. 이 때문에 결국 더 나쁜 선택을 하게 되는 경우가 있다는 것이다.

넷째, 오염된 환경을 어느 수준까지 깨끗하게 만들어야 하는지 판단하기 위해서도 위해성 평가기법을 활용할 수 있다. 오염수준을 0으로 만드는 것이 가장 이상적이겠지만, 대개 이런 목적은 현실적인 타당성이 적다. 예를 들어 토양에 어떤 오염물질이 100ppm(1백만분의 1) 들어 있을 때 1ppm 수준으로, 즉 99% 정화하는 데 드는 비용은, 그 오염물질을 100ppb(10억분의 1)에서 1ppb로 줄이는 데 드는 비용에 비해 훨씬 적다. 그러나 환경 정화를 통해 얻는 효용(환경오염으로 인한 피해 저감 정도. 예를 들면 질병발생 예방, 작물피해 저감 등)은 전자가 훨씬 크다. 그러므로 어느 수준까지 환경을 정화하는 것이 가장 적절한지를 정할 필요가 있다. 현재까지 위해성 평가는 이러한 판단을 내리기 위해 활용할 수 있는 수단 중 가장 합리적인 것이다.

2. 환경위해성 평가방법

위해성은 크게 두 가지 요인에 의해서 좌우된다. 그 유해요인이 '얼마나 독성이 큰 물질인가', 그리고 '누구에게 얼마나 많이 노출되는가?' 하는 두 가지가 그것이다. 그러므로 위해성 평가를 수행하려면 해당 유해요인의 독성과 노출에 대한 정보를 최대한 객관적이고 정량적으로 수집해야 한다. 환경위해성 평가방법은 이러한 정보를 수집하고 종합하는 단계로 구성되어 있다. 현재까지 가장 광범위하게 사용되는 환경위해성 평가방법은 미국 과학원(1983)이 제시한 유해성 확인, 노출평가, 독성평가, 위해도 결정의 4단계이다.

1) 유해성 확인(hazard identification)

유해요인이 사람이나 생물에게 초래할 수 있는 해로움(유해성)[2]에 대한 평가를 말한다. 유해성 확인 절차를 통해 특정 요인이 유해한 물질인지, 유해한 물질이라면 발암물질인지 여부를 판단한다.

2) 노출평가(exposure assessment)

유해물질이 어떤 사람에게 얼마나 노출되는지 추정하는 절차이다. 이 단계에서 필요한 정보가 매우 많고 불확실성도 크기 때문에 노출평가에는 시간과 비용이 많이 소요된다.

(1) 주요 유해인자와 매체의 오염도

오염원에 대한 정보에 근거하여 위해우려 물질을 파악해야 한다. 예를 들어 금속제련소가 잠재적인 오염원이라면 인근의 환경은 다양한 중금속으로 오염되어 있을 것이라고 추정된다. 토양, 대기, 또는 물과 같은 중요한 환경매체를 대상으로 이러한 유해물질의 오염도를 조사하는 것이다. 환경매체의 오염도는 국가의 측정망이나 모니터링 자료를 이용하는 경우도 있지만,

2 위해성은 유해성(hazard)과 다른 개념으로 잘 구분하여 사용해야 한다. 유해성은 특정 요인(물질)에 본질적으로 존재하는 위험이다. 위해성은, 그 물질이 사람에게 노출되어 피해가 발생할 확률까지 고려한 개념이다. 예를 들어 벤젠은 발암물질로서 유해성이 크지만, 잘 관리하여 사람에게 노출되지 않도록 완벽하게 막는다면 위해성은 무시할 만한 수준이 된다.

위해성 평가의 대상지역과 유해물질 등이 일치하지 않는 경우도 있어 따로 수행해야 하는 경우가 많다. 잘 설계된 오염도 조사는 오염이 심각한 지역(오염우심지역, hot spot)을 파악하는 데도 도움이 된다.

(2) 위험인구와 노출계수

유해인자에 취약한 인구집단(위험인구, population at risk)이 누구인지 파악해야 한다. 성인과 어린이는 독성물질에 대한 감수성이 달라서 동일한 용량만큼 노출이 된다고 하더라도 나타나는 건강영향은 차이가 날 수 있다. 따라서 노출되는 인구집단의 특성을 정확히 파악하는 것은 노출 수준을 측정하는 것은 물론 위해도를 추정하는 데도 큰 도움이 된다.

사람의 몸으로 유해물질이 유입되는 경로는, 그 물질이 오염된 음식이나 물을 먹거나(섭취를 통한 노출), 오염된 공기를 들이마시거나(호흡을 통한 노출), 유해물질이 피부에 흡수되어 몸으로 들어오는(피부투과를 통한 노출) 경로가 중요하다. 그러므로 어떤 유해물질의 노출량을 추정하려면, 예를 들면 사람이 하루에 마시는 물의 양, 하루에 호흡하는 공기의 용적 등과 같은 다양한 정보가 필요하다. 이러한 정보를 노출계수(exposure factor)라고 한다. 섭취량과 호흡량 이외에도 주요 노출계수로는 체중, 수명, 체표면적과 같은 생리학적 정보와, 평균 주택거주기간, 직업유동성, 실내거주시간과 같은 생활환경 관련 변수 등이 있다. 우리나라 사람들을 대상으로 노출계수를 조사한 결과가 발표되어 위해성 평가를 위해 활용되고 있다(장재연 외, 2007).

(3) 유해물질 노출량 결정

유해물질의 오염 수준이나, 오염 매체(토양, 공기, 물 등)의 접촉 빈도 및 노출기간 등에 대한 정보를 토대로, 유해물질 노출량을 추정한다. 유해물질의 노출량을 결정하는 기본 공식은 아래와 같다.

$$\text{노출량} = \frac{\text{매체오염도} \times \text{접촉률} \times \text{노출기간}}{\text{체중} \times \text{평균기간}} \qquad \langle \text{식 } 1 \rangle$$

〈식 1〉의 분자는 특정한 매체에 오염된 유해인자에 사람이 전체 노출기간 동안 노출되는 총량(mg)을 계산한 것이다. 이를 체중과 평균기간(averaging time)의 곱으로 나눔으로써 하루에 체중 1kg당 노출되는 오염물질의 양(mg/kg.d)을 구하는 것이다. 평균기간은 유해인자 노출로 인하여 건강영향이 발생할 수 있는 기간을 의미한다. 평균기간은 비발암물질의 경우는 분자의 노출기간과 같은 것으로 정의되나 발암물질의 경우는 수명과 동일하다. 그 이유는 발암물질의 경우 노출이 중지되더라도 언젠가 발암성이 발현될 수 있다고 가정하기 때문이다.

3) 독성평가(toxicity assessment)

해당 유해인자의 독성을 표현하는 것이다. 독성평가를 위해서 편의상 유해인자의 종류를 크게 비발암물질과 발암물질로 구분하고 독성의 발현양상을 다음과 같이 정의한다. 비발암물질은 어느 정도 수준까지 노출되더라도 건강영향이 전혀 나타나지 않는 지점이 존재한다고 가정하고, 그 지점을 문턱값(threshold)이라고 한다. 발암물질의 경우는 암이 발생하지 않는 안전용량은 없다고 가정한다.

예를 들어 바륨 같은 물질은 사람이나 동물에서 암을 일으킨다는 정보가 불충분한 비발암물질이다. 그러므로 바륨은 어느 정도 수준까지는 노출되더라도 사람에게 나쁜 건강영향이 나타나지 않는다. 독성평가의 목적은 건강영향을 전혀 일으키지 않는 바륨의 최대 노출 수준인 참고용량(Reference Dose, RfD)을 찾는 것이다. 대부분은 동물실험을 통해 문턱값을 찾은 다음 거기에 적절한 안전계수를 적용(예를 들면 1000배나 100배 낮은 수준)하여 사람에게도 안전할 것으로 믿어지는 노출 수준을 도출한다. 이 값을 참조용량이라고 한다.[3]

발암물질의 독성은 이와는 다르게 정의된다. 극미량이 노출된다고 하더라도, 물질에 따라 정도는 다르지만, 사람에게 암이 발생할 가능성(초과발암위해도)은 증가한다. 어떤 물질이 발암성이 매우 커서 아주 조금만 노출되어도 암에 걸릴 가능성이 많이 증가하는 반면, 다른 물질은 발암성이 낮아서 상당히 많이 노출되어도 암에 걸릴 가능성은 조금만 증가한다는 점이 차이일 뿐이다. 발암물질의 경우 발암력(cancer slope factor)을 산정하며 발암력의 단위는 $(mg/kg.d)^{-1}$로 표현된다. 즉 하루에 체중 1kg당 1mg만큼 노출이 되면 초래되는 초과발암위해도를 표현한 것이다.

---

3 예를 들어 바륨(barium)의 섭취경로(ingestion route)에 해당하는 참조용량은 0.2mg/kg.d이다. 즉 하루에 체중 1kg당 0.2mg만큼의 바륨 노출은 건강상의 나쁜 영향을 초래하지 않는다는 것이다. 그러므로 체중 60kg인 성인이라면 하루에 12mg까지의 바륨 노출은 큰 문제가 없다는 의미다.

유해인자의 독성값은 이미 연구를 통해 밝혀진 것이 많다. 국제적으로 많이 사용되는 유해인자 독성값은 데이터베이스는 국제암연구소(IARC)나 미국 환경보호청의 IRIS 데이터 베이스에서 찾을 수 있다.

4) 위해도 결정(risk characterization)

유해인자의 노출 수준과 독성에 대해 파악했다면 이제 위해도를 결정하는 것은 단순한 계산만 거치면 된다. 비발암물질이라면 노출량과 참조용량을 비교하면 된다(식 2).

$$\text{유해지수} = \frac{\text{노출량}}{\text{참조용량}} \qquad \langle \text{식 } 2 \rangle$$

유해지수(hazard quotient)가 1을 초과한다면 위해가능성이 존재한다는 의미로 해석된다. 단 유해지수가 1을 초과했다고 해서 위해가 즉각 발생한다는 의미는 아님을 유념해야 한다. 위해성 평가는 기본적으로 보수적인 가정에 근거하여 수행되기 때문에 유해지수도 보수적인 추정값으로 이해해야 한다. 여러 가지 유해물질에 대해 산정된 유해지수를 정량적으로 비교하는 것도 주의가 필요하다. 유해물질마다 용량반응관계가 다르기 때문에, 문턱값에 기초한 참조용량은 반정량적인 평가기준으로 이해해야 한다.

발암물질인 경우 위해도는 초과발암위해도로 표현된다. 초과발암위해도는 노출용량에 발암력을 곱하여 구한다(식 3).

$$\text{초과발암위해도} = \text{노출용량} \times \text{발암력} \qquad \langle \text{식 } 3 \rangle$$

초과발암위해도는 암에 걸릴 확률에 대한 추정값이다. 발암 가능성이 아주 조금이라도 증가하는 것을 반길 사람은 없을 것이다. 그러나 유해물질의 노출을 완전히 제거하는 것은 매우 어렵기 때문에 어느 정도 수준까지의 초과발암위해도는 받아들일 수밖에 없다. 전통적으로 1백만 분의 1이나 10만 분의 1에 해당하는 초과발암위해도를 사회적으로 받아들일 수 있는 수준이라고 간주한다.

실제 생활을 하다 보면 노출되는 유해인자가 단 한 가지에 불과한 경우는 없다고 해도 과언이 아니다. 여러 유해인자에 동시에 노출될 때의 위해도는 어떻게 산출할까? 각 유해인자의 위해도를 모두 더하는 방법으로 산출한다. 여러 물질에 한꺼번에 노출될 때의 위해도가 단순한 위해도의 합보다 큰 경우도 있다. 그러나 대개 위해도를 단순하게 합산하더라도 실제의 위해도를 보수적으로 추정할 수 있는 것으로 간주한다.

5) 불확실성과 가정

위해도는 간단한 숫자로 잠재적인 건강영향 가능성을 보여주는 정량화된 지표이다. 하지만 위해도의 산정에는 여러 가지 불확실한 정보가 이용되는 경우가 많다. 그러므로 위해도 추정값을 도출하기 위해 사용한 가정과, 산출 과정에서 사용한 변수의 불확실성에 대해서 정확히 언급하는 것이 중요하다. 동일한 위해도를 갖는다고 하더라도, 가정과 불확실성의 수준에 따라 위해도 추정값의 활용도는 많이 달라질 수 있기 때문이다.

3. 환경위해성 평가와 환경보건

1) 환경보건 관리를 위한 활용

환경오염과 건강영향 사이의 상관관계를 정확하게 파악하는 것은 상당히 어려운 일이다. 연관된 변수가 많고 그 변수들도 서로 복잡하게 얽혀 있는 경우가 많을 뿐만 아니라 유해인자의 노출 수준도 미미한 경우가 많기 때문이다. 이러한 불확실성을 근거로 환경오염 저감이나 환경보건 개선을 위한 의사결정을 유보해야 한다는 주장도 예상할 수 있다. 일견 과학적이고 사려 깊은 조언처럼 보인다. 그러나 이렇게 의사결정을 지연시키는 행위는 실제로 존재할지도 모르는 환경보건 문제를 존속시키고 때로는 악화시킨다는 측면에서 부정적인 결과를 초래하는 경우가 있다. 특히 환경보건 분야는 원인적 연관성을 규명하기가 매우 어려운 경우가 많기 때문에, 의사결정을 유보하자는 주장이 때로는 다른 이해관계에 근거한 것일 수도 있음을 기억해야 한다(Michaels, 2008).

환경보건 관리 측면에서 가장 중요하고 명백한 증거는 유해인자 노출로 인한 질병의 발생이다. 그러나 질병의 발생은 환경보건 문제의 최종 귀착점이라고 볼 수 있다. 질병발생과 환경유해요인 사이의 원인적 연관성을 밝히는 환경역학적 접근은 가장 강력한 증거임이 분명하지만, 실용적 측면에서 환경보건 관리를 위한 가치는 제한적이다. 유해인자로 인해 질병이 발생했음을 확인한 다음에야 환경보건 관리대책을 마련할 수 있다고 한다면 이는 '사후약방문'과 같기 때문이다. 질병 발생 이전에 이미 눈에 보이지 않는 여러 수준에서 일련의 보건학적 문제가 진행되어온 것이다. 현대 사회의 환경오염 문제 대부분은 저농도 만성노출에 근거한 것이라는 점도, 노출과 질병발생 사이의 원인적 연관성 파악을 어렵게 하는 요인이 된다. 따라서 환경보건관리 도구로서 전통적인 환경역학적 접근법이 보완되어야 함을 확인해준다.

환경위해성 평가는 지역사회의 환경보건 문제가 질병으로 발전하기 이전에, 잠재적인 건강영향의 정도를 추정하고 필요한 조치를 강구하도록 지원한다. 그러므로 위해성 평가는 질병이 발생하기 이전에 적극적인 대응과 관리를 가능하게 한다. 이런 점들을 고려할 때 환경위해성 평가는 환경보건 분야에서 현실적으로 가장 타당한 의사결정 수단의 하나라고 할 수 있다.

이런 맥락에서 위해성 평가의 제한점도 분명하다. 환경위해성 평가 과정에 불가피하게 포함되어 있는 불확실성과 가정은 위해성 평가 결과의 가치를 떨어뜨리는 것이 사실이다. 그러므로 위해도 추정치를 실제 건강영향의 예측값으로 인식하는 것은 그릇된 것이다. 위해성 평가는 현재까지 축적된 지식을 토대로 하여 잠재적인 위해 수준을 보수적으로 정량화함으로써, 필요한 조치의 우선순위와 시급성을 결정해주며, 안전한 노출 수준을 판단해준다. 그러므로 이 도구의 제한점과 사용목적을 명확하게 인식하는 것은, 강력하고 효율적인 환경보건관리 수단으로서 위해성 평가의 활용성을 극대화하기 위한 출발점이 될 것이다.

2) 사전주의 원칙

때로는 환경위해성 평가를 수행하기에도 정보가 불충분한 경우가 있다. 특히 새로운 기술이나 물질인 경우에는 독성과 노출정보가 거의 없는 경우가 많다. 근거도 없이 단지 우려나 가능성만을 가지고 새로운 기술의 도입을 가로막을 수 있을까? 만약 그렇게 한다면 기술과 사회의 진보가 가능하기나 할 것인가? 사전주의 원칙(precautionary principle)은 이러한 경우에 적용할 수 있는 판단 원칙이다.

사전주의 원칙은, 새로운 기술의 도입이나 사업의 착수에 의해 중대하거나 복구가 불가능한 피해의 위험이 있는 경우라면 과학적 불확실성을 이유로 환경 피해를 방지하기 위한 조치를 미루어서는 안 된다는 개념이다. 개념적으로는 1976년에 독일에서 정립되었으나 세계적인 차원에서 도입된 것은 환경 및 개발에 대한 국제연합회의(1992년 리우회의)에서부터이다. 사전주의 원칙은 과학적 확실성을 전제로 하는 사전예방원칙(preventive principle)에 비해 상대적으로 적극적인 개념이다. 사전주의 원칙은 특히 환경보건 분야에서 매우 광범위하게 활용될 수 있으며 우리나라 환경보건법에도 그 개념이 반영되어 있다.

3) 생태계와 환경보건

사람은 생태계를 구성하는 중요한 요소로서, 생태계와 인간은 밀접한 관계망을 구성한다. 예를 들면 인간이 환경에 배출한 잔류성, 축적성, 독성이 높은 유해물질은 생태계의 먹이사슬을 통해 사람에게 나쁜 영향을 미친다. 따라서 생태계를 건강하고 지속가능하도록 유지시키는 것은 인간의 건강한 삶에도 매우 중요하다. 생태위해성 평가는 인체 건강 보호를 주목적으로 하는 위해성 평가의 틀과 유사한 방법론에 기초하고 있다. 생태계가 인간의 건강에 미치는 영향에 대한 이해가 깊어짐에 따라 최근 그 활용범위가 증가하고 있다.

참고문헌

연세대학교 환경공해연구소(2005), 『환경보건정책 10개년 종합계획 연구』, 환경부.

장재연 · 조수남 · 김소연 · 김선자 · 정해관(2007), 『한국형노출계수핸드북』, 환경부.

International Agency for Researach on Cancer (2010), IARC monographs on the evaluation of carcinogenic risks to humans, from http://monographs.iarc.fr/ENG/Classification/index.php

National Academy of Science (2006), *Fluoride in Drinking Water: A Scientific Review of EPA's Standard*, Washington, DC: National Academies Press.

National Research Council (1983), *Risk Assessment in the Federal Government: Managing the Process*, Washington, DC: National Academies Press.

Michaels, D. (2008), *Doubt is Their Product-How Industry's Assault on Science threatens Your Health*, Oxford University Press. (이홍상 역, 2009, 『청부과학』, 이마고)

Robson, M.G. & Toscano, W.A. (2007), *Risk Assessment for Environmental Health* (1st ed.), John Wiley & Sons.

US Environmental Protection Agency, Integrated Risk Information System, from www.epa.gov/iris

| 제6부 |

새로운 보건문제

제32장

신종 감염병과 재출현 감염병의 의미와 대책

1. 신종 감염병과 재출현 감염병

19세기 말부터 세균론(germ theory)이 입증되고, 미생물에 대한 이해가 급격히 증가하여 20세기에 들어서면서는 위생의 획기적 개선, 예방접종의 도입, 항생제의 개발 등으로 인류를 오랫동안 괴롭혀온 감염병이 특히 선진국에서는 더 이상 중요한 건강 문제가 아니라는 예측이 나오기도 하였다. 인류 최초로 질병의 근절을 선언할 수 있었던 1977년의 천연두 근절선언(WHO)은 인간이 감염병과의 오랜 싸움에서 드디어 승리하였음을 의미하는 듯하였다. 그러나 생물이 지구상에 나타난 이후 수억 년 이상을 성공적으로 생존해온 미생물과의 전쟁에서 승리했다는 자신감은 성급한 것이었음이 곧 드러났다. 급속하고 예기치 못한 전파 때문에 세계적인 파급효과를 가진 전염병, 소위 신종 또는 재출현(emerging and reemerging) 감염병들이다. 문제는 이러한 신종 혹은 재출현 감염병들이 사실상 "우리가 만들어냈다"고도 할 수 있는 여지가 있다. 감염병 병원체는 천연두, 폴리오와 같이 드물게 박멸되기도 하지만, 대부분은 돌연변이를 일으키고(mutate), 변화하며(change), 성질을 바꾸어나가는(modify) 것이다. 즉, 인간이 유례없는 자연계의 변화를 초래하면서, 새로운 생태조건을 만들어내고, 여기에 대한 대응으로 새로운 미생물이 나타나면서 인간의 면역능력, 동물의 면역능력 등과 상호작용으로 새로운 전염성 질환이 발생하고 있다고 할 수 있다.

최근에는 새로운 감염성질환(emerging infectious disease)이란, 최근 20년 사이에 증가하고 있거나 혹은 향후 증가할 위험이 있는 질환으로서, 1) 기존의 미생물의 변형 혹은 진화에 의한 신종 감염병, 2) 기존 감염병이 지리적 분포나 인구집단의 분포가 바뀐 경우, 3) 과거에는 발

〈표 32-1〉 신종 혹은 재출현 감염병과 관련된 위험요인들

범주	예시
사회적 상황	경제적 빈곤, 전쟁/분쟁, 인구증가와 이주, 도시 슬럼화
보건의료 기술 관련	새로운 의료장비, 조직/장기이식, 면역억제약물, 항생제 사용
식품 생산	식품공급의 전 세계화, 식품가공과 포장의 변화
인간 생활습관	성 행태, 약물남용, 여행, 식이습관, 여가활동, 보육시설
환경 변화	삼림벌채/재조림, 수자원 생태계 변화, 홍수/가뭄, 기근, 지구온난화
공중보건체계	예방사업의 감소/축소, 부적절한 전염병 감시체계, 전문요원의 부족
미생물의 적응과 변화	독성 변화, 약제 내성 출현, 만성질환 공동인자로 미생물 출현

〈표 32-2〉 1976년 이후에 발생한 주요 신종 혹은 재출현 감염병

연도	병원체	질병
1976	Ebola virus	Ebola hemorrhagic fever(에볼라 출혈열)
1976	Legionella pneumophila	Legionnaires' disease(레지오넬라증)
1977	Hantaan virus	Hemorrhagic fever with renal syndrome (HERS) (유행성 출혈열(HERS))
1980	HTLV I	Human T-cell lymphotropic virus-I(성인 T–세포 백혈병)
1982	Escherichia coli O157:H7	Hemorrhagic colitis; hemolytic uremic syndrome (용혈성요독성 증후군)
1983	HIV	Acquired immunodeficiency syndrome (AIDS) (후천성면역 결핍증후군(AIDS))
1989	Hepatitis C	Parenterally transmitted non-A, non-B hepatitis(C형 간염)
1991	Guanarito virus	Venezuelan hemorrhagic fever(베네수엘라출혈열(VHF))
1992	Vibrio cholerae O139	New strain associated with epidemic cholera(급성 세균성장염)
1993	Hantavirus isolates	Hantavirus pulmonary syndrome(침습아스페르길루스증)
1994	Sabia virus	Brazilian hemorrhagic fever(브라질 출혈열)
1999	West Nile virus	West Nile encephalitis(웨스트나일 뇌염)
2003	SARs	Severe acute respiratory syndrome(중증 급성 호흡기증후군(SARS))
2004	Avian influenza virus	H5 type avian influenza(H5형 조류독감)
2009	swine influenza virus	mexican swine-derived pandemic influenza(돼지 인플루엔자)

자료: 미국 질병관리본부 홈페이지(http://www.cdc.gov).

생하지 않았던 지역의 생태 변화에 따른 감염성 질환 발생, 4) 기존의 병원체가 새로운 항생제 내성을 통해서 변화된 양상을 보이는 것이라고 정의하고 있다.

1970년 이후 현재까지, 세계적으로 최소한 35가지 이상의 신종 감염병이 발생하였다. 〈표 32-2〉는 1976년 이후에 발생이 보고된 신종 감염성질환 혹은 재출현성 감염성질환의 예이다.

이러한 신종 혹은 재출현 감염병은 지역적인 분포도 중요한 의미를 갖는데, 이는 과거에는 말라리아가 근절된 것으로 생각했던 북미나 동북아시아 지역에서 말라리아가 다시 등장하는 것이나, HIV, 항암치료, 장기이식 등으로 면역력이 저하된 사람에게서 새로운 양상의 결핵이 문제로 대두되는 현상 등, 대부분 기후변화 혹은 새로운 사회-생태적 환경의 변화에 의한 것이라고 할 수 있다.

2. 주요한 신종 감염병의 양상과 대책

1) 중증 급성호흡기증후군

중증 급성호흡기증후군(severe acute respiratory syndrome, SARS)은 coronavirus(SARS-CoV)에 의해서 발생되는 호흡기 질환으로, 홍콩과 중국에서 주로 발생했지만 전 세계적인 감염의 이동도 발생하여, 세계 26개국에서 8,098명의 환자와, 그중 774명의 사망자를 초래하였다. 치사율이 높은 것이 특징이어서, 24세 미만의 경우는 1% 미만의 사망률을 보였지만, 25세에서 44세 사이에는 6%, 45세에서 64세 사이의 연령군에서는 15%, 65세 이상의 노인에서는 50%에 이르는 높은 치사율을 보였다. SARS는 주로 홍콩과 중국에서 발생하였으나, 전파 가능성과 이처럼 높은 치사율로 인해 세계를 공포로 몰아넣었다. SARS는 현재 WHO의 시기적절한 중재 노력으로 범유행으로의 확산은 차단되고 통제된 상황인 것으로 평가되고 있다. 하지만, 천연두와는 달리, 근절된 것은 아니며, 동물 숙주 등에 잠복해 있다가 사람에게 재발할 가능성이 있으므로 지속적인 감시가 필요할 것으로 판단된다.

2) 범유행 인플루엔자

인플루엔자 바이러스는 변이가 더 잘 발생하는 RNA 바이러스로, 끊임없이 항원변이를 통하여 자신의 모습을 바꿀 수 있다. 인플루엔자 바이러스는 항원 소변이를 통하여 매년 인간

〈표 32-3〉 H5N1 인플루엔자 바이러스 인체감염 발생 현황 (2003년~2010년 3월)

국 가	전체 발생건수	사망자 수
아제르바이잔	8	5
방글라데시	1	0
캄보디아	9	7
중국	38	25
지부티	1	0
이집트	106	32
총 계	163	69

자료: WHO, 2010.

의 면역체계를 피해 질병을 일으킬 수 있고, 항원 대변이를 일으키는 경우 전 세계적인 대유행을 일으킬 수 있다. 1968년 홍콩독감의 대유행을 마지막으로 40년 가깝게 대유행이 없었기 때문에 새로운 대유행 발생 가능성에 관심을 집중하고 있다. 고병원성 조류인플루엔자(Highly Pathogenic Avian Influenza, HPAI)인 H5N1 아형이 최근 가장 세간의 주목을 받고 있다. WHO에 따르면 H5N1형의 조류독감은 2003년부터 2010년 3월 16일까지 집계된 인체감염 사례는 15개국에서 489명이 발생해서 239명이 사망하여 치명률은 49%에 이른다(표 32-3).

대규모 유행을 일으키려면 세 가지 조건이 필요하다. 첫째, 신종 또는 변종 병원체, 둘째 면역력을 갖지 않은 사람들이 광범위하게 존재할 것(감수성), 셋째 충분한 전파력이 그것이다. H5N1은 이 중 두 개의 조건을 갖추었지만, 조류에서 변형이 생겼다는 종간의 장벽이 반영되어 사람 간의 전파력은 아직 크지 않다고 할 수 있다. 하지만, HPAI라는 변형이 생길 수 있듯이, 사람 간의 강력한 전파력까지 갖는 새로운 변형이 생길 가능성은 주목해야 하며, 이에 대한 대비가 같이 이루어져야 한다.

또 하나의 중요한 관심은 북미의 축산기지가 된 멕시코에서 새롭게 발생하는 H1N1아형의 돼지 인플루엔자 바이러스(swine influenza virus, SI)의 범세계 유행 가능성이다. 이는 H1의 유형이지만, 기존의 H1에 면역력을 가지고 있는 사람에게도 감염이 되는 아형이다. 멕시코는 열악한 환경에서 대규모의 축산이 진행되는 새로운 생태가 조성되어 몇 년 전부터 감염병 전문가들 사이에서 인수공통감염에 의한 대유행 인플루엔자의 바이러스 변형이 생겨날 수 있는 중요한 원천이 될 것으로 우려되었었다. 2009년 3월 멕시코와 2009년 4월 미국 캘리포니아에서 발견된 이후 2009년 9월 27일까지 343,279명 이상의 확진환자와 4,108명 이상의 사망자가 보고되었다(WHO, 2009).

세계보건기구는 범유행 인플루엔자(PI)의 단계별로 1) 기획과 조정(planning and coordination), 2) 상황 모니터링과 평가(situation monitoring and assessment), 3) 예방과 감염 통제(prevention and containment), 4) 보건의료체계 대응(health system response), 5) 대화(communication) 등 5개 분야에 대해서 목표와 주요 활동을 제시하고 있다. 대비와 대응의 내용을 의학적인 대처와 비의학적인 대처로 구분하면 의학적인 대처는 항바이러스제제와 백신을 포함하고, 비의학적인 대처는 ① 대국민 홍보, ② 마스크 착용 등 감염 예방 조치, ③ 접촉자 추적 관리, ④ 격리, ⑤ 살바이러스 조치, ⑥ 입출국 과정에서의 검역 조치 등으로 구분할 수 있다. WHO는 대유행의 단계별로 비의학적인 대처에 대해서 권장, 고려할 수는 있음, 권장 안함 등의 검토 의견을 제시하고 있다. 예를 들어 접촉자 추적 관리는 대유행 경고 단계(Phase 3~5)에서는 권장할 수 있는 조치지만, 대유행이 시작되면(Phase 6) 권장할 수 없는 조치로 바뀐다. 또한 공공장소에서 마스크 착용이나 열감시(thermal scanning)는 어느 단계에서도 권장하지 않고, 손씻기는 모든 단계에서 권장하는 조치다(표 32-4).

우리나라는 그동안 WHO의 인플루엔자 대유행 대비 및 대응 단계를 참고하여 대유행의 국내 전파를 관심, 주의, 경계, 심각 등 4단계로 구분하고, 각각 그에 대한 대응책을 마련해왔다. 대책의 주된 내용은 질병관리본부에 '중앙 인플루엔자 대책추진단'을 설치 · 운영하고 조기감시체계 정비 및 입국자 추적관리체계 구축, 현장 대응 인력의 사전 교육 및 훈련, 실험실

〈표 32-4〉 WHO의 신종 인플루엔자 대유행 대비 단계

구분		단계	필요한 공중보건 조치
대유행 사이 시기	Phase 1	신종 인플루엔자 인체감염 사례가 발견되지 않고 조류 바이러스의 인체감염 위험도 높지 않음	대유행 대비체계 강화
	Phase 2	신종 인플루엔자 인체감염 사례가 발견되지 않았으나 조류 바이러스의 인체감염 위험은 높음	인체감염 위험 최소화
대유행 경고 시기	Phase 3	신종 인플루엔자 인체감염 사례가 발견되었으나, 사람 사이 전파는 밀접한 접촉의 경우에만 일어남	신종 바이러스 조기 탐지 체계 가동
	Phase 4	바이러스가 인체에 아직 잘 적응하지 못하여 사람 사이 전파가 제한적으로 일어남(소규모 집적 발생)	신종 바이러스 전파 차단 체계 강화, 백신 개발
	Phase 5	바이러스가 인체에 보다 잘 적응하여 사람 사이 전파가 좀 더 잘 일어남(대규모 집적 발생)	확산 지연을 위한 조치
대유행 시기	Phase 6	일반 인구 사이에 유행이 발생함	대유행 영향 최소화

진단 기능 확충과 진단시약 비축, 항바이러스 제제 비축, 대국민 홍보 강화 및 대외기관과의 공조체계 강화 등이다. 대외기관과의 공조체계 강화를 위해서 농림축산식품부 수의과학검역원과 질병관리본부가 함께 구성한 인수공통감염병 공동대책위원회 산하에 인플루엔자/조류 인플루 엔자분과를 설치하여 운영하고 있다. 또한, 일상적인 인플루엔자 임상 및 실험실 감시 체계를 강화하고 예방접종을 확대 실시하는 정책도 실시하고 있다.

3) 기타 주요 신종 및 재출현 감염병

범세계적인 유행 위험을 지닌 HPAI-PI-SI와 같은 정도의 파괴력을 가지고 있지는 않지만, 지구온난화, 생태 변화, 생활양식 변화, 사회의 국제화 등에 의해서 새로운 양상으로 나타나는 많은 감염성 질환이 있고, 앞으로 이러한 경향은 더욱 가속할 전망이다. 2001~2003년 WHO 총회에서 감염병 유행에 대한 감시와 대응은 어느 한 국가의 문제가 아닌 세계적인 보건문제라고 결론지었으며, WHO는 국제적인 전파가능성이 있는 공중보건 응급상황을 효과적으로 인지하고 확인하여 대응하기 위한 법적 근거 마련의 필요성을 재차 강조하였다. 2003년 SARS 경험을 계기로 범세계적 공중보건 안전을 보장하기 위한 필수요건으로서의 인식과 공감이 확산되면서 본격적인 진행이 가능하게 되었다. 이렇게 논의가 시작된 국제보건규칙 개정안의 핵심은 다음과 같다.

- 종전 콜레라, 페스트, 황열의 3개 질병에 국한하여 적용되었던 동 규칙의 적용범위를 국제공중보건위기(Public Health Emergency of International Concern, PHEIC)의 우려가 있는 모든 질병과 보건위협으로 확대하고, PHEIC 여부를 결정하기 위한 알고리즘의 새로운 도입과 이를 보조하기 위한 예시적 질병명 명단을 채택함.
- PHEIC 관련 당사국의 요청과 동의를 전제로 한 WHO의 조사, 확인, 지원에 관하여 규정하는데, 공식적 정보 이외에 비공식적 정보에 대하여도 개입할 수 있도록 하고, 국가 IHR 연락관(focal point)을 회원국이 지정하여 언제든지 WHO와 연락이 가능하도록 근거를 마련함.
- 회원국들이 가능한 한 조속히 갖추어야 할 전염병 감시와 대응 관련 핵심 역량(core capacity)에 관하여 규정하는데, 특히 개발도상국에 대한 적극적 지원의 필요성을 담고 있으며, 핵심 역량에 대한 평가와 그 진전에 관하여 보고의 의무를 부여함.

우리나라에서 감염사례가 보고되었거나 보고될 확률이 높은 질환들로는 노로 바이러스에 의한 장내감염, 대장균 중 O-157 아형에 의한 식중독, 기후변화와 외국여행 등으로 다시 토착화되고 있는 말라리아 등이라고 할 수 있다. 또한, 황색포도상구균(Methicillin-Resistant Staphylococcus Aureus, MRSA)으로 대표되는 항생제 내성균의 발생과 일부 토착화 양상도 중요한 전염성질환의 문제라고 할 수 있다. 한 예로, 우리나라는 2006년 수도권 학교의 급식에서 노로 바이러스 감염에 의한 식중독이 발생하여 2,782명의 환자가 보고되었다. 또한, 메티실린(methiciline)에 내성을 가진 황색포도상구균의 비율이 전체의 60%에 이르고 있을 뿐만 아니라, 병원 중환자실의 울타리를 넘어서서 이미 지역사회의 토착 감염균으로 정착되고 있다는 보고가 나오고 있다.

신종 및 재출현 감염병은 인류가 가장 눈부신 문명을 구가하고 있는 지금에도 전 세계적으로 인류의 위협이 되고 있다. 그 가장 큰 이유는 생명의 역사 전체에서 유례가 없이 지도적인 지위를 가진 인간이 급속한 형태로 생태의 변화를 야기하고 있지만, 이를 감염병 관리라는 차원에서 적절하게 통제할 수 있는 국제적인 지도력이 부족하다는 문제로 요약된다. 일부의 문제들은 국제적인 공동협력이 가장 중요하지만, 또 일부의 문제들은 우리나라의 자체적인 노력만으로도 질병의 확산을 방지하고 통제할 수 있다. 이를 위해서 지속적으로 신종 감염병에 대한 감시와 예방에 노력을 기울여야 할 것이다.

참고문헌

McAnulty, J.M., Fleming, D.W., & Gonzalez, A.H. (1994), "Community-wide outbreak of cryptosporidiosis associated with swimming at a wave pool," *JAMA* 272(20), 1597-1600.

Palache, B. & Krause, R. (2009), "Progress with human H5N1 vaccines: a perspective from industry," *Expert Rev Vaccines* 8(4), 391-400.

Wantanabe, H. & Guerrant, R.L. (1997), "NagaSaki enterohemorrhagic Escherichia coli meeting and workshop," *J Infect Dis* 176(1), 247-249.

Weber, T.P. & Stilianakis, N.I. (2007), "Ecologic immunology of avian influenza (H5N1) in migratory birds," *Emerg Infect Dis* 13(8), 1139-1143.

WHO (2009), *Pandemic (H1N1) 2009: Situation updates*.

WHO (2010), *H5N1 Avian Influenza: Timeline of Major Events*, http://www.who.int/csr/disease/avian_influenza/Timeline_10_01_04.pdf

Wong, S.S.Y. & Yuen, K. (2006), "Avian influenza virus infections in humans," *Chest* 129(1), 156-168.

제33장

한국 정신보건의 이해

1. 정신보건의 특성: 복잡성

정신보건은 다른 보건 분야와 다른 여러 특성이 있다. 질병으로서의 이해, 진단체계에 대한 이해, 정상과 비정상의 상태에 관해 여전히 합의되지 않은 바가 많다. 현재의 정신의학은 인과론적 의학이 아니라 현상학적 · 사회적 의학이다. 과학의 발전으로 점차 증명되는 사실들이 많음에도 여전히 원인을 밝힐 수 없는 상태에 있는 것들이 많다 보니, 현상에 대한 해석이 주장하는 사람에 따라 다르다. 그리고 이 상태에 대한 사회적 합의는 상황마다 다르다. 현재 학문적 입장에서는 근거 혹은 통계적으로 합의하고, 또 어떤 상황에서는 정치적 견해에 영향을 받는 법률에 따라 합의한다.

정신과 마음, 뇌라는 용어는 모두 각기 다른 어원과 경로를 지니고 있고, 다양한 분야의 사람들에 의해 다양한 이론으로 설명되고 있다. 주술사부터 정신과 의사까지 모두 서로 다른 이론과 진단체계를 가지고 있다. 그러므로 통합적 이해와 사회적 합의가 현재에 이르기까지 실패하고 있다. 질병의 성립에 대한 이해부터 논란이 많다. 마음(mind, heart), 정신(psyche), 영혼(soul), 영성(spirit), 뇌(Brain)는 모두 다른 개념이지만 또 대중적으로는 이 개념을 분류하기 모호하다. 그러므로 이 분야에서 치료에 대해 말하는 사람들도 다양하다. 정신과 의사부터 심리학자, 사회복지사, 종교인, 인문학자, 관련 질병을 이겨낸 회복자 등에 이르기까지 모두 자신이 이 분야에서 치료자의 역할을 자임하고 있다. 정신질환을 부정하는 사람부터 종교적 이해 및 정치적 이해에 이르기까지 정신질환에 대한 인식은 다양하고, 이것은 정신의학자 내부에서도 여전히 존재한다. 아마 같은 의사 내에서 자기 학문의 주류집단에 반하는 입장을 가장 많이 표출한 의학은 정신의학일 것이다.

정신의학은 어떤 의학 분야보다 진단체계의 혼란이 크다. 세계보건기구의 국제질병분류(International Classification of Disease, ICD)와 미국 정신의학회의 진단통계의학편람(Dignostic and Statistical Manual of Mental Disorders, DSM)은 정신의학 진단체계의 양대 산맥을 이루고 있는데, 이는 연구적 차원에서도 큰 혼란을 불러일으킨다. 특히 한국은 보건복지부 등 관료체계에서는 국제질병분류를 사용하고 있지만 대부분의 정신과 의사는 미국의 진단통계의학편람으로 진단하도록 교육받는 경우가 많아, 국제질병분류에 따라 진단하게 되어 있는 의료보험과 관련된 자료와 통계에 따른 정보는 세부적으로는 실제와 다를 가능성이 많다.

정상성과 광기에 대한 논란도 마찬가지다. 술을 얼마만큼 먹어야 중독(addiction, dependecne)이라 하고, 또 중독의 전 단계인 남용(abuse)은 어떤 단계를 말하는가? 도박은 어느 정도 해야 중독이고, 인터넷, 섹스는 정말 중독인가? 환청을 듣는다면 얼마나 들어야 병이고, 망상과 공상의 경계는 어디까지인가? 등등에 관한 논란은 여전하다. 이 논란의 현실적 중요성은 어느 단계부터 소위 개인의 자유이고 의지인가? 그래서 어느 시점부터 개입해야 하느냐 하는 것을 사회적으로 정할 때 발생한다. 이런 사회적 논란에 대한 합의를 이끌어내기 위해 근거(evidence)에 기반한 자료들이 제출되고, 이 자료들의 합의는 새로운 기준을 만들어내고 있다.

정신보건에 접근하는 사람들은 이런 정신보건영역의 복잡성을 충분히 이해해야 현실에서의 복잡성을 이해하고 더불어 다양한 접근에 관한 주장과 이에 대한 배치를 고민할 수 있다.

2. 정신보건의 역사

1) 도덕치료의 등장과 정신분석의 영향

정신보건에 관한 역사는 히포크라테스가 체액설을 이야기했다는 그리스 로마시대부터 시작한다. 오히려 그 시절에는 제한된 현인 중에서 정신의 이상에 관한 담론이 있었다. 그러나 중세기에 들면서 오히려 암흑기 — 현상적으로 기술된, 광기에 찬 사람들을 종교적 편견으로 처형하거나 감금했던 식 — 가 되었고, 이 암흑기는 거의 15세기 이상을 경과한다. 그 후 18세기 들어 프랑스의 필립 피넬(Philippe Pinel)이라는 사람이 정신질환자에게 채워진 쇠사슬을 풀렀다는 것에서 정신보건의 역사를 시작이라고 기록하는 문헌이 많다. 실제로는 15세기부터 유럽에서는 정신병(Madness)에 걸린 사람들에 대한 시설이 수용소(asylum)에서 병원(hospital)으로 서서히 전환되기 시작했고, 치료적 접근에서도 인도적 치료(사슬, 감금, 비인간적 시술이 아닌 다른 방법들)로 전환되었다는 보고들이 있다. 18세기 들어 영국의 배티(B. Batie)가 정신질환에 대한 치료서를 발간하고, 미국에서는 미국 정신의학의 창시자인 벤자민 러쉬(Benjamin Rush)가 정신질환을 계통적으로 이해하는 저서를 집필했다. 이후 19세기 유럽에서는 독일의 크레펠린(Emil Kraepelin)이 정신질환을 현상과 행동에 기초해 분류하면서 현재의 정신분열증을 조발성 치매(dementia praecox)라 부르기 시작했다. 이 크레펠린의 분류가 추후 질병분류에 큰 영향을 미쳤으며, 현재의 현상학적 분류의 기초가 되었다. 또한 스위스의 유진 블로일러(Eugen Blueler)는 조현병(schizophrenia)이란 말을 최초로 명명하였고, 이 명칭이 크게 사용되기 시작했다.

19세기 후반에 프랑스의 정신과 의사 자네(Pierre Janet)의 최면술을 포함한, 새로운 정신질환에 대한 치료가 소개되기 시작했다. 또한 이 시기에 프로이트(Sigmund Frued)와 그 제자들, 그리고 융(Carl Jung)에 의한 정신분석적 치료가 태동되었다. 이때부터 광기가 아닌 신경증, 히스테리아, 강박증과 같은 다양한 질환이 널리 소개되면서 입원이나 감금이 아닌 외래치료, 사회 내에서의 치료가 시도되었다. 이렇게 19세기 후반부터 20세기 중반까지는 다양한 정신치료들이 도입되었는데, 프로이트의 입장에서 갈라져나온 융은 분석심리학을, 영국에서는 멜라니 클라인(Melanie Klein)의 대상관계이론과 함께 집단치료가 등장했고, 1940년대에는 입원환자들을 대상으로 하는 환경치료와 치료공동체에 관한 시도도 전개되었다.

아울러 19세기 후반, 미국의 도로시아 딕스(Dorothrea Dix) 같은 사람들은 장애인에 대한 차별 및 치료개선, 복지에 대한 주장을 통해 수용소 혹은 요양소의 기능에 돌봄과 치료, 교육 등을 추가할 것을 주장했다.

2) 약물 치료, 인본주의 치료 및 지역사회 정신보건으로의 발전

다양한 정신질환의 소개와 치료법에 대한 주장과는 달리 정신병의 치료에 관한 역사는 여전히 병원에 머물러 있었다. 중증 정신질환에 대한 전기충격치료, 수술적 중재 등도 20세기 초반에 시작되었다. 하지만 20세기 들어 가장 큰 변화는 19세기 후반부터 시작된 과학의 발전에 힘입어 정신질환에 도움이 되는 약물들이 속속 개발되었다는 것이다. 1930년대부터 질병 치료에 큰 전환점이 되었던 다양한 약제(amphetamine, LSD, probamate 등)들이 보고되었다. 1949년 오스트레일리아와 덴마크에서 리튬(lithium)이 양극성 장애에 처방되기 시작했고, 1952년 프랑스에서 클로로프로마진이 처방되어 그 효과가 널리 알려졌다. 이 약물들의 효과로 감금되거나 입원된 상태에서 점차 지역사회로 돌아오는 정신병 환자들이 증가하기 시작했다.

1960년대에 들어서 영국의 쿠퍼(David Cooper)와 랭(Ronald Lang) 등의 반정신의학 그룹(전통적 정신의학의 질병론을 부정하는 일련의 집단)의 등장과 함께 정신병 환자의 인권과 문화, 사회적 편견과 의학적 진단에 대한 도전이 사회적 파장을 일으켰다. 이에 따라 다양한 정신치료 및 입원치료에서의 경험, 약물치료의 부작용 등으로 장기간 입원 치료는 효과도 없을 뿐더러 정신병 환자에 대한 사회적 편견과 차별을 강화한다는 입장이 널리 퍼진다.

이런 여론 속에서 미국의 케네디 대통령은 1963년 지역사회 정신보건법의 제정과 함께 미국 주립병원의 병상 감축과, 그 대안으로 지역사회 정신보건센터를 설립하였다. 미국의 지역사회 정신보건센터 모델은 다른 나라에도 전파되었다. 이탈리아에서는 1978년에 법률 180이 발효되어 거의 모든 병상이 폐쇄되는 급격한 탈원화가 전개되었다. 이탈리아 다음으로 아일랜드에서 국가가 주도하는 지역사회중심의 정신보건정책으로 다수의 병상을 폐쇄하고, 지역사회중심의 치료를 근간으로 하게 되었다. 이후 많은 나라가 정신보건의 핵심적 정책을 탈수용화(탈원화)에 기초하고, 지역사회중심의 재활정책에 초점을 맞추는 것으로 전환되어 감금과 수용의 역사에서 지역사회중심의 치료와 재활로 큰 진전을 이루어갔다.

3) 새로운 치료의 보급과 다양한 정신질환의 대두, 경제적 부담과 조기개입, 당사자 그룹 및 회복운동의 출현, 현대과학의 발전

서양에서는 지역사회중심의 치료와 재활이 보편적인 추세로 거의 모든 국가에서 정책의 기반이 되었으며, 정신사회 서비스의 내용도 다양해졌다. 사회기술훈련을 포함하여 다양한 직업재활 프로그램들이 확산되었다.

정신분석에 기반했던 정신치료 영역에서도 아론 벡(Aron Beck)의 인지치료는 1960년대부터 서서히 발전하여 현재 가장 흔한 치료요법이 되어 최대 규모의 치료학파로 성장하였고, 칼 로저스(Carl Rogers)의 내담자 중심치료도 심리학자와 상담학자들을 중심으로 발전되어 확산된 이론 및 치료기법이다. 또한 1990년대부터 붐을 이루었던 긍정심리학은 정신심리적 웰빙(well-being)을 강조하고 예방과 증진에 관련된 영역에 영향을 미쳐 정신건강 서비스의 영역은 더 넓어졌다. 이러한 영향은 정신보건의 영역에 다양한 정신보건 인력의 참여가 많아졌고, 치료의 방식과 영역도 더 확대되었다.

1960~70년대 정신보건이 주로 정신병을 중심으로 한 중증 정신질환이 주류를 이루었다면, 1980년대는 새로운 정신병리가 사회적 문제로 대두되었다. 알코올 및 마약중독의 문제가 가장 먼저 등장했고, 정신적 외상과 자살 등의 문제가 대두되면서 정신보건의 영역이 확장되

기 시작했다. 또한 아동 정신보건의 영역, 그리고 최근에는 노인인구의 급증으로 치매를 포함한 노인 정신보건 문제도 전체 정신보건의 한 영역으로 들어왔다.

미국의 1990년대 통계에 따르면, 가족 구성원 중 한 명 이상은 정신과 진료 경험이 있으며, 미국 성인 중 1/3이 진단가능한 정신질환을 앓고 있으며, 전체 미국인 중 20%는 평생에 한 번쯤은 정신질환을 갖게 된다는 보고가 있었다. 즉 정신질환은 특정 인구나 계층, 지역의 문제가 아니라 전 국민의 보건과 관련된 문제라는 인식의 정책적 변화가 필요하다는 결론을 얻게 된 것이다. 이런 발생률과 유병률의 변화는 정신보건정책의 중심추를 옮겨가게 하였다.

아울러 WHO 및 세계 중요 보건기구들은 만성질환의 분포 변화와 인구집단에 부담이 높은 질환으로 정신보건과 관련된 질환들을 언급하기 시작했고, 점차 만성 정신질환 관리의 중요성에서 조기 개입과 예방에 대한 중요성이 강조되기 시작했다. 인구집단과 부담이 될 수 있는 질병으로 우울증과 치매는 흔히 거론되었고, 질병 이환 이후의 관리보다 예방인자, 보호인자 등을 추적하고, 아울러 회복탄력성에 대한 관심도 높아졌다.

1990년대 초반 미국 의학한림원(Institute of Medicine)에서 므라젝(P. Mrazek)과 해가티(R. Haggerty)의 개입 모형이 발표된 이후 각국에서는 새로운 서비스 개입 모델을 적극 활용하기 시작했다. 그 핵심은 조기 개입(early intervention)을 강조하는 것이었다. 이 조기 개입 이론과 체계는 오스트레일리아, 영국, 미국 정신의학자들의 영향으로 현재 전 세계로 확산되고 있다.

한편, 정신보건의 소비자(consumer) 혹은 이용자 혹은 당사자(user), 회복자들(survivor, ex-patient)과 가족들은 치료 및 경제적 부담, 정신보건의 다양한 평가에 더 적극 참여하는 역할변화들이 1960년대 이후 꾸준히 발전되어왔다. 미국의 전국정신질환자연맹(National Alliance on Mental Illness, NAMI)뿐 아니라 각국에는 과거보다 강력한 영향을 미치는 가족단체 및 당사자 단체들이 성장하고 있다. 이런 당사자 및 가족중심의 정신보건정책은 정보화 사회, 치료의 발전뿐 아니라 다양한 사회적 영향을 받아 이루어졌다.

1980년대부터 시작된 회복(recovery)중심 정신사회재활 이론, 임파워먼트(empowerment) 이론도 정신보건에서의 패러다임 변화에 큰 기여를 했다. 전문가 중심 혹은 전문가나 제공자 일변도의 정신보건 서비스를 수용자 혹은 참여자와의 파트너십 관계뿐 아니라 질병의 회복과정에 대한 이해도 환자 혹은 당사자 중심으로 변모해가는 데 큰 기여를 했다. 최근 영국뿐 아니라 많은 국가에서 이용자 참여기반정책(user involvement)을 정신보건정책의 하나로 실시하고 있다. 이러한 변화에는 정신보건 분야 전문가 중에서 정신질환을 앓았던 경험이 있는 사람들의 역할도 컸다.

또한 보건학의 영향으로 생애주기모델의 도입과 인구보건학적 접근을 통한 보편적 정신

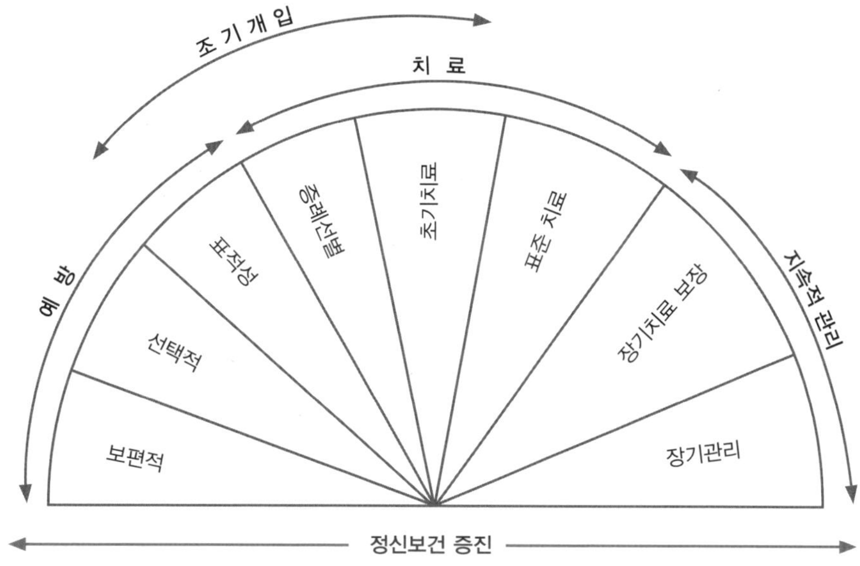

〈그림 33-1〉 정신보건과 정신질환의 문제에 대한 개입 스펙트럼
자료: Mrazek & Haggerty, 1994.

보건으로의 확대도 현대 정신보건의 새로운 모델이 되고 있다.

신경과학의 발전, 특히 뇌영상과 데이터공학, 유전적 정보처리 기술의 발달, 역학의 발전은 정책을 변화시키고, 질병 분류, 치료적 접근, 사회적 이해에 영향을 끊임없이 미치고 있다. 중독자의 뇌사진이 흔히 방송에 보이고 있고, 학대받은 아이들의 뇌사진 그리고 부작용을 더욱 제거한 약물의 보급, 유전학적 진단 기술의 발전은 예방과 증진, 그리고 환자 및 가족과의 상호작용, 질병의 사회적 인식에 꾸준히 영향을 주고 있다.

서양 중심의 세계 정신보건사를 간략히나마 검토한 이유는 한국이 어디에 서 있는가를 점검하기 위해서이다. 한국 정신보건의 이해도 생각보다 복잡하다. 그것은 정신질환의 현실과 구성은 현대적인 데 반해 정신질환에 대한 태도와 접근방식은 여전히 그보다 뒤늦은 상태에 있기 때문이다. 의식의 변화는 느리지만 문화와 현실의 변화 사이에 일어나는 간극이 크다.

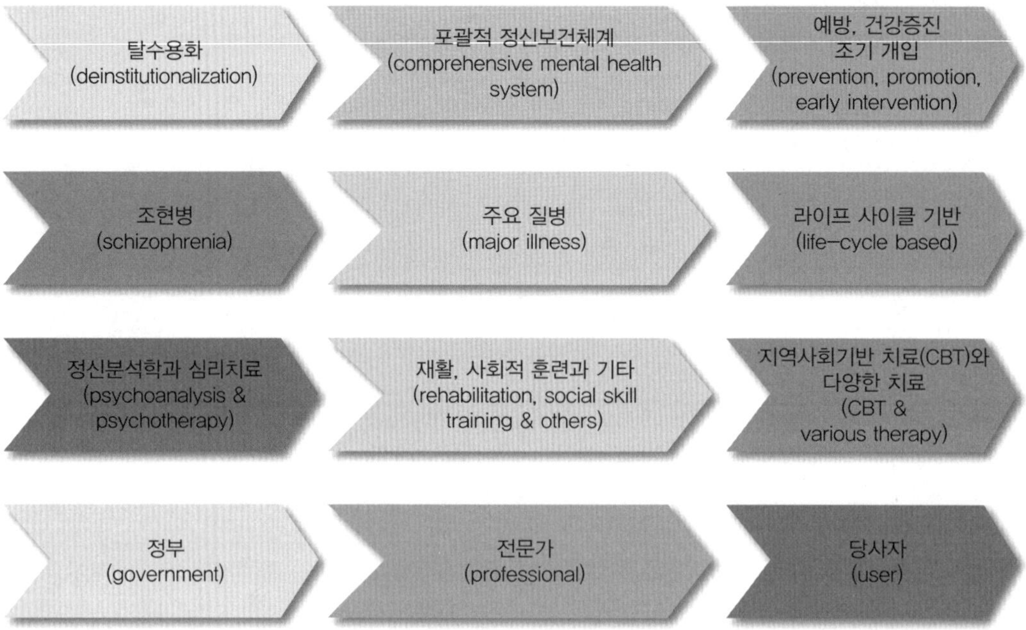

〈그림 33-2〉 정신보건의 역사에 대한 개괄적 도해
자료: 김현수, 2011.

3. 한국 정신보건의 이해

1) 비동시성의 동시성

역사학자 에른스트 블로흐(Ernst Bloch)가 말한 비동시성의 동시성(contemporaneity of the uncontemporary)은 말 그대로 한 시대가 저물기 전에 나타나는 다른 시대의 징후가 동시에 존재하는 것을 말한다. 한국의 정신보건 실태는 한국사회가 고도압축 성장사회를 겪으면서 발생한 문제를 그대로 지니고 있다. 정신질환에 대한 전근대적 태도나 의식, 건강추구행동은 여전하지만 동시에 가장 최근에 발달된 의학적 지식이나 실천이 동시에 존재하고, 또한 보다 발달한 국가들에서 나타나야 할 문제들이 한국에서도 나타나고 있다. 서양처럼 정신보건 역사의 변천을 겪으면서 해결해야 할 문제도 여전히 남아 있지만, 새로 생기는 정신보건의 문제도 동시에 해결해야 한다. 그러므로 문제해결의 주체들은 혼란스럽고, 체계 또한 복잡하고 중첩적이어서 역할에 많은 하중이 가게 된다.

다음은 최근 한국 정신보건의 상황에 불어닥친 현안들이다.

• 자살률의 급격한 증가
• 급격한 고령화 및 노인 정신보건 문제의 증가
• 소아-청소년 정신건강 문제의 증가
• 저출산 및 가족단위 정신건강의 악화
• 다양한 중독 질환의 증가
• 학교폭력, 성폭력, 가정폭력 등 외상성 질환의 증가
• 다문화 정신건강 이슈의 증가
• 정신건강 정책 집단 리더십의 부재
• 당사자 운동 및 가족 집단 운동의 대두와 탈시설화 이슈

이 문제들이 서양에서는 어느 정도 순차적으로 일어나 사회 자체가 문제해결의 역량이나 제도적 해결을 추구할 역사적 시간을 가졌지만, 한국은 1995년 정신보건법이 제정된 이래 급속하고 다양하게 정신건강의 이슈가 변모하고 있다. 어떤 정신보건 문제의 성숙한 해결도 없이 다른 문제가 출현하고 있어서 현명하고 만족스러운 해결책을 찾는 것은 현재로는 불가능에 가까워 보인다. 아주 복잡한 상황에서 국민이나 당사자가 만족하는 한국형 정신보건모델은 아직 밑그림도 그리지 않았다고 해도 과언이 아니다.

2) 한국 정신보건의 실태

2014년 현재 이미 잘 알려졌다시피 경제개발협력기구(OECD)에 가입한 국가 중 자살률 1위를 9년째 기록하고 있으며, 한국 국민은 세계에서 가장 높은 수준의 알코올 고위험음주군에 속하며, 러시아 국민의 2배, 미국 국민의 4배의 알코올을 소비하고 있다. 아동 · 청소년의 행복지수는 최하위이고, OECD 국가 중 가장 탈원화가 미흡한 국가그룹에 속한다. 2013년 한국을 방문한 OECD 정신보건 자문관은 한국의 정신보건 상태를 충격적이라고 표현했다. 그는 한국이 높은 자살률, 입원 중심의 치료법과 높은 재원일수, 지나친 강제입원 등의 문제가 있다고 지적했다. 대다수 국가가 1995년 이후 자살률이 감소추세인 데 반해 한국은 더 늘었고, 정신과 병상 수도 늘어난 3개국 중 하나이고, 지역사회 기반치료나 일차 의료를 통한 치료가 너무 빈약하거나 부재하다고 지적했다. 또한 정신보건, 정신건강에 대한 국민의 태도 변화를 더 적극 이끌어내야 하고, 재정지원 확대와 전달체계의 변화를 만들어내야 한다고 했다. 그리고 예방과 증진을 강조하는 법의 개정도 권고했다.

(1) 국가 정신보건 예산과 국가적 부담

예산상의 측면에서만 볼 때 WHO는 국가 전체의 보건 예산 중 정신보건 예산이 5~15%에 이르러야 할 것을 권고하고 있지만, 한국은 2012년 대략 3% 수준에 불과하다. 2012년 보건복지부 예산만 보면 예산 41조 원 중에서 정신보건 관련(자살 및 중독, 아동과 지역사회 정신보건) 예산은 352억, 그중 자살 관련 예산은 25억 원 수준이었다. 여기에 각 지방자치체의 예산을 총합해도 전체 예산 수준은 3% 수준에 불과하다. 우리 중앙정부의 정신보건, 자살, 중독 관련 예산은 문제의 심각성에 비하면 아주 낮은 수준이다. 반면 정신질환으로 인한 사회적 부담비용은 치료비를 포함하여 총 22조 원에 달한다고 보고되고 있다. 이는 정신질환의 특성상 질환으로 인한 개인적 손실과 더불어 가족 부담과 사회적 부담을 합한 추정액수이다. 2014년 정부 총 예산이 357조 7,000억 원인데, 22조는 약 6%에 해당되는 비용이다.

(2) 국민의 정신질환 실태

정신질환자의 수는 언제나 정확한 통계가 어렵다. 대규모 역학조사에 밝혀진 것을 참고하지만 정신질환의 특성상 이 숫자에 포괄되지 않는 수가 있다. 우리나라에서는 법률에 의거하여 국제적 수준의 역학조사를 5년마다 수행하고 있으며, 2006년 이후 2011년, 2016년 그리고 가장 최근 2021년까지 수행한 바 있다. 2021년 가장 최근의 정신건강 실태조사에 따르면 우리나라 국민들의 정신질환 1년 유병률은 남자 8.9%, 여자 8.0%, 전체 8.5%였으며, 니코틴 사용 장애를 제외한 1년 유병률은 남자 5.2%, 여자 7.6%, 전체 6.4%로 여자가 남자보다 1.5배 높았다.[1] 이 조사에 의하면 지난 1년간 정신건강 문제를 경험한 사람은 약 355만 명으로 추산된다.

또한 정신질환 평생 유병률[2]은 남자 32.7%, 여자 22.9%, 전체 27.8%로, 성인 4명 중 1명이 평생 한 번 이상 정신건강 문제를 경험하고 있는 것으로 나타났다. 연도별 정신질환 1년 유병률[3]은 2021년 9.1%로 2016년에 비해 3.5% 감소하였으며, 이전에 비해 감소하는 추세다.

정신질환이 있는 것으로 진단된[4] 사람 중에서 평생 동안 정신건강 서비스를 이용한 경험

---

1 지난 1년 동안 알코올 사용 장애, 니코틴 사용 장애, 우울장애, 불안장애 중 어느 하나에라도 이환된 적이 있는 사람의 비율

2 평생 동안 알코올 사용 장애, 니코틴 사용 장애, 우울장애, 불안장애 중 어느 하나에라도 이환된 적이 있는 사람의 비율

3 연도별 비교를 위하여 만 18세 이상 만 64세 이하 대상자를 기준으로 동일한 진단군의 유병률을 재산출한 것으로, 2021년 18세 이상 전체 연령의 유병률과는 상이하다.

4 정신건강 문제로 전문가(의사 등)에게 상담 또는 치료를 받는 것을 말한다.

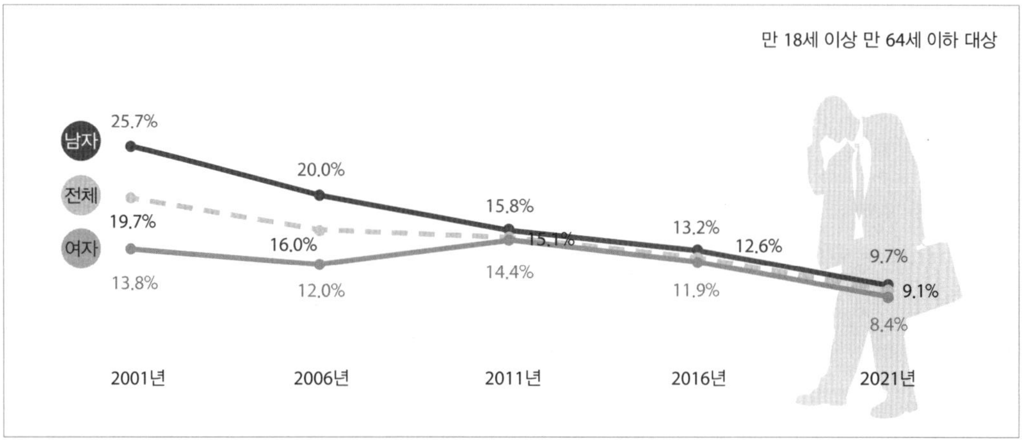

〈그림 33-3〉 정신질환 1년 유병률 추세
자료: 보건복지부, 2021.

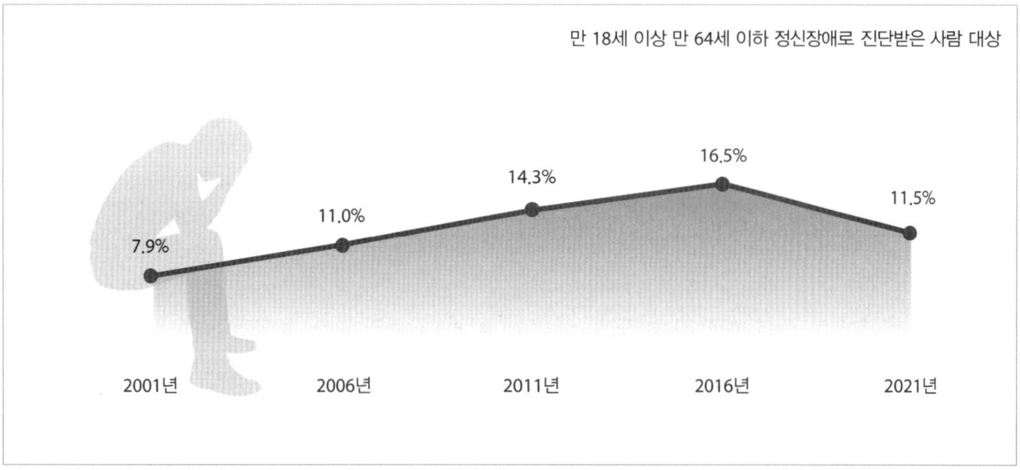

〈그림 33-4〉 정신건강 서비스 이용률 추세
자료: 보건복지부, 2021.

이 있는 사람의 비율은 12.1%였으며, 지난 1년 동안 정신건강 서비스 이용률은 7.2%였다. 질환별 서비스 이용률을 살펴보면, 알코올 사용 장애 2.6%, 니코틴 사용 장애 1.1%, 우울장애 28.2%, 불안장애 9.1%였다. 만 18세 이상 만 64세 이하 정신질환을 진단받은 사람을 대상으로 연도별 정신건강 서비스 이용률을 보면, 2016년까지 증가하는 추세를 보이다가 2021년 감소하였다(2016년 16.5%→2021년 11.5%). 이는 코로나19의 영향으로 인한 의료접근성 저하가 큰 원인이었을 것으로 추정된다. 하지만 지금도 우리나라의 정신건강 서비스 이용률은 다른 나라에 비해 여전히 낮은 상태다. 한국의 지난 1년간 정신건강 서비스 이용률은 7.2%로 미국

〈표 33-1〉 정신질환의 급여 및 의료서비스 형태별 진료비(2011년) (단위: 백만 원)

구분	건강보험			의료급여		
	입원	외래	소계	입원	외래	소계
치매	492,219	99,542	591,761	363,198	65,568	428,766
알코올 사용 장애	362,310	12,084	174,397	121,867	7,764	129,706
기타 물질사용 장애	2,689	1,282	3,966	2,057	769	2,827
분열형 장애	22,669	118,406	340,076	178,886	100,196	279,082
정동장애	89,174	233,088	322,263	67,242	154,180	221,422
신경증적 장애	17,590	145,331	162,922	13,239	96,950	110,189
정신발육지체	11,547	5,935	17,501	8,927	3,856	12,784
기타 장애	54,554	100,712	135,266	26,137	67,654	93,791
전체	1,031,746	716,398	1,748,153	720,553	469,937	1,278,567

자료: 국민건강보험공단, 2011.

43.1%(2015년), 캐나다 46.5%(2014년), 호주 34.9%(2009년)에 비해 현저히 낮은 수준이었다.[5]

(3) 정신질환의 의료비 실태

우리나라 정신보건 관련 예산과 별도로 국민과 국가가 부담하는 정신건강과 관련된 진료 시 지출 비용은 2011년 현재 3조 원이 넘어섰다. 2006년 건강보험 진료비가 5,973억 원인 데 비하면 2011년의 건강보험 진료비는 5년 만에 세 배가 넘는 1조 7천억 원에 달했으며, 정부가 비용 대부분을 부담하는 의료급여의 경우도 1조 2천억 원을 넘는다. 의료급여의 비용이 높은 것은 대부분 입원에 의한 비용으로 경제적 어려움이 큰 정신질환자들이 장기간 입원함으로 발생하는 비용이다(표 33-1).

(4) 정신질환자의 평균 재원 일수

입원환자의 치료기간, 즉 정신장애인이 지역사회에 나가지 못하고 치료받는 기간은 여전히 충격적이다. OECD 국가들의 평균 재원 일수가 20여 일을 넘지 않는 반면, 우리는 종합병원 정

5 2021년부터 정신건강 서비스 1년 이용률이 조사되어 해외의 조사 연구와 직접 비교가 가능해졌다.

〈표 33-2〉 정신질환자 평균 재원 일수

연도		2000	2005	2010
총계		277(9개월 7일)	267(8개월 27일)	248(8개월 8일)
정신의료기관	소계	166(5개월 16일)	159(5개월 9일)	166(5개월 16일)
	국립정신병원	142(4개월 22일)	89(2개월 29일)	153(5개월 3일)
	공립정신병원	207(6개월 27일)	240(8개월)	248(8개월 8일)
	사립정신병원	220(7개월 10일)	264(8개월 24일)	252(8개월 12일)
	종합병원 정신과	80(2개월 20일)	75(2개월 15일)	71(2개월 11일)
	병원정신과	231(7개월 21일)	165(5개월 15일)	150(5개월)
	정신과의원	75(2개월 15일)	74(2개월 14일)	99(3개월 9일)
정신요양시설		2,787 (2년 8개월 27일)	2,867 (7년 10개월 12일)	3,364 (9년 4개월 4일)

자료: 보건복지부, 2011.

신과조차 2010년 70여 일에 가까웠다. 현재는 조금 더 줄었다고는 하지만 장기 입원 중심의 치료 관행은 바뀌지 않고 있다. 특히 정신요양시설의 재원기간은 9년이 넘는다. 이것은 치료라기보다는 격리라고 보아도 무방하다. 장기 재원은 인권, 치료비용, 재활, 지역사회 적응, 가족 문제 등 모든 정신보건의 문제와 연관되어 있다(표 33-2).

(5) 정신보건 관련 기관 및 병상 수, 정신보건 공급체계

탈원화에 대한 정신보건정책을 수립하는 국가들은 대부분 병상 수를 정책적으로 줄이거나 지역사회중심 정신보건 서비스 체계를 확대하였다. 그러나 우리나라는 정신과 입원 병상 수는 더 늘어났으며, 아직 전국에 기초 정신보건복지센터를 모두 설치하지도 못한 상태이다.

〈표 33-3〉에서 보듯, 2006년 8만 개에 이르는 병상 수가 2011년 9만 개를 넘어섰다. 이 중 더 열악한 시설로 분류될 수 있는 정신요양시설의 병상 수는 전체의 15%에 해당하는 약 15,000개로 일부는 증가한 상황이다. 이는 정신보건법과 정신보건운동의 영향에도 불구하고 탈수용화는 전혀 일어나지 않았음을 의미한다. 즉 정신보건법은 탈수용화에 대한 명확한 시행을 위한 법적 내용이 없었다고 보아야 한다.

민간기관에 기초한 병상 수와 공립 의료기관의 병상 수를 비교할 때 공립 의료기관의 병상 수는 전체 병상의 8.5% 내외에 불과하다. 이는 국가정책을 획기적으로 전환한다고 할 때

〈표 33-3〉 정신보건시설 현황(2011년) (단위: 병상, %)

구분			기관 수	병상(정원) 수	정신의료기관 병상구성비	전체 병상 구성비
계			1,810	93,932		100.0
정신의료기관	소계		1,273	80,012	100.0	85.2
	정신병원	국립	6	3,699	4.6	3.9
		공립	12	4,116	5.1	4.4
		사립	185	46,820	58.5	49.8
		소계	203	54,635	68.3	58.2
	병 · 의원	종합병원정신과	166	5,518	6.9	5.9
		병원 정신과	97	13,961	17.4	14.9
		정신과 의원	807	5,989	7.4	6.3
		소계	1,070	25,377	31.7	27.0
정신요양시설			59	13,920		1408
사회복귀시설			275			
표준형 정신보건복지센터			160			
알코올상담센터			43			

자료: 중앙정신보건사업지원단, 2012.

영향을 적극 미칠 수 있는 부분이 미미하고, 만일 그런 정책을 편다고 할 때 민간부문의 큰 저항과 마주쳐야 한다는 것을 말한다.

정신보건복지센터는 2014년 현재 전국 230개에 이르는 기초 지방자치 행정단위에 모두 설치되지 않고 160여 개에 머무르고 있다. 사회복귀시설은 전국에 275개 내외가 있지만, 이것을 다양한 사회복귀시설로 나누면 지역사회 정신보건 서비스의 인프라는 아주 취약한 상태임을 알 수 있다. 중증 정신장애 환자를 전국에 최소 100만 명이라고 했을 때, 각 사회복귀시설은 시설마다 3,700여 명을 등록시켜 관리해야 하는 상황이다. 사회복귀시설이 절대적으로 부족한데, 정부는 현재 표준형 정신보건복지센터의 확대 계획과 사회복귀시설의 지원에 대한 계획을 매우 느리게 진행하고 있다. 또한, 지역적 편중의 격차도 커서, 어떤 유형의 사회복귀시설도 일절 없거나, 거주시설이나 그룹홈이 없는 지역도 많다. 이런 요인은 탈원화가 아닌 역수용화를 불러일으킬 수 있는 환경이 되기도 한다. 특히 확대 가족의 해체가 급속하게 일어나면서 질병 부담이나 간병 부담에 대한 압박이 커지고 있는 상태여서, 사회복귀시설의 부족은 입원 시설로 회귀하게 되는 원인이 되고 있다.

(6) 정신보건 인력의 공급과 현황

정신보건 인력은 정신과 의사를 포함해서, 정신보건 간호사, 정신보건 사회복지사, 정신보건 임상심리사 등을 포함한다. 우리나라의 정신보건 인력 또한 OECD 가입국 중에서 낮은 순위이다. 10만 명당 정신과 의사의 비율은 3.5명, 간호사 비율은 10.1명, 사회복지사 비율은 2.6명, 임상심리사 비율은 0.8명이다. 상대적으로 의사와 간호사의 비율이 높은데, 이것은 정신보건 서비스상에서 의료적 서비스의 비율이 높고, 예방이나 재활에 투여되는 서비스에 대한 비율이 낮은 것을 시사한다. 최근에는 수도권인 경기도권에서도 정신보건 수련을 한 전문인력을 구하기 어려운 상황이다. 초창기보다 정신보건 관련 시설이 늘어난 것은 사실이지만 정신보건 인력의 상대적 부족은 정신보건 서비스의 질 저하에 영향을 미칠 수 있다.

(7) 정신보건 서비스의 전달체계

우리나라에서의 정신보건 서비스 전달체계에 대한 공식적 구도는 〈그림 33-5〉와 같다. 그러나 현재 정신보건복지센터의 이용률이나 사회복귀시설률을 볼 때 이 전달체계를 통해 정신보건 서비스를 이용하는 경로는 아직 충분하지 못하다. 중앙정신보건사업지원단의 자료에 의하면 전국의 정신보건복지센터 이용자 수는 2010년 대략 5만 명 정도 되고, 사회복귀시설 이용자 수는 6천여 명, 알코올 상담센터 이용자 수는 5천 명으로 전체 정신장애자 중에 6만여 명이 사용하고 있다. 6만 명은 전체 정신장애자 중 1% 정도에 해당한다. 실제 민간기관에서의 의료 이외의 서비스는 현재 집계되지 않기 때문에 고려하기 어렵지만, 그 숫자가 높지 않을 것으로 생각하면 전체 정신질환자에게 제공되는 서비스의 양은 매우 제한되어 있다고 볼 수 있다.

또한 행정적으로 보면 정신보건 서비스의 주 플랫폼이 보건소로 되어 있는데, 보건소가 정신보건사업의 주체인 것처럼 비치지만 현실은 보건소와 협력은 하지만 상당히 독자적으로 정신보건사업이 진행되어왔다. 보건소는 정신보건복지센터나 사회복귀시설을 감독하는 역할을 했지만, 지도하는 기능이나 사업을 선도하는 기능을 하기에는 어려움이 많았다. 또한 정신보건 심의위원회, 정신보건사업지원단, 광역센터 등이 동시에 존재하면서 불필요한 기능이 중복되고 있지는 않은지 생각해볼 필요가 있다. 기구는 존재하지만 유명무실한 경우가 적지 않다.

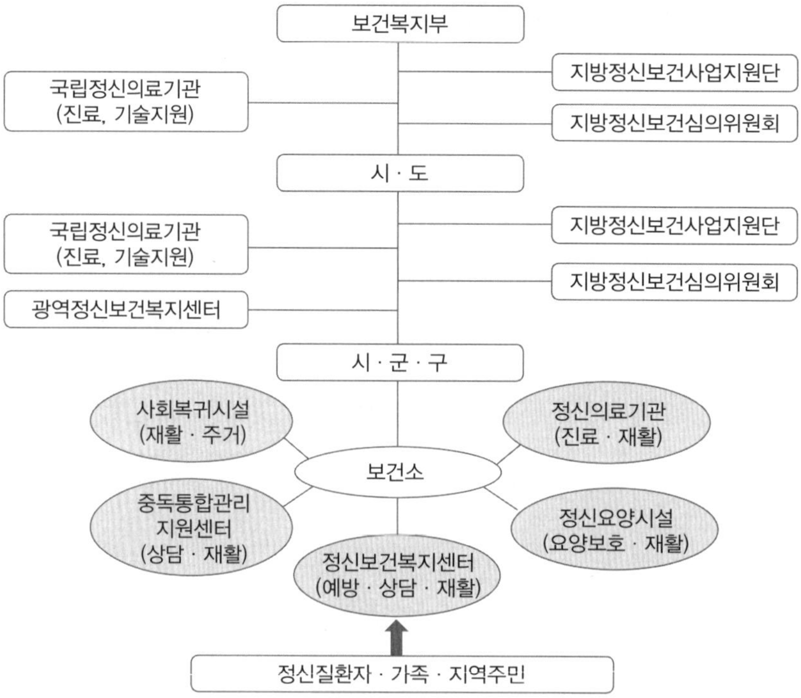

〈그림 33-5〉 정신보건 서비스 전달체계
자료: 강상경, 2013.

① 정신보건복지센터의 기능과 역할

현재의 정신보건법상에서는 정신보건복지센터의 설치에 관한 조항은 있지만 기능과 역할에 대한 언급이 없다. 정신보건복지센터의 설치는 보건소나 국공립의료기관에 둔다고 되어 있다.

정신보건법 13조 2항에 소개된 정신보건복지센터의 설치에 관한 조항은 다음과 같다.

① 국가 및 지방자치단체는 제13조제 1항에 따른 지역사회정신보건사업의 실시를 위하여 시 · 군 · 구 단위로 정신질환자의 발견 · 상담 · 진료 · 사회복귀훈련 및 이에 관한 사례관리 등을 실시하기 위한 정신보건센터를 설치하도록 노력하여야 한다.

② 제1항의 정신보건센터의 설치를 위한 재원은 국가와 지방자치단체가 부담한다.

현재 한국 정신보건복지센터는 보건소와 지자체가 민간기관에 위탁하여 운영하는 비율이 거의 100%에 가깝다. 일부 직영 정신보건복지센터가 있지만 극소수에 불과하다. 또한 복지부, 지방자치체, 보건소 등의 정부기관과 민간 위탁기관과의 협력 정도와 수준이 다양하고, 거버넌스의 문제, 다양한 업무로 인한 과중한 업무 강도와 인력수급 등의 문제로 혼란을 겪고 있다.

② 사회복귀시설의 기능

2008년 바뀐 정신보건법에 의해 사회복귀시설은 현재 정신질환자 생활시설, 지역사회 재활시설, 직업재활시설과 그밖에 대통령령이 정하는 시설 등으로 나누어져 있으며, 입소형과 이용형이 있다. 정신보건법 15조, 16조에 사회복귀시설의 분류를 다음과 같이 해놓았다.

- 정신질환자생활시설: 정신질환자가 필요한 기간 생활하면서 재활에 필요한 상담 · 훈련 등의 서비스를 받아 사회복귀를 준비하거나 장애로 인하여 장기간 생활하는 시설
- 정신질환자 지역사회재활시설: 정신질환자복지관, 의료재활시설, 체육시설, 수련시설, 공동생활가정 등 정신질환자에게 전문적인 상담 · 훈련 등을 제공하거나 여가활동 및 사회참여활동 등에 필요한 편의를 제공하는 시설

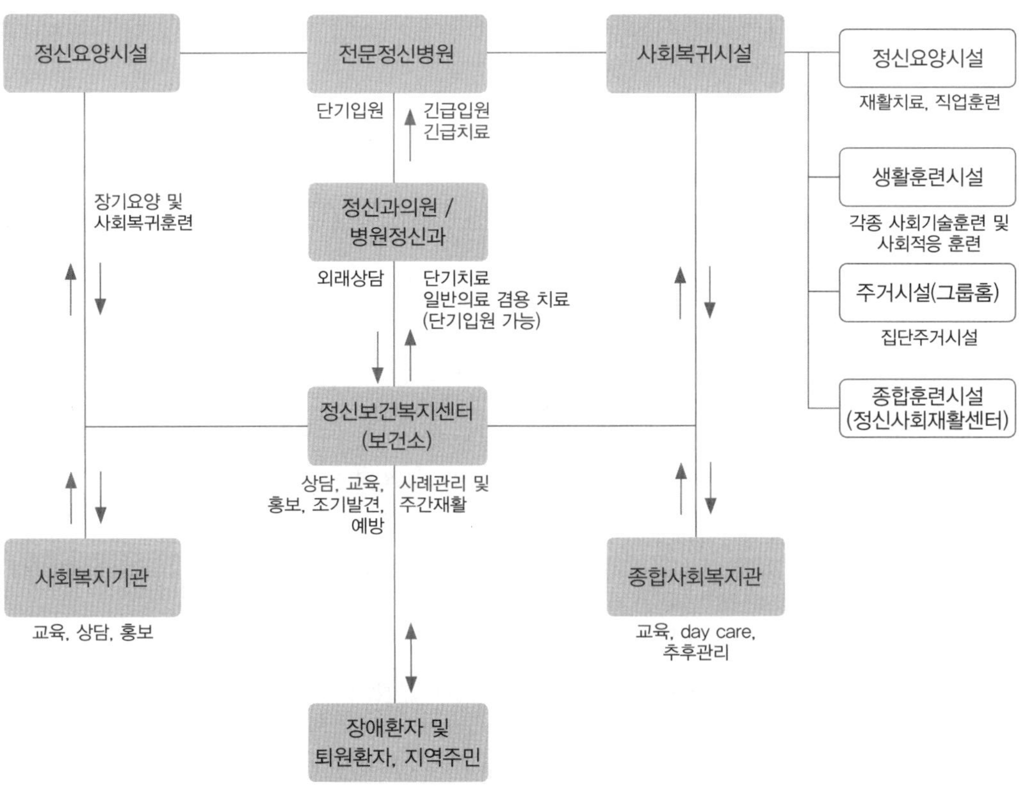

〈그림 33-6〉 정신보건 서비스 전달체계의 기능
자료: 김기태 외, 2013.

- 정신질환자 직업재활시설: 일반 고용이 어려운 정신질환자가 특별히 준비된 작업환경에서 직업훈련을 받거나 직업생활을 영위할 수 있도록 하는 시설
- 그 밖에 대통령령으로 정하는 시설

현재 사회복귀시설의 재원은 지방자치단체가 부담하는 것으로 되어 있는데, 정신보건에 인식이 부족한 지방자치단체는 실제로 재원을 지원하지 않거나 사정에 의해 지원하기 어려운 현실도 있다. 사회복귀시설 자체도 거의 민간 법인이나 개인에 의존하고 있으며, 재원의 출연도 정부에 일방적으로 의존하는 경우가 많아, 혁신적인 프로그램 운영을 하는 사회복귀시설의 출현이 흔하지 않다.

③ 정신보건심의위원회

정신보건법에는 정신보건심의위원회의 설치와 종류에 대해 다음과 같이 소개되어 있다.

제27조(정신보건심의위원회의 설치 및 종류)

①정신보건에 관하여 보건복지부장관, 시 · 도시사 및 시장 · 군수 · 구청장의 자문에 응하고 정신보건에 관한 중요한 사항의 심의와 심사를 하기 위하여 보건복지부장관 소속하에 중앙정신보건심의위원회를, 시 · 도지사 소속으로 광역정신보건심의위원회를, 시장 · 군수 · 구청장 소속으로 기초정신보건심의위원회를 각각 둔다. 다만, 정신의료기관 및 정신요양시설이 없는 시 · 군 · 구에는 기초정신보건심의위원회를 두지 아니할 수 있다.

②제31조, 제35조 및 제36조의 규정에 의한 심사를 하기 위하여 광역정신보건심의위원회 및 기초정신보건심의위원회 안에 정신보건심판위원회를 각각 둔다. 이 경우 정신보건심판위원회는 그 심사량에 따라 복수로 설치할 수 있다.

제28조(정신보건심의위원회의 직무)

①중앙정신보건심의위원회는 다음 각 호의 사항을 심의한다.

1. 정신보건복지관련 법령의 제 · 개정 및 정신보건복지정책에 관한 사항
2. 정신보건시설기준에 관한 사항
3. 정신질환자의 입원 및 진료에 대한 각종 기준
4. 치료에 대한 동의에 관한 의학적 견해의 제공

②광역정신보건심의위원회는 다음 각 호의 사항을 심의한다.

1. 정신보건시설에 대한 감독과 시정

2. 정신보건시설에 대한 평가

3. 재심사청구사건

③기초정신보건심의위원회는 다음 각 호의 사항을 심사한다.

1. 이의제기된 치료행위의 심사

2. 처우 개선에 대한 심사

3. 퇴원 및 계속입원 여부에 대한 심사

4. 제37조의 2에 따른 외래치료명령에 관한 사항

④중앙정신보건심의위원회 · 광역정신보건심의위원회의 위원은 각각 10인 이상 30인 이내로 하고, 기초정신보건심의위원회의 위원은 5인 이상 15인 이내로 하며, 위원의 임기는 각각 2년으로 하되, 연임할 수 있다.

⑤정신보건심의위원회의 위원은 보건복지부장관, 시 · 도지사 또는 시장 · 군수 · 구청장이 각각 임명 또는 위촉하되 다음 각 호에서 정한 자 중에서 각각 1인 이상을 포함하여야 한다.

1. 정신건강의학과전문의

2. 판사 · 검사 또는 변호사의 자격이 있는 자

3. 정신보건전문요원

4. 정신질환자의 가족

5. 다음 각 목의 어느 하나에 해당하는 자로서 정신보건에 관한 전문지식과 경험을 가진 자

   가. 정신보건시설의 운영자

   나. 고등교육법 제2조에 따른 대학에서 심리학 · 간호학 · 사회복지학 또는 사회사업학을 가르치는 전임강사 이상의 직에 있는 자

   다. 정신보건업무 관계 공무원

   라. 그 밖에 정신보건에 관한 전문지식과 경험이 있다고 인정하는 자

⑥정신보건심판위원회는 정신보건심의위원회 위원 중에서 시 · 도지사 및 시장 · 군수 · 구청장이 임명한 5인 이상 10인 이내의 위원으로 구성하고 합의체로 안건을 심사하여야 한다. 이 경우 위원은 정신건강의학과전문의, 정신보건전문요원, 판사 · 검사 또는 변호사의 자격이 있는 자 중에서 각각 1인 이상을 포함하여야 한다.

⑦정신보건심의위원회는 정신질환자에 대한 인권침해행위를 알게 된 때에는 국가인권위원회에 조사를 요청할 수 있다.

〈표 33-4〉 정신보건시설의 입원 유형과 입원(입소) 환자 현황(2011년) (단위: 명, %)

구분	총 입원환자 수	자의입원	보호의무자에 의한 입원		
			가족	시 · 군 · 구청장	기타 입소
2011년 총계	78,637(100.0)	16,833(21.4)	53,533(68.1)	6,853(8.7)	1,045(1.3)
정신의료기관	67,223(100.0)	15,931(23.7)	46,624(69.4)	3,250(8.7)	–
정신요양시설	11,414(100.0)	902(7.0)	6,909(60.5)	3,603(31.6)	–
부랑인 시설	6,160(100.0)	–	–	6,160(100.0)	–

자료: 중앙정신보건사업지원단 사업보고서, 2012.

⑧정신보건심의위원회는 심의 또는 심사를 위하여 연 2회 이상 위원회의 회의를 개최하여야 한다.

⑨정신보건심의위원회의 구성 · 운영 기타 필요한 사항은 대통령령으로 정한다.

④ 보건소와 정신보건사업지원단

현행 정신보건법은 지역사회 정신보건사업의 실행단위를 보건소, 국공립정신의료기관에 두고 있다. 정신보건법 13조에는 정신보건사업지원단의 근거가 된다.

①국가 및 지방자치단체는 보건소를 통하여 정신보건시설 간 연계체계 구축, 정신질환의 예방, 정신질환자의 발견 · 상담 · 진료 · 사회복귀훈련 및 이에 관한 사례관리 등 지역사회정신보건사업을 기획 · 조정 및 수행할 수 있다.

②국가 및 지방자치단체는 국공립정신의료기관을 통하여 제1항의 규정에 의한 지역사회정신보건사업을 지원하고, 시 · 군 · 구(자치구를 말한다) 간 연계체계 구축, 응급정신의료서비스 제공 등 광역단위의 사업을 수행하며, 그 밖에 지역사회정신보건사업의 활성화를 위하여 필요한 사업을 수행하여야 한다.

③국가 및 지방자치단체는 제1항 및 제2항의 규정에 의한 지역사회정신보건사업을 전문적으로 수행하게 하기 위하여 보건소 또는 국공립정신의료기관에 정신보건센터를 설치하거나 그 사업을 대통령령이 정하는 기관 또는 단체에 위탁할 수 있다.

④보건소 또는 국공립정신의료기관은 지역사회정신보건사업의 수행을 위하여 정신질환자를 관리하는 경우에는 본인 또는 보호의무자의 동의하에 행하여야 한다.

⑤보건소에는 대통령령이 정하는 바에 따라 제7조의 규정에 의한 정신보건전문요원을 둘 수 있다.

⑥제1항 및 제2항의 규정에 의한 지역사회정신보건사업의 집중적이고 전문적인 지원을 위하여 보건복지부장관은 중앙정신보건사업지원단을, 시 · 도지사는 지방정신보건사업지원단을 각각 설치 · 운영할 수 있다.

⑦제6항의 규정에 의한 중앙정신보건사업지원단 및 지방정신보건사업지원단의 직무범위 및 운영 등에 관하여 필요한 사항은 보건복지부령으로 정한다.

(8) 정신건강복지법

1960년대 후반부터 민간이 시작한 정신위생법의 제정 시도 이후 정부가 주도하는 정신보건법의 입법이 시민단체 및 전문가집단에 의해 세 번 좌절되었다가, 1995년 야당인 민주당안과 정부의 절충을 통해 정신보건법이 제정되었다.

이후 정신보건법은 여러 차례 개정을 거쳐 시행되다가 2016년 헌법재판소에서 강제입원에 관한 위헌 사항이 제기된 이후 2017년 5월 30일에 정신건강복지법으로 전면 개정되었다. 2017년 보건복지부가 발표한 정신건강복지법 개정 주요 내용 요약과 법 개정으로 달라진 점은 다음과 같다.[6]

[2017년 정신건강복지법 개정 주요 요약]

1. 정신건강복지법의 목적

- 인권을 더 두텁게, 사회안전을 더 빈틈없이 지키는 법
- 기존 정신보건법의 강제입원 절차를 국제적 기준에 부합하는 방향으로 개선하여 정신질환자의 인권을 더욱 두텁게 보호하고, 행정입원 및 외래치료명령 등 제도를 개선하여 사회안전을 강화하고자 함.

2. 주요 개정 내용

• 강제입원 절차의 대폭 개선

- 기존에는 강제입원 시 전문의 1인의 진단으로 입원했으나, 개정된 정신건강복지법에서는 서로 다른 정신의료기관 소속인 전문의 2인의 진단을 받아야 2주 이상 입원이 가능해짐.
- 모든 강제입원은 1개월 이내에 '입원적합성심사위원회'에서 입원적합성 여부 심사를 받아야 함.

6 https://www.mohw.go.kr/react/policy/index.jsp?PAR_MENU_ID=06&MENU_ID=06330405&PAGE=5

- 기존에는 강제입원 시 6개월에 한 번 입원기간 연장 심사를 했던 것과 달리, 입원 초기에 3개월 간격으로 심사하도록 기간을 단축함.

• 정신질환자 차별 해소
- 기존에는 정신병의 경중과 무관하게 모든 환자를 정신질환자로 정의했으나, 개정된 정신건강복지법에서는 정신질환자의 법적 의미를 '정신질환으로 독립적 일상생활을 하는 데 중대한 제약이 있는 사람'으로 축소함.
- 우울증 등 경증 환자도 이 · 미용사, 언어재활사, 화장품제조판매업 등의 자격을 취득하고 사회활동을 할 수 있게 됨.

• 정신건강 증진 · 복지서비스 근거 마련
- 국가 · 지역 정신건강증진계획을 수립하고 이에 따라 정신질환의 예방 · 조기발견 등 정신건강증진사업을 실시하도록 규정함.
- 정신질환자의 복지서비스(고용 · 교육 · 문화서비스 지원, 지역사회 통합 지원 등)에 관한 규정 신설

• 동의입원 신설
- 자의에 의한 입원이라도 보호의무자 1인의 동의를 받아 입원하고, 퇴원 시 정신과 전문의 판단으로 72시간 동안 퇴원을 제한할 수 있는 "동의입원" 제도 신설(제42조)
- 자 · 타해 위험이 의심되는 사람의 행정입원을 경찰관이 요청할 수 있도록 하여 경찰관이 적극적으로 개입할 근거를 마련함(제44조 제2항 신설).
  * 단, 행정입원의 직접적인 '신청'은 정신건강의학과 전문의나 정신건강 전문요원만 가능하고, 경찰관은 전문의나 전문요원에게 신청을 '요청'하도록 하여 과도한 인권침해를 방지함.

3. 개정 배경
- 정신보건법이 없던 1990년대 이전에는 법과 제도의 손길이 닿지 않는 곳에서 정신질환자가 기도원, 요양시설 등에 방치되거나 치료를 받지 못하고 인권을 침해당하는 경우가 많았고, 이에 1995년 12월 30일, 미인가 정신의료기관 및 시설 등을 제도화하고, 입퇴원 절차를 규정하는 것을 주요 골자로 하는 정신보건법이 처음 제정됨.
- 2016년 정신질환 실태조사에 의하면 정신질환 경험자가 470만 명으로 정신건강은 전 국민적 문제가 되고 있지만, 과거의 정신보건법은 인권침해를 방지하기 어려운 면이나 정신질환자에 대한 차별적 요소가 있었고, 정신질환자를 위한 복지서비스 지원 근거가 미비했음.

• 인권침해
- 기존의 정신보건법은 보호자와 전문의 1인의 동의만으로 본인 의사와 무관한 비자의적 입원을 허용했고, 이로 인해 재산 다툼, 가족 간의 갈등이 있을 때 정상인이나 경증환자를 강제입원시키는 수단으로 악용될 수 있었음.

- 정신질환자 차별
  - 정신병의 경중과 무관하게 모든 환자를 법적인 정신질환자로 정의하여, 법적인 정신질환자 여부를 결격사유에 담고 있는 다른 법에 따라 경증 정신질환자의 각종자격취득* 및 복지서비스 기회가 제한되었음.

  *총 25개 법률에 의한 자격취득 금지(화장품제조판매업, 장례지도사, 말조련사 등)

- 복지서비스 근거 미비
  - 기존의 법은 정신질환자에 대한 입원치료에 중점을 두고 있어, 재활 및 복지지원, 조기발견 및 개입에 대한 규정이 부족했음.
  - 특히 2016년 9월, 헌법재판소는 정신보건법 제24조 '보호의무자에 의한 입원'(강제입원)에 대해 재판관 9인 전원 일치로 헌법불합치(위헌)를 결정함. 강제입원은 인신 구속으로 기본권을 박탈하는 제도이므로 필요 최소한으로 적용되어야 한다는 것이 헌재위헌결정('16.9.30)의 취지이자 국제적 규범임.
  - 이러한 정신보건법의 개정은 국민들이 억울하게 강제입원하는 일이 없도록 하여 인권을 보장하려는 것이며, 강제입원 외에도 자의입원, 동의입원, 외래치료 등 다양한 다른 방법을 통해 치료받을 수 있도록 하려는 의도를 가짐.

(9) 자살예방사업, 아동청소년사업, 중독관리사업

2011년 자살예방에 관한 법률이 제정된 이후 중앙자살예방센터가 만들어지고 광역 단위의 센터들은 자살예방사업을 필수로 해서 진행하고 있다. 이미 여러 언론에서 보도되었듯이 한국의 자살률은 OECD 다른 국가에 비교가 되지 않을 정도로 높은 수준인데, 평균의 두 배를 넘고 있다. 이에 따라 법을 정하고 사업을 하지만 여전히 매우 낮은 수준의 예산이 투여되고 있고, 별도의 자살예방사업팀이 없는 경우는 정신건강증진센터가 그 업무를 수행하고 있다. 2013년 최초로 6년 만에 자살자 수가 줄어들었는데, 복지부는 그 요인을 농약 등의 자살수단 통제정책, 베르테르 효과의 감소, 그리고 자살예방 인프라 사업 등으로 설명한 바 있다.

아동청소년 정신건강의 악화에 대한 아동청소년 사업은 복지부가 지원하여 지자체와 매칭되는 예산으로 운영하고 있다. 현재 아동청소년 분야는 교육부, 여성가족부 등과의 중복과 협력상의 문제로 거버넌스 자체를 정리해야 하는 상황이다. 아동청소년의 정신건강 실태는 해마다 발표가 다르지만 심각한 것으로 나타나고 있다.

또한 알코올 관련 장애를 포함한 4대 중독은 심각하다. 알코올, 도박, 마약, 인터넷 게임

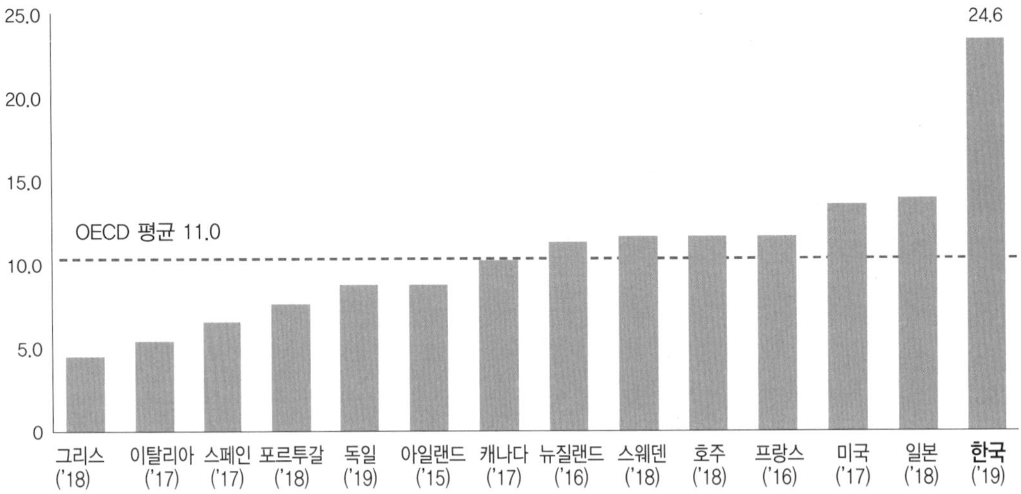

〈그림 33-7〉 OECD 회원국 자살률 비교
주: OECD 표준인구 10만 명당
출처: OECD, OECD Health Data(2022. 2. 추출)

등의 심각성으로 중독관리법을 제정하는 것을 추진 중이고 알코올 상담센터의 명칭도 중독관리센터로 변경되었다.

한국 정신보건은 현재 탈수용화 실패, 장기재원, 의료화의 길을 걷고 있으며, 정부의 낮은 관심과 적은 재원으로 인하여 다양한 서비스의 제공에 어려움을 안고 있다. 정신보건정책의 우선순위가 낮고, 심각한 자살문제를 포함한 생애주기에 걸친 전 영역의 정신보건 문제를 안고 있지만 효과적인 대응이 되지 않고 있다. 아울러 정신보건 체계상에서도 민간부문의 비대, 민간위탁에의 의존, 효율적인 거버넌스 구축의 실패, 당사자 및 가족, 인권옹호 그룹과의 연대 부족 등 여러 방면에서 해결해야 할 난제들을 갖고 있다.

4. 한국 정신보건의 개선을 위한 제안

한국에서의 정신보건 개혁이 이탈리아나 아일랜드와 같은 경로를 걷기란 어렵다. 현재의 복잡성 속에는 경제적 요소, 정치적 요소, 시민적, 문화적 요소가 모두 결합되어 있다. 정신건강에 대한 높은 편견과 더불어 차별의 장벽부터 관료화된 정신보건체계, 불안정한 거버넌스 문제까지 한국 정신보건은 풀어야 할 숙제가 많다.

1) 국가체계에서의 개선

(1) 정신보건 예산과 재원의 증대

국가적 차원에서 전생애주기적인 관점에서의 국민 정신건강에 더 많은 관심과 지원이 필요하다. 한 자치구의 정신보건을 담당하는 기본형 정신보건복지센터의 예산은 현재 1억 5천만 원 수준이다. 이것으로 무엇을 할 수 있겠는가? 반면 업무 범위와 업무량에 대한 요구는 거세다. 그러다 보니 행정적 서비스 차원의 수준에서 서비스가 머무를 수밖에 없다. 임상적 서비스를 충분히 제공할 수 있는 여건이 아니다. 서비스의 수준뿐 아니라 서비스 범위의 확대를 위해서는 예산의 증대가 필수적이다. 개인이 설립하기 어려운 지역의 사회복귀시설은 국가가 지원해서 설립하거나 설립이 용이하도록 국가가 지원해야 한다. 탈원화 정책은 예산 확보와 떨어져 진행될 수가 없다.

(2) 정신보건법의 개정 논쟁

예산 증대와 함께 여전히 많은 입원치료와 입원 후 장기재원 그리고 높은 비동의 입원율을 낮추기 위해서는 법 개정이 절실하다. 비동의 강제입원이라 하더라도 입원기간이 대폭 단축되고 지역사회에서의 서비스 연계를 높일 수 있는 법률적 지원이 필요하다. 그뿐만 아니라 정신보건 서비스의 전달체계에 대한 국가적 차원에서의 정비가 법률에 반영되어야 한다.

(3) 정신보건서비스의 플랫폼에 대한 논쟁

국가적 차원의 정신보건 서비스를 제공할 때 그 핵심 플랫폼을 보건소로 하자는 주장과 정신보건복지센터의 독립적 운영을 주장하는 논쟁이 있다. 정신보건복지센터의 업무 범위가 중증정신질환, 자살예방, 아동청소년심리, 노인심리, 심리재난, 중독관리 등이 더해지면서 보건소 규모만큼의 인력이 근무하는 통합형 정신보건복지센터들이 지방 대도시에서부터 나타나기 시작했다. 첫 번째 논쟁은 전문분야로서의 정신보건 서비스를 보건소를 중심으로 계속 제공하는 차원에 있을지, 별도의 통합형 정신보건복지센터를 보건소와 별도로 둘 것인가 하는 부분이다. 다음은 운영주체를 국가나 지방자치체의 직영방식을 할지, 아니면 지금과 같은 민간 위탁 형식을 취할 것인가의 논쟁이다. 사실 이런 논쟁의 밑바탕에는 인력과 재원, 정신보건의 전문성과 공공성에 대한 논쟁, 그리고 거버넌스의 문제가 모두 깔렸다.

정신보건사업을 중추적으로 주도하는 정신보건복지센터의 거버넌스가 불안정한 것이 정신보건사업의 진행을 어렵게 한다. 복지부, 지자체, 보건소에 이르는 복선의 지도와 예산의 불안정성, 직원 신분의 불안정성, 갈수록 늘어나는 업무량과 업무 범위의 확대 등은 정신보건센터협회와 같은 민간단체가 출범하게 된 배경이다. 국가가 민간 위탁에 기대어 지나치게 적은 예산으로 많은 업무를 요구하면서 정신보건복지센터의 업무는 현재 혼란스럽고 마비 직전의 상태와 같다.

또 지역에 따라서는 심리재난지원센터, 중독통합관리센터, 소아청소년센터, 자살예방센터 등 각 정신보건영역의 사업들이 별도로 진행되기도 하고, 하나의 센터에서 모두 운영하기도 한다. 지역 내에서의 협력이 잘 이루어지지 않으면 불필요한 사업의 반복과 예산 낭비가 일어날 수도 있다.

보건소 소속으로 정신보건사업을 지속할 것인지, 통합형 정신보건복지센터를 새로운 모델로 하여 보건소에 준하는 새로운 기관으로 자리매김할 것인지, 현재 백 개가 넘는 위탁기관에 개별 센터를 모두 맡길 것인지, 광역 단위의 법인을 설립하여 지도력 자체를 집중할 것인지, 아니면 보건소를 직영화하여 신분의 안정 속에서 보건소의 보건의료업무와 함께 하면서 보건소의 일부 섹터(sector)로 계속 갈 것인지 등 현재 정신보건복지센터의 정체성과 향후 방향에 대한 깊이 있는 논의가 필요하다.

지역사회에서 공공기관과 같은 성격을 띠지만 정신보건복지센터 직원의 신분은 명백히 다르다. 지역의 다른 복지기관이나 공공기관과 연대하고 협력해서 일할 때도 정신보건복지센터의 직원은 신분이 민간인이기 때문에 생기는 차이들이 발생한다. 소속의 차이에서 발생하는 권한의 차이도 있다. 사업이 우선순위가 높아지면서 이 거버넌스 문제가 해결되지 않으면 혼란은 더 확대될 수도 있다.

(4) 정신보건 서비스 전달체계의 개선

입원, 퇴원과 함께 지역사회에서 이루어지는 정신보건복지센터와 사회복귀시설들의 배치는 현재 임의적이다. 주거시설을 포함한 다양한 직업재활시설까지 계획되어 제공된 자원들이 아니라 민간에 의해 주도되고, 정부나 지자체가 재원을 제공하는 방식이다. 이 과정에서 많은 정신장애인이 받는 정보와 서비스 연계는 충분히 안내되지 않고 있다. 지역보건이나 지역사회의 요구, 자원과 역량을 통해 배치된 것이 아니고, 동시에 이런 배치에 대한 연계 또한 매우 임의

적이다. 한마디로 아는 사람은 이용하고, 모르는 사람은 이용하지 못하는 상태이다. 현재 여전히 대다수가 가정에 의해 보호되고 있지만 고령화된 정신장애인들의 질병관리부터 주거에 이르기까지 추후 큰 문제가 파생될 여지가 높다. 이 과정에서 결국 재입원이자 장기입원의 형태로 정신장애인의 삶과 생활이 결정될 가능성이 높아진다.

(5) 정신장애에 대한 차별 개선과 국민의 정신건강지식과 능력 향상

정신적 문제가 있을 때 상담할 수 있는 문턱을 낮추기 위해서는 정신과 치료 및 정신과 관련 재활기관의 이용에 대한 차별이 없어야 한다. 물론 편견도 낮추어야 하겠지만 이를 위해서는 보험, 진단 코드, 취업 등 여러 분야에서의 법, 제도 개선과 함께 인식의 변화가 있어야 한다. 정신보건 분야가 넓어지면서 생기는 장점도 있으나 여전히 차별이 개선되지 않으므로 문제가 더 심각해지는 경향도 있다. 즉 더 많이 아픈데, 찾아가기는 여전히 어려운 상황이 되고 있다.

아울러 국민의 정신건강지식의 향상을 도모할 수 있는 다양한 접근은 더 활성화되어야 한다. 여전히 전근대적 인식에 머무르거나 편견에 찬 인식에서 벗어나지 못하고 있는 국민 인식의 개선이 필요하다. 자신의 정신건강 상태에 대한 정신건강지식에 대한 능력을 갖출 수 있도록 지원해야 한다. 국가가 할 수 있는 중심적 활동 중에는 이런 편견 해소 및 차별 개선의 문제가 핵심적 사안이 되어야 한다. 여러 장애에 대한 인식 개선이 있었지만, 국가가 주도적으로 정신장애에 대한 접근을 한 경우는 매우 제한적이었다.

(6) 국립, 공립기관과 민간기관의 협력과 갈등, 통합적 상승효과

국 · 공립 정신의료기관이 더 선도적이거나 정부 정책에 호응한다고 보기는 어렵다. 저렴한 만성 정신병원 중 하나였다고 해도 과언이 아니다. 향후 국가 정책에 따라 몇몇 국공립 정신의료기관이 탈바꿈한다고 하고 국립정신건강연구원도 설립될 예정이라고 한다. 또 민간병원 중 대형 정신병원들은 지방자치체들의 협력 속에서 빈곤층이나 의료급여환자를 맡아 진료하는 것으로 수익을 내왔던 병원들이 적지 않았다.

우리는 민간병원의 비중이 훨씬 높은 상태에 있다. 공공의료 분야의 개혁이 민간병원에 영향을 아직 크게 미치지는 않았지만, 정신보건의 개혁이 발생하면 예상되는 부분들이다. 국공립의료기관과 민간의료기관들 또 이들 중 상당수에 이르는 위탁기관들과 어떤 관계를 맺고 정신보건정책하에서 협력을 이룰지는 중요한 부분이다.

2) 민간 분야에서의 개선

(1) 시민과의 다양한 연대에 기초한 정신보건운동의 활성화

정신보건정책의 특성 중 하나는 정신보건정책 개혁에 성공한 나라들에서는 모두 광범위한 정신보건개혁에 대한 정신보건운동이 밑바탕에 있었다는 것이다. 정신과 의사뿐 아니라 다양한 시민세력과 가족 및 당사자들이 참여하는 정신보건 운동의 르네상스가 있어야 한다. 과거 한국에서 정신보건법을 반대하고 다시 입법을 추진하는 1980년대부터 1990년대 중반까지의 시기는 연구회, 학회, 그리고 자원봉사단, 의사단체, 시민단체의 후원과 연계되어 있었다. 현재는 직업인, 전문인으로서의 인력은 확대되었지만 오히려 시민 및 가족, 당사자와의 연계 수준은 그리 높지 않다고 볼 수도 있다. 다양한 연대 세력과 함께 정책 제안과 문화운동이 전개되어야 한다. 시민과 결합해야만 정책에서의 어젠다는 상향되고, 정책순위는 상승한다. 여전히 관심도가 낮은 채로 유지되는 정신건강 정책의 우선순위를 높이지 않고는 정신보건정책의 발전을 논하기 어려울 것이다. 우선순위를 높이기 위한 전문가, 시민, 당사자 및 가족의 활동이 더 필요하다.

(2) 정신장애인의 인권 옹호운동부터 가족과 당사자 참여의 활성화

정책적 차원에서뿐 아니라 임상적 차원에서도 정신보건 서비스를 혁신하기 위해서는 광범위한 영역에서 이용자 참여(user involvement)가 전개되어야 한다. 당사자, 회복자들의 참여가 용이한 확대된 공간이 정신보건사업, 시민공간 모두에 필요하다. 특히 가족협회나 당사자협회의 활동은 더 늘어나야 하고 이들이 정책 견인의 중요한 주체가 되어야 한다. 하지만 아직 우리의 수준은 매우 낮다. 다른 장애 분야에 비해서도 활동 수준이 매우 낮아 파트너로서의 한 축을 충분히 하지 못하고 있다.

(3) 정신보건 서비스의 전문성 향상과 재활 프로그램의 개발

국가의 정책 하에 주도되는 정신보건의 현장 서비스는 거의 민간 위탁기관에 의해 이루어진다. 여기에 여러 정신보건 전문가들이 참여해서 실제 예방부터 재활까지의 서비스가 이루어진다. 하지만 민간 위탁기관들의 리더나 참여자 중 다수는 정신보건, 혹은 정신재활의 전문가로 훈련된 상태가 아닌 상황에서 대학병원이나 종합병원의 종사자 중 일부가 근무의 한 형태로 혹은 급여를 받을 수 있는 기관자원의 한 형태로 참여하는 것도 사실이다. 이런 과정에서 정신보건 서비스의 전문성은 향상되기 어렵다.

정신보건의 대표적 서비스 중 하나인 사례관리(case management)는 잦은 근무자의 변동과 업무량, 그리고 정책적 사업의 중요성에 따라 지속적 발전을 해왔다고 보기 어렵다. 또한 우리가 대표로 세울만한 정신보건상의 어떤 혁신적인 프로그램도 많지 않다. 특히 현재 널리 전파되어 있는 특별한 재활 프로그램은 별로 없다. Fountain House 모델이 일부 퍼져 있고, 회복모델이나 임파워먼트 모델을 활용하는 기관이 일부 있다. 그리고 제약회사의 후원으로 개발된 정신건강교육 프로그램들이 일부 있다.

이는 자살예방이나 중독관리, 아동청소년 사업 분야에서도 마찬가지다. 서비스의 전문성과 통합, 지역사회 내에서의 리더십, 돌봄의 체계를 구축할 수 있는 임상 서비스의 수준에는 아직 이르지 못하고 있다.

5. 한국형 모델의 개발을 위한 창의적 집단지성

철학을 갖춘 국가지도자가 나타나거나 정신보건과 국민 정신건강에 대한 깊은 식견과 전문성을 갖춘 전문가집단이 출현해서, 삶의 질을 높이고 인간의 존엄성을 느낄 수 있는 정신보건을 한국에서도 실현해갈 수 있을까 하는 것이 고민이다.

우리는 어떻게 탈원화도 하고 자살률도 낮추고 영유아 정신보건부터 노인 정신보건에 이르기까지 정신보건사업을 완수할 수 있을까? 그리고 이를 위해 언제 시민과 연대할 수 있을 것인가? 평균 50명 이상의 사례관리도 해가면서, 다양한 정신건강증진사업을 할 수 있을까? 이런 질문은 매우 현실적인 질문이다. 이는 최근 몇 년간 반복된 난감한 상황들이다.

이제 한국형 모델에 대한 보다 창의적인 집단적 해법을 모색해야 한다. 정치적이거나 경제적인 방식으로든, 시민운동이든, 현재에 머무르거나 후퇴하지 않을 수 있는 방안을 찾아야 한다.

답은 이미 모두 있다. 입원기간을 줄이고, 지역사회에서 재활의 기회를 갖고, 불이익 없이 진료받으면서, 직업과 주거에 대한 복지 차원의 제공을 받고 삶의 질을 높이는 방향으로 정신보건이 향할 수 있도록 하면 된다. 문제는 한국적 상황이 특수해서 이 문제를 지금 당장 정신보건 분야의 사람들만으로는 해결할 수 없다는 것이다.

한국적 정신보건의 엉킨 실타래를 풀 수 있는 창의적 집단지성을 형성해야 한다. 그것이 한국 정신보건에 제일 큰 선물이 될 수 있을지도 모른다.

참고문헌

강상경(2013), 『한국 정신보건서비스의 전개과정』, 서울대학교출판문화원.

김기태 외(2013), 『정신보건복지론』, 양서원.

보건복지부(2011), 『국가정신건강 거버넌스의 통합성과 포괄성』.

이정균(1994), 『정신의학』, 일조각.

제인 에드워드, 패트릭 맥고리(2007), 『정신병 초기에의 개입』, 김용식 외 옮김, 중앙문화사.

중앙정신보건사업지원단(2012), 「2011년 중앙정신보건사업지원단 보고서」.

통계청(2010), 『사망원인통계』.

한국정신보건사회복지학회 추계 학술대회 자료집(2013).

Institutue of Medicine (1994), *Reducing Risks for Mental Disorders*, National Academy Press.

Kaplan, H. & Sadock, B.(1995), *Comprehensive Text Book of Psychiatry* (6th ed.), Williams & Wilkins.

Prevention and Early Intervention for Mental Health 2000 (2000), *National Action Plan for Promotion*, Commonwealth of Austrailia.

찾아보기

[ㅈ]

[ㅊ]